感悟录

个人吃一堑，行业长一智。
A surgeon's fall into a pit, a gain in the whole profession's wit.

一个外科医师敢于否定自己的那一天，才是真正成长起来。
When a surgeon dares to deny himself, he really grew up.

我们现有的知识和经验以及惯性思维，往往是我们创新的最大敌人，也是我们否认别人的理由。
The knowledge, experience and inertial thinking we currently possess are at times the greatest enemy of innovation, and a justification for the denial of others.

人类机体的完美弥补了医学的不足和我们的自以为是。
The perfection of the human body makes up for the shortage of medicine and our self-righteousness.

用欣赏的眼光看待别人的成绩，用挑剔的目光看待自己的不足。
See others' achievements with appreciative perspectives, but see our inadequacy with captious perspectives.

用技术赢得天下，靠德行赢得未来。
Lead the field with skill, win the future with virtue.

欲望激发潜能，目标诞生活力。
Desire stimulates potential and goals are born alive.

医学的发展是依赖其他学科的发展，如光学、电学、工程学、药学、美学等。医学是人类科技进步，社会进步及人类文明的复合体。
The development of medicine depends on the development of other disciplines, such as optics, electricity, engineering, pharmacology, aesthetics, etc. Medicine is a complex of human scientific and technological progress, social progress, and human civilization.

PREVENTION AND MANAGEMENT OF
COMPLICATIONS IN THE TREATMENT OF COLORECTAL TUMOR

结直肠肿瘤诊治
并发症的预防和处理

主　编　王锡山　韩方海　戴　勇
副主编　王贵玉　陈瑛罡　云　红　钱晓萍　杨　斌

人民卫生出版社
·北京·

图书在版编目（CIP）数据

结直肠肿瘤诊治并发症的预防和处理 / 王锡山，韩方海，戴勇主编 . —北京：人民卫生出版社，2022.11
　ISBN 978-7-117-33909-4

　Ⅰ.①结… Ⅱ.①王…②韩…③戴… Ⅲ.①结肠疾病 —肠肿瘤 —诊疗 —并发症 —预防（卫生）②结肠疾病 —肠肿瘤 —诊疗 —并发症 —处理③直肠肿瘤 —诊疗 —并发症 —预防（卫生）④直肠肿瘤 —诊疗 —并发症 —处理　Ⅳ.①R735.3

中国版本图书馆 CIP 数据核字（2022）第 199131 号

人卫智网	**www.ipmph.com**	医学教育、学术、考试、健康，购书智慧智能综合服务平台
人卫官网	**www.pmph.com**	人卫官方资讯发布平台

结直肠肿瘤诊治并发症的预防和处理
Jie-Zhi Chang Zhongliu Zhenzhi Bingfazheng de Yufang he Chuli

主　　编：王锡山　韩方海　戴　勇
出版发行：人民卫生出版社（中继线 010-59780011）
地　　址：北京市朝阳区潘家园南里 19 号
邮　　编：100021
E - mail：pmph @ pmph.com
购书热线：010-59787592　010-59787584　010-65264830
印　　刷：北京华联印刷有限公司
经　　销：新华书店
开　　本：889×1194　1/16　印张：25
字　　数：756 千字
版　　次：2022 年 11 月第 1 版
印　　次：2022 年 12 月第 1 次印刷
标准书号：ISBN 978-7-117-33909-4
定　　价：229.00 元

作者名单 （以姓氏汉语拼音为序）

曹玉宁	山东第一医科大学附属聊城医院	孔祥恒	山东第一医科大学附属聊城医院
陈 楠	北京大学肿瘤医院	李 佳	山东省肿瘤医院
陈海鹏	中国医学科学院肿瘤医院	李 维	高州市人民医院
陈瑛罡	中国医学科学院肿瘤医院深圳医院	李超斌	山东第一医科大学附属聊城医院
陈展洪	中山大学附属第三医院	李国立	东部战区总医院
程 璞	中国医学科学院肿瘤医院	李洪明	广东省中医院
崔 庆	淄博市中心医院	李晓东	山东省肿瘤医院
戴 勇	山东大学齐鲁医院	李英儒	中山大学附属第六医院
刁德昌	广东省中医院	练 磊	中山大学附属第六医院
杜文峰	山东第一医科大学附属聊城医院	梁建伟	中国医学科学院肿瘤医院
冯 毅	山西省肿瘤医院	梁堂帅	山东第一医科大学附属聊城医院
龚 琪	河北医科大学第四医院	刘 培	山东大学齐鲁医院
郭 炜	山东大学齐鲁医院	刘 鑫	山东第一医科大学附属聊城医院
韩方海	中山大学孙逸仙纪念医院	卢树宏	中山大学孙逸仙纪念医院
郝朗松	贵州省人民医院	马 蕊	北京大学人民医院
贺东黎	复旦大学附属中山医院	马 帅	中山大学孙逸仙纪念医院
黄 婵	北京大学人民医院	马得欣	哈尔滨医科大学附属第二医院
黄 静	中山大学孙逸仙纪念医院	欧阳满照	南方医科大学顺德医院
江 波	山西省肿瘤医院	钱 群	武汉大学中南医院
江从庆	武汉大学中南医院	钱晓萍	南京大学医学院附属鼓楼医院
姜金波	山东大学齐鲁医院	曲 伟	山东省肿瘤医院
姜先洲	山东大学齐鲁医院	任俊丽	山西省肿瘤医院
剧永乐	南方医科大学顺德医院	石 刚	辽宁省肿瘤医院
康 亮	中山大学附属第六医院	苏艳霞	山东省肿瘤医院

孙学军　西安交通大学第一附属医院

谭嘉男　中山大学孙逸仙纪念医院

田爱平　中国医学科学院肿瘤医院

王春敬　哈尔滨医科大学附属第二医院

王贵玉　哈尔滨医科大学附属第二医院

王锡山　中国医学科学院肿瘤医院

王延磊　山东大学齐鲁医院

王自强　四川大学华西医院

韦万程　高州市人民医院

武爱文　北京大学肿瘤医院

武丽桂　南京大学医学院附属鼓楼医院

夏立建　山东第一医科大学第一附属医院

夏平钿　山东大学齐鲁医院

信　博　哈尔滨医科大学附属第二医院

薛令凯　淄博市中心医院

杨　斌　中山大学孙逸仙纪念医院

杨成刚　山东第一医科大学附属聊城医院

杨道贵　山东第一医科大学附属聊城医院

杨世斌　中山大学附属第一医院

姚礼庆　复旦大学附属中山医院

易小江　广东省中医院

于甬华　山东省肿瘤医院

云　红　中国医学科学院肿瘤医院

张　睿　辽宁省肿瘤医院

张　翔　山东大学齐鲁医院

张　怡　中国医学科学院肿瘤医院

张　永　山东省肿瘤医院

张宝磊　山东第一医科大学附属聊城医院

张兆存　山东大学齐鲁医院

章　群　南京大学医学院附属鼓楼医院

赵　任　上海交通大学医学院附属瑞金医院

植仕麟　中山大学孙逸仙纪念医院

钟　林　中山大学孙逸仙纪念医院

钟广宇　中山大学孙逸仙纪念医院

钟芸诗　复旦大学附属中山医院

周声宁　中山大学孙逸仙纪念医院

周学付　中山大学附属第七医院

周岩冰　青岛大学附属医院

朱玉萍　浙江省肿瘤医院

主编简介

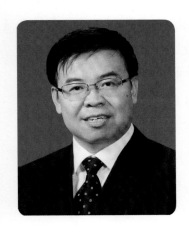

王锡山，教授、主任医师、博士研究生导师，国家癌症中心/国家肿瘤临床医学研究中心/中国医学科学院肿瘤医院结直肠外科主任。主要从事大肠癌等腹腔肿瘤的基础与临床研究。

主要学术兼职：中国医师协会结直肠肿瘤专业委员会主任委员、中国抗癌协会大肠癌专业委员会主任委员、北京肿瘤学会结直肠肿瘤专业委员会主任委员、中国抗癌协会大肠癌专业委员会青年委员会主任委员、中国医师协会结直肠肿瘤专业委员会经自然腔道取标本手术（NOSES）专业委员会主任委员、中国医师协会常务理事、中国抗癌协会整合肿瘤学分会副主任委员、中国医师协会外科医师分会常务委员、中国研究型医院学会消化道肿瘤专业委员会常务委员、北京肿瘤学会常务理事、俄罗斯结直肠外科协会荣誉委员、国际 NOSES 联盟主席、中国 NOSES 联盟主席。担任《中华结直肠疾病电子杂志》总编辑，《结直肠肛门外科》《中国癌症防治杂志》副主编，《中华胃肠外科杂志》《中国实用外科杂志》*CA：A Cancer Journal for Clinicians* 等十余种期刊的编委。发表医学论文 481 篇，其中 SCI 论文 102 篇。主编、参编结直肠癌专著 40 余部，主编出版"卫生部医学视听教材"30 余部。国家重点研发计划"精准医学研究"重点专项"结直肠癌诊疗规范及应用方案的精准化研究"首席科学家。先后主持国家自然科学基金面上项目 4 项，国家"十一五"科技支撑计划、国家卫生健康委员会"城市癌症早诊早治"项目、北京市科学技术委员会科技计划等 20 余项课题，发明专利共 12 项。荣获第二十一届吴阶平 - 保罗·杨森医学药学奖、"金柳叶刀奖"、全国"大医精神"代表等多个奖项。荣获"全国十大医学贡献专家""推动行业前行的力量·十大医学创新专家""中国名医百强榜结直肠肛门外科 Top 10 Doctor"等多个荣誉称号。

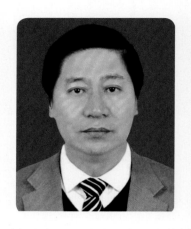

韩方海,教授、主任医师、博士研究生导师、博士后合作导师,中山大学孙逸仙纪念医院胃肠外科主任,学科带头人。主要从事胃肠肿瘤的基础与临床研究。

主要学术兼职:中华医学会外科学分会结直肠外科学组委员、中国抗癌协会大肠癌专业委员会常务委员、中国抗癌协会胃癌专业委员会常务委员、中国医师协会结直肠肿瘤专业委员会并发症管理专业委员会主任委员、中国医师协会结直肠肿瘤专业委员会腹腔镜专业委员会副主任委员、中国医师协会结直肠肿瘤专业委员会亚微外科专业委员会副主任委员、中国性学会结直肠肛门功能外科分会副主任委员、广东省医师协会结直肠外科医师分会主任委员等。发表论文200余篇,其中以第一或通信作者发表SCI收录论文50多篇,参加和牵头制定胃肠外科相关的共识和指南20多个,主编专著4部,参编专著15部,主译专著7部。先后主持国家自然科学基金面上项目3项,另负责广东省自然科学基金项目、广州市科技计划项目等多项课题。

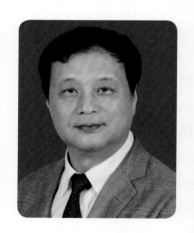

戴　勇,教授、主任医师、硕士研究生导师,山东大学齐鲁医院普外科副主任、结直肠外科主任。主要从事结直肠肛门良、恶性疾病的基础与临床研究。

主要学术兼职:中华医学会外科学分会结直肠外科学组委员、中国医师协会肛肠医师分会常务委员、中国医师协会肛肠医师分会大肠肿瘤专业学组副组长、中国医师协会结直肠肿瘤专业委员会并发症管理专业委员会副主任委员、中国抗癌协会大肠癌专业委员会委员、山东省医学会普外科学分会多学科综合治疗(MDT)专业学组组长、山东省医学会普外科学分会结直肠肛门外科专业学组副组长、山东医学会微创医学分会副主任委员、山东省医学会结直肠肛门病分会副主任委员、山东省研究型医院协会结直肠外科学分会主任委员、山东省抗癌协会大肠癌分会副主任委员、山东省医师协会普外科医师分会副主任委员。

副主编简介

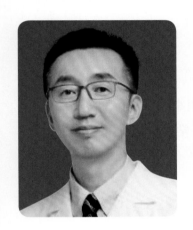

王贵玉,教授、主任医师、哈尔滨医科大学博士研究生导师、中国科学院大学兼职博士研究生导师,中国科学院基础医学与肿瘤研究所兼职教授,哈尔滨医科大学附属第二医院肿瘤中心主任,结直肠肿瘤外科主任。完成结直肠肿瘤手术近万例,已开展各种结直肠癌手术方式。

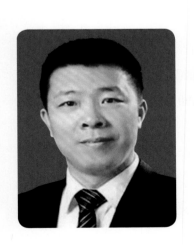

陈瑛罡,教授、主任医师、肿瘤学(腹部外科)博士、硕士研究生导师,中国医学科学院肿瘤医院深圳医院胃肠外科主任。从事胃、结直肠肿瘤外科27年,目前专注于胃、结直肠肿瘤的诊断及以手术为主的综合治疗。

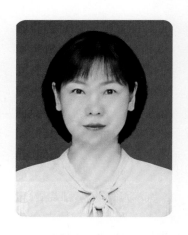

云 红,中国医学科学院肿瘤医院结直肠外科副主任护师、国际造口治疗师。主要从事结直肠肿瘤外科护理、肠造口专科护理工作。

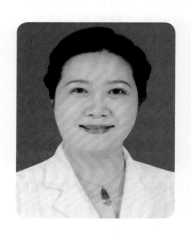

钱晓萍,教授、主任医师、医学博士、南京大学 / 南京医科大学 / 南京中医药大学博士研究生导师,南京大学医学院附属鼓楼医院肿瘤科行政副主任。擅长各种疑难肿瘤的诊断、化疗、靶向免疫治疗等内科综合治疗。

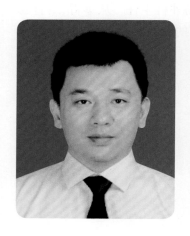

杨 斌,外科学博士、中山大学孙逸仙纪念医院胃肠外科副主任医师、硕士研究生导师。主要从事胃肠肿瘤、疝和腹壁外科的基础与临床研究。

序 言

　　根据 2020 年全球癌症统计（Global Cancer Statistics），全球每年恶性肿瘤发病例数约 1 929 万人，死亡 996 万人，其中结直肠癌发病占 10%，死亡占 9.4%，对结直肠癌的预防、诊断和治疗与民众的健康有密切关系。结直肠癌的治疗模式从以手术为主加围手术期放化疗，发展到以循证医学证据为基础、多学科综合治疗（multi-disciplinary team，MDT）临床决策、根据基因和蛋白表达的个体化治疗模式。多种手术技术和治疗手段应用在结直肠癌诊治中，无论采取何种治疗手段，伴随治疗的同时会出现相应的并发症。一旦发生并发症，不仅对患者造成躯体和精神的痛苦与经济负担，同时也给医生带来巨大的心理压力，虽然医患双方都不愿见到其发生，但有时难以避免。对并发症的认识、预防、诊断和处理与原发疾病的治疗同样重要，这就需要我们正确认识并发症并处理好并发症，因此目前需要有一部《结直肠肿瘤诊治并发症的预防和处理》专著来指导临床实践。

　　外科手术仍然是治疗结直肠癌的主要手段，但手术的实质和内容有了根本的变化，从单纯机械性手术到数字化信息技术，从传统的开腹手术到微创技术，从肉眼观察到放大术野下的亚微外科手术，从只考虑根治性的损毁性切除到保护体内神经和器官功能的保护性手术，手术操作更加精准、精细。同一个疾病可以选择多种技术手段完成，有传统的开腹手术、腹腔镜技术、达芬奇机器人手术系统（Da Vinci robotic system）技术、早期结直肠癌的内镜黏膜下剥离术（endoscopic submucosal dissection，ESD），尽管技术进步、手段多样，但每一项新技术诞生和应用的同时，相应会产生新的并发症，需要外科医师去学习、认识、掌握、处理。对并发症的预防、诊断和处理，判断是否需要外科干预等，同样考量一名外科医师的知识水平和经验技能。能处理好并发症相关问题才是一名合格的外科医师。中国医师协会结直肠肿瘤专业委员会主任委员王锡山教授领衔主编的《结直肠肿瘤诊治并发症的预防和处理》是一部关于结直肠肿瘤诊治相关并发症的专著，涵盖结直肠肿瘤诊治过程中的各种并发症，既有直肠癌传统手术，如经腹会阴直肠切除术（APR）、各种保肛手术的并发症防治，也有新技术相关并发症，如经自然腔道取标本手术（NOSES）、经肛全直肠系膜切除术（taTME）、达芬奇机器人手术并发症的诊断和处理。新的药物的开发和应用，尤其是新的分子靶向治疗和免疫治疗在结直肠癌综合治疗中的应用，对其相关并发症的认识、预防和处理也尤为重要。随着结直肠癌远期生存率的不断提高，患者对术后生存质量也愈加重视，对于直肠癌根治手术中排尿功能和性功能损伤的预防和处理，本书中也予以详细介绍。护理是治疗的一个重要部分，本书对精神、心理、药物治疗，以及术后康复、造口护理和生活指导等都加以阐述。本书是一部关于结直肠肿瘤诊治相关并发症的预防和处理的内容全面翔实的专著，对指导我国结直肠肿瘤的诊断和治疗、提高整体治疗水平、减少患者痛苦、改善生存预后等方面都具有重要意义。因此我乐于为本书作序，并推荐给广大从事结直肠肿瘤诊治的医师，以期共勉。

2022 年 7 月 7 日　于杭州

前　言

　　并发症是医学的痛点,是医患都不愿涉及的话题。并发症已不单是医疗活动中的不良结局,更涉及医患关系、医疗评价、社会心理、卫生经济负担等方面,围绕并发症的出现而产生的社会关系是客观存在的。

　　医学发展依赖其他学科,如光学、电学、药学、器械生物工程学等,因此,医疗实践活动是一个不断探索、不断完善、不断提高的过程。而人体的奥秘未被完全揭示,各种疾病又十分复杂,历史的实践经验告诉我们,并发症从未缺席医学发展的各个阶段。就结直肠肿瘤的手术治疗而言,经历了各手术阶段:减状手术,如 Miles 手术,最初死亡率为 50%~60%;根治性手术,并发症发生率为 5.8%~38.5%;扩大根治术,包括联合脏器切除、多脏器切除,技术在进步,并发症的发生风险也在升高;肿瘤的功能外科,之所以强调功能,就要规避更多不可接受的并发症;未来智慧医学,也无法避免并发症的发生。因此,并发症是医患必须共同面对的难题。

　　2018 年之春,韩方海教授牵头成立中国医师协会结直肠肿瘤专业委员会并发症管理专业委员会,通过学术会议交流、分享并发症预防和处理的经验。但是多为单中心、单一并发症,如吻合口漏的总结,国内仍然缺少系统阐述结直肠肿瘤诊治并发症预防和处理的专著。将临床中出现的各种并发症系统化、理论化地归纳总结,便于交流教学,有利于改善医患关系,有利于医学界实现"个人吃一堑,行业长一智"。

　　《结直肠肿瘤诊治并发症的预防和处理》正是顺应这一时代要求而编撰的,目的是将并发症相关的各种概念、定义、分类、分级、社会经济负担进行明确规范,意义在于全国同行可以通过本书的分享、借鉴,避免发生同样的事件,从而更好地预防并发症的发生,并正确面对、科学处理并发症。并发症的发生有很多偶然性和不可预见性,因此,本书设立了专家经验集锦,希望通过每位专家的经验教训最大限度地实现"个人吃一堑,行业长一智"。

　　本书在编写过程中,系统性分类很困难,有些并发症,如出血,在很多手术、器官系统诊疗中均可发生,难免重复出现。编写的理论性也有待未来不断总结完善,本书力争基于现阶段人类对自身疾病的认识进行简单归纳,如按病因、时间、系统、治疗手段等进行分类,力争找寻并发症发生的规律,对并发症的成因进行剖析。本书共设 13 章,希望给予读者宏观概念、微观措施的启示,做到道术结合、有的放矢。由于并发症的发生原因复杂,偶然性大,发生时多为紧急状况,医师以抢救生命至上,因此临床资料有限,录像、照片很难完整记录处理过程。书中对于一些并发症仅有文字描述,但无更好的图片、录像分享给大家,但它客观存在,录于书中对读者以示提醒。

　　《结直肠肿瘤诊治并发症的预防和处理》一书即将付梓,由于编者水平有限、资料欠完备,对一些特殊并发症的认知还有待提高,欢迎全国同道对全书内容的系统性、理论性、实践性、指导性给予批评指正,同时欢迎全国同道共同努力,注重平时实践的积累,尤其图片、音像资料方面的积累。希望本书再版时可提高、完善,以飨读者。

2022 年 6 月 23 日

目　录

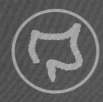

Prevention and Management of
Complications in the Treatment of Colorectal Tumor

视频目录

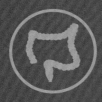

Prevention and Management of
Complications in the Treatment of Colorectal Tumor

总　论

第一节　概　　述

在全球范围内,肿瘤是最主要的非传染性疾病,也是各个国家和地区提高人口预期寿命的最大障碍。据世界卫生组织(World Health Organization,WHO)统计,在 91 个国家中,肿瘤是 70 岁以下人群的第一大死亡原因。其中,结直肠肿瘤是最常见的肿瘤之一,发病率在女性肿瘤中排第二位,在男性肿瘤中排第三位。据国际癌症研究机构(International Agency for Research on Cancer)和美国癌症学会(American Cancer Society)的癌症统计报告显示,仅 2020 年在全球就有 1 880 725 例新增结直肠肿瘤病例和 915 880 例结直肠肿瘤死亡病例。在我国,结直肠肿瘤防治形势亦不容乐观,根据国家癌症中心赫捷院士团队 2022 年权威发布的中国最新癌症流行数据显示,结直肠癌的发病率和死亡率在我国仍呈不断上升的趋势,尤其在男性更加明显,2016 年我国结直肠癌新发病例和死亡病例分别达到了 40.8 万(第二位)和 19.6 万(第四位),可见结直肠肿瘤对国民健康造成了巨大的危害,解决结直肠肿瘤的问题刻不容缓。预计到 2035 年,全球新发结直肠肿瘤病例将增加至 250 万。结直肠肿瘤的发病与经济发展程度、社会生活方式、人口老龄化程度及精神心理因素相关,在不同国家发病率存在较大差异,发达国家发病率较高。

以外科手术和放疗、化疗为主的综合治疗是目前结直肠肿瘤治疗的主要方式,其中外科手术是目前能够使肿瘤获得根治的最重要治疗手段。早在古罗马时代,外科就已经作为一个专业在临床医学中扮演着重要角色。特别是文艺复兴时代来临,迅速发展的解剖学成为外科医师必须掌握的学科,奠定了现代外科的基础。随着对肿瘤疾病认知的深入及手术技术的完善、手术器械的改进,手术经历了四个阶段,由早期的减状手术阶段过渡到根治性手术、扩大根治性手术阶段,目前向肿瘤的功能外科手术阶段转变,随着大数据的开发应用,未来肿瘤外科的发展很有可能进入人工智能辅助的兼具肿瘤根治与功能保全的新阶段(图 1-1-1)。

近年来,在科学技术和基础学科的推动下,学

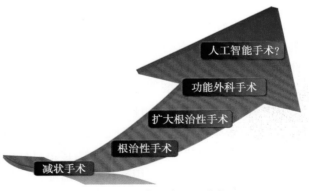

图 1-1-1　手术理念经历阶段

者们对脏器生理功能、疾病本身的认识不断深入，外科不断发展，外科手术方式较以往发生了很大的改进，盲目忽略解剖层次、造成不必要副损伤的手术已经逐渐被摒弃，取而代之的是遵循腔隙解剖层次、精细解剖技术的手术方式。20世纪90年代起，以腹腔镜胆囊切除为代表的微创手术给外科界带来了巨大的改变，微创手术展现出了出血少、术后疼痛轻、胃肠功能恢复快的优点。手术治疗方式由曾经单一的开腹手术，发展出了腹腔镜辅助手术、完全腹腔镜手术、3D腹腔镜手术、经自然腔道内镜手术（natural orifice translumenal endoscopic surgery，NOTES）、经自然腔道取标本手术（natural orifice specimen extraction surgery，NOSES）、经肛门内镜微创手术（transanal endoscopic microsurgery，TEM）、经肛全直肠系膜切除术（transanal total mesorectal excision，taTME）、达芬奇机器人手术等多种手术方式。手术理念与技术相辅相成，同时又相互促进、相互改变。尽管新术式、新疗法越来越多，但减小创伤和保护功能的理念始终贯穿着外科学发展的历程，而手术技术不会永远停留在一个层面上，必将不断突破创新。

随着新术式、新器械和新理念层出不穷，以腹腔镜手术为代表的微创外科异军突起，也标志着外科向微创外科手术方向大踏步发展。此时肿瘤外科治疗仅改变了手术入路，即减少了腹壁的损伤，但原先一些常见的手术并发症并没有完全消失，而一些新的并发症，如高碳酸血症、皮下气肿、气体栓塞等则不断涌现。

在手术治疗过程中，并发症的发生有时是不可避免的，就像生活中烹吃美味的鱼时，骨鲠在喉带来的刺痛和不适，想必每个人都曾经历过。正如并发症的问题是医学的痛点，更是每一名外科医师和患者的痛点。手术并发症的出现，使患者承受了身体和心理的折磨，与此同时外科医师也背负着沉重的负担和心理压力。每一名医师都希望手术做到尽善尽美，术中及术后没有任何意外情况发生，但这不符合客观规律。对于医师来讲，并发症是个概率事件，随着手术数量的积累，一定会按照客观规律出现。

并发症作为医学的副产品，不应该羞于去说、去讲、去面对，并发症是客观存在并且应该是医师和患者共同面对的。并发症不是外科的专利，在肿瘤诊断、内科治疗、放射治疗中也都可能出现，尤其是肿瘤的侵袭性生长方式和恶性生物学行为给诊断和治疗都造成了困难，诊治过程中可能会产生各种并发症。内科治疗由传统的化学治疗转向靶向治疗、免疫治疗，新药不断涌现，以前未知的副作用、不良事件也相继出现。因此，在肿瘤的诊治过程中正确认识、预防和处理各种并发症至关重要。

并发症过去存在，现在存在，未来必定还将继续存在。随着医学科学的发展，新技术、新器械、新设备的应用，原有的一些并发症会逐渐减少或消失，而新的并发症会不断出现，无论术式或器械怎样不断地改进，无论医疗器材设备达到如何先进的水平，任何一名医师都无法保证每种有创检查、操作和治疗不发生任何并发症，因此应该正确面对并发症，主动研究其发展转归的原因与规律，力争做到预防优先、及时处理、科学施策、化险为夷，最终获得良好的结局。

第二节 基 本 概 念

1. **并发症学** 对任何诊断治疗操作所产生不良后果的诊断、病因、分类、处理、危害、转归及其发生发展规律的认识，从而达到有效预防，减少不良后果的发生，有效降低其造成的危害，这一系列研究所形成的体系称为并发症学。

外科手术并发症学是本书主要的研究对象，它是一门多学科、多层次、多角度的临床学科，外科手术学是其基础学科，解剖学、病理学、病理生理学、微生物学、医学伦理学、诊断学、卫生经济学、医学心理学、免疫学、医院管理学、医学设备机械与材料学等是其相关学科。

（1）并发症：在原发疾病的基础上，诊治过程中由特定的因素引起的不良后果。

（2）手术并发症：在应用外科手术治疗某一种原发病即基础疾病的过程中，由于麻醉、手术创伤的打击，机体抵御疾病能力减退、特异质或解剖变异等，或手术操作、器械使用过程中及身体恢复过程中产生的不良结果,使机体遭受新的损害,这种直接或间接不良后果统称为外科手术并发症。

2. 合并症、继发病和后遗症

(1)合并症:又称并存症或伴发病,指在患有主要疾病的基础上又同时伴有另一种疾病,如高血压、糖尿病、肺气肿等。

(2)继发病:与原发病有明确的因果关系,是在原发病发生发展的过程中,由于机体的特异性、脏器间的相关性、病情的发展、免疫复合物 - 变态反应及内环境失衡而累及其他脏器。外科原发病在治疗过程中可以有继发病,比如,在局部晚期直肠癌根治术中,因下腹下丛神经损伤或解剖位置的改变,使自主排尿时间恢复延长,通常并发尿潴留,而较长时间留置尿管又可并发尿路感染,细菌经尿道进入膀胱,或逆行至肾,引发膀胱炎、肾盂肾炎、附睾炎。又比如手术创伤在原有伴发病的基础上诱发心肌梗死、肺栓塞等。在临床上,往往外科原发病已经治愈,而因手术引起并发症,又出现了继发病,严重者甚至导致死亡。

(3)后遗症:是一种疾病的病程结束或在恢复后症状消失,病因的致病作用及发生发展已成为过去,只遗留原发疾病造成的形态学或功能上的异常结局。

明确各症定义的意义:①正确认识和评价并发症、合并症、继发病、后遗症的客观存在及诊治规律;②在治疗外科原发病的过程中不能忘记兼顾合并症,要防止合并症的发展或由此诱发的并发症;③原发病、合并症、并发症有各自的转归,又相互关联,任何诊疗操作都要防止并发症出现,甚至转为继发病,避免留下后遗症,以达到缩短康复时间、提高术后生活质量的目的;④为治疗原发病需要而给患者造成新的不可避免的损害亦应归于并发症较为合适,可以称为治疗性并发症。

结直肠专业医师需对治疗并发症予以高度重视,倾入更大的心血,以预防为重,从理论到实践进行研究与探讨,为患者带来更大的获益。

第三节 并发症的分类

目前,对于并发症尚无统一的分类方式,常根据引起并发症的原因、发生时间的早晚、严重程度、治疗方式手段等进行分类。

1. 按原因分类 分为原发病引起的并发症、患者自身情况引起的并发症。

结直肠肿瘤的初期症状通常不明显,随着病情的发展,肿瘤体积增大并侵袭肠管,占据肠腔的大部分空间,导致肠腔狭窄、肿瘤破溃而引起一系列并发症。结直肠肿瘤自身性并发症可分为癌性并发症和消化道相关并发症。①癌性并发症包括癌性发热、肿瘤相关性感染、癌症疼痛、恶性腹水、肿瘤相关性疲劳,以及侵犯远处脏器引起的并发症等。②消化道相关并发症包括肠梗阻、肠穿孔及腹膜炎、内瘘、消化道出血,以及恶心、呕吐、便秘等。

患者自身情况引起的并发症主要与自身伴发疾病相关(如高血压、糖尿病、心脏病、慢性阻塞性肺疾病等),在围手术期的治疗过程中可能诱发患者自身既往伴发疾病的加重或者发作。

2. 按时间分类 从发生的时间角度划分,结直肠肿瘤并发症主要包括近期并发症和远期并发症。时间的界定往往不能按照单一的时间标准进行,需要根据并发症的病理特点划分。近期可以是立即发生、几小时或几天内发生,远期可以是几天、几个月,甚至几年。结直肠肿瘤手术并发症按照时间可以分为术中并发症、术后并发症和远期并发症。①术中并发症包括穿刺损伤,术中血管损伤和大出血,输尿管损伤,脾、膀胱等其他脏器损伤;②术后并发症有吻合口漏、肠缺血、肠穿孔、败血症、腹腔内脓肿、肠梗阻、伤口感染、吻合口出血、腹腔出血、血栓栓塞、肺栓塞、尿路感染、谵妄;③远期并发症包括营养不良、吻合口瘢痕狭窄、吻合口闭合、造瘘口回缩、造瘘口狭窄、长期腹泻等。

3. 按系统分类 根据创伤导致的器官系统不良结果可分为:胃肠道相关并发症、呼吸系统并发症、泌尿生殖系统并发症、心脑血管并发症、运动系统并发症及其他并发症等。

4. 按治疗手段分类　治疗手段主要包括外科治疗、放射治疗、化学药物治疗、护理操作、生物治疗、免疫治疗、靶向治疗。不同治疗手段，主观目的都是治愈疾病，客观上均会在治愈目的的基础上，产生相关的损伤或以损害为代价。

(1)手术治疗相关并发症：包括医源性出血，医源性结肠损伤，脾损伤，十二指肠损伤，输尿管损伤，吻合口和肠腔狭窄，神经损伤导致的排尿障碍、性功能障碍等。

(2)放射治疗相关并发症：包括放射性肠炎，肠管粘连，肠管水肿和肠腔狭窄，会阴疼痛，肛门失禁。

(3)化学治疗相关并发症：包括化疗药物导致的恶心、呕吐、腹泻、便秘、骨髓抑制，以及心、肺、肝、肾的药物性损害，药物外渗导致皮肤血管损伤。

(4)诊断和有创操作相关并发症：主要指诊断性操作技术及有创操作引起的相关性损伤，包括内镜下检查治疗引起的肠穿孔、腹膜炎、肿瘤出血、感染、肠壁血管损害，造影引起的对比剂过敏、血管损伤等。

(5)麻醉相关并发症：指在麻醉期间主要由麻醉因素(药物、方法、器械和麻醉处理)引起的原发病之外的疾病和综合征，常见的如喉头水肿、环杓关节脱位、麻醉药物过敏等。有的是某种麻醉方法所特有的，如脊椎麻醉后头痛、局部麻醉药物中毒等，有的是各种麻醉方法所共有的，如心血管并发症等，最严重的并发症为心脏停搏。

(6)护理操作相关并发症：包括操作过程中药物外渗，穿刺失败出血，经外周静脉穿刺的中心静脉导管(peripherally inserted central venous catheter, PICC)置管异位、脱落，静脉炎，静脉血栓形成，锁骨下静脉置管导致气胸等。

(7)免疫治疗相关并发症：肿瘤免疫治疗是一种肿瘤生物治疗方式，是指通过主动或被动的治疗方式增加机体的免疫功能，最终杀伤肿瘤细胞的治疗方式，其引起的并发症包括免疫性心肌炎、免疫性肺炎、免疫性肝炎、免疫性神经系统炎症、肌炎、重症肌无力、严重的皮疹、免疫性肠炎等。免疫治疗的相关毒性主要包括免疫相关皮肤毒性、内分泌疾病、肝脏毒性、胃肠道毒性、肺炎及罕见的免疫相关毒性(神经系统毒性、心脏毒性、风湿免疫毒性、肾毒性、眼毒性)等，其中，免疫性肠炎、免疫性心肌炎、免疫性肝炎、免疫性肺炎四大因素导致的死亡人数最多，是最主要的致死性并发症。近期研究发现，免疫治疗引起的脑炎也不可忽视。

(8)分子靶向药物治疗相关并发症：随着分子生物学研究的发展，分子靶向药物成为一种新的治疗选择。分子靶向治疗是针对参与肿瘤发生发展过程的细胞信号转导和其他生物学途径的治疗手段。其中研究较多的是表皮生长因子受体(epidermal growth factor receptor, EGFR)和血管内皮生长因子(vascular endothelial growth factor, VEGF)。并发症主要包括过敏、皮疹、腹泻、间质性肺炎、骨髓抑制、心功能障碍、心力衰竭、心律失常、肺动脉高压、高血压以及动脉和静脉缺血、出血等。

5. 按并发症的程度分类　任何合并症均可分为轻、中、重度。轻度并发症未对机体生命体征产生影响，无须特殊处理；中度并发症对机体生命体征产生一定影响，需要积极处理与干预；重度并发症对机体生命体征产生较重影响，危及生命，需要积极且多手段、多学科干预诊治。以吻合口漏为例，将吻合口漏按临床表现严重程度分：轻度，未表现出特殊临床症状体征，无全身症状，也称为亚临床漏或影像学漏，对术后恢复不造成影响，部分患者吻合口漏发现于造口闭合前，可能导致造口闭合延迟；中度，患者表现出不典型的腹膜炎表现，或腹膜炎具有局限性，给予抗炎和引流等处理，通过保守治疗方式可能治愈；重度，患者有明显的腹膜炎症状，并伴有严重腹腔感染表现，甚至可能出现感染性休克，这种情况需尽快进行手术治疗，并根据术中情况进行造瘘等相应处理。

6. 外科治疗方式引起的特有并发症　外科治疗有不同的手术入路，不同的取标本途径，但本质上都要完成切除原发肿瘤、重建消化道连续性，属于有创操作，都可能涉及并发症。外科治疗共同的并发症包括血管损伤、出血、其他脏器损伤、吻合口漏、感染等。一些并发症的发生与结直肠肿瘤的手术方式密切相关。外科治疗并发症主要包括开腹手术并发症、腹腔镜手术并发症、NOTES并发症、NOSES并发症、TEM并发症、taTME并发症、达芬奇机器人手术并发症。

（1）开腹手术并发症：开腹手术是结直肠肿瘤最基础的治疗方式，也曾是结直肠肿瘤最常见的外科治疗方式，优点在于术野显露良好，术者在直视下操作，但该手术方式出血量多，腹壁切口长，损伤巨大，疼痛重，患者下床时间晚，容易形成下肢血栓，同时胃肠道功能受损严重，术后腹腔粘连、切口疝、切口感染和术后切口瘢痕挛缩等并发症较常见。

（2）腹腔镜手术并发症：除常见手术并发症外，腹腔穿刺和建立气腹时可能引起特有并发症，如穿刺造成的血管损伤和胃肠道损伤、气体栓塞、皮下气肿。二氧化碳是用于形成气腹的主要气体，极易溶于血液和组织中，可能会导致高碳酸血症。此外，过长时间的气腹操作可能因二氧化碳潴留而导致心动过速和酸中毒。腹腔镜手术通常在盲视下用穿刺针或穿刺套管进入腹腔，腹部暴力穿刺和不正确的穿刺位置，可导致腹腔内血管受损伤出血，以及肠损伤和穿破腹内血管、皮下气肿、纵隔气肿、筋膜或网膜裂伤。除此之外，用抓钳强力牵拉视野外的组织结构或腹腔镜视野以外的套管孔处插入器械都可能损伤脏器。

（3）NOTES并发症：NOTES是指使用软质内镜经自然腔道穿破空腔脏器壁，并在脏器外进行手术的一门技术。这项技术能有效避免体表切口，减轻治疗带来的疼痛，但也有其独特的并发症。NOTES的胃肠壁切口闭合不严将导致胃肠液流入腹腔，引发腹腔感染、腹膜炎，甚至腹腔内脓肿，最终形成穿刺孔瘘。自然腔道存在各种病原菌，术中或术后病原菌通过自然腔道入路切口进入腹腔而引发腹腔广泛污染。NOTES还面临建立穿刺孔出血、关闭穿刺孔出血和术中损伤脏器出血等。同时，使用NOTES的手术器械处理脏器损伤并发症是非常困难的，一旦出现，需要中转为腹腔镜或开腹手术。

（4）NOSES并发症：NOSES作为一种新的微创技术，已在我国结直肠肿瘤、妇科肿瘤等领域广泛应用和开展。这项技术巧妙结合无疤理念和常规腹腔镜微创器械，通过自然腔道完成标本取出，不需要额外的腹部切口，既显现出理想的微创效果，又兼具良好的可操作性和可行性。NOSES的标本经自然腔道取出的过程中，要注意是否会损伤自然腔道，以及自然腔道术后功能。经肛门取出标本时如果未充分扩肛、暴力操作，可能引起肛门括约肌损伤，影响患者术后排便功能。经阴道取标本时如切口位置未按专家共识规范操作，可能造成阴道功能损伤。

（5）经肛门内镜显微手术（transanal endoscopic microsurgery，TEM）并发症：TEM是指经肛门的微创手术，不需要通过开腹完成，主要适用于局部切除的直肠肿瘤，其特点是手术创伤小、出血少、患者术后恢复快，相比传统的经肛门局部切除，TEM技术为经肛手术提供了良好的视野。TEM技术存在一些特有的并发症：TEM镜头直径达4cm，可致肛门括约肌过度拉伸，术后部分患者有暂时性肛门排气或排便失禁；术中切穿肠壁进入腹腔，容易造成肠穿孔及尿道、阴道损伤。TEM其他常见并发症包括肠穿孔、出血、排便控制不良、尿道损伤、直肠阴道瘘、直肠狭窄等。

（6）taTME并发症：taTME是利用TEM或经肛门微创手术（transanal minimal invasive surgery，TAMIS）平台，采用由下而上的路径进行操作，并遵循TME原则而实施的经肛全直肠系膜切除术。完全taTME操作的方向与传统手术逆向，是自下而上的，而操作的空间感也是相反的，操作刚开始时没有自然腔隙，缺少解剖标识，空间狭小，层次不清，并且器械间腾挪回转余地极小，腔镜视野平行于操作平面，而且骶前的自然曲度又增加了操作的难度，较容易出现直肠系膜出血、骶前出血、迪氏筋膜（Denonvillier's fascia，腹膜会阴筋膜）与尿道损伤、盆丛后支与肛管功能损伤、盆腔侧壁的两侧输尿管损伤、神经血管束分支出血等并发症。

（7）达芬奇机器人手术并发症：达芬奇机器人手术器械可多方向旋转，较传统腹腔镜器械更加灵活自由，同时可以滤除术者的不自主颤动，使操作更稳定。但现有达芬奇机器人术野较为有限和固定，无法处理腹腔内的广泛粘连。机器人无力反馈系统，仅能依靠视觉判断组织张力，因此，在进行夹持和牵拉动作时容易撕裂组织。与助手配合不当时更容易牵拉组织过度造成副损伤。

7. 护理相关并发症　结直肠肿瘤护理相关的并发症是指护理人员在操作过程中，由于操作用物或操作者技术水平等原因造成的并发症，可分为常规护理并发症、手术护理并发症和术后护理并发症。①常规护理并发症：包括清洁操作并发症、给药操作并发症，如在给药过程中化疗药物外渗、穿刺失败、出血、导管脱落等。②手术护理并发症：包括未在术前对患者进行正确有效的健康辅导，患者因恐惧不安情绪导致应激反应严重；造口理师规划造瘘口位置偏离；手术过程未加强保温，未对输注液体和冲洗腹腔液体加热，造成患者低体温；未放置软垫发生压疮，腿部神经、血管受压；器械护士术中未严格执行无菌操作，造成切口或腹腔污染。③术后护理并发症：包括术后未及时将鼻胃管、尿管等拔除，造成排气时间延后、肠管蠕动不良、腹胀、尿路感染；造瘘口护理不当引起造瘘口水肿、炎症、感染，造瘘口回缩、狭窄，造瘘口出血。

8. 其他并发症 罕见并发症，例如：应用奥沙利铂药物的患者会经历颞下颌关节紧张综合征（TMJ stress syndrome）；在使用顺铂、氟尿嘧啶、紫杉烷类化疗药物时，可能引起心律失常，其中大部分患者表现为良性心律失常，极个别患者会出现室性心动过速、左右束支传导阻滞等恶性心律失常，表现为胸痛、晕厥，若发现和治疗不及时可能会有生命危险；部分抗生素还可能引起史-约综合征（Stevens-Johnson syndrome，SJS）和中毒性表皮坏死，二者是免疫介导的急性皮肤损伤反应，表现为皮肤黏膜疼痛、红斑、坏死和剥脱，同时伴有内脏损害，皮肤反应局限 10% 以内的称为史-约综合征，病死率为 1%~3%，而超过 30% 的皮肤发生损伤反应称为中毒性表皮坏死，伴严重发热和多系统脏器严重受损，病死率为 20%~30%。

第四节 并发症的分级

由于中国缺少系统的并发症分级研究与总结，本节将国际上相对成熟的分级列于此，以供读者在实践中参考。

一、国际 Clavien-Dindo 并发症分级

1992 年 Clavien 发现对并发症的描述比较笼统，没有准确的定义和分级，不适合临床实践中使用，为了探索术后并发症的统一标准和分级，以胆囊切除术后并发症为例，根据术后并发症是否需要药物治疗、侵入性治疗、器官切除，是否死亡等分为四个级别：Ⅰ级为术后并发症没有生命威胁，没有持续的器官功能缺失，不需要住院观察和治疗；Ⅱ级为术后并发症有潜在生命威胁，没有遗留器官功能不全，其中根据是否需要侵入性治疗分成两个亚组；Ⅲ级为遗留器官功能不全，包括器官切除和持续威胁生命的情况；Ⅳ级为导致死亡的并发症（表 1-4-1）。

表 1-4-1 胆囊切除术后并发症分级

分级	定义
Ⅰ级	没有生命威胁，不需要药物治疗（解热镇痛、止吐、止泻、治疗尿潴留和下尿路感染的药物除外），仅仅在床边执行的治疗干预，住院时间没有超过中位住院时间的 2 倍
心脏并发症	无症状心律失常，心电图有改变，但不需要治疗的病情
呼吸并发症	仅仅需要物理治疗的肺不张
胃肠并发症	通过鼻胃管治愈的胃扩张，不需要特殊治疗的胰腺炎
泌尿并发症	药物治疗或仅仅需要导尿处理的尿潴留，抗菌药物可以处理的下尿路感染
局部并发症	浅表伤口感染及血肿
其他并发症	两次偶尔发热高于 38℃，且在 48 小时内自发退热
Ⅱ级	潜在危及生命的并发症，需要住院时间超过相同手术中位住院时间的 2 倍，但是没有造成遗留残疾或器官切除
Ⅱa 级	仅需药物治疗的并发症，全肠外营养，或输血治疗
心脏并发症	需要治疗的心律失常和心电图改变，心绞痛，高血压危象
呼吸并发症	肺炎或其他需要抗生素治疗的肺部感染，肺栓塞，短暂呼吸衰竭
胃肠并发症	需要药物治疗的胰腺炎，包括全肠外营养

分级	定义
泌尿并发症	需要药物治疗,有症状的泌尿系统感染和尿潴留,不需要透析治疗的肾衰竭
局部并发症	需要抗生素治疗的伤口感染,术后需要输血治疗的出血
其他并发症	发热体温持续高于38℃,且超过48小时的菌血症,造成住院时间超过中位住院时间2倍的并发症
Ⅱb级	需要放射介入治疗,内镜治疗,其他不能归于Ⅱa和Ⅲ级的威胁生命的并发症
呼吸并发症	需要支气管镜治疗的支气管堵塞,需要再次插管的呼吸衰竭
胃肠并发症	需要内镜治疗的胃肠道出血,需要再次手术的肠梗阻,需要内镜治疗、引流及手术的胰腺炎
泌尿并发症	需要内镜或外科处理的尿潴留,需要短暂透析治疗的肾衰竭
局部并发症	需要全身麻醉下清创缝合的伤口感染,需要放射介入或再手术的腹腔胆汁、血液残留及脓肿,需要T管引流或胆管吻合的医源性损伤,但是不包括残留胆管狭窄、全层肠道损伤
其他并发症	可以治愈的脑卒中
Ⅲ级	遗留残疾和永久性残疾的并发症,客观和持续出现迹象表明威胁生命的疾病或器官切除
心脏并发症	心肌梗死、先兆梗死、不稳定型心绞痛
呼吸并发症	引起长期的呼吸衰竭的疾病
胃肠并发症	遗留糖尿病或脂肪泻的急性胰腺炎
泌尿并发症	遗留肾功能不全的任何疾病
局部并发症	由于肝叶、肝总管或胆总管的完全横断遗留胆管狭窄,造成长期影像学、组织学或转氨酶异常的肝总动脉或肝左、右动脉损伤
其他并发症	有后遗症的脑卒中
Ⅳ级	造成死亡的并发症

历经 12 年对手术并发症分级的临床实践,2004 年 Clavien 回顾性分析了 6 336 例患者的手术并发症分级资料,对并发症分级进行了重大修订,对并发症进一步明确了定义和分级,不仅考虑并发症的治疗,而且关注医师、护士、患者的感受,同时兼顾医疗费用,并对美国、阿根廷、澳大利亚、日本、韩国、瑞典的十个外科中心进行相关疾病的分级问卷调查,进行多中心调研,综合考虑术后药物治疗、侵入性治疗、输血、全肠外营养、内镜治疗、放射介入治疗、外科手术、麻醉方式、入住 ICU、器官功能障碍、治疗结局等,将手术并发症分为五个级别,三级和四级细分出两个亚组,如果出院后有后遗症,需要特殊标记。

2009 年 Clavien 和 Dindo 通过回顾分析文献,将 11 个典型并发症案例利用分级系统评估,并通过问卷形式发给十个医疗中心超过 150 名外科医师进行评估,充分调研和协商后,进一步明确和肯定了分级系统简单、客观、有效、可重复操作,为了规范和统一并发症的定义、分类及分级,正式把这种术后并发症的分级命名为 Clavien-Dindo 外科并发症分级(简称"CD 分级"),修订后的外科手术并发症具体分级见表 1-4-2,分级临床实例见表 1-4-3。

表 1-4-2　Clavien-Dindo 外科并发症分级

分级	定义
Ⅰ级	不需要药物治疗,以及外科、内镜和放射介入干预的任何偏离正常术后恢复进程的情况
	允许的治疗方案有:止吐、解热、镇痛、利尿药、电解质液等药物和理疗,也包括伤口感染的床边开放
Ⅱ级	除Ⅰ级并发症允许的药物治疗外,还需要使用包括输血和全肠外营养治疗
Ⅲ级	需要外科、内镜或放射介入干预治疗
Ⅲa级	非全身麻醉下的干预治疗
Ⅲb级	全身麻醉下的干预治疗

续表

分级	定义
Ⅳ级	危及生命且需要 IC/ICU 管理的并发症(包括脑出血、缺血性脑卒中、蛛网膜下腔出血,但不包括短暂性脑缺血发作)
Ⅳa级	单器官功能障碍(包括透析)
Ⅳb级	多器官功能障碍
Ⅴ级	患者死亡
后缀 "d"	如果患者出院后依然遭受并发症(见表 1-4-3),在相应的分级加后缀 "d",代表有伤残,这个标记提示需要对并发症全面评估随访

注:IC. intermediate care,过渡监护治疗;ICU. intensive care unit,重症监护治疗病房。

表 1-4-3 Clavien-Dindo 外科并发症分级的临床实例

分级	器官系统	定义
Ⅰ级	心脏	纠正钾离子水平后发生的房颤
	呼吸	需要理疗的肺不张
	神经	不需要治疗的暂时性精神错乱
	胃肠	非感染性腹泻
	肾脏	血清肌酐一过性升高
	其他	需要床边切开治疗的伤口感染
Ⅱ级	心脏	需要 β 受体阻滞剂来控制心率的快速性心律失常
	呼吸	在病房里用抗生素治疗的肺炎
	神经	需要抗凝治疗的短暂性脑缺血发作
	胃肠	需要抗生素治疗的感染性腹泻
	肾脏	需要抗生素治疗的尿路感染
	其他	与 Ⅰ 相同的切口感染,由于相邻的疏松结缔组织被波及,需要后续抗生素治疗
Ⅲa级	心脏	需要局部麻醉下植入起搏器的慢性心律失常
	神经	参照等级Ⅳ
	胃肠	肝切除术后需要经皮穿刺引流的胆汁瘤
	肾脏	肾移植术后需要支架置入术治疗的输尿管狭窄
	其他	在手术室中局部麻醉下缝合裂开的非感染性伤口
Ⅲb级	心脏	开胸手术术后需开窗的心脏压塞
	呼吸	胸外科术后需手术封闭的支气管胸膜瘘
	神经	参照等级Ⅳ
	胃肠	需再次手术的降结肠直肠吻合术后吻合口漏
	肾脏	需要外科治疗的肾移植术后输尿管狭窄
	其他	导致小肠由切口膨出的伤口感染
Ⅳa级	心脏	导致低排血量综合征的心力衰竭
	呼吸	需要气管插管的呼吸衰竭
	神经	缺血性脑卒中或脑出血
	胃肠	坏死性胰腺炎
	肾脏	需要透析的肾功能不全
Ⅳb级	心脏	与Ⅳa相同,但合并肾衰竭
	呼吸	与Ⅳa相同,但合并肾衰竭
	胃肠	与Ⅳa相同,但合并血流动力学不稳定
	神经	合并呼吸衰竭的缺血性脑卒中或脑出血
	肾脏	与Ⅳa相同,但合并血流动力学不稳定

分级	器官系统	定义
"d"	心脏	心肌梗死后心功能不全(Ⅳa-d)
	呼吸	由于胸腔置管引起大出血,切除肺叶后出现的呼吸困难(Ⅲb-d)
	胃肠	由于清除降结肠直肠吻合术后脓肿,而残留的大便失禁(Ⅲb-d)
	神经	感觉或运动性偏瘫的脑卒中(Ⅳa-d)
	肾脏	脓毒症并发多器官功能障碍而残留的肾功能不全(Ⅳb-d)
	其他	甲状腺手术术后的声音嘶哑(Ⅰ-d)

二、美国通用不良事件分级

不良事件指由诊断、治疗及护理过程中的一切医疗行为导致的伤害,与疾病的转归相反,其加重患者病痛,延长患者住院时间,增加医疗费用,甚至导致器官切除及残疾,分为药品、医疗器械和护理不良事件。

不良事件包括可预防和不可预防,不可预防的不良事件指正确的医疗行为造成的不可预防的损伤;可预防的不良事件指医疗中由于未能防范的差错或设备故障造成的损伤。

2003 年美国国家癌症中心毒理中心发布了针对放化疗通用不良事件术语标准 2.0 版本,2006 年修订和重新命名了通用不良事件术语标准 3.0 版本,增加了一些外科并发症的内容,2009 年重新修订并发布了通用不良事件术语标准 4.0 版本,包括药品、医疗器械和护理不良事件,包含了更多的外科不良事件术语,但并发症的描述不太符合外科医师的习惯。2017 年再次修订了通用不良事件术语标准(common terminology criteria for adverse events,CTCAE),于 2017 年 11 月 27 日由美国卫生及公共服务部发布 CTCAE 5.0 版本(表 1-4-4),CTCAE 5.0 版本较 CTCAE 4.0 版本对不良事件(adverse event,AE)的分级基本变化不大,有部分系统增加了一些内容,使以前概念不清或不好区分的内容变得比较容易区别,而且特别注明或强调不良事件分级中是否需要有创干预治疗,或者需要手术治疗,虽然有外科并发症的内容,但是对外科手术相关并发症依然没有特殊定义或标明,对外科手术相关并发症的分类和分级帮助有限。

表 1-4-4 CTCAE 5.0 版本不良事件(AE)分级

分级	定义
Ⅰ级	轻度;无症状或轻微症状;仅为临床或诊断所见;无须治疗
Ⅱ级	中度;需要较小、局部或非侵入性治疗;适龄的工具辅助性日常生活活动受限*
Ⅲ级	重度或具有重要医学意义,但不会立即危及生命;住院治疗或延长住院时间指征;致残;自理性日常生活活动受限**
Ⅳ级	危及生命,需紧急治疗
Ⅴ级	与不良事件相关的死亡

注:* 工具辅助性日常生活活动指做饭、购买衣物、使用电话、理财等。

** 自理性日常生活活动指洗澡、穿脱衣物、吃饭、盥洗、服药、起床等。

三、日本临床肿瘤学组详尽的 CD 分级

日本在很长时间内没有对并发症进行定义和分级,而采用美国通用不良事件术语标准对并发症进行定义和分级。2009 年在 CD 分级系统获得全世界范围内广泛认可后,日本开始采用 CD 分级系统对并发症的严重程度进行分类、分级。2011 年日本临床肿瘤研究组(Japan Clinical Oncology Group,JCOG)在内部网站发布针对术后并发症的 JCOG 术后并发症标准,经过 5 年的使用,为了实现不同中心对于并发症的诊断、登记、报告、评价的标准化和一致性,于 2016 年公开出版发行以 CD 分级系统为基础的 JCOG 术后并发症标准(表 1-4-5)。

表 1-4-5 日本外科不良事件（AE）术语及分级

分类	AE 术语	分级							后缀"d"的补充解释
		I级	II级	IIIa级	IIIb级	IVa级	IVb级	V级	
AE 术语		不需要药物治疗,以及外科、内镜和放射介入干预的任何偏离正常术后恢复进程的情况 允许的治疗方案有:止吐、解热、镇痛、利尿药、电解质液等药物和理疗,也包括伤口感染的床边开放	除I级并发症,允许的药物以外的药物治疗,还包括输血和全肠外营养治疗	需要非全身麻醉下的外科、内镜或放射介入干预治疗	需要全身麻醉下的外科、内镜或放射介入干预治疗	危及生命且需要IC/ICU管理的并发症(包括脑出血、缺血性脑卒中、蛛网膜下腔出血,但不包括短暂性脑缺血发作)。伴随单器官功能障碍(包括透析)	危及生命且需要IC/ICU管理的并发症(包括脑出血、缺血性脑卒中、蛛网膜下腔出血,但不包括短暂性脑缺血发作)。伴随多器官功能障碍	患者死亡	如果患者出院后依然遭受并发症,代表相应的分级加后缀"d",这个标记提示需要对并发症全面评估并随访
卒中		仅临床观察,无须干预	药物治疗(如抗凝治疗)	无全身麻醉的放射治疗(如脑血管治疗)	全身麻醉下干预(如引流、手术夹闭血管、脑血管旁路移植、颈动脉内膜切除术)	需IC/ICU管理	与呼吸衰竭有关的IC/ICU管理	死亡	持续性偏瘫
喉返神经麻痹		仅临床观察或诊断评估,无须干预	误吸,药物治疗(如抗生素)	严重误吸,几乎难以进食,局部麻醉下的医疗干预(如声带注射,气管穿刺)	全身麻醉下干预(包括药物镇静麻醉下的气管切开术)	需要呼吸机机械通气	败血症或多器官功能衰竭	死亡	声嘶,说话困难,需要通过文字进行沟通,气管切开后出院
上肢感觉异常		仅临床观察,无须干预	药物治疗	非全身麻醉下的外科干预(如神经传导阻滞)	—	—	—	—	持续性感觉异常
切除部分的感觉异常(幻痛)		仅临床观察,无须干预	药物治疗	非全身麻醉下的外科干预(如神经传导阻滞)	—	—	—	—	持续性幻痛

续表

分类	分级							后缀"d"的补充解释
	Ⅰ级	Ⅱ级	Ⅲa级	Ⅲb级	Ⅳa级	Ⅳb级	Ⅴ级	
缺血性心脏病	仅临床观察或诊断评估,无须干预	药物治疗(如抗凝治疗)	心导管介入	全身麻醉下介入治疗(冠状动脉旁路移植手术)	伴低心排血量综合征的心力衰竭,需要IC/ICU管理	伴低心排血量综合征合并肾衰竭,需要IC/ICU管理	死亡	心肌梗死后持续性心力衰竭
心包积液	仅临床观察或诊断评估,无须干预(仅通过现有引流管引流)	药物治疗	影像引导下引流管置入穿刺,包括起搏器植换	全身麻醉下干预(开窗术)	心脏压塞,需要IC/ICU管理	心脏压塞与肾衰竭,需要IC/ICU管理	死亡	—
心动过缓	仅临床观察或诊断评估,无须干预	药物治疗(如阿托品,β受体激动剂)	局部麻醉下医疗干预(如起搏器植入)	—	伴低心排血量综合征的心力衰竭,需要IC/ICU管理	伴低心排血量综合征合并肾衰竭,需要IC/ICU管理	死亡	—
室上性心律失常	仅临床观察或诊断评估,无须干预	药物治疗(如抗心律失常药物)	局部麻醉下的医疗干预(如导管消融,同步心脏复律)	—	伴低心排血量综合征的心力衰竭,需要IC/ICU管理	伴低心排血量综合征合并肾衰竭,需要IC/ICU管理	死亡	—
室性心律失常	仅临床观察或诊断评估,无须干预	药物治疗(如抗心律失常药物)	局部麻醉下的医疗干预(如导管消融,体外除颤器,起搏器植入)	—	伴低心排血量综合征的心力衰竭,需要IC/ICU管理	伴低心排血量综合征合并肾衰竭,需要IC/ICU管理	死亡	—
肺不张或排痰困难	仅临床观察或诊断评估,除喷雾器,祛痰药或肺部理疗(如体位引流)外,无须干预	药物治疗(如抗生素)	无须全身麻醉下的支气管镜或外科干预(如气管穿刺)	全身麻醉下干预治疗(包括镇静麻醉下气管切开)	机械通气	败血症或多器官功能衰竭	死亡	带气管切开套管出院
气管瘘及支气管瘘	仅临床观察或诊断评估,无须干预	—	局部麻醉下的医疗干预	全身麻醉下干预	机械通气	败血症或多器官功能衰竭	死亡	带引流管出院,开放引流

续表

分类	I级	II级	IIIa级	IIIb级	IVa级	IVb级	V级	后缀"d"的补充解释
肺瘘	仅临床观察或诊断评估，无须现存干预（仅通过现存的引流进行引流）	—	局部麻醉下的医疗干预（如胸腔置管引流，包括胸膜固定术），胸膜固定，包括管道置换	全身麻醉下干预（胸膜缺损闭合，胸膜固定）	机械通气	败血症或多器官功能衰竭	死亡	带引流管出院，开放引流
乳糜胸	仅感触乳糜状引流或胸腔穿刺液（仅通过现存的引流进行引流）	低脂饮食，静脉营养	影像引导下的引流管放置或穿刺术，包括引流管置换	全身麻醉下干预（如胸导管结扎）	—	—	死亡	持续性呼吸窘迫，营养不良
胸腔积液	仅临床观察或诊断评估，无须现存干预（仅通过现存的引流进行引流）	药物治疗（如利尿药）	影像引导引流管放置或胸腔穿刺，包括引流管置换	全身麻醉下干预	机械通气	多器官功能衰竭	死亡	持续性呼吸窘迫
肺扭转	—	—	—	全身麻醉下干预（如扭转矫正，肺叶切除术）	机械通气	败血症或多器官功能衰竭	死亡	—
腹水	仅临床观察或诊断评估，无须现存干预（仅通过现存的引流进行引流）	药物治疗（如利尿药）	影像引导引流管放置或穿刺，包括引流管置换	—	—	—	死亡	持续性腹部膨隆
腹泻	肠液排泄≥2 000ml/d，无须干预	肠液排出≥2 000ml/d，合并脱水或电解质代谢紊乱，需要静脉补液治疗	—	—	至少有一个器官衰竭（如需要机械通气的肺功能障碍或需要透析的肾病）	败血症或多器官功能衰竭	死亡	大量的持续性排泄肠液
吞咽困难	仅为临床观察，无须干预	肠内或静脉营养（包括TPN）	局部麻醉下的医疗干预（如气管穿刺，内镜下胃造瘘）	全身麻醉下干预	—	—	死亡	胃造瘘术

续表

分类	Ⅰ级	Ⅱ级	Ⅲa级	Ⅲb级	分级			后缀"d"的补充解释
					Ⅳa级	Ⅳb级	Ⅴ级	
肠瘘	仅为临床观察或诊断评估，无须干预的引流（仅通过现存的引流管引流）	药物治疗（如抗生素）	影像引导下的引流管放置和穿刺术，包括引流管置换	全身麻醉下干预（结肠造瘘）	至少有一个器官衰竭（如需要机械通气的肺功能障碍或需要透析的肾病）	脓血症或多器官功能衰竭	死亡	持续性肠外瘘
肠道缺血或坏死	仅为临床观察或诊断评估，无须干预	药物治疗（如抗生素）	非全身麻醉下的放射、内镜和手术干预	全身麻醉下干预（如肠切除）	至少有一个器官衰竭（如需要机械通气的肺功能障碍或需要透析的肾病）	脓血症或多器官功能衰竭	死亡	需要家庭肠内或静脉营养
胃坏死	口服对比剂造影或引流成像发现小瘘（仅通过现存引流管口引流）	药物治疗（如抗生素、肠内或静脉营养）	非全身麻醉下放射，内镜和选择性外科治疗，包括引流管置换	全身麻醉下干预	至少有一个器官衰竭（如需要机械通气的肺功能障碍或需要透析的肾病异常）	脓血症或多器官功能衰竭	死亡	—
反流性食管炎	仅临床观察或诊断评估，无须干预	药物治疗（如PPI、胰酶灭活剂）、肠内或静脉营养	—	全身麻醉下干预	—	—	死亡	持续性胃灼热感
麻痹性肠梗阻	仅临床观察或诊断性评估，除泻药和静脉营养外，无其他干预	除泻药、鼻胃管置入及静脉营养外的医疗处置	放置鼻肠管	全身麻醉下肠梗阻的治疗（含或不含肠切除术）	广泛的肠道坏死，至少有一个器官衰竭（如需要机械通气的呼吸功能障碍或需要透析的肾病）	脓血症或多发性器官衰竭	死亡	家庭静脉营养
胰瘘	术后第3天及以后的引流液淀粉酶水平大于标准上限的3倍，但不需要干预	药物治疗（如抗生素、肠内或静脉营养）	影像引导下导管或置管穿刺，包括置管更换	全身麻醉下干预	至少有一个器官功能衰竭（如需要机械通气的肺功能障碍或需要透析的肾病）	脓血症或多器官衰竭	死亡	残留CT上可见的胰腺假性囊肿，偶有发热或腹痛

续表

分类	分级							后缀"d"的补充解释
	I级	II级	IIIa级	IIIb级	IVa级	IVb级	V级	
肠梗阻	仅临床观察或诊断性评估,除泻药和静脉营养外,无其他干预	除泻药,鼻肠管置入或静脉营养管理外的医疗处置	放置鼻肠管	全身麻醉下肠梗阻治疗(含或不含肠切除)	广泛的肠道坏死,至少一个器官衰竭(如需要机械通气的呼吸功能障碍或需要透析的肾病)	败血症或多器官衰竭	死亡	家庭静脉营养支持
胃排空延缓	仅为临床观察或诊断评估,无须干预	药物治疗(如刺激肠蠕动的药物),鼻胃管放置,肠内或静脉营养	—	全身麻醉下干预	—	—	死亡	持续的餐后恶心症状
倾倒综合征	仅临床观察,无须干预	药物治疗	—	全身麻醉下干预	—	—	死亡	持续的倾倒综合征症状
胆瘘	仅临床观察或诊断评估,无须干预(仅通过现存引流管引流)	药物治疗(如抗生素)	影像引导下引流管置入或穿刺,包括引流管置换	全身麻醉下干预(引流)	至少有一个器官功能衰竭(如需要机械通气的肺功能障碍或需要透析的肾病)	败血症或多器官衰竭	死亡	残留 CT 上可见的假性囊肿,偶有发热或腹痛
胆囊炎	仅临床观察或诊断性评估,除利胆药外,无须干预	除利胆药外的其他药物治疗	局部麻醉下的医疗干预(如经皮经肝胆囊引流术)	全身麻醉下干预(胆囊切除术)	至少有一个器官衰竭(如需要机械通气的肺功能障碍或需要透析的肾病)	败血症或多器官功能衰竭	死亡	偶尔发热和腹痛
胃肠道吻合口及漏	口服对比剂成像观察到小瘘口(仅通过现存引流管引流)	药物治疗(如抗生素,肠内或静脉营养(包括TPN))	影像引导下的引流管置入或开放伤口及引流管置换	全身麻醉下干预(如缝合,再吻合,分流,引流,结肠造口术)	至少有一个器官衰竭(如需要机械通气的肺功能障碍或需要透析的肾病)	败血症或多器官功能衰竭	死亡	家庭肠内和静脉营养支持
输尿管损伤	仅为临床观察或诊断评估	药物治疗(如抗生素)	经尿道输尿管内支架置入或经皮肾造瘘术	全身麻醉下干预	急性肾衰竭,血液透析	败血症或多器官功能衰竭	死亡	带输尿管支架出院

续表

分类	分级							后缀"d"的补充解释
	I级	II级	IIIa级	IIIb级	IVa级	IVb级	V级	
尿道损伤	留置导尿管	药物治疗（如抗生素）	局部麻醉或脊椎麻醉下的医疗干预（如经皮膀胱造瘘术）	全身麻醉下干预	至少有一个器官功能衰竭（如需要机械通气的肺功能障碍或透析的肾病）	败血症或多器官功能衰竭	死亡	带导尿管出院
术后出血	仅压迫止血	输血或药物治疗		全身麻醉下手术止血，或经内镜及放射介入止血	单一的器官功能衰竭，逐步减少IC/ICU管理	多器官功能衰竭，IC/ICU管理	死亡	持续性的贫血
血清肿（血清积聚）	仅临床观察或通过现存引流管引流	药物治疗	影像引导下的引流管置入或穿刺术，包括引流管置换	—	至少有一个器官功能衰竭（如需要机械通气的肺功能障碍或透析的肾病）	败血症或多器官功能衰竭	死亡	伤口有渗出液，偶有发热、感染，带引流管出院
子宫吻合口漏	仅临床或阴道检查发现，无须干预	药物治疗（如抗生素）	—	全身麻醉下干预（缝合）	至少有一个器官功能衰竭（如需要机械通气的肺功能障碍或透析的肾病）	败血症或多器官功能衰竭	死亡	缝合失败导致子宫阴道瘘持续渗漏（两种不同解剖结构的手术缝合）
腹壁切口疝	仅临床观察，除疝带和非甾体抗炎药之外，没有其他干预	疝带和非甾体抗炎药物治疗	局部麻醉下的医疗干预	全身麻醉下干预（补片、筋膜缝合）	广泛的肠道坏死，至少一个器官衰竭（如需要机械通气的肺功能障碍或需要透析的肾病）	败血症或多器官功能衰竭	死亡	腹压增高时肠膨垂
伤口裂开	临床观察，除伤口冲洗外，无须干预	药物治疗（如抗生素）	局部麻醉下的医疗干预（如二期缝合）	全身麻醉下干预（如二期缝合）	广泛的肠道坏死，至少一个器官衰竭（如需要机械通气的肺功能障碍或需要透析的肾病）	败血症或多器官功能衰竭	死亡	严重的伤口裂开状态出院
胃肠道吻合口狭窄	仅限临床观察或诊断性评估，无须干预	仅肠内或静脉营养（包括TPN）	需行球囊扩张、支架置入术、磁性加压吻合术	全身麻醉下干预（如二期吻合、旁路手术）	—	—	死亡	频繁的门诊内镜扩张

分类	分级							后缀"d"的补充解释
	I级	II级	IIIa级	IIIb级	IVa级	IVb级	V级	
腹腔脓肿	仅临床观察或诊断评估,无须干预	药物治疗(如抗生素)	影像引导下的引流管置入或穿刺术,包括引流管置换	全身麻醉手术下干预(如引流)	至少一个器官衰竭(如需要机械通气的肺功能障碍或需要透析的肾病)	败血症或多器官功能衰竭	死亡	遗留CT上可见的脓肿,偶尔发热或腹痛
盆腔脓肿	仅临床观察或诊断评估,无须干预	药物治疗(如抗生素)	影像引导下的引流管置入或穿刺术,包括引流管置换	全身麻醉手术下干预(如引流)	至少一个器官衰竭(如需要机械通气的肺功能障碍或需要透析的肾病)	败血症或多器官功能衰竭	死亡	遗留CT上可见的脓肿,偶尔发热或腹痛
肺炎	除雾化剂、祛痰剂或肺部理疗(如体位引流)外,仅临床观察或诊断性评估,无须干预	药物治疗(如抗生素)	支气管镜抽吸、气管穿刺术	全身麻醉、镇静或机械通气下气管造口术	机械通气	败血症或多器官功能衰竭	死亡	持续呼吸困难,偶尔发热
纵隔炎	仅临床观察或诊断性评估,无须干预	药物治疗(如抗生素)	影像引导下的引流管置入或穿刺术,包括引流管置换	全身麻醉下干预(引流)	至少有一个器官衰竭(如需要机械通气的肺功能障碍或需要透析的肾病)	败血症或多器官功能衰竭	死亡	遗留CT可见的脓肿,偶尔发热或腹痛
脓胸	仅临床观察或诊断性评估,无须干预	药物治疗(如抗生素)	影像引导下的引流管置入或穿刺术,包括引流管置换	全身麻醉下干预(引流)	至少有一个器官衰竭(如需要机械通气的肺功能障碍或需要透析的肾病)	败血症或多器官功能衰竭	死亡	残留CT可见的脓肿,带引流管出院开放引流
下肢淋巴管炎(淋巴管结感染)	仅临床观察或诊断性评估,无须干预	药物治疗(如抗生素)	局部麻醉下的医疗干预(淋巴管吻合术)	全身麻醉下的医疗干预(淋巴管吻合术)	至少有一个器官衰竭(如需要机械通气的肺功能障碍或需要透析的肾病)	败血症或多器官功能衰竭	—	持续性水肿

续表

分类	Ⅰ级	Ⅱ级	Ⅲa级	Ⅲb级	Ⅳa级	Ⅳb级	Ⅴ级	后缀"d"的补充解释
感染性淋巴管囊肿(腹膜后脓肿)	仅临床观察或诊断性评估,无须干预	药物治疗(如抗生素)	局部麻醉下或无麻醉下的引流	全身麻醉下干预(切口和引流)	至少有一个器官衰竭(如需要机械通气的肺功能障碍或需要透析的肾病)	败血症或多器官功能衰竭	死亡	残留影像学可见的脓肿,偶尔发热或腹痛
感染性宫颈炎	仅临床观察或诊断性评估,无须干预	药物治疗(如抗生素)	局部麻醉或无麻醉下的引流	全身麻醉下干预(引流术,子宫切除术)	至少有一个器官衰竭(如需要机械通气的肺功能障碍或需要透析的肾病)	败血症或多器官功能衰竭	死亡	持续性感染阴道分泌
子宫感染	仅临床观察或诊断性评估,无须干预	药物治疗(如抗生素)	局部麻醉或无麻醉下进行扩张宫颈或清宫术	全身麻醉下干预(引流术,子宫切除术)	至少有一个器官衰竭(如需要机械通气的肺功能障碍或需要透析的肾病)	败血症或多器官功能衰竭	死亡	残留影像学上可见的脓肿,偶尔发热或腹痛
卵巢感染	仅临床观察或诊断性评估,无须干预	药物治疗(如抗生素)	局部麻醉下穿刺引流	全身麻醉下干预(引流,卵巢切除术)	至少有一个器官衰竭(如需要机械通气的肺功能障碍或需要透析的肾病)	败血症或多器官功能衰竭	死亡	残留影像学上可见的脓肿,偶尔发热或腹痛
外阴感染	仅临床观察或诊断性评估,无须干预	药物治疗(如抗生素)	局部麻醉下穿刺引流	全身麻醉下干预(引流,皮瓣,肌皮瓣)	至少有一个器官衰竭(如需要机械通气的肺功能障碍或需要透析的肾病)	败血症或多器官功能衰竭	死亡	残留影像学上可见的脓肿,偶尔发热或腹痛
伤口感染	仅临床观察或诊断评估,除临床边伤口开放和伤口冲洗外,无须干预	药物治疗(如抗生素)	局部麻醉下进行医疗干预(如引流)	全身麻醉手术干预(如引流,二期缝合)	至少有一个器官衰竭(如需要机械通气的肺功能障碍或需要透析的肾病)	败血症或多器官功能衰竭	死亡	门诊持续冲洗
植入物感染	仅临床观察或诊断性评估,无须干预	药物治疗(如抗生素)	局部麻醉下的医疗干预(如切开,引流,植入物取出)	全身麻醉下干预(植入物取出)	至少有一个器官衰竭(如需要机械通气的肺功能障碍或需要透析的肾病)	败血症或多器官功能衰竭	死亡	带引流管出院,持续性感染

续表

分类	分级							后缀"d"的补充解释
	I级	II级	IIIa级	IIIb级	IVa级	IVb级	V级	
膀胱损伤	留置导尿管	药物治疗(如抗生素)	—	全身麻醉下干预	至少有一个器官衰竭(如需要机械通气的肺功能障碍或需要透析的肾病)	败血症或多器官功能衰竭	死亡	留置导尿管出院
尿失禁	同歇性导尿或留置导尿管	药物治疗(如抗生素)	局部麻醉或脊椎麻醉下的干预(例如钳夹、胶原蛋白注射)	全身麻醉下干预(如人工尿道括约肌植入)	急性肾衰竭、血液透析	败血症或多器官功能衰竭	死亡	病情需要长期间歇性导尿,或需带导尿管出院
残余尿或尿潴留	同歇性导尿或留置导尿管	药物治疗(如胆碱能药)	局部麻醉或脊椎麻醉下的干预(如内镜下治疗、尿道口扩张术)	全身麻醉下干预(如尿瘘管关闭)	急性肾衰竭、血液透析	败血症或多器官功能衰竭	死亡	病情需要长期间歇性导尿,或需带导尿管出院
性交困难	与阴道穿刺有关的不适感,无须干预	雌激素药物治疗	局部麻醉下的医疗干预	全身麻醉下干预	—	—	—	性交有关的持续性性疼痛,持续性性功能障碍
勃起功能障碍	除了用外部的真空装置治疗勃起障碍,无须其他干预	药物治疗(如磷酸二酯酶V型抑制剂或活性海绵体内注射)	局部麻醉或无麻醉下干预	全身麻醉下干预(如阴茎假体)	—	—	—	持续性勃起功能障碍
宫颈闭锁(子宫闭锁)	仅临床或阴道观察,无须干预	与痛经有关的药物治疗(如镇痛药)	局部麻醉下的宫颈扩张	全身麻醉下干预(宫颈扩张)	—	—	—	持续性宫颈狭窄
阴道瘘	仅临床或阴道观察,无须干预	药物治疗(如抗生素)	—	全身麻醉下干预(阴道瘘闭合术,结肠造口术)	至少有一个器官衰竭(如需要机械通气的肺功能障碍或需要透析的肾病)	败血症或多器官功能衰竭	死亡	阴道持续渗漏

续表

分类	I级	II级	IIIa级	IIIb级	分级 IVa级	IVb级	V级	后缀"d"的补充解释
卵巢功能减退综合征	仅临床观察或诊断性评估,无须干预	药物治疗(如激素替代疗法)	—	—	—	—	死亡	需要持续的激素替代疗法的潮热,抑郁症需要持续的精神病护理
宫颈乳糜漏	仅观察乳糜性引流液或穿刺干预(仅通过现存引流管引流)	限脂肪饮食,静脉营养	影像引导下的引流管置入或穿刺术,引流管置换	全身麻醉下干预	—	—	死亡	颈部持续有压迫感
血清渗出	仅临床观察,无须通过现存引流管引流	药物治疗(如抗生素)	影像引导下的引流管置入或穿刺术,引流管置换	全身麻醉下干预	至少有一个器官衰竭(如需要机械通气的肺功能障碍或需要透析的肾病)	败血症或多器官功能衰竭	死亡	伤口分泌物渗出,偶尔发热和感染,带引流管出院
乳糜性腹水	仅观察乳糜引流液或穿刺干预(仅通过现存引流)	限制脂肪饮食,静脉营养	影像引导下的引流管置入或穿刺术,引流管置换	全身麻醉下干预	—	—	死亡	持续性腹胀
皮下静脉炎(蒙多,Mondor disease)	除非留体抗炎药外,仅临床观察或诊断性评估,无须干预	使用阿片类药物,或由疼痛控制专家进行治疗	局部麻醉下的医疗干预	全身麻醉下干预	—	—	—	手术部位皮下静脉炎,线样肿块
血栓形成或栓塞	仅限临床观察或诊断性评估,无须干预	药物治疗(如抗凝血药)	侵入性治疗(如下腔静脉滤器置入后通过导管取血栓)	全身麻醉下干预(肺动脉血栓切除术)	血栓引起的单器官衰竭(如肺、脑、心脏)	血栓引起的多器官功能衰竭(如肺、脑、心脏)	死亡	肺梗死后呼吸困难,脑梗死后瘫痪
肩关节活动受限	除非留体抗炎药外,仅临床观察或诊断性评估,无须干预	使用阿片类药物,或由疼痛控制专家进行治疗	非全身麻醉下的外科干预(如神经阻滞)	全身麻醉下干预	—	—	—	肩关节活动范围持续受限

续表

分类	分级							后缀"d"的补充解释
	Ⅰ级	Ⅱ级	Ⅲa级	Ⅲb级	Ⅳa级	Ⅳb级	Ⅴ级	
脂肪液化坏死	仅限临床观察或诊断性临床评估,除临床边伤口切开和伤口冲洗外,无须干预	药物治疗(如抗生素)	局部麻醉下的医疗干预(如切开、引流)	全身麻醉下干预	至少有一个器官衰竭(如需要机械通气的肺功能障碍或需要透析的肾病)	败血症或多器官功能衰竭	死亡	伤口脂肪坏死,偶尔伤口结疤,发热或感染
皮肤坏死(皮瓣坏死)	仅限临床观察或诊断性临床评估,无须干预	药物治疗(如抗生素)	局部麻醉下医疗干预(如清创、植皮)	全身麻醉下干预(植皮)	至少有一个器官衰竭(如需要机械通气的肺功能障碍或需要透析的肾病)	败血症或多器官功能衰竭	死亡	上皮化不足,持续感染
皮下气肿	仅限临床观察或诊断性评估,除临床皮下穿刺和乳腺绷带加压外,无须干预	—	无须全身麻醉的放射介入治疗(如皮下置管引流)	全身麻醉下干预	—	—	—	皮下有积气出院
上肢水肿	除淋巴按摩和弹力袖套外,无须干预	药物治疗(如利尿药)	局部麻醉下的干预(淋巴管吻合术)	全身麻醉下干预(淋巴管吻合术)	—	—	—	持续使用弹力袖套
下肢淋巴水肿(肢端淋巴水肿,局部水肿)	除淋巴按摩和弹力袜外,无须干预	药物治疗(如利尿药)	局部麻醉下的干预(淋巴管吻合术)	全身麻醉下干预(淋巴管吻合术)	—	—	—	持续使用弹性袜
闭孔或股神经病变(步态障碍)	除助行器和康复外,无须干预	药物治疗(如维生素)	—	全身麻醉下干预(如神经吻合)	—	—	—	下肢内收持续受限
伤口疼痛	仅临床观察,除非留体抗炎药外,无须干预	服用阿片类药物或疼痛控制专家进行治疗	需要外科干预(如神经阻滞)	—	—	—	—	家庭疼痛控制

续表

分类	分级							后缀"d"的补充解释
	I级	II级	IIIa级	IIIb级	IVa级	IVb级	V级	
其他（无AE术语）	偏离正常术后病程,无药物,外科,内镜治疗和放射治疗。不包含使用止吐药,退热药,利尿药,镇痛药,电解质液及物理治疗(即使这些疗法拥有指征,这种情况也被归为I级),床旁切口感染伤口也归于I级	除止吐药,退热药,镇痛药和利尿药外的药物治疗 需要输血或静脉营养也归于此级	无须全身麻醉的外科,内镜或放射介入干预	全身麻醉下外科,内镜或放射介入干预	需要IC/ICU处置,威胁生命的并发症(包括中枢神经系统并发症)和单个器官功能障碍(包含透析)	需要IC/ICU处置,威胁生命的并发症(包括中枢神经系统并发症)和多个器官功能障碍	死亡	

注:IC. intermediate care,过渡监护治疗;ICU. intensive care unit,重症监护治疗病房;TPN. total parenteral nutrition,全肠外营养;PPI. proton pump inhibitor,质子泵抑制剂;CT. computer tomography,计算机断层扫描。

第五节　并发症的负担

并发症的发生与发展危害的不仅仅是患者的生理和心理方面,同时也涉及医护人员和社会整体。

1. 患者的负担

(1)延长疾病的治疗与康复期:腹部切口一般 7~9 天一期愈合,在第 7~9 天拆线出院,一旦感染则需延长治疗期与康复期。

(2)加重患者经济负担:治疗并发症要调整用药,延长住院时间,增加住院费用。

(3)加重患者及其家属的精神负担:并发症发生后,患者及家属会认为是"手术失败",或者认为是"自己倒霉",或认为是"病情加重",因而加重了心理负担,失去治疗信心,严重者甚至会失去生活的信心。

(4)手术未能达到预期治疗目的:致残、致伤或致死,如低位直肠癌前切除术加预防性肠造口术,术后出现吻合口狭窄无法还纳,临时性造口变成永久性造口导致保肛手术失败,拟行微创手术因术中意外情况而中转开腹等。

2. 医疗机构和医护人员的负担

(1)引发医疗纠纷而影响医院正常工作:由于患者对并发症、医疗意外、医疗事故之间的界定不清,如医务人员术前谈话对病情解释不到位,术后又未及时将术中所见做细致交代,常会导致医患之间的误解,严重时还会发生医疗纠纷。

(2)有碍医院的医疗质量提高:大多数手术并发症的发生与发展有多方面的因素,就医院医疗质量总体而言,减少与杜绝并发症是医疗质量控制的一个重要环节。医师个人、科室、医院都应该重视防止并发症的发生。事实上,并发症发生的多少是对医师医疗诊治水平和医院管理水平评估的标准之一。

(3)对整个社会的负担:外科手术并发症不但增加医疗费用、加重卫生资源损耗,而且也增加国家、社会的经济负担。如果受手术并发症的影响,患者一旦失去劳动或自理能力,将要由家庭或社会保险体系承担、抚养、照顾,加重了社会负担。

第六节　并发症的预防和处理

并发症是医师在临床工作中最不愿见到的情况,但不应将其视为洪水猛兽,更不应以悲观消极的态度去对待,要坚信处理得当就会将危害控制到最小。医师需要抱着正确的心态认知并发症的发生,并积极处理并发症。

1. 预防为主,提升技能　减少或避免并发症的发生应注重充分的术前准备、仔细的术中操作及合理的术式选择、细致的术后观察与护理。一名优秀的外科医师不仅要掌握各类手术全面全过程操作的技巧,更要掌握每类手术可能发生的并发症与并发症发生的相关因素,并知道怎样在手术过程中清除发生并发症的因素。全面提高医护人员素质是预防并发症发生的关键,包括提升心理素质、提高医学理论知识和操作技巧、了解医学前沿、加强基础研究及与边缘学科的融合等技能。

2. 正确面对,科学施治　一名合格的外科医师不仅要能顺利完成外科手术,同时也要有丰富的经验应对术中或术后可能出现的并发症。对于术中并发症,应及时发现并当场处理,防止造成更严重的后果。对于术后并发症,要及时发现,正确诊断,并给予合理的处置方案。一旦出现术后并发症,医疗团队应首先判断并发症性质和严重程度,是否需要二次手术,掌握好处理原则和二次手术的时机,进行科学施治。

3. 医患同心, 共克时艰　医患双方应建立起真诚的相互信任感, 医患双方的目标是一致的, 当出现并发症时, 患者应了解和理解医学的滞后与医师的无奈, 与医务人员共同营造一个良好的诊疗与自我康复的氛围与环境, 在并发症的诊疗过程中与医务人员密切合作, 充分信赖医师, 而医师也要关注患者心理变化, 充分沟通, 调整好患者的心态, 共同面对结直肠肿瘤诊疗过程中出现的并发症, 以降低并发症造成的各种损伤, 力求医患同心, 共同面对不良结果, 积极治疗, 力争早日康复。

（王锡山　郝朗松　梁建伟　程　璞）

第二章

术前并发症预防和处理

第一节　伴发疾病的处理与并发症

一、循环系统

临床上常见结直肠肿瘤伴发心血管循环系统疾病,术前应准确评估患者诊治结直肠肿瘤过程加重心血管疾病的风险及可能带来的治疗性并发症,采取有效的预防措施,处理相应伴发疾病,以减少可能发生的并发症。

(一)术前评估及准备

术前要详细询问病史,完善心电图、超声心动图等常规检查,请心内科或麻醉科会诊,是否需要专科详细检查,评估心血管疾病风险及对手术的影响。

1. 临床常用的心脏疾病风险评估

(1)Goldman 心脏风险指数:是评估心脏病患者手术风险时应用最广泛的方法。有 9 项指标,分别为:①收缩期第二心音奔马律或静脉压升高(11 分);②心肌梗死发病<6 个月(10 分);③任何心电图的室性期前收缩>5 次 /min(7 分);④最近心电图有非窦性心律或房性期前收缩(7 分);⑤年龄>70 岁(5 分);⑥急症手术(4 分);⑦胸腔、腹腔、主动脉手术(3 分);⑧显著主动脉瓣狭窄(3 分);⑨总体健康状况差(3 分)。

发生心源性死亡的风险和危及生命的心脏并发症的风险率随总得分的增加而上升:0~5 分,危险性<1%;6~12 分,危险性为 7%;13~25 分,危险性为 13%(病死率为 2%);>26 分,危险性为 78%(病死率为 56%)。

(2)心肺运动试验:对于风险升高但心功能容量未知的患者,可以考虑行心肺运动试验。

2. 术前准备

(1)心力衰竭的患者,最好在心力衰竭控制 3 周后再施行手术。

(2)有心律失常的患者,如偶发的室性期前收缩,一般不需要特殊处理。如快速型心房颤动,可静脉应用毛花苷 C 或口服 β 受体阻滞剂,尽可能控制心率在正常范围。若为心动过缓(心率<50 次 /min),术前可应用阿托品 0.5~1.0mg,必要时安置临时心脏起搏器。

(3)急性心肌梗死患者 6 个月内不能行择期手术,6 个月以上无心绞痛发作者,可在严密监护条件下进行手术。

（4）瓣膜性心脏病患者有发生心力衰竭、感染、心动过速和栓塞的风险，术前应纠正心力衰竭。应用抗凝血药者在术前应暂停使用，并注意以低分子量肝素桥接治疗。

（5）长期应用β受体阻滞剂，若突然停用可使原来药物降低了的心肌耗氧量骤增，加重或诱发心绞痛、心肌梗死或心律失常，故应服至手术当日，术后应尽早恢复给药。

（二）术中处理

术中应激反应导致肾上腺素和各种激素分泌的增加，可对机体的代谢和心肌供血产生重要的影响。这种神经内分泌调节可引起心律失常和血压的改变，进而导致血流动力学变化。如多发、多源性期前收缩或短暂室性心动过速应立即给予利多卡因50~100mg静脉注射及2~4mg/min静脉滴注；心动过缓时可给予阿托品1mg静脉注射；如发生房室传导阻滞，则可用异丙肾上腺素1mg稀释于500ml 0.9%氯化钠注射液中静脉滴注。药物治疗无效时，应考虑经静脉安装临时心脏起搏器。

（三）术后并发症及处理

由于麻醉、腹部手术创伤、出血、低血压、补液不当及水、电解质代谢紊乱等，可引起原有心脏疾病突然加重。术后常见的心脏并发症有急性心力衰竭、心肌梗死、心律失常等，发生率随时间的推移逐渐降低。偶发室性期前收缩、频发室性期前收缩和阵发室性心动过速时，除非心律失常引起低灌注，通常不需特殊处理。术中液体过负荷，麻醉诱导的心肌功能不全及术后高血压等，在麻醉结束后1小时容易诱发左心衰竭。术后的24~72小时，由于间质液体回流至血液系统增加心脏负荷，可诱发左心衰竭。

1. 急性心肌梗死 心肌梗死最常出现在术后2~5天，术后3天为高峰期，有一部分患者为无症状性心肌缺血或梗死。术后预防性应用小剂量肝素，有助于降低血栓栓塞及心肌梗死的发生率。一旦发生心肌梗死，处理同非手术患者。

治疗：联系心内科会诊，评估是否需行冠状动脉介入治疗。若无介入治疗指征，常用药物治疗如下：硝酸酯类药物、抗血小板药、降血脂药、β受体阻滞剂、抗凝药物等。

2. 心律失常 术后心律失常主要为非心脏原因，如疼痛、发热、焦虑、贫血、感染、低氧血症、高血压或低血压、血容量不足或过多、电解质代谢紊乱及酸碱平衡失调，应先去除上述原因。

治疗：①窦性心动过速，建议应用β受体阻滞剂如美托洛尔或钙通道阻滞药如盐酸地尔硫䓬。除非引起心力衰竭，否则不主张用洋地黄类。②心房颤动，建议应用β受体阻滞剂或钙通道阻滞药控制心室率；若合并心力衰竭，建议应用洋地黄类。若欲转复为窦性心律，心功能正常者可静脉应用普罗帕酮；心功能差或伴有冠心病者应选用胺碘酮。48小时内未转复者应给予抗凝治疗。③室上性心动过速，多为房室结双径路或房室折返途径引起，可在心电监测下通过刺激迷走神经的办法终止室上性心动过速，也可静脉缓慢注射维拉帕米5~10mg或普罗帕酮35~70mg。④室性心律失常，若为偶发室性期前收缩，通常无须治疗；频发室性期前收缩或非持续性室性心动过速，如症状明显或有血流动力学改变应给予药物治疗，可静脉应用β受体阻滞剂、胺碘酮或利多卡因；若为持续性室性心动过速，往往有血流动力学改变，应及时予电转复。⑤缓慢性心律失常，可能为某些药物、电解质代谢紊乱、低氧血症或心肌缺血等原因导致，可给予阿托品或异丙肾上腺素等药物提升心率。对于严重病态窦房结综合征或完全性传导阻滞可给予临时起搏器或永久起搏器治疗。

3. 心力衰竭 多见于原有心脏病患者，术后易发生低心排血量综合征。患者可有严重的呼吸困难、烦躁不安、双肺湿啰音、咳大量粉红色泡沫样痰等，应及时处理。

治疗：①停止快速输液；②取坐位，双下肢垂于床下；③注射强利尿药；④高压高流量给氧加乙醇湿化；⑤镇痛、镇静；⑥快速给予洋地黄制剂。心力衰竭一旦控制，不需用强心药维持，亦不需长期控制水盐摄入。

（四）围手术期β受体阻滞剂的推荐

围手术期使用β受体阻滞剂有益。美国心脏病学会（American College of Cardiology，ACC）和美国心脏协会（American Heart Association，AHA）推荐：①长期服用β受体阻滞剂的手术患者可继续服用。②术后根据临床情况使用 β 受体阻滞剂是合理的,无关何时开始使用。③对于心肌缺血中高危的患者,围手术期开始服用 β 受体阻滞剂是合理的。④对于有至少 3 项危险因素(糖尿病、心力衰竭、冠心病、肾功能不全及脑血管意外)的患者,术前开始使用 β 受体阻滞剂有可能是合理的。⑤对于有长期使用 β 受体阻滞剂适应证,但无危险因素的患者,围手术期开始使用 β 受体阻滞剂降低围手术期风险的获益尚不明确。⑥对于开始使用 β 受体阻滞剂的患者,最好提前 1 天评估安全性和耐受性。⑦不推荐手术当日开始使用 β 受体阻滞剂。

总之,对于并存心脏疾病的患者,应全面评估患者心脏功能,使手术风险降到最低、可以接受的水平,以保证维持合理的、连续的治疗,避免血流动力学紊乱和继发的急性心力衰竭,从而进一步提高手术的成功率。

二、呼吸系统

(一)围手术期呼吸功能评估及管理

1. 术前呼吸功能评估　术前呼吸功能评估要重视呼吸系统相关的病史采集及体格检查,完善必要辅助检查,包括三大常规、胸部 CT、心脏超声、肺功能检查等。

术前呼吸功能检查常见预测指标:①最大自主通气量(maximal voluntary ventilation,MVV)与每分通气量(minute ventilation,VE)常用于预测通气功能储备。通气储量百分比 = (MVV−VE)/MVV × 100%,正常值为 93%,低于 86% 提示通气储备不佳,低于 60% 为手术禁忌。②第 1 秒用力呼气容积(forced expiratory volume in one second,FEV_1)≥80% 预计值是手术的基本要求,70% ≤ FEV_1 < 80% 预计值为轻度肺功能异常,50% ≤ FEV_1 < 70% 预计值为中度肺功能异常,FEV_1 ≤ 49% 预计值为重度肺功能异常。③最大峰流速(maximal velocity,V_{max})与术后咳嗽能力直接相关,大于 3L/s 者,咳嗽能力较好,术后发生痰栓堵塞的概率较小。

2. 术后呼吸功能的变化

(1)肺防御机制变化:①气道黏膜上皮细胞的纤毛运动功能:气管插管、全身麻醉等因素不仅使手术患者气道分泌物增多,而且会破坏气道黏膜的完整性,影响气道上皮纤毛运动,削弱患者清除气道分泌物的能力。②咳嗽反射:术后疼痛、镇静药物的应用会减弱患者自主咳嗽的能力,使气道分泌物排出不及时或困难。

(2)肺功能的变化:术后患者通常会出现限制性通气功能障碍,主要表现为肺总量(total lung capacity,TLC)、肺活量(vital capacity,VC)、第 1 秒用力呼气容积(FEV_1)及功能残气量(functional residual capacity,FRC)的下降。尤其是 FRC 的降低对术后肺部并发症更为重要,上腹部手术患者术后 FRC 可下降 30%,下腹部手术患者 FRC 下降 10%~15%。FRC 减少,气道易出现塌陷,不利于气道分泌物的引流,容易发展成肺炎及肺不张。

(3)膈肌功能的变化:腹部手术后膈神经受中枢刺激减弱,腹胀、腹压增高,导致膈肌功能障碍,需要更多地动用辅助呼吸肌才能维持足够的通气量,呼吸频率增快、潮气量减少,这种浅快呼吸形式会加重气道上皮细胞纤毛的运动障碍,抑制咳嗽反射,增加术后发生肺炎的风险。

3. 围手术期呼吸功能管理

(1)监测生命体征:术后 6 小时内注意观察患者的自主呼吸恢复情况,包括呼吸频率、节律、幅度等。48 小时内持续心电监护、血氧饱和度监测。

(2)氧疗:麻醉和手术刺激使患者通气功能下降,术后常规吸氧 24~48 小时,流量 2~4L/min。老年肺功能不全者术后氧疗时间适当延长。

(3)体位:半卧位是腹部手术后最佳的体位,不但有利于腹部引流,还可使膈肌下降增加肺活量,能使血氧饱和度提高 1%~2%。

(4)呼吸功能锻炼:①深呼吸运动。术前 1 周练习深而慢的吸气,吸气末停滞 1~2 秒后缓慢呼气,尽可能延长呼气时间,反复 2~3 次 /d,10min/ 次。适用于呼吸肌协调性差、咳嗽无力者。②缩唇呼吸。采用鼻吸气,吸气时尽力应用膈肌,使上腹部最大隆起。呼气时口唇缩拢呈吹口哨状,持续缓慢呼气,同时收缩腹部。缩唇呼吸可提高呼气相气道内压,防止小气道塌陷,对慢性阻塞性肺疾病(chronic obstructive pulmonary disease,COPD)患者适用。

(5)有效咳嗽训练:①暴发性咳嗽。深吸气后屏住呼吸,后在身心放松的情况下突然打开声门,胸腹肌骤然收缩,利用气流冲击将痰液咳出呼吸道。这种咳嗽对排出呼吸道分泌物、张肺效果较好。但可引起切口疼痛,患者不易配合。②分段咳嗽。指连续小力度咳嗽,采用这种咳嗽时切口疼痛较轻,但排痰张肺效果相对较差。③发声性咳嗽。深呼吸后张口并保持声门开放,同时用力发出无声的"哈",可以避免胸膜腔内压骤然升高,对 COPD 患者适用。

(6)镇痛:术后疼痛可以导致功能残气量减少,刺激呼吸代偿性加快,延缓术后呼吸功能恢复。腹部手术后尽可能使用多靶点镇痛以减轻术后疼痛刺激反应,可联合应用阿片类镇痛药和非甾体抗炎药以增强协调作用。

(二)肺炎

肺炎是结直肠手术后常见肺部并发症,仅次于切口感染和尿路感染。病原菌多为耐药菌或多种致病菌混合感染,其致死率高于外科术后其他并发症。

1. **病因**　术后肺炎常见两种类型:一种是感染性的,多为细菌性感染,革兰氏阴性杆菌感染占 40%~53%,以肺炎克雷伯菌及大肠埃希菌为主;第二种是化学性的,多为误吸导致,可以破坏黏膜屏障功能引起肺炎,亦可继发细菌性肺炎。

2. **临床表现**　常见症状有咳嗽、咳痰、胸闷、呼吸困难。多有发热,体温可升高(38~40℃)。高峰多在午后或晚间,也可表现为稽留热。重症患者可有呼吸加快、鼻翼扇动、发绀、心率增快等表现,可并发感染性休克。肺实变时可出现叩诊浊音、语音震颤增强,并可闻及支气管呼吸音,消散期可闻及湿啰音。

3. **辅助检查**　实验室检测:白细胞计数增高,中性粒细胞比例升高。X 线:肺纹理增粗,炎症浸润形成大片阴影或实变。CT:沿支气管走行的斑片影或片状磨玻璃影和实变影,小叶间隔增厚等。病原学检查:室温下采集痰液并 2 小时内送检,先进行涂片,如发现革兰氏阳性或阴性菌,作为初步诊断。痰培养:痰定量培养分离的致病菌 ≥10^7CFU/ml,可认为是肺炎的病原菌;防污染样本毛刷检查或防污染支气管肺泡灌洗检查,如细菌浓度 ≥10^3CFU/ml,可认为是肺炎的病原菌;血和胸腔积液培养如分离出与痰培养相同的细菌,可认为是肺炎的病原菌。

4. **诊断**　根据临床表现和体征结合辅助检查诊断。

5. **治疗**

(1)抗生素治疗:早期经验性用药可选择广谱抗生素,二代、三代头孢菌素或喹诺酮类抗生素。病原学诊断明确后,根据药敏试验结果选取敏感抗生素,疗程为 14 天,或在退热后 3 天停止静脉用药改为口服,维持数日。

(2)支持治疗:氧疗,雾化吸入,协助排痰。必要时人工呼吸器辅助呼吸。补充足够蛋白质、热量及维生素,维护酸碱及电解质平衡,积极治疗原发疾病。

6. **预防**　术前纠正营养不良、贫血及低蛋白血症。术前 2 周戒烟,加强呼吸功能锻炼。指导患者进行腹式、深呼吸及有效咳痰。重视无菌操作,避免医源性感染。综合运用翻身叩背、体位引流、雾化吸入等方法保持呼吸道通畅。减少镇静药物应用。镇痛治疗,防止疼痛引起的呼吸限制,尽早恢复下床活动。

(三)肺不张

肺不张是多种原因引起的一叶、一段或一侧肺内无气体或气体减少,体积缩小,又称肺萎陷。术后肺不张多发生于术后 24~72 小时。

1. **病因**

(1)支气管堵塞:分泌物增多是导致支气管堵塞、术后肺不张的主要原因。麻醉、镇静药物的应用,也可以导致纤毛运动能力减弱,造成支气管堵塞。

(2)体位:术后仰卧位不利于痰液排出,易出现肺不张。长时间一侧卧位易造成下侧肺内分泌物潴留,引起肺不张。

(3)误吸:在手术开始麻醉诱导和手术结束拔除气管插管时,易出现误吸情况。特别是结直肠肿瘤患者合并肠梗阻,更容易出现误吸。

(4)手术因素:术后切口疼痛致使患者不能有效咳嗽并且限制术后腹式呼吸,可导致肺不张。术后胃肠道功能恢复延迟、腹胀可造成膈肌活动度受限、膈肌抬高,腹式呼吸减弱,继而导致肺不张。

2. **临床表现** 小范围肺不张一般无临床表现。肺不张达到一定程度,可出现胸闷、气急、呼吸困难、鼻翼扇动、呼吸加快、咳嗽、发绀、心动过速、发热、烦躁、呼吸运动减弱等临床表现。肺不张部分叩诊浊音,听诊呼吸音减低或消失。

3. **辅助检查** X线:病变部位密度增高、楔形或条索状阴影、肺纹理消失及健康肺组织代偿性膨胀;CT:肺叶体积缩小、密度升高,纵隔移位及代偿性肺气肿。

4. **诊断** 根据临床表现和体征结合辅助检查诊断。

5. **治疗** 去除肺不张的原因,使肺泡复张。协助患者翻身、叩背,体位引流;指导患者深呼吸、有效咳嗽;雾化吸入,降低痰液黏稠度;支气管扩张药改善通气;积极控制感染。给予镇痛治疗,鼓励患者早期下床。大范围的肺不张或痰液较多时可行支气管镜吸痰、冲洗。必要时气管插管,呼吸机辅助通气。

6. **预防** 术前2周戒烟。急性呼吸道感染者,待感染控制、分泌物减少后择期手术。锻炼腹式呼吸,增加膈肌活动度及有效通气量。术前指导患者咳痰训练,进行连续小力度的咳痰,刺激鼻腔、咽部引起咳嗽反射。术后密切观察,协助患者变换体位,鼓励患者下床活动,深呼吸及咳嗽、咳痰,避免肺不张的发生。

三、消化系统

(一) 应激性溃疡

应激性溃疡(stress ulcer)即上消化道急性应激性黏膜病变(acute stress mucosal lesion,ASML),一般发生于处于应激状态下的危重患者。术后应激性溃疡致消化道大出血或穿孔的死亡率增高,预后较差,应引起高度重视。

1. **病因** 主要与胃黏膜屏障(gastric mucosal barrier)有关。正常胃黏膜能阻止氢离子从胃腔内向胃黏膜内弥散,同时也阻止钠离子从胃黏膜细胞向胃腔内弥散。机体因急性强烈应激而引发攻击因子增强和防御因子削弱,致使平衡被破坏,从而导致上消化道 ASML。主要有以下5个原因:①胃黏膜屏障防御功能减弱;②胃黏膜屏障功能受攻击增强;③胃黏膜上皮细胞更新异常;④神经内分泌系统的功能失调;⑤各种内源性介质的作用。

2. **临床表现**

(1)出血:腹部手术后应激性溃疡的最常见表现为出血,多见于腹部大手术或腹部严重感染术后,出血一般发生在应激后5~10天,一般为呕血、黑便、血便。临床表现特点包括:①急性病变,通常有应激源;②多发性;③病变散布在胃底及胃体含壁细胞的泌酸部位,胃窦部少见;④不伴高胃酸分泌。

(2)消化道穿孔:应激性溃疡严重者可导致消化道穿孔,主要表现为腹膜刺激征、突发休克等症状。

3. **诊断** 结合病史、临床表现及辅助检查,一般不难诊断。

(1)内镜检查:怀疑本病时应在发病后尽早进行内镜检查,不仅可明确诊断,而且可进行内镜下治疗,以及确定今后的治疗方针。内镜检查是极为重要的诊断方法。

(2)胃黏膜活体组织检查:在内镜下做胃部病变黏膜活检,可以了解病变性质。

(3)选择性或超选择性动脉造影:内镜检查不能确定出血原因和部位时,可考虑本项检查。

4. **治疗** 腹部手术后应激性溃疡一旦发生大出血,处理非常困难,多数学者主张非手术治疗,但患者常因反复出血而死亡。

(1)非手术治疗

1)积极治疗和控制外科并发症,是处理本病最重要的环节之一。

2)给予抗酸药、H_2 受体拮抗药、硫糖铝、质子泵抑制药及前列腺素。

3)内镜诊断与治疗:应抓住适当时机进行内镜检查,可明确病变部位、范围和形态特征,还有助于选用治疗方案。内镜检查的同时可进行治疗,包括喷洒止血法、注射止血法,另外,可经内镜行热凝固止血、激光止血。

4)选择性动脉栓塞或滴注垂体后叶加压素。

(2)手术治疗:应激性溃疡出血的手术效果往往不如溃疡病或胃癌出血的手术效果,关键在于病变范围、部位、程度及手术方式的选择。

1)手术指征:①药物治疗过程中,尚不能维持血压者,每日仍需输血 3U;②经输血及药物治疗,血细胞比容不升高,仍有出血倾向者;③住院期间 48 小时后持续出血,或任何时候复发出血;④合并梗阻、穿孔者;⑤高龄合并心肺功能不全,药物治疗未能控制出血,液体治疗又受限制者。

2)手术原则:应尽早或利用出血间隙进行内镜检查,以明确出血部位,然后结合患者年龄、全身情况灵活选择手术方式,如全胃切除术、胃大部切除术、迷走神经切断术等。

5. **预防**　腹部手术后应激性溃疡大出血的发病率虽不高,但病死率很高。因此应强调对高危患者的早期预防性用药。常用药物如下。

(1)抗酸药:抗酸药能够中和胃酸,包括氢氧化铝、铝碳酸镁等。具体给药方法是置胃管,从胃管内注入药物。

(2)H_2 受体拮抗药:西咪替丁除抑制胃酸分泌、减少胃液内氢离子并使胃蛋白酶活动降低外,可能对黏膜细胞的保护也有益。

(3)胃黏膜保护剂:硫糖铝能吸附胆盐和胃蛋白酶,并能抑制后者的消化作用,与蛋白类分泌或渗出物相结合形成复合物覆盖在溃疡表面,成为屏障,保护黏膜。近来较多文献报道硫糖铝可预防应激性溃疡出血。

(4)质子泵抑制剂:奥美拉唑(omeprazole)具有强力抑制胃酸分泌的作用。

(5)此外,前列腺素、生长抑素(somatostatin)、胰高血糖素(glucagon)、表皮生长因子(epidermal growth factor)等也被认为可能有利于防止应激性溃疡出血。

(二)术后急性胰腺炎

术后急性胰腺炎的发生率约为 10%,一般泛指发生于术后近期的急性胰腺炎,这里所说的手术不仅限于腹部手术,也包括腹部以外其他部位的手术,如心脏手术、甲状腺手术、甲状旁腺手术、疝修补术等,均有术后并发急性胰腺炎的报道,有些发病原因不明。腹部手术后并发急性胰腺炎的概率更高,而且多为急性坏死性胰腺炎,病死率较高,应引起注意。

1. **病因**　急性胰腺炎的病因十分复杂,术后急性胰腺炎由于又添加了手术因素,有些病因较为明确,但有些可能变得更加复杂。手术本身常给患者带来一些特殊的发病因素。

(1)缺血:血压波动是术中经常出现的情况。胰腺血液循环丰富,容易受到血液循环变化的影响。术中较长时间的低血压和对循环的干扰可影响胰腺的血流灌注。

(2)损伤:左右半结肠癌及横结肠癌的手术可直接损伤胰腺组织,或者由于手术器械操作不当可造成机械性损伤。

(3)梗阻或反流:左右半结肠癌及横结肠癌的手术,因粘连等原因,有时会造成空肠起始段的梗阻,近端肠管淤胀,肠内容物可在高压下反流经壶腹进入胰管,是发生急性胰腺炎的高危因素。

2. **临床表现和诊断**　急性胰腺炎的临床表现为持续性上腹痛,并逐渐加重,常有恶心、呕吐等消化道症状。体征方面患者多呈急性病容,体温轻度或中度升高,脉搏增快。腹部检查有腹膜炎症状,以上腹部为重。实验室检查有白细胞计数升高,尿或血淀粉酶升高等。但是对于术后急性胰腺炎,由于发生在术后近期,因存在术后各种症状和体征,干扰了急性胰腺炎的一般表现,严重影响了及时诊断。

在诊断和鉴别诊断的过程中CT检查是首选。密切观察病情的变化非常重要,必要时重复做B超和/或CT检查。

3. **治疗**　术后急性胰腺炎以重症胰腺炎为多,50%以上为出血性坏死性胰腺炎,病死率在30%以上,故应予以高度重视。术后急性胰腺炎的治疗和一般急性胰腺炎并无不同,只不过由于患者处于术后近期,对于手术治疗更应慎重。

(1)禁食、胃肠减压:应禁食,并放置胃肠减压管。

(2)补充液体及电解质:术后患者代偿功能较差,极易出现脱水、酸碱失衡及电解质紊乱,应随时观察尿量、血pH及各种电解质,以便于及时给予足够的补充。

(3)加强器官功能的监测:此类患者应住外科重症监护病房,重症患者应及时转入ICU,给予针对性的支持疗法。特别注意重要器官功能衰竭的早期表现。

(4)抑制胰腺外分泌:胰酶对急性胰腺炎的发病和出血坏死的发生有重要作用,抑制胰液分泌是主要的治疗措施。生长抑素目前已较普遍使用。

(5)抗生素的应用:术后急性胰腺炎的致病细菌种类复杂,治疗时要以革兰氏阴性杆菌为主,并兼顾革兰氏阳性杆菌,还应防治厌氧菌。如能穿刺或获取腹腔渗出物,可根据细菌培养及药敏试验结果进行调整。

(6)加强营养支持:加强营养支持极为重要,如能使用肠内营养,可逐渐过渡到肠内营养,有利于恢复和加强肠道黏膜屏障。

(7)手术治疗:轻度胰腺炎无须手术治疗即能痊愈。重症胰腺炎是否需手术治疗,应视患者的具体情况而定。手术方式主要是引流和清除感染病灶。

4. **预防**　在施行腹部手术时,如果不出现因麻醉、补液不足、失血等引起的血压波动、循环紊乱和呼吸障碍等异常情况,术后发生急性胰腺炎的可能性不是很大。但由于这种并发症多为重症胰腺炎,有较高的病死率,仍应注意加以预防。因此行结肠癌手术时,解剖靠近胰腺时,应按照膜解剖的间隙进行操作,勿挤压或损伤胰腺,胰腺组织脆弱,易出血,对胰腺组织要特别爱护。

(三)胃轻瘫

胃轻瘫是胃大部切除术后最常见的并发症之一,国外报道发生率为5%~24%,但行右半结肠切除术后也有此并发症发生,此处主要讨论胃无力等非机械性原因导致的胃轻瘫。

1. **病因**　右半结肠切除术后导致的胃轻瘫发病原因迄今尚未十分清楚,大多认为精神神经因素引起的可能性大。另外,术前营养不良、低蛋白血症、电解质紊乱、糖尿病者,术后胃轻瘫发生率高。

2. **临床表现**　本病多发生于术后4~8天,也有术后2~3周出现症状者。若患者在胃肠减压期间吸出的胃液量逐日增加,或拔除胃管进食后发生腹胀、持续性呕吐者,再进行胃肠减压每日吸出胃液量>600ml应考虑本病的可能。

3. **诊断**　主要根据病史,结合各项检查综合分析。询问病史应包括术前有无精神紧张、糖尿病,术后进食后发生的症状及时间。怀疑本病可进行下列检查。

(1)X线碘剂造影检查:对诊断胃轻瘫的部位和原因有帮助,可排除因空肠起始段粘连引起的机械性梗阻导致的胃轻瘫,同时还可观察治疗效果。

(2)纤维胃镜检查:术后2周以后可行胃镜检查,要行普通胃镜检查,不可行无痛胃镜检查,因为有经胃镜检查后病情很快好转的报道。

4. **治疗**　本病多数是一种功能性疾病,一旦确诊,应耐心向患者解释,消除其紧张心情和恐惧心理,以取得患者的积极配合。一般用非手术治疗可以治愈,多数可在3~4周缓解。

(1)禁食。

(2)持续胃肠减压。

(3)维持水、电解质及酸碱平衡。

(4)营养支持:估计需长期治疗者,在纠正水、电解质代谢紊乱后,采用全肠外营养进行营养支持。另外,可在胃镜导引下置入空肠营养管进行肠内营养支持,逐渐减少静脉营养量,直到完全过渡至肠内营养。

(5)药物治疗:①甲氧氯普胺(胃复安);②西沙必利;③红霉素;④新斯的明。

四、内分泌系统

内分泌系统通过分泌各种激素全面调控与个体生存密切相关的基础功能活动,如维护组织和细胞的新陈代谢,调节机体的生长、发育、生殖及衰老过程等,与神经系统和免疫系统的调节功能相辅相成,分别从不同的方面调节和维持机体的内环境稳定。而麻醉、手术、创伤等是干扰机体内环境稳定的应激性因素。因此,围手术期必须对内分泌系统功能予以评估和处理,只有这样才能防止术中、术后的患者发生意外。

(一)垂体功能减退患者的围手术期处理

下丘脑-垂体轴在保持机体内环境稳定中具有重要作用,垂体功能减退可导致机体应激能力减弱,在麻醉、手术等应激时可能发生生命危险。

1. 病因 垂体功能减退大多数是由于垂体或下丘脑肿瘤,发育异常,垂体增生、梗死,自身免疫性疾病,感染及全身性疾病等所致,还有一些是手术、放疗和创伤导致。

2. 临床表现 垂体功能减退可导致一个或多个靶腺不同程度的功能低下,包括以下方面。

(1)促肾上腺皮质激素(adrenocorticotropic hormone,ACTH)不足:导致皮质醇分泌减少,患者抵抗力减低,易发生感染,感染后容易休克、昏迷。

(2)促甲状腺素(thyroid stimulating hormone,TSH)分泌不足:引起甲状腺功能减退。

(3)生长激素分泌不足:在成人主要表现为围手术期容易发生低血糖。

(4)垂体后叶受损:导致垂体后叶激素(抗利尿激素)分泌不足,出现以多尿、多饮、低渗尿及低比重尿为特点的尿崩症。

3. 术前评估与处理

(1)垂体功能评估:①肾上腺轴,主要检测晨8时ACTH及血浆总皮质醇(plasma total cortisol,PTC);②甲状腺轴,检测TSH、游离三碘甲腺原氨酸(free triiodothyronine,FT_3)、游离甲状腺素(free thyroxine,FT_4)及反式三碘甲腺原氨酸(reverse triiodothyronine,rT_3);③泌素功能,检测催乳素(prolactin,PRL)。

(2)术前处理:通过激素替代治疗恢复正常肾上腺皮质功能和甲状腺功能。

1)肾上腺皮质功能减退:给予肾上腺皮质激素。

2)甲状腺功能减退:给予左甲状腺素片,使FT_3、FT_4、T_4恢复正常。

3)怀疑尿崩症:与内分泌科医师协商处理,予以相关药物治疗。

4)纠正内环境:应注意纠正水、电解质代谢紊乱,注意预防低血糖等。

5)预防性使用抗生素。

4. 术中监测与处理

(1)术中用药:术中给予氢化可的松琥珀酸钠100~200mg静脉注射。

(2)监测血糖:注意监测血糖,避免低血糖。

5. 术后监测与处理

(1)继续使用肾上腺皮质激素:根据血压、电解质及是否有皮质功能不全的表现逐渐减少剂量,在手术完全恢复后与内分泌科医师协商减量至患者需要的剂量长期替代治疗。

(2)垂体功能减退引起甲状腺功能减退者:需要长期甲状腺激素替代治疗,原则为在肾上腺皮质激素替代足够的基础上从小剂量开始,逐渐加量至维持量。

(3)尿崩症的处理:继续给予术前方案治疗。

（二）肾上腺皮质功能减退患者的围手术期处理

正常人的肾上腺皮质每日分泌足量的糖皮质激素以满足基础代谢及各种应激状态的需要。如果因各种原因存在肾上腺皮质功能减退,在接受外科手术治疗时则不能适应手术损伤等应激状态,严重者可能发生肾上腺皮质功能减退危象。

1. **病因**　常见原因包括:①肾上腺结核、肿瘤、出血、免疫破坏或行肾上腺切除术等导致肾上腺被破坏,称为原发性肾上腺皮质功能减退;②由于下丘脑-垂体轴功能减退所致,称为继发性肾上腺皮质功能减退。

2. **临床表现**　肾上腺皮质功能减退常表现为各种激素缺乏:①糖皮质激素(主要为皮质醇)缺乏,其可使盐皮质激素缺乏引起的低血压更加难以纠正。糖皮质激素不足而遇应激时易发生肾上腺皮质功能减退危象。②盐皮质激素(主要为醛固酮)缺乏可引起水、盐调节障碍。

3. **术前评估与处理**

(1)肾上腺功能的评估和处理:对怀疑肾上腺皮质功能减退患者,可测晨8时ACTH及PTC,24小时尿游离皮质醇,必要时行ACTH刺激试验及低血糖刺激试验了解肾上腺皮质功能。

(2)常规检测:术前监测血电解质、血红蛋白、血糖等,发现异常可予以相应处理。

4. **术中监测与处理**

(1)术中给予皮质激素:根据手术大小及术中应激程度给予皮质激素。

(2)术中应激处理:术中如出现非失血性血压波动等,可给予氢化可的松静脉滴注,稳定后可继续滴注。

(3)术中应注意预防低血糖。

(4)宜采用气管插管全身麻醉:此类患者对麻醉耐受力低,术中除易发生急性血压下降外,还可伴发呼吸抑制及苏醒时间延长。

5. **术后监测与处理**

(1)继续使用皮质激素:术后可继续静脉滴注氢化可的松,根据有无术后并发症、进食情况、血压、电解质及是否具有皮质功能不全等表现,于术后第3~4天逐渐减量。

(2)盐皮质激素不足的处理:若糖皮质激素补充足够,仍有盐皮质激素不足表现,如长期慢性低血钠、低血压、乏力等,可给予9a-氟氢可的松。

（三）甲状腺功能亢进患者的围手术期处理

因甲状腺功能亢进(简称"甲亢")导致的病理生理改变及手术、麻醉等应激均可诱发甲状腺危象,因此,应特别注意围手术期处理。

1. **病因**　甲亢病因包括毒性弥漫性甲状腺肿(也称格雷夫斯病,Graves disease,GD)、炎性甲亢、药物性甲亢、hCG相关性甲亢、TSH增高型甲亢。临床上80%以上的甲亢是由GD引起的。

2. **临床表现**　甲亢的临床症状主要因血液循环中甲状腺激素过多,引起交感神经、循环、消化等系统兴奋性增高和代谢亢进。

(1)组织代谢:血糖升高;促进脂肪分解与氧化;蛋白质分解代谢加快导致负氮平衡。

(2)心血管系统:导致心率加快,心排血量增多,心脏负荷增加。

(3)神经精神系统:患者易出现神经过敏、多言多动、失眠烦躁、肌肉细震颤等症状,严重时可有抑郁、躁狂等精神障碍。

(4)其他:甲亢时循环中过多的甲状腺激素和自身免疫损伤均可导致全身各系统的损害,出现腹泻、骨质疏松、肌无力、月经紊乱、突眼、肝功能受损等。

3. **术前评估与处理**　术前必须有效控制甲亢症状,降低血中甲状腺激素水平,避免甲状腺危象的发生。

(1)甲亢症状已控制者:除术前常规检查与护理外,要注意禁食含碘量高的食物,避免食用刺激性食物,如咖啡、浓茶,有感染者积极控制感染。

(2)甲亢症状未控制者

1)择期手术:术前可予以抗甲状腺药物控制症状,常用丙硫氧嘧啶和甲巯咪唑(他巴唑)。用药中应严密监测血常规及肝功能。若患者心悸、震颤、焦虑症状明显,可加用β受体阻滞剂。若对药物过敏或有禁忌证者可行^{131}I或手术治疗。

2)限期手术:术前准备以2~3周为宜。

3)急诊手术:此时患者甲亢症状未缓解,加上手术、麻醉刺激及可能存在感染,容易诱发甲状腺危象,因此术前应积极有效控制甲状腺毒症。①使用大剂量的抗甲状腺药物,首选丙硫氧嘧啶。②碘剂治疗。③因肾上腺皮质功能相对或绝对不足是甲状腺危象发生的原因之一,因此,急诊手术前可予以地塞米松治疗,糖皮质激素还可抑制甲状腺毒症。④β受体阻滞剂治疗,如普萘洛尔等。

4. 术中监测与处理　术中严密监测体温、心率、呼吸等生命体征;注意维持水、电解质平衡,控制血糖水平,禁用肾上腺素类及阿托品类药物。

5. 术后监测与处理

(1)生命体征监测:注意心率、体温变化,维持水、电解质平衡。

(2)术后应继续按术前处理维持至少3周。

(3)甲状腺危象的处理:①去除诱因,注意保证足够热量及液体补充,每日补充液体3 000~6 000ml。②高热者积极降温,必要时进行人工冬眠。③有心力衰竭者使用洋地黄及利尿药。④使用抗甲状腺药物1小时后使用碘剂。⑤糖皮质激素,如地塞米松或氢化可的松静脉滴注。⑥无心力衰竭者或心脏泵衰竭被控制后可使用普萘洛尔,有心力衰竭者禁用。⑦上述常规治疗效果不满意时,可选用腹膜透析、血液透析或血浆置换等措施迅速降低血浆甲状腺激素浓度。

(四)甲状腺功能减退患者的围手术期处理

甲状腺功能减退可影响患者多器官功能,导致对手术及麻醉耐受力降低,常常出现麻醉苏醒时间延长、并发感染、术后肠麻痹、二氧化碳潴留、伤口愈合时间延长等并发症。

1. 病因　甲状腺功能减退的病因按发生部位可分为:①原发性甲状腺功能减退。由于甲状腺腺体本身病变引起,90%以上由于自身免疫性疾病、甲状腺手术和甲亢采用同位素^{131}I治疗三大原因引起。②继发性甲状腺功能减退。由于下丘脑或垂体病变导致促甲状腺素释放激素(thyrotropin releasing hormone,TRH)或促甲状腺素(TSH)不足所致甲状腺功能减退,垂体外照射、垂体大腺瘤、颅咽管瘤及产后大出血是主要原因。③甲状腺激素抵抗综合征。由于甲状腺激素在外周组织实现生物学效应障碍所致。

2. 临床表现　甲状腺功能减退起病隐匿、临床表现多样,症状主要表现以代谢率降低和交感神经兴奋性下降为主,病情轻的早期患者可以没有特异症状,典型患者表现为畏寒、乏力、手足肿胀感、嗜睡、记忆力减退、少汗、关节疼痛、体重增加、便秘、女性月经紊乱或月经过多、不孕。查体可发现表情呆滞、反应迟钝、声音嘶哑、面色苍白和/或眼睑水肿、皮肤干燥、粗糙、皮肤温度低、水肿、手脚掌皮肤可呈姜黄色、毛发稀疏干燥、跟腱反射时间延长和脉搏缓慢等。

3. 术前评估与处理

(1)术前评估

1)甲状腺功能检查:血清TSH和总T_4(TT_4)、游离T_4(FT_4)是诊断甲状腺功能减退的首选指标。

2)垂体功能检查:注意是否合并垂体功能减退,详见本部分(一)。

(2)术前处理

1)甲状腺激素替代治疗:术前治疗以补充左甲状腺素($L\text{-}T_4$)为主,治疗目标至少应使FT_4恢复正常。高龄、有心脏病史患者起始剂量宜小,调整剂量宜慢,防止诱发和加重心脏病。治疗初期,每4~6周测定相关激素指标,根据结果调整$L\text{-}T_4$剂量,直到达到治疗目标。

2)急诊手术患者的处理:如有条件,应在术前急查甲状腺功能,追问病史及详细查体了解甲状腺功能状况以决定术前是否需用甲状腺激素。

3）合并垂体前叶功能不全患者的处理：应使用氢化可的松静脉滴注。

4. 术中监测与处理　术中应严密监测患者生命体征，并应注意保持气道通畅。如遇血压或体温偏低、心率减慢等表现，必要时可使用氢化可的松静脉滴注。

5. 术后监测与处理

（1）注意是否存在甲状腺功能减退的情况：出现不能用原发疾病或已知合并疾病解释的情况，如术后无法正常脱机、不明原因的心力衰竭、术后长期肠梗阻及神志恍惚，均应注意是否属于术前未发现的甲状腺功能减退，并应及时进行甲状腺功能检测，以便及时治疗。

（2）术前未进行治疗的甲状腺功能减退患者的术后处理：对术后发现患有甲状腺功能减退的患者或进行了紧急手术的甲状腺功能减退患者，术后应严格监测其血压、心率、体温，是否有二氧化碳潴留、出血及感染、低钠血症等；同时监测其甲状腺功能，根据甲状腺功能增减 L-T4 剂量，调整目标至少应使 FT_4 恢复正常。

（3）合并垂体功能不全患者的术后处理：继续使用氢化可的松静脉滴注。

（4）黏液性水肿昏迷患者的处理：对术后怀疑黏液性水肿昏迷患者，应积极处理，包括下面几个方面：①去除或治疗病因。②补充甲状腺激素。③保温。④补充糖皮质激素。⑤对症治疗。⑥其他支持治疗。

（五）糖尿病患者的围手术期处理

糖尿病已成为世界关注的公共健康问题，新发病人数日益增多，而 40%~50% 的糖尿病患者在其一生中需要接受各种大、小手术，因此为外科医师所关注。若术前未能有效控制或忽视隐性糖尿病的存在，则手术危险性显著增加。

1. 病因　糖尿病（diabetes mellitus, DM）是一组由多病因引起的以慢性高血糖为特征的代谢性疾病，由胰岛素分泌和 / 或利用缺陷所引起。长期碳水化合物及脂肪、蛋白质代谢紊乱可引起多系统损害，导致眼、肾、神经、心脏、血管等组织器官慢性进行性病变、功能减退及衰竭；病情严重或应激时可发生急性严重代谢紊乱，如糖尿病酮症酸中毒（diabetic ketoacidosis, DKA）、高渗高血糖综合征。

2. 临床表现

（1）外科手术对糖代谢的影响：手术激惹、术后不适和禁食会使患者处于高度应激状态，导致应激激素大量分泌，其中肾上腺素、生长激素、胰高血糖素及皮质醇等均是胰岛素的拮抗激素，导致血糖升高。同时，这些应激激素导致脂肪分解和蛋白质分解所产生的有机酸等可致酮症酸中毒。钾、钠等阳离子随酸性物质排出体外，导致电解质紊乱。

（2）糖尿病对外科手术的影响：血浆血糖大于 11.1mmol/L 时，组织修复能力减弱、切口愈合延迟、结缔组织强度低，切口容易裂开。长期患糖尿病者常并发冠心病、脑血管病变、肾脏病变等，手术亦会使这些病变加重。

3. 术前评估与处理

（1）择期 / 限期手术

1）评估糖尿病并发症：包括心血管疾病（注意糖尿病患者常发生无症状的心肌缺血）、自主神经病变、肾病、视网膜病变等。

2）血糖的调控：术前应使血糖控制良好。外科手术前要求患者停用口服降糖药物，采用餐前短效胰岛素（或速效胰岛素）联合睡前中效胰岛素（或超长效胰岛素）调控血糖。

（2）急症手术：血糖最好控制在 14mmol/L 以下再施行手术。需要做好以下评估工作。

1）评估代谢情况：血糖、电解质、酸碱平衡、尿素氮、肌酐等。

2）评估容量情况：血压、尿量、肌酐。

3）评估心功能：心电图。

4. 术中监测与处理

（1）术中用胰岛素控制血糖：所有的 1 型糖尿病患者及大多数 2 型糖尿病患者术中均需要胰岛素控制

血糖,维持随机血糖为 8.0~10.0mmol/L。

（2）术中使用胰岛素的方法:如情况需要,术中静脉泵入胰岛素调节血糖非常安全、方便。每小时监测血糖（稳定时可每 2 小时监测血糖）;根据血糖结果调整胰岛素用量。

（3）能量及电解质的监测与处理:推荐手术期间每小时输入 5g 葡萄糖,以维持基础能量需求、防止低血糖、酮症及蛋白质分解。术前、术后均需监测血钾浓度。

5. 术后监测与处理

（1）术后即能进食的患者:可恢复术前的治疗方案。

（2）术后暂不能进食的患者:应使用胰岛素治疗。未进食前,仍提倡继续静脉泵入胰岛素。每 1~2 小时监测血糖,待血糖稳定后可 4~6 小时监测血糖,根据血糖结果调整胰岛素用量。若开始规律进食固态食物,可在餐前注射短效或速效胰岛素。若患者只能进食流质食物,可继续胰岛素输注治疗。

（3）水、电解质的监测处理:注意纠正水、电解质代谢紊乱及酸碱失衡。未停输胰岛素前或未进食固态食物前,术后应每天监测血电解质。

（4）营养支持:注意营养支持治疗,每日糖类（碳水化合物）摄入量不少于 200g,适当增加蛋白质比例。拆线时间可延长至术后 10~12 天。

（5）导尿的原则和处理:在一般情况下,不要轻易导尿及保留尿管,必须导尿者应预防性使用抗生素及尿道清洁剂。

（6）预防静脉血栓形成:早做肢体活动,及时应用抗血小板凝聚药物等。

五、血液系统

血液系统疾病错综复杂,但可简单概述为三大类:①出血性疾病,表现为凝血异常;②红细胞疾病,可表现为贫血;③白细胞疾病,表现为血液系统恶性肿瘤。

（一）术前评估

1. 凝血机制异常　因出、凝血功能障碍导致的出血是围手术期常见并发症,但常规的凝血试验可检测识别的严重凝血异常仅占 2%。相较临床检验结果,仔细询问病史和进行体格检查更为重要。

（1）对于结直肠肿瘤这类大手术,术前血小板计数应达到 75×10^9/L,当血小板计数低于 50×10^9/L 时,则需要输注血小板。脾大和免疫疾病引起的血小板破坏,输血小板难以奏效,不建议常规预防性输注血小板。紧急情况下,药物引起的血小板功能障碍,可给予 1- 脱氨 -8 右旋 - 精氨酸加压素（1-deamino-8-D-argininevasopressin,DDAVP）,并输血小板。

（2）针对血友病患者进行手术,多数患者会因大出血死亡。确要开展手术时,应联系相关科室制订周密的治疗方案,围手术期间充分补充凝血因子Ⅷ或因子Ⅸ。

（3）对于术前长期口服华法林患者的处理原则:建议术前 5 天停药,以确保国际标准化比值（international normalized ratio,INR）控制在 1.5 以下。术后 12~24 小时重新开始服用。若术前 1~2 天复查 INR 仍延长,可给予小剂量维生素 K 治疗。

（4）对于术前长期口服抗血小板药物患者的处理原则。

1）一般情况下,对于行结直肠肿瘤手术的患者,如术前服用阿司匹林、硫酸氢氯吡格雷或替格瑞洛,建议停药至少 5 天,最好 10 天;如患者术后无明显出血征象,24 小时后可恢复服用。

2）对于血栓事件中高危患者,建议继续应用阿司匹林至手术;服用硫酸氢氯吡格雷或替格瑞洛者则至少停药 5 天,尽可能停药 10 天。

3）冠状动脉放置金属裸支架的患者,建议手术安排在支架术后 6 周后进行,需同时继续服用阿司匹林。如放置药物洗脱支架术后 6 个月内需行手术,则建议围手术期继续服用阿司匹林和硫酸氢氯吡格雷;不建议使用肝素或低分子量肝素替代阿司匹林和硫酸氢氯吡格雷预防药物支架内亚急性血栓。

2. 贫血　结直肠肿瘤患者贫血多由于肿瘤慢性失血所致,术前经输血纠正贫血,行手术治疗后即可去除贫血原因。缺铁性贫血可口服硫酸亚铁或静脉补充铁剂;巨幼红细胞贫血需补充叶酸及维生素 B_{12};慢性再生障碍性贫血经输血后可行手术治疗,但急性再生障碍性贫血为手术禁忌。

3. 血液系统恶性肿瘤　由于疾病的特殊性,白细胞和血小板可能极度低下,术中出血及术后感染可能性很大,除非急症,一般不宜手术。对于处于血液病缓解期的患者,可针对具体疾病类型,在血液科医师协助下开展手术。

（二）术后并发症及处理

弥散性血管内凝血（disseminated intravascular coagulation,DIC）是许多危重患者疾病发展过程中的一种临床病理综合征。DIC 的发生发展过程中凝血酶和纤溶酶同时存在并构成临床表现的特点,包括出血、休克、血栓引起广泛的器官功能不全和微血管病性溶血等症状。

1. 病因　人体血液接触足量的组织因子引起凝血系统的激活,是 DIC 最常见的促发途径。

2. 临床表现

（1）出血:主要是伤口及创面渗血,并有皮肤黏膜出血,有出血点、瘀斑、大片淤血,甚至血肿,严重者可出现血尿,甚至脑出血、胃肠道出血。

（2）微血栓:皮肤可见出血性瘀斑,界线分明,临床表现最直观。在内脏器官中,肾脏受累最常见,故观察尿量可作为监测内脏受损的依据。

（3）溶血:易发生微血管病性溶血,可见破碎红细胞,表现为血红蛋白血症及血红蛋白尿。

3. 诊断

（1）术中有广泛性出血和组织器官有缺血性损伤。

（2）以下实验室检查中,3 项以上异常可确诊:血小板计数明显减少或进行性减少;凝血酶原时间延长或进行性变化;纤维蛋白原<1.5g/L;3P 试验阳性或血清纤维蛋白降解产物（fibrin degradation product,FDP）>20mg/L;破碎红细胞>2% 以上。

4. 治疗

（1）原发病治疗:及时有效地治疗原发病,是治疗 DIC 的根本措施。

（2）替代疗法:补充凝血因子和血小板,包括新鲜冷冻血浆、冷沉淀剂、血小板悬液、纤维蛋白原制剂等。

（3）抗纤溶抑制治疗:通过抑制纤溶酶原激活物,从而抑制纤溶过程,包括氨甲苯酸、抑肽酶等。

（4）其他:肝素、低分子右旋糖酐、维生素 K 等可酌情使用。

六、神经系统

神经系统并发症是围手术期常见的并发症之一,是影响预后的重要因素。随着我国人口寿命的不断增长,越来越多的老年患者寻求手术治疗,术后神经系统并发症也越来越常见。围手术期脑健康的关注范畴既包括术前已经存在的脑部病变,如缺血性脑卒中、帕金森病等,也包括术前伴存的精神心理疾病（如抑郁、焦虑）和睡眠障碍,还包括术中及术后新出现的脑部并发症,如术后谵妄、术后认知功能障碍、术后脑卒中等。本部分主要围绕围手术期谵妄、认知功能障碍和脑卒中展开讨论。

（一）术后认知功能障碍

术后认知功能障碍（postoperative cognitive dysfunction,POCD）是多种因素导致的不同程度认知功能损害的临床综合征,是老年人术后常见的中枢神经系统并发症。传统的定义是指术后两个及以上的认知功能领域出现新发的、持续两周以上的损害,症状可持续数周或数月,少数患者可持续 1 年以上。POCD 是可逆的过程,但有近 1% 患者发展为永久的认知功能障碍。国际 POCD 研究协作组调查发现,术后 1 周 POCD 的发生率为 25.8%、3 个月为 9.9%。

1. 病因　POCD 的病因尚不清楚,相关的危险因素有高龄、麻醉时间、教育程度、手术、环境、心理、术后并发症等。关于其发病机制目前有多个假说,主要包括中枢神经炎症、胆碱能神经系统功能减退、神经细胞凋亡和氧化应激损伤等,中枢神经炎症被认为在 POCD 的发生发展过程中起关键作用。

2. 临床表现　常见的临床表现为患者记忆力减退,注意力分散,学习能力、抽象思维及定向力等方面的障碍,严重者伴有人格、社交能力的改变,患者自己难以完成工作,甚至生活难以自理,常持续数周或数月,有少数持续数年或终身。

(1)认知功能减退:主要表现为学习能力下降和近期记忆力减退。健忘是最多的主诉,常与患者的年龄不相符。患者经常不能回忆近期进食的食物、会见的人、与人谈话的内容等。

(2)复杂生活能力下降:患者可处理日常的生活问题,但遇到复杂情况时会出现认知能力下降,如使用新的家电、处理财务问题等方面。

(3)非认知性神经精神症状:主要包括抑郁、淡漠、焦虑、活动减少、易激惹等。

3. 预防和处理　POCD 不是一个确切的疾病诊断,缺乏正式的临床诊断标准,主要是以借助专业的神经心理学测试获得的认知能力客观降低为依据,最佳治疗方法也不明确,认识和处理潜在的术前危险因素,对预防其发生、发展是非常重要的。

(1)术前认知功能评估:美国外科医师学会(American College of Surgeons,ACS)和美国老年医学学会(American Geriatrics Society,AGS)均推荐对老年患者进行认知功能评估,尤其是有糖尿病、慢性阻塞性肺疾病(chronic obstructive pulmonary disease,COPD)、脑卒中、抑郁、肿瘤放化疗病史的患者。POCD 的评分方法很多,但缺乏一种特异的、敏感的诊断方法,目前常用的有简易精神状态检查量表和蒙特利尔认知评估量表。用简易精神状态检查量表评定,术前及术后评分相差 2 分以上可评定为 POCD。对于轻度认知功能障碍的患者,应进一步进行日常生活能力和精神行为症状评估。

(2)围手术期用药管理:术前合并认知功能障碍的患者禁忌使用抗胆碱药物,如阿托品、东莨菪碱等,同时应尽量避免反复使用苯二氮䓬类药物。大剂量阿片类药物会增加术后谵妄风险,谵妄是术后认知功能障碍的重要危险因素,非甾体抗炎药能减少术后谵妄的发生,有助于改善术后认知功能。

(3)术后管理

1)术后需严密监测,除基本的生命体征外还应包括血糖、电解质、有创动脉血压、液体出入量、肝肾功能等。及时纠正酸碱失衡和电解质紊乱,维持内环境稳定,对存在营养不良的患者积极进行营养支持,治疗导致认知功能障碍的原发疾病。

2)认真做好疼痛评估,根据个体化原则给予多模式镇痛,在达到理想镇痛效果的同时尽量减少不良反应。

3)早期识别并积极预防术后并发症,尤其注意谵妄、肺部感染和尿路感染等,以改善患者预后。

4)进行认知功能训练,包括记忆力训练、定向力训练、语言交流能力训练、视觉空间与执行能力训练等。

(4)药物治疗:目前没有治疗认知功能障碍的特效药物,可应用改善认知功能损害的药物,包括胆碱酯酶抑制剂(如多奈哌齐、加兰他敏、利斯的明等)、麦角生物碱制剂(如二氢麦角碱、尼麦角林),脑细胞代谢复合物(如吡拉西坦、奥拉西坦等),神经营养因子类(如神经生长因子、神经节苷脂),谷氨酸受体拮抗剂(如美金刚),维生素类,钙通道阻滞药(如尼莫地平)等。

(二)谵妄

谵妄是一种急性精神错乱状态,是老年人围手术期常见的并发症之一,其按发生时间分为苏醒期谵妄和术后谵妄(postoperative delirium,POD)。麻醉结束后 24 小时内发生的称为苏醒期谵妄,发生率高,对预后影响较大。麻醉结束后 24 小时至术后 3 天内发生的称为术后谵妄。按照精神活动性和临床表现可分为兴奋型、抑制型和混合型,抑制型和混合型在临床多见。由于使用的评估方法不同,文献报道的发生率差别较大,为 4.5%~50%。

1. 病因　POD 的病因及发病机制目前尚未完全明确,其风险因素分为易感因素(患者自身因素)和诱发因素。易感因素包括高龄、心功能不全、肾功能不全、贫血、感官功能障碍、酗酒等。诱发因素包括药物、手术及类型、疼痛、感染、睡眠觉醒紊乱、低氧血症、保护性约束、酸碱失衡及电解质紊乱等。

2. 临床表现 患者一般在麻醉清醒后至术后 3 天内出现急性或亚急性精神错乱状态,主要表现为意识紊乱和注意力障碍,可伴有认知功能障碍(如定向力、记忆力)、知觉障碍(错觉、幻觉)或睡眠周期紊乱。病情可在短时间内迅速进展,并在一天中出现波动,常在夜间加重,可持续数小时至数天。抑制型患者表现为不同程度的焦虑、抑郁、沮丧不安、嗜睡、注意力不集中、运动迟缓等。兴奋型患者常出现过度兴奋、注意力不集中、亢奋、易激惹,甚至出现暴力行为。伴有定向力障碍的患者表现为不识来人或亲友,不能正确说出所在地点及时间日期。患者可出现幻听、幻视或妄想,部分有被害妄想的患者可表现为易激惹、躁动,甚至出现攻击行为。因抑制型症状隐匿,不易引起家属或医师的重视而错过早期干预,往往预示着较高的死亡率及较差的预后。多数患者在 4 周或更短的时间内恢复,但部分可持续半年甚至更长时间。

3. 诊断 术后谵妄的诊断主要基于病史和参照各种谵妄的诊断标准,WHO 制定的国际疾病分类第 10 版(international classification of diseases,ICD-10)和美国精神障碍诊断与统计手册第 5 版(diagnostic and statistical manual of mental disorders,DSM-5)是诊断谵妄的"金标准",但由于评估耗时、烦琐,仅适用于精神科医师,未经过培训的非精神科医务人员可结合患者病情及意识评估综合判断,最广泛应用的诊断工具是意识模糊评估法(confusion assessment method,CAM),其灵敏度为 94%,特异度为 89%。

4. 预防和处理 术后谵妄是多种易感因素和诱因相互作用的结果,因此需要进行多元化干预、加强围手术期管理及健康宣教,必要时辅以心理治疗。

(1)非药物预防和治疗:首先建议采用非药物治疗,仔细评估患者的一般状况,包括现病史、基础疾病、精神状态、营养状态、用药情况等,发现并积极纠正易感因素,尽量避免诱因。对于高危患者,术前应纠正水、电解质代谢紊乱及酸碱失衡,积极控制血压、血糖等,进行定向和认知训练,给予舒适的睡眠环境、良好的护理、家人的陪伴与鼓励,术后尽早拔除各种侵入性导管。非药物预防和治疗可使谵妄的发生风险降低 53%。

(2)药物预防和治疗:氟哌啶醇是临床上常用的预防术后谵妄的抗精神病药物,并经常用于兴奋型谵妄的治疗,其有效性和安全性仍存在争议,用药后需警惕药物不良反应。右美托咪定具有镇静、催眠、抗焦虑、镇痛等作用,是美国重症医学会 2013 年指南推荐使用的预防和治疗谵妄的药物,暂不推荐应用苯二氮䓬类药物。大剂量、反复使用阿片类药物会增加术后谵妄风险,哌替啶尤为明显,老年患者忌用哌替啶。非甾体抗炎药可减少术后谵妄的发生,有助于改善术后认知功能。术后可采用个体化多模式镇痛方式,以减少阿片类药物用量。此外,要加强谵妄患者的护理,防止不良事件发生。

(三)脑卒中和短暂脑缺血发作

围手术期脑卒中是手术常见的并发症之一,具有高发病率、高致残率等特点,严重影响患者恢复,延长住院时间。世界卫生组织的定义为术中或术后因脑血管原因出现的局灶性或全脑神经功能缺损,持续时间 >24 小时或在起病 24 小时内死亡。普外科围手术期脑卒中的发生率为 0.08%~0.70%,包括出血性脑卒中和缺血性脑卒中,以缺血性脑卒中为主,出血性脑卒中仅占 1%~4%。

1. 病因 缺血性脑卒中最常见的原因是围手术期低血压或对高血压的过度控制,或心房颤动患者的心脏栓塞。出血性脑卒中较少见,大多与抗凝治疗有关。

2. 临床表现 大部分脑卒中突然起病,发展迅速,常在休息或睡眠时发病,在数分钟内引起大脑的损害。受累的脑组织区域不同,患者可出现不同的症状,累及感觉、运动、认知、语言等功能,表现为口眼歪斜、流口水、吐字不清、失语、一侧面部或肢体的无力或麻木、偏瘫等,部分患者可能有昏迷、大小便失禁、嗜睡或癫痫等症状,常伴有头痛、头晕、恶心、呕吐等症状,病情重者常伴有昏迷、木僵。当锥体束出现损害时,患者可出现病理征阳性。中年以上,有高血压病及动脉硬化的患者,突然出现头痛、呕吐、肢体瘫痪、意识丧失或昏迷等,应考虑脑卒中的可能,需立即做颅脑 CT 检查予以证实。

3. 治疗 围手术期脑卒中的早期识别和干预是改善预后的重要措施。术后新发急性脑卒中应尽快通过脑部 CT 扫描区分出血性和缺血性脑卒中。脑卒中的治疗包括药物、介入、外科手术及支持治疗。患者适当抬高头位,一般为 15°~30°,严密监测生命指标,保持静脉通路、气道畅通,吸氧,维持呼吸、循环稳定,积极控制血糖、血压,保障各器官的正常灌注等。积极治疗原发病,去除诱因。伴有颅内高压者可应用甘露醇脱水降颅内压。急性缺血性脑卒中的首选方法是重组人组织型纤溶酶原激活物溶栓治疗,对于静脉溶栓治疗失败的脑卒中患者或有静脉溶栓禁忌证的患者,可采取血管内介入治疗。对于局部血肿或血管异常的患者,应进行手术干预,具体取决于血肿的位置和大小、患者的一般状况等。

短暂性脑缺血发作又被称为围手术期隐匿性脑卒中,是临床工作中特别容易忽视的问题。在 CT 或 MRI 上表现为局灶低密度区或异常信号,但没有明显的神经功能受损症状,或神经功能受损症状与缺血病灶无关。短暂性脑缺血发作不易在常规查体或术前检查发现,65 岁以上手术患者的围手术期隐匿性脑卒中患病率为 10%,其危险因素包括高血压、颈动脉狭窄、心力衰竭、冠心病、高同型半胱氨酸血症和阻塞性睡眠呼吸暂停综合征等。短暂性脑缺血发作的危害性不容忽视,因此要充分采集病史、完善术前检查、发现并识别危险因素、选择适当的手术时机。高危患者应去除或控制高危因素,积极控制围手术期血压、血糖,严密监测生命体征,保持周围循环稳定,预防低血压、低灌注造成的脑组织损害,必要时可使用抗血小板聚集药物或抗凝血药。

4. 预防及围手术期管理　围手术期脑卒中的发生与多种因素有关,对于合并有脑卒中危险因素的患者,术前需进行优化治疗,调整患者的基础状态。推荐应用心房颤动血栓危险度评分 CHADS2 量表〔CHADS 为充血性心衰(congestive heart failure),高血压(hypertension),年龄(age)>75 岁,糖尿病(diabetes mellitus),既往卒中(rior Stroke)或 TIA 的缩写〕)对心房颤动患者的缺血性脑卒中发生风险与抗凝出血风险进行评估,中危及高危组建议行抗凝治疗。高血压病患者必须接受适当的治疗,一般推荐目标为血压 ≤140/90mmHg(1mmHg=0.133kPa),理想血压为 ≤130/80mmHg,根据病因不同,可做适当调整。对于术前口服抗血小板及抗凝血药的患者,术前是否需要停用、如何停药及在血栓形成和出血风险之间寻找用药的平衡,目前尚无最佳策略。美国胸科医师学会建议应用血栓和出血风险分层策略及房颤抗凝治疗出血评分(HAS-BLED 评分)〔HAS-BLED 为高血压(hypertension),肝肾功能不全(abnormal renal and liver function),卒中(stroke),出血(bleeding),异常 INR(labile INRs),年龄>65 岁(elderly),药物或饮酒(drugs or alcohol)的缩写〕进行出血风险评估。如出血风险较小,可以继续使用,如出血风险较高,建议停用 5~7 天后方可进行手术,口服华法林的患者需使用低分子量肝素进行桥接治疗。口服利伐沙班、达比加群酯等短效抗凝血药的患者,在肾功能正常的情况下停用 24~48 小时即可进行手术。术中低血压与术后脑卒中明显相关,对于高危手术和高危患者应持续监测动脉血压,需维持血压在基础值水平至基础值的 120%。术后血压应维持在基础值的 80%~120%,在充分止血的情况下,建议在术后 24 小时内重启抗血小板药物治疗。因手术中断抗凝治疗的患者,权衡利弊后可在术后 24 小时内重启维生素 K 拮抗剂治疗。近期有脑卒中或短暂性脑缺血发作患者,择期手术建议推迟 1~3 个月,急诊手术和限期手术应充分权衡利弊,可在神经内科及相关科室协助下开展手术,并维持血压在基线值的 120% 水平。

七、免疫系统

人体有一个完善的免疫系统来执行免疫功能,其组成和功能的异常可扰乱机体的内稳态,增加围手术期意外的发生风险。

(一)正常免疫系统及功能

免疫是机体对非己物质的识别及排斥,是保持正常生理平衡的重要功能之一。免疫系统由免疫组织、免疫器官、免疫细胞和免疫活性分子等组成。

人体免疫器官包括中枢免疫器官和周围免疫器官两部分,前者包括胸腺和骨髓,是产生具有免疫活性淋巴细胞的场所;后者包括脾、淋巴结及分布于全身的淋巴组织,是免疫活性淋巴细胞存在的场所和归宿。

特异性免疫反应的淋巴细胞主要是 T 细胞及 B 细胞。T 细胞主要在胸腺内生成,主要分布于外周血和淋巴结中,是细胞免疫反应的主要细胞。B 细胞主要在骨髓内分化而成,主要分布在骨髓与脾中,是体液免疫反应的主要调节者。

非特异性免疫活性细胞包括血液中的中性粒细胞、嗜酸性粒细胞及血小板,但主要是单核细胞和巨噬细胞。巨噬细胞将抗原刺激的信息传递给 T 细胞及 B 细胞,从而协助特异性免疫反应。

其他免疫细胞还有杀伤细胞(killer cell,K 细胞)和自然杀伤细胞(natural killer cell,NK 细胞)。K 细胞的杀伤作用是非特异性的,其靶细胞是比较大的寄生虫及恶性肿瘤细胞。NK 细胞是另一类淋巴细胞,无须预先免疫,就能迅速杀死、杀伤病毒感染细胞和肿瘤细胞。

免疫系统的功能具体包括三个方面。①免疫防御(immune defense):防止外界病原体的入侵及清除已入侵病原体(如细菌、病毒、真菌、支原体、衣原体、寄生虫等)及其他有害物质。②免疫监视(immune surveillance):随时发现和清除体内出现的"非己"成分,如由基因突变而产生的肿瘤细胞及衰老、死亡细胞等。③免疫内环境稳定(immune homeostasis):通过自身免疫耐受和免疫调节两种主要机制来达到机体内环境的稳定。

(二) 免疫功能异常的围手术期处理

免疫系统除机体防御功能外,在一定的条件下还可导致免疫病理损伤及免疫性疾病,是由过高、过低的免疫应答或对自身组织产生免疫应答引起的,概括为超敏反应、自身免疫病和免疫缺陷病(immunodeficiency disease,IDD)三类。

1. 超敏反应　又称变态反应或过敏反应,是机体对某些抗原初次应答后再次接受相同抗原刺激时发生的一种以生理功能紊乱或组织、细胞损伤为主的特异性免疫应答。

(1)超敏反应的分型与发生机制:根据发生机制和临床特点将超敏反应分为Ⅰ型、Ⅱ型、Ⅲ型和Ⅳ型。

Ⅰ型超敏反应主要由 IgE 抗体介导,以组织器官功能紊乱为主要特征,其症状发生快、消退快,临床常见疾病有药物过敏性休克、支气管哮喘、食物过敏症、湿疹等。

Ⅱ型超敏反应由抗组织和细胞表面抗原的 IgG 或 IgM 类抗体介导,血细胞是主要靶细胞,临床常见疾病有输血反应、新生儿溶血症、药物过敏性血细胞减少症等。

Ⅲ型超敏反应由可溶性抗原与 IgM 或 IgG 类抗体形成的中等大小的免疫复合物介导,临床常见疾病有阿蒂斯反应(Arthus reaction)、血清病、肾小球肾炎等。

Ⅳ型超敏反应由 CD4$^+$T 细胞介导,引起组织损伤的机制是巨噬细胞和淋巴细胞的局部浸润、活化及细胞因子的产生,临床常见疾病有接触性皮炎、多发性硬化症、1 型糖尿病等。

(2)超敏反应的防治原则:临床工作中,尤其以Ⅰ型超敏反应常见,本部分对其防治原则做一简介。

1)查明变应原,避免接触:通过询问过敏史和皮肤试验查明变应原、避免与之接触是预防Ⅰ型超敏反应的最有效方法。

2)脱敏治疗:脱敏治疗是一种过敏性疾病特异性的免疫防治方法。对已查明而难以避免接触的变应原,如花粉、尘螨等,可采用小剂量、间隔较长时间、反复多次皮下注射的方法进行脱敏治疗。

3)药物防治:①抑制生物活性介质合成和释放。阿司匹林为环氧合酶抑制剂,可抑制前列腺素 D$_2$(prostaglandin D$_2$,PGD$_2$)等介质生成;色甘酸钠可稳定细胞膜,阻止致敏靶细胞脱颗粒释放生物活性介质;肾上腺素、异丙肾上腺素和前列腺素 E 可通过激活腺苷酸环化酶促进环磷酸腺苷(cyclic adenosine monophosphate,cAMP)合成;甲基黄嘌呤和氨茶碱则可通过抑制磷酸二酯酶阻止 cAMP 分解,两者均可升高细胞内 cAMP 水平抑制靶细胞脱颗粒和生物活性介质的释放。②拮抗生物活性介质。苯海拉明、氯苯那敏、异丙嗪等抗组胺药物,可通过与组胺竞争结合效应细胞细胞膜上组胺受体而发挥抗组胺作用。③改善效应器官反应性。肾上腺素不仅可解除支气管平滑肌痉挛,还可使外周毛细血管收缩而升高血压,因此还可用于过敏性休克的抢救。葡萄糖酸钙、氯化钙、维生素 C 等除可解痉外,还能降低毛细血管通透性、减轻皮肤与黏膜的炎症反应。

2. 自身免疫病　自身免疫病(autoimmune disease,AID)是在某些遗传因素和环境因素等内因和外因诱发下自身免疫耐受状态被打破或自身免疫性细胞调节异常,免疫系统对自身抗原产生持续迁延的免疫应答,造成了自身组织细胞损伤或功能异常而导致的临床病症。

(1)自身免疫病的分类:自身免疫病分为器官特异性和全身性自身免疫病。器官特异性自身免疫病(organ specific autoimmune disease)是指患者的病变一般局限于某一特定的器官,由针对特定器官的靶抗原的自身免疫反应引起。临床常见的有慢性淋巴细胞性甲状腺炎、甲状腺功能亢进、胰岛素依赖型糖尿病、重症肌无力、慢性溃疡性结肠炎、恶性贫血伴慢性萎缩性胃炎、肺出血肾炎综合征(Goodpasture syndrome)、原发性胆汁性肝硬变、多发性脑脊髓硬化症、急性特发性多神经炎等。

全身性自身免疫病又称系统性自身免疫病,由针对多种器官和组织的靶抗原的自身免疫反应引起,患者的病变可见于多种器官和组织,病变分布广泛,如皮肤、肾脏和关节等均发生病变,表现出各种相关临床体征和症状。临床常见的有系统性红斑狼疮、类风湿关节炎、系统性血管炎、硬皮病、皮肌炎、混合性结缔组织病、自身免疫性溶血性贫血等疾病。

(2)术前评估

1)对于器官特异性自身免疫病累及的重要器官进行功能评估,如甲状腺功能、糖尿病、肝功能评估等。

2)对于全身性自身免疫病的评估,①关注患者疾病控制情况,疾病活动期应该避免手术;②评估其累及的器官功能及相关合并症,如类风湿关节炎要评估心脏疾病和肺部并发症、肝肾功能,关注麻醉中可能涉及的特殊关节,如颈椎;对于系统性红斑狼疮,除心、肺、肝、肾功能评估外,还要评估凝血异常、血栓栓塞性疾病等;③关注患者服用的药物,如患者使用免疫抑制剂,应评估免疫抑制和白细胞减少的风险;长期使用糖皮质激素(glucocorticoid,GC),应进一步评估肾上腺功能,糖皮质激素的使用有可能导致患者出现医源性肾上腺功能不全(详见本部分四)。

(3)术后管理:监测任何感染征象,关注血栓栓塞的预防,注意患者使用的药物与术后治疗药物的相互作用。

3. 免疫缺陷病 免疫缺陷病(immunodeficiency disease,IDD)是因遗传因素或其他原因造成免疫系统先天发育障碍或后天损伤所致的综合征。免疫缺陷病按病因不同分为原发性免疫缺陷病(primary immunodeficiency disease,PIDD)和获得性免疫缺陷病(acquired immunodeficiency disease,AIDD)两大类。免疫缺陷病的共同特征是抗感染能力低下,易于反复严重感染。以获得性免疫缺陷病多见,围手术期患者中发现的免疫功能低下者绝大多数为获得性。

(1)原发性免疫缺陷病:原发性免疫缺陷病是一组在临床上罕见的疾病,病因尚不十分清楚。2011年WHO和国际免疫学联合会(International Union of Immunological Societies,IUIS)联合组织会议将其分为八大类,即T、B细胞联合免疫缺陷病,以抗体缺陷为主的免疫缺陷病,吞噬细胞数量和/或功能先天性免疫缺陷病,补体缺陷病,已经定义明确的免疫缺陷病,免疫失调性免疫缺陷病,固有免疫缺陷病和自身炎性反应性疾病引起的免疫缺陷病。

(2)获得性免疫缺陷病:获得性免疫缺陷病是因感染、肿瘤、理化等因素导致暂时或永久性免疫功能受损,人群发病率较高,各年龄组人群均可发病。临床常见的获得性免疫缺陷综合征(acquired immunodeficiency syndrome,AIDS)是因感染人类免疫缺陷病毒(human immunodeficiency virus,HIV),破坏机体 $CD4^+T$ 细胞和单核巨噬细胞,引起细胞免疫严重缺陷,导致的以机会性感染、恶性肿瘤和神经系统病变为特征的临床综合征。

(3)术前评估:反复感染往往是免疫缺陷的主要特征,感染可呈持续性、反复性或慢性迁延性。对术前怀疑有免疫缺陷的患者检测:①外周血淋巴细胞计数;②淋巴结、直肠黏膜活检;③骨髓检查各时期细胞(淋巴细胞、浆细胞)的发育和增生状况;④免疫学检测为主要的检测诊断方法,如免疫球蛋白浓度测定、抗体功能测定、T/B细胞缺陷试验、吞噬细胞缺陷试验、补体缺陷试验等;⑤针对AIDS的HIV病毒抗原、抗HIV病毒抗体、HIV病毒核酸检查等。

(4)术后监测及处理:术后可能因免疫缺陷而发生的感染,最常见的部位为①切口和手术部位周围感染;②肺部感染;③胃肠道感染;④皮肤黏膜真菌感染;⑤菌血症、败血症。

治疗手段主要为：①抗感染，针对性选用抗生素、抗真菌、抗原虫、抗支原体和抗病毒药物。②免疫制剂及酶替代疗法。抗体缺陷是最常见的 PIDD 表现，患者通过长期输注 IgG 进行替代治疗可预防细菌感染。

八、泌尿系统

在解剖结构上，结直肠位置与泌尿系统各个脏器相邻近，各自的血管和神经分布也同样邻近，因此，在结直肠的手术操作中，很可能会影响泌尿系统相关器官结构的完整和正常功能，尤其是结直肠恶性病变手术。

（一）诊断方法

患者如果已经确定要进行结直肠手术，首先要详细询问泌尿系统病史，并询问现在是否有泌尿系统症状。对于男性患者，术前应仔细进行前列腺检查，特别是要进行腹会阴联合直肠癌根治术（Miles 手术）的患者。术前应常规进行尿液分析、血尿素氮（blood urea nitrogen，BUN）及尿肌酐检查。

肾脏有多种功能，主要是排出新陈代谢产生的氮质废物，调节水、电解质和酸碱平衡。通过对肾素、前列腺素、红细胞生成素和维生素 D 的合成、转化和代谢等作用，肾脏还起到调节血压、红细胞生成素和体内钙质含量的作用。此外，许多药物主要通过肾脏排泄。因此肾脏病变及病变程度的轻重，与手术效果有密切关系。

（二）实验室检查

1. **尿常规**　正常尿比重为 1.015~1.025，高比重提示脱水，也可能是所含溶质增多，如 100ml 尿中含葡萄糖 1g 就会使尿比重增加 0.003；低比重提示体内液体过多，尿比重过低提示肾小管浓缩功能障碍，说明肾有器质性病变。尿液 pH 可以反映酸碱平衡情况，正常值为 5.0~7.0。注意尿液中是否含有蛋白、隐血、葡萄糖、酮体，出现尿蛋白时，应做 24 小时尿蛋白定量测定，正常值<150mg，持续性蛋白尿提示肾脏病变。此外，尚应注意尿液沉渣分析，包括白细胞、管型、细菌等。

2. **血液生化检查**　尿素氮、肌酐值测定有利于了解肾功能。在没有肌肉破坏的情况下，肌酐的生成较稳定，可以反映肾小球滤过功能。钙、磷和尿酸的含量，可以反映肾小管功能。

3. **简易试验**　肌酐清除试验可以相当准确地反映肾小球滤过功能；尿浓缩试验、尿钠浓度和自由水廓清试验可以了解肾小管功能。

4. **其他**　根据患者的具体情况，可选择一些特殊检查，如超声、同位素扫描、静脉肾盂造影、动脉造影等。

（三）肾功能与手术耐受力的关系

对于检查发现有肾病的患者，在估计手术危险性时，首先要考虑的是肾功能减退程度，而不是肾脏病变的类型。肾功能损害的程度，根据 24 小时肌酐清除率和血尿素氮测定值判断，大致可分 3 类，即轻度、中度和重度。肾功能损害程度越重，对手术的耐受力越差。例如，肾功能中度损害者，在手术前后可能进一步恶化，可能发生肾脏以外器官的并发症，包括感染、出血倾向、创口愈合不良等；重度损害者，手术后并发症的发生率达 60%，手术病死率为 2%~4%。

（四）术前准备注意事项

轻、中度肾功能损害的患者，经过适当处理，一般都能良好地耐受手术。重度肾功能损害的患者，在有效的透析疗法处理下，仍然能安全地耐受手术。术前准备的要点，应该是最大限度地改善肾功能。

肾功能不全是一种严重危害健康的常见病，常可诱发和加重外科病情。据统计，腹部外科围手术期合并肾功能不全的危险主要源于病情控制不佳和电解质紊乱、血压异常、感染和伤口愈合不良，其慢性并发症，如心血管疾病、神经和肾脏并发症又会增加手术的致残率、病死率，尤其是处理不当时，手术风险增高，在这方面可借鉴的文献和经验甚少，应慎重处理。

肾功能不全是由多种原因引起的肾小球和 / 或肾小管间质损伤，使身体在排泄代谢废物和调节水、电解质、酸碱平衡等方面出现紊乱的临床综合征，分为急性肾功能不全和慢性肾功能不全。

急性肾功能不全可分为以下四期：一期，肾功能储备代偿期。因为肾脏储备代偿能力很强，因此肾功能虽有所减退，但其排泄代谢产物及调节水、电解质平衡的能力仍可满足正常需要，临床上并不出现症状，肌酐也在正常范围或偶有稍高现象。二期，肾功能不全期。肾小球已有较多毁损，肾小球毁损率为60%~75%，内生肌酐清除率低至11~20ml/min，肾脏排泄代谢废物已有一定障碍，肌酐尿素氮可偏高或超出正常值。患者可出现贫血、疲乏无力、体重减轻、精神不易集中等，但常被忽视。若有失水、感染、出血等情形，则很快出现明显症状。三期，肾衰竭期。肾小球毁损已相当严重，肾小球毁损率为75%~95%，内生肌酐清除率低至6~10ml/min，不能维持身体的内环境稳定，患者易疲劳、乏力，注意力不能集中等症状加剧，贫血明显，夜尿增多，血肌酐、尿素氮上升明显，并常有酸中毒，此期又称氮质血症期。四期，尿毒症期或肾功能不全终末期。此期肾小球毁损已超过95%，内生肌酐清除率低于5ml/min，有严重临床症状，如剧烈恶心、呕吐、尿少、水肿、恶性高血压、重度贫血、皮肤瘙痒、口有尿臊味等。腹部外科患者围手术期合并肾功能不全时，一定要认真对待。

（五）术前准备

围手术期处理应当重视术前评估，对心、肺、肝、肾功能及营养状况等进行全面评估。如有伴发肾功能不全者，早期发现，及时处理，可有效降低手术风险及术后并发症发生率。肾功能不全者术前用透析治疗可使症状大为改善，故慢性肾衰竭并非手术禁忌证。术前肾功能不全对手术的影响因素为：水和电解质代谢紊乱，如高血钾、高血压和肺水肿等；尿毒症易导致出血、创口愈合延迟、免疫功能降低和药物排泄障碍，宜选用不损伤肾脏的药物；对血尿素氮增高的患者，应查肌酐和肌酐清除率。肾功能不全患者可伴电解质、水代谢紊乱及酸碱失衡，目前认为足量的血管内容积可降低全身麻醉和大手术导致的肾小球滤过率下降的发生率，主张在心功能好、血压稳定的情况下，术前2天停用利尿药和增加盐的摄入。肾功能不全者常伴高钾血症，可用葡萄糖/胰岛素溶液、β_2肾上腺素受体激动剂促进钾的再分布，以葡萄糖酸钙溶液对抗其致心律失常的作用，必要时还可用透析疗法。酸中毒者宜用碳酸氢钠而避免用乳酸钠纠正。

（六）术中处理

1. 麻醉方式及药物选择 结合手术性质、大小及患者的具体情况，尽可能选择对肾功能影响较小的麻醉方法和麻醉药物。局部麻醉、硬膜外阻滞麻醉对血糖的影响较小。高位硬膜外阻滞易导致血压波动，对肾功能不全者易加重其功能障碍。全身麻醉对机体代谢影响较大，应注意麻醉药物的选择。无论采取何种麻醉方法，均应避免使用肾上腺素等交感神经兴奋药，局部麻醉药中以麻黄碱替代肾上腺素为佳。

2. 手术时间 手术要"从简""从快"，避免手术时间过长，如结直肠肿瘤腹腔感染休克的危重患者，手术应力求简单、有效。对于全身情况差、腹腔感染严重、伴有合并症者，或术中发现炎性粘连、水肿、解剖不清，手术应力求简单，以纠正休克、控制感染为原则。

3. 减少出血和输血 肾功能不全患者常有贫血和凝血功能障碍，术中应减少出血和输血。由于库存血会增加氮的代谢产物，加重肾脏负担，故即使输血亦应输新鲜血。

4. 注意体液平衡 要输注足够的液体，以保持细胞外液容量稳定，并增加内生肌酐清除率和保持足够的尿量。

5. 加强术中监测 尿量是肾小球滤过率的直接反映，少尿是急性肾功能不全的表现，其定义为尿量<400ml/d，当尿量<100ml/d时为无尿。正常人每天肾脏排泄的溶质为500mmol，而排泄所需的水分不得少于400ml/d，否则会产生排泄物堆积中毒。为保证有效的肾灌注和排泄，术中监测标准尿量应至少达到40ml/h。如循环容量不足导致肾灌注减少，排泄的尿浓缩，尿比重>1.020，尿/血渗透摩尔比值升高（>600mmol/L），尿钠浓度减少（<20mmol/L）。反之，如肾内性损害引起少尿，因不能浓缩无蛋白质的溶液，尿液呈低张性（>400mmol/L），尿比重<1.010，尿钠含量增高（>40mmol/L）。前者的处理是快速输液以恢复循环血量，后者应严格控制液体量。

（七）术后处理

1. 防止感染 肾功能不全者，由于体液免疫功能下降及贫血导致机体抵抗力剧降，易并发感染，故宜选用无肾毒性的抗生素,而非甾体抗炎药(nonsteroidal anti-inflammatory drug,NSAID)抑制前列腺素合成,易引起血容量不足。肾功能不全及肝硬化患者可发生血流动力学的肾功能不全,应慎用或禁用。同时,选择性环氧合酶(COX)-2 抑制剂与 NSAID 一样,应慎用或禁用。血管紧张素转换酶抑制药(angiotensin converting enzyme inhibitor,ACEI)和血管紧张素受体阻滞药(angiotensin receptor blocker,ARB)有抑制血管效应,会加重肾功能不全,故也应慎用。

2. **保持内环境平衡**　注意水(包括尿量)、电解质、酸碱平衡的维持。避免出现高钾血症,如出现高钾血症,可用 25%~50% 浓度的葡萄糖溶液和胰岛素按 2∶1~4∶1 的比例配制,通过静脉输入促进糖原合成;同时使用 5% 碳酸氢钠和 10% 葡萄糖酸钙 10~30ml 静脉滴注。当血钾 >6.5mmol/L 时,需要透析治疗。

3. **营养支持**　结直肠肿瘤术后合并肾功能不全患者围手术期应加强营养支持。营养液基质以葡萄糖 - 脂肪为能源,其中脂肪约占总热量的 40%,葡萄糖占 10%~20%,限制氮源,待尿素氮和肌酐接近正常再给予充足的白蛋白或氨基酸,术后通过有效的阶段性营养支持组合方法补充营养,可使患者安全地度过手术危险期。

4. **保持血压及血容量,改善微循环**　如术后有血容量不足或低血压,需要及时纠正,如持续存在可导致肾功能受损加重;同时,如血容量充足和血压稳定,可使用酚妥拉明 10~20μg/min 静脉滴注,以扩张肾血管;山莨菪碱每次 30~50mg 静脉滴注,以抗休克,能有效增加肾血流灌注,改善微循环。

总之,结直肠肿瘤手术围手术期,如合并肾功能不全,需要引起高度重视,并慎重处理,如处理及时得当,可大大提高手术的效果,为患者减轻痛苦。

(杨道贵　杜文峰　张宝磊　刘 鑫　李超斌　孔祥恒　梁堂帅　曹玉宁)

第二节　术前肠道准备并发症

肠道准备是结直肠外科领域一项基本的治疗措施,充分有效的肠道准备有利于提高结直肠检查的诊断效率和肠镜操作的安全性,有利于预防结直肠外科术后的相关感染和吻合口漏。肠道准备随着结直肠外科的产生应运而生,随着结直肠外科技术与理论的进步而不断演化。随着当今医学和科技革命性的发展,肠道准备的临床价值正遭受质疑。结直肠外科术前肠道准备是否将要走到历史尽头而被终结,还是将会随着医学科学的前进呈现螺旋式上升呢?

一、术前肠道准备的历史及意义

肠道细菌是人体最大的细菌库,尤以结直肠腔内的细菌最为丰富,数量和种类复杂而庞大。人体肠道菌群基因数量达 400 余万,是人类基因组数量的 150 倍。肠道菌群的存在是人体生理结构重要的组成部分,通过一定构成比的细菌数量和种类,形成相对稳定的微生态系统,参与调节机体物质代谢和免疫反应等多种生理功能,因此被认为是人类第 2 套基因组。相较于上腹部手术,结直肠外科通常具有较高的术后感染风险,常见的为合并切口或腹腔感染等,严重的则为吻合口漏及相关感染导致的肠梗阻,甚至出现肺部、泌尿系统等远隔器官感染。肠道寄生的大量菌群自然被认为是结直肠外科术后感染细菌的重要来源,如何通过减少肠道菌群数量来降低术后感染的风险,一直是外科医师不断探索的问题。

早在 19 世纪,外科医师已经发现绞窄性肠梗阻患者术后有很高的死亡率,推测可能是随着绞窄性肠管的手术切除而释放了某种内源性毒素导致的,并尝试术前通过肠道消毒(intestinal antisepsis)以降低术后感染的风险。1899 年 *British Medical Journal*(*BMJ*)最早刊登了 Burney Yeo 介绍的肠道消毒方法,应用苯甲酸盐、水杨酸盐和萘酚组成的混合物行肠道灌洗,可以达到快速祛除肠道排出物臭味的效果。1919

年芝加哥大学外科医师 Lester Dragstedt 试图从死于急性肠梗阻患者的血液中寻找到细菌,最终未能实现。但他们通过动物实验发现清洗、消毒闭袢性梗阻的肠腔可以降低死亡率,由此证明毒性物质应该来源于肠腔并且与细菌有关。因此,通过肠道灌洗并结合药物清除肠道内有害内容物,被认为是预防感染的一项关键措施,这便形成了肠道准备的早期雏形。

在抗生素没有得到普遍应用的时代,外科的处境极为惨烈。当时结果显示最好的报道中,手术病死率为 10%~12%,幸存者中 80%~90% 发生伤口化脓性感染,绝大多数手术分期进行,结肠手术采用远端封闭、近端造口的术式。20 世纪初随着抗生素的诞生,以美国外科医师 Poth 为代表的一批先驱,开始研究使用抗生素进行肠道消毒,实现预防感染的目的。通过不同种类、不同化学结构的药物进行动物实验,结果发现抗生素不仅能够大大降低术后感染率,还能保护缺血肠管免于坏死。经历艰难的波折,最终找到能够临床应用的肠道消毒治疗方案,即新霉素与酞磺胺噻唑两药方案,从动物实验和临床试验中总结出理想的肠道抗菌药物应具备的特性:①对人体低毒;②抗菌谱广,抗生素对结肠需氧菌(如大肠埃希菌)和厌氧菌(如脆弱拟杆菌)都有活性;③化学性质稳定,不易被消化酶、细菌酶分解破坏;④有效控制耐药菌的生长和变异;⑤起效快;⑥正常进食,活性不受食物干扰;⑦肠道吸收率低;⑧能辅助通便又不易造成脱水;⑨对肠黏膜无刺激性;⑩不影响伤口愈合;⑪杀菌作用的剂量低;⑫水溶性;⑬味道可口;⑭具有抗真菌活性;⑮主要用途为肠道消毒。同时指出,矿物油易黏附肠黏膜表面,包裹粪渣,影响抗菌药的作用,不适宜作为肠道清洁剂。

至 1948 年,口服抗生素的"肠道消毒"措施已被确定为规范程序,并作为机械性肠道准备的补充。同时强调肠道准备不能代替手术的基本原则,即爱护组织、最大限度地保护血供和严格的无菌操作技术等。之后又相继推出口服新霉素与红霉素、新霉素与甲硝唑及新霉素与四环素等多种常用的口服肠道消毒方案,不再提倡磺胺类、四环素类或链霉素作为单一肠道准备药物,因为它们容易产生耐药现象。口服抗生素疗程早期持续长到 5 天,后来有 48 小时或 24 小时,但多数认为满 72 小时才能达到满意的抗菌效果。1982 年 Cohn 总结归纳了肠道抗菌药物的选择方案,对容易耐药、易经消化道吸收、毒副作用大的药物不推荐临床使用,详见表 2-2-1。

表 2-2-1　肠道抗菌药物选择

不推荐药物	推荐药物
氯霉素	两性霉素 + 新霉素
氯喹那多	杆菌肽 + 新霉素
氯喹那多 + 新霉素	卡那霉素
克林霉素	制霉菌素 + 新霉素
黏菌素	多黏菌素 B + 新霉素
红霉素	酞磺胺噻唑 + 新霉素
呋喃唑酮	硫链丝菌肽 + 新霉素
海克替啶	红霉素 + 新霉素
林可霉素	新生霉素 + 新霉素
新霉素	瑞斯西丁素 + 新霉素
新生霉素	四环素 + 新霉素
土霉素 + 新霉素	
青霉素	
瑞斯西丁素	
磺胺撒克西啶	
酞磺胺噻唑	
四环素	
四环素 + 制霉菌素	
硫链丝菌素	

以 Nichols 为代表的研究者们在 20 世纪 70—90 年代的系列研究中发现,机械性肠道准备并不能够真正减少肠道菌群的负荷,肠黏膜表面黏附的菌群不能通过泻药或灌肠减少,滞留在黏膜上的细菌应该是肠道准备的目标。与静脉注射抗生素比较,口服不吸收抗生素更容易降低肠道黏膜表面菌群密度。与此同时,1977 年伯明翰的外科研究人员 Arabi 等证实泻药清洁肠道内容物联合口服抗生素,在降低术后感染率方面优于单纯静脉注射抗生素。术前限制饮食、清除肠道内容物同时结合口服抗生素逐渐成为现代结直肠外科术前准备的标准模式。迄今为止,围手术期机械性肠道准备 + 口服抗生素 + 术前、术后静脉注射抗生素,已成为结直肠外科预防手术相关感染处理的共识。经历一个多世纪的艰难历程,今天结直肠外科术后手术部位相关感染(surgical site infection,SSI)的发生率为 6.5%~20%;吻合口漏发生率为 2.7%~20%。

诚然,结直肠外科相关感染的防治已达到了前所未有的成就,但是感染的危险仍时刻存在。尽管历史已证明术前肠道准备对降低术后感染所起的积极作用,但没有任何一项肠道准备的措施能够做到完美地抑制或杀灭有害病菌而无任何不利,因此肠道准备过程中对患者内环境稳态的影响不可避免,这便又形成了新的潜在危险因素。因此,预防术后感染是一个系统工程,肠道准备仅是预防术后感染的环节之一。

二、肠道准备的争议

(一) 不同观点的产生

21 世纪初结直肠外科医师继续沿着先辈们的足迹前行,术前肠道准备是围手术期常规流程。与此同时一个声音出现了:"肠道准备并无预防术后感染的作用,结直肠外科应该放弃常规的肠道准备。"不断有临床研究、荟萃分析、系统回顾等研究结果显示,无论是单纯机械性肠道准备、单纯口服抗生素,还是机械性肠道准备 + 口服抗生素等肠道准备措施,均可能无预防感染的优势,甚至还有适得其反的结果,即肠道准备增加了术后感染的风险。这种声音恰好符合了正在兴起的加速康复外科的理念:避免和减少机体应激。肠道准备由于增加患者躯体不适,诱发肠道菌群失调,影响水、电解质平衡等扰乱内环境的负面作用受到关注。欧洲结直肠加速康复外科协会 2018 年发布的指南 *Guidelines for Perioperative Care in Elective Colorectal Surgery:Enhanced Recovery After Surgery(ERAS)Society Recommendations:2018* 中明确指出,术前可不常规行肠道准备。

即便如此,同样有研究认为肠道准备仍然对手术起着积极的保护作用。近年来,口服抗生素肠道准备的优越性被越来越多的研究再次证实。机械性肠道准备 + 口服抗生素优于单纯口服抗生素;单纯口服抗生素优于或不次于单纯机械性肠道准备。近来发现,术前 1 日 + 术后 7 日直肠腔注入抗生素溶液清洁去污,可有效预防直肠癌术后吻合口漏的发生。因此,肠道准备的临床意义并没有被全盘否定,美国结直肠加速康复外科 2017 年发布的指南 *Clinical practice guidelines for enhanced recovery after colon and rectal surgery from the American Society of Colon and Rectal Surgeons and Society of American Gastrointestinal and Endoscopic Surgeons* 中,仍然坚持术前常规肠道准备,并推荐机械性肠道准备 + 口服抗生素的方案。因此,有关专家呼吁肠道准备不仅不能废除,而且需要重新回到原点。只是当我们再次站到原点时,需要用现代微生物学的理论知识更深入了解感染发生的机制,以便重新审视和改进现有的肠道准备策略。

(二) 临床实践的现实性

从临床实践情况看,尽管如前文所述,欧洲结直肠加速康复外科协会 2018 年发布的指南中不推荐术前常规行肠道准备,但是部分欧洲国家,包括西班牙、英国、德国和丹麦等,针对肠道准备临床实践执行情况的调查研究结果显示,结直肠外科医师并没有遵照指南的意见指导实践,机械性肠道准备在右半结肠和腹腔镜手术中的应用有所下降,但 77% 的外科医师仍然认为直肠癌术前需行机械性肠道准备。即使在加速康复外科之父 Henrik Kehlet 的家乡丹麦,2011 年的调查结果显示直肠、左半结肠和右半结肠切除术(包括开放手术和腹腔镜手术)术前行机械性肠道准备的分别占 83%、53% 和 43%。

2013 年韩国的一项调查显示,98.6% 的结直肠外科专家会采用机械性肠道准备。2021 年澳大利亚和新西兰的一项联合调查显示,针对直肠切除术,81% 的医师赞同术前单纯机械性肠道准备,14% 选择机械性肠道准备＋口服抗生素；针对结肠切除术，45% 的医师认为行单纯机械性肠道准备，45% 认为无须肠道准备，10% 选择机械性肠道准备＋口服抗生素。2019 年美国结直肠外科医师的调查问卷显示，83.2% 的医师术前常规采用口服抗生素，98.6% 常规使用机械性肠道准备，79.3% 采用机械性肠道准备＋口服抗生素＋静脉注射抗生素。美国不仅常规采用机械性肠道准备措施，而且联合口服抗生素的应用也较欧洲、韩国、中国更为普遍。

吻合口漏是结直肠外科严重的并发症，导致的腹腔感染可危及患者生命，而且面临再手术的风险，往往给外科医师带来巨大的心理压力。术前肠道空虚不仅便于手术操作，减少术中污染，还可以减轻吻合口漏腹膜炎的严重程度，有利于保守治疗痊愈从而避免再次手术。因此，机械性肠道准备最易让外科医师体会到临床益处。

（三）争议产生的复杂因素

必须看到一个事实，尽管机械性肠道准备＋口服抗生素推荐为首选肠道准备方案，但这一方案并没有被普遍采纳。临床实践中具体应用的方案不同地区千差万别，灌肠抑或口服泻药？选择何种泻药？是否联合口服抗生素，选择何种抗生素，单药抑或双药，疗程多久？因此，客观上肠道准备的方法并没有全球统一的实施模式。有关肠道准备相关的临床研究存在以下不足：多数为回顾性研究，混杂因素较多；没有提供术前、术后肠道菌群等细菌学检查的证据，仅仅依赖临床结局；临床结局的影响因素很多；没有抗生素参与的单纯机械性肠道准备与非肠道准备对比，掩盖了抗生素对黏膜表面菌群的作用等。这些都很容易造成不同的研究得出不同的结果。

另外，也必须看到，肠道菌群是生命的现象，不离不弃，不可能消失，无论是维持正常生理活动，还是在吻合口的愈合过程，都需要有细菌的参与。肠道菌群发生性质转变才会对机体产生不利影响，这是需要存在多种不利条件的。如今，随着围手术期的营养支持、新型抗生素的发展、外科理论和技术的提高、微创外科的普及，尤其加速康复外科理念的推广等，肠道菌群失衡将越来越少，更有利于预防和抵抗外源性和内源性感染。这些进步会部分掩盖肠道准备的影响。

还有一个事实必须认识到，肠道准备与肠道菌群存在怎样的关系。今天我们知道肠道菌群平衡则有利，失衡便有害，因此肠道准备不应该、也不可能"杀灭全部细菌"。但是，由于肠道菌群过于复杂，个体差异明显，易受内外环境的影响而不断波动，目前尚无法回答什么才是正常菌群。黏膜表面附着的菌群才是与生理功能关系密切的、有别于肠腔内容物的菌群结构。清除肠内容物会影响肠道菌群的平衡吗？会减少肠黏膜表面附着的菌群数量吗？有一点可以肯定，机械性肠道准备是没有针对性的，不能针对性清除致病菌。

肠道菌群中哪些是真正无害或有害菌，种类和数量分别是多少，目前知之有限。现有的认识认为非致病菌占大部分，肠道准备后数量减少最明显的是有益菌，包括双歧杆菌属、乳酸菌属等；而大肠埃希菌、葡萄球菌、艰难梭状芽孢杆菌等致病菌数量反而增加。目前尚无高选择性的靶向抗菌药物，口服抗生素通常是非选择性的广谱抗生素，肠道中因无害菌群数量最大，受损也将明显。如兼性厌氧菌在结肠腔内消耗氧，维持厌氧菌的生存环境；兼性厌氧菌对抗生素敏感，一旦被大量杀伤后，肠腔氧分压升高，间接导致大量厌氧菌死亡，抗生素起到间接杀灭的作用，进一步加剧菌群紊乱，使得耐药的致病菌繁殖增生。预防性广谱抗生素的应用在某种意义上是无的放矢，会增加菌群失调的风险。

实验证明，吻合口周围正常菌群可以促进胶原蛋白的沉积，加快吻合口愈合及愈合的强度；无菌动物的吻合口胶原蛋白含量明显低下。吻合口漏发生时，周围肠道菌群中胶原蛋白分解酶的致病菌数量明显增加。所谓致病菌，严格来说是"条件致病菌"，它们在正常生理条件下不具备任何毒性，只是环境发生变化激活了它们的毒性表达。因此，理想的做法应该是设法让它们处于相对无害的环境里，而不是一味强调彻底干净地消灭它们。有研究表明，围手术期合生元（益生菌＋益生元）的应用可以预防细菌移位、降低感染发生率、缩短康复时间，进一步说明维护菌群稳定的积极意义。

细菌无处不在，术中难免会发生伤口污染，肠黏膜层内游走的白细胞不断吞噬黏膜表面的细菌，未被消灭的细菌通过血液循环被携带至全身各处,包括手术创伤部位,但这并不意味感染一定会发生。实验表明,无论是外源性还是内源性吗啡均可增加吻合口周围菌群中胶原蛋白分解酶致病菌的数量。只要尽可能减少应激,维护机体菌群稳态,就可能避免致病菌的增殖和毒性的激活,从而大大降低术后感染的风险。

外科感染不可能消逝,机械性肠道准备和口服抗生素的历史使命仍然存在。虽然肠道准备方法的针对性、特异性有限,我们仍应该依据目前对肠道菌群微生物学有限的认识,合理运用肠道准备,恰当选择肠道准备的具体措施。随着对肠道菌群特征、细菌感染机制认识的深入,我们期望未来开发出一种既能有效控制感染致病菌,又能最大限度地保留利于机体康复有益菌群的"绿色生态"的精准肠道准备方法。

三、肠道准备药物的发展

肠道准备起源于外科术前准备,结肠镜检查兴起之后机械性肠道准备的药物得到了不断发展。早期机械性肠道准备的方法为限制饮食、肛管灌肠持续 3 天。准备过程费时费力,增加患者不适,容易引起营养不足,水、电解质代谢紊乱等。20 世纪 70 年代,采用口服灌洗溶液 10L 的方法,因易导致严重水、电解质代谢紊乱和不适被逐渐废弃。20 世纪 80 年代聚乙二醇(polyethylene glycol,PEG)电解质散问世,克服了上述药物的主要缺点,成为安全有效的机械性肠道准备药物并沿用至今。由于 PEG 口味咸苦、口服溶液量大,20 世纪 90 年代出现了免于大量饮水的磷酸钠。大约同一时间,另一个肠道准备方法出现,就是前一天晚上口服柠檬酸镁溶液,次日肠镜操作前 30 分钟温水脉冲式洗肠,这对不适宜其他肠道准备方法的患者是一个很好的选择。

机械性肠道准备药物根据作用机制大致可分为三类:①容积性泻药,PEG 溶液不被吸入,也很少引起血浆液体渗透入肠腔,可通过大量溶液口服灌洗肠道;②渗透性泻药,如磷酸钠、柠檬酸镁、乳果糖和甘露醇等,使血浆液体渗入肠腔;③刺激性泻药,如蓖麻油、番泻叶、匹可硫酸钠等,可刺激结肠蠕动。

(一) PEG

PEG 为惰性的乙烯氧化物形成的聚合物,为容积性泻药,通过硫酸盐离子抑制黏膜对钠离子的吸收,从而最大限度地减少血管内水和电解质的转移,肠道的吸收和分泌均变化较小,不易引起水、电解质代谢紊乱,不影响肠黏膜组织学性状,通常不需要长时间限制饮食;因此适用人群广,对于儿童、老人及合并肾、肝或心脏问题的患者也比较安全,是炎性肠病患者肠镜检查肠道准备的首选药物。

早期推荐 4L PEG 方案可获得良好的肠道准备效果,但由于口服液体量较大及口味差,5%~15% 的患者无法完成肠道准备。近年来,PEG 的剂型及口感得到改进,不含硫酸钠的聚乙二醇(sulfate-free PEG,SF-PEG)为美国食品药品监督管理局批准的肠道清洁药物,制剂内的钾含量较低且不含硫酸钠,含有维生素 C 辅助剂,气味及口味得到改善。同时,2L PEG 方案被证实同样可以取得满意的肠道准备效果,提高了患者服药依从性。

不良反应:PEG 制剂的最常见不良反应为腹胀、恶心和呕吐等消化道症状,口服胃肠动力药有助于缓解症状。罕见不良反应包括过敏性反应、吸入性肺炎、呕吐导致贲门撕裂、胰腺炎、结肠炎、心律失常、脱水、加重抗利尿激素释放综合征等。对病情特殊患者仍应注意不良反应的可能。

(二) 磷酸钠

磷酸钠类泻药的主要成分为磷酸氢二钠和磷酸二氢钠,将水分从肠道组织吸收进入肠腔,促进肠道内容物排空。优点为口服溶液剂量少(1 500ml),为柠檬口味,肠道清洗效果与 PEG 溶液相当,患者依从性好,腹胀、恶心和呕吐等胃肠道不良反应较少。磷酸钠制剂在肠道准备过程中常伴有大量的体液和电解质转移,对于年龄较大、伴有肾病、正在服用改变肾脏血流量或电解质排泄药物的患者谨慎使用,以防止患者脱水加重不良反应。通常用于有特定需求且无法使用其他制剂的情况下进行替代。

不良反应:磷酸钠盐制剂最常见的不良反应为腹胀、恶心、腹痛、呕吐;用药期间和用药后引发短暂的水、电解质代谢紊乱(如高磷酸盐血症、低钙血症、低钾血症、高或低钠血症和脱水)、癫痫、乏力、眩晕、过敏反应、肝功能异常、肛门刺激症状等。磷酸钠盐制剂可能引起钙磷代谢异常,磷酸盐在肾小管内沉积,可诱发或加重肾病,多发生于服用抗高血压药、利尿药、NSAID 的患者,可引发严重的心律失常和部分 Q-T 间期延长(电解质紊乱相关,如低钾血症和低钠血症)。

以下情况应慎用磷酸钠盐制剂:年龄<18 岁或>65 岁;肠梗阻;炎性肠病或可疑炎性肠病;胃肠动力不足;慢性肾病;电解质紊乱;充血性心力衰竭;心律失常风险较高;肝硬化;服用血管紧张素转换酶抑制药或血管紧张素受体阻滞药等。

(三)硫酸镁

镁盐制剂主要为硫酸镁。高渗的硫酸镁溶液将水分从肠道组织吸收到肠腔中,刺激肠蠕动而排空肠内容物。其优点为口服用水量少,患者依从性好、价格便宜。大多数患者可以完成充分的肠道准备。

不良反应:有脱水风险;引起肠黏膜炎症、溃疡的风险,造成黏膜形态改变。炎性肠病或可疑炎性肠病患者不建议使用,以免影响肠镜检查的正确判断。慢性肾病患者,有发生高镁血症的风险,不宜使用。曾报道 2 例结肠癌患者用硫酸镁清洁肠道导致乙状结肠穿孔的病例。

(四)匹可硫酸钠

复方匹可硫酸钠(含匹可硫酸钠、氧化镁和枸橼酸),匹可硫酸钠是一种刺激性泻药,其活性代谢物直接作用于结肠黏膜,刺激结肠蠕动,并增加肠液分泌;枸橼酸镁为渗透性泻药,通过保持结肠内水分软化粪便,与前者协同形成双重导泻。

不良反应:最常见的不良反应是腹痛、恶心、头痛和呕吐等。匹可硫酸钠制剂在血容量偏低、大剂量使用利尿药、充血性心力衰竭、晚期肝硬化及慢性肾病患者中慎用,易加重水、电解质代谢紊乱,可诱发肠道黏膜炎症。

(五)甘露醇

甘露醇口服后在肠腔内形成高渗状态,促进液体进入肠腔进而刺激肠道蠕动和排空,达到清洁肠道的目的。

不良反应:对胃肠道的刺激较大,可有恶心、呕吐、腹胀、腹痛等不适,可导致患者脱水,造成水、电解质代谢紊乱;甘露醇具有利尿和升高血糖的作用,糖尿病患者禁用;此外,甘露醇在肠内被细菌分解可产生甲烷和氢气,高频电凝电切息肉等治疗可引起爆炸,因此不建议治疗性结肠镜使用甘露醇进行肠道准备。

(六)中药

番泻叶、蓖麻油是常用的肠道准备中药。番泻叶含有蒽醌衍生物,被细菌激活后可直接作用于肠黏膜,促进肠道蠕动、抑制水和电解质吸收,从而排空肠内容物。蓖麻油本身没有直接的导泻作用,在小肠上部被脂肪水解酶水解释放蓖麻醇酸,后者刺激肠道平滑肌、抑制水和电解质吸收发挥导泻作用。中药制剂不建议单独作为肠道清洁剂使用,与其他肠道清洁剂联合使用可以减轻不良反应,达到更好肠道清洁效果。

不良反应:番泻叶的常见不良反应有腹痛、腹胀等,偶可引起肠黏膜炎症改变。

(周学付)

第三节　结肠镜检查并发症

结肠镜检查在结直肠肿瘤的早期筛查、临床诊断、相关治疗及术后随访等方面起着重要的作用,是结直肠肿瘤临床诊断的标准,是早期肠癌治疗的微创手段。随着健康人群筛查数量的递增,结直肠肿瘤术后随访人群数量的增加,结肠镜检查人群的数量越来越多;随着社会人群老年化现象明显,结肠镜检查对象合并慢性疾病的情况越来越多;随着技术的不断发展和更新,结肠镜操作的难度越来越大。因此,结肠镜检查带来的不良并发症在所难免。

影响结肠镜检查并发症的因素很多,包括患者身体状况、疾病本身性质、肠道准备满意度、麻醉方式、内镜下治疗方式及操作者技术熟练程度等,因而不同地区(或医院)、不同操作者结肠镜检查并发症的发生率存在明显差异,诊疗量大的内镜中心、年均操作量大的操作者,其患者并发症发生率较低。尽管全球结肠镜诊疗量与日俱增,新技术不断涌现,但结肠镜诊疗相关的主要并发症,出血、穿孔、死亡等的发生率,在近 10 年来并无显著的变化趋势,这可能得益于操作者的技能普遍提高及内镜相关器械和材料的不断更新。

一、麻醉相关并发症

随着患者对医疗体验舒适度要求的增加,以及高难度内镜操作技术的要求,接受无痛结肠镜检查的患者不断增加。无痛结肠镜检查的优势不仅体现在减轻患者疼痛、消除患者恐惧心理,还在于方便内镜下精准操作,有利于降低检查和治疗并发症的发生率。无痛检查所采用的镇静、镇痛药物种类很多,丙泊酚由于具有起效快、作用时间短、恢复迅速等优点,静脉注射丙泊酚已成为无痛结肠镜检查最常用的麻醉方式。现以丙泊酚为例阐述结肠镜检查中,与麻醉相关可能产生的并发症。

(一)注射部位疼痛

丙泊酚和其他酚类药物一样,具有强烈的皮肤、黏膜和血管内膜刺激性,因而会产生注射部位血管的疼痛。丙泊酚引起注射部位疼痛不是严重并发症,但因为常见且可能给患者造成不适的记忆,影响无痛检查的理想性。为减轻丙泊酚引起的静脉注射部位疼痛,可以采取以下措施:选用粗大静脉或中心静脉给药;降低注射速度;稀释丙泊酚浓度;降低丙泊酚温度;丙泊酚与适量利多卡因液混合注射;生理盐水及时冲洗注射部位血管以减少其在血管内存留的时间等。

(二)过敏反应

丙泊酚药液的配方中含 1% 的丙泊酚(10mg/ml)、10% 的大豆油、2.25% 的甘油和 1.2% 的纯化卵磷脂,对鸡蛋或大豆过敏的患者应禁用。丙泊酚的过敏反应与其他过敏反应类似,表现为一系列组胺释放增多的临床表现,如胸前区出现大片红色斑块或丘疹;极少数可出现过敏性休克,表现为胸闷、呼吸困难、荨麻疹、血压下降,更为严重者可发生喉头水肿、支气管痉挛,严重危及患者生命。

过敏反应症状轻微者可密切观察,症状多可自行消退;少数患者需静脉注射地塞米松 5~10mg。发生过敏性休克者,应立即停用丙泊酚,保持呼吸道通畅,吸入纯氧;静脉注射地塞米松、肾上腺素等抗过敏、抗休克药物,快速输入晶体或胶体液;若出现喉头水肿、气道痉挛、通气严重不足时立即采取气管插管;明视下气管插管失败的,立即行气管切开以保持气道通畅。

(三)呼吸抑制

丙泊酚极易引起患者呼吸抑制,严重程度与剂量和患者的健康状况相关,对于多数健康人群呼吸抑制现象表现轻微,但对于美国麻醉医师学会(American Society of Anesthesiologists,ASA)评分 ≥ Ⅲ级的患者,风险明显增加,这类患者应控制好用药量。若检查是在夜间进行,发生呼吸抑制的概率较白天增加。

呼吸抑制表现为患者呼吸频率减慢和潮气量降低,首先出现的是氧饱和度下降(<90%),一般通过加强吸氧即可很快纠正。其次是呼吸道梗阻,严重时可出现呼吸暂停,尤其是肥胖患者。对于这类患者应缓慢给药,注意托起下颌,必要时放置鼻咽通管道。对于过度肥胖、存在困难气道情况的患者,应慎用静脉麻醉,以免发生意外。

(四)血压下降

丙泊酚对血流动力学的影响滞后于催眠作用。由于交感神经张力显著降低,血管阻力下降,以及生理反射的抑制,最显著的心血管效应是血压下降、心排血量降低。血流动力学变化与剂量有关,但老年和 ASA 评分 ≥ Ⅲ级的患者更容易出现血压下降。

预防血压下降的措施包括预先用适当的晶体液扩容;丙泊酚与其他镇静、镇痛药联合使用,或改变给药方式等可降低其副作用;必要时应用血管活性药物,如去氧肾上腺素等。

(五)心律失常

丙泊酚可诱发多种心律失常,且与剂量相关,但在临床上远较呼吸抑制、血压下降等副作用少见。作用机制可能涉及离子通道、自主神经系统和心肌的缝隙连接等多个环节。常见心律失常的防治:当心率<55 次/min 时,可注射阿托品 0.5~1mg 恢复心率;心动过速一般为丙泊酚用量不足,如心率>100 次/min,可追加丙泊酚剂量;频发室性期前收缩可使用利多卡因(1~2mg/kg)静脉注射,或其他抗心律失常药物。

(六)其他少见的副作用

静脉注射丙泊酚可使血钾浓度轻度下降,尤其术前存在低钾血症的患者,应注意血钾的监测及补充。丙泊酚溶液含有甘油、纯化卵磷脂等成分,适宜于微生物生长,如果无菌操作不严格,或者打开的药液放置时间较长,可能增加患者感染的风险。

丙泊酚输注综合征(propofol infusion syndrome):表现为不明原因的心律失常、代谢性酸中毒、高钾血症和心肌细胞溶解,最终发展为心力衰竭,以及潜在的成瘾性、脂代谢紊乱等,仅在长时间、大剂量应用时可能产生,一般不会发生于无痛结肠镜检查的患者。

二、诊疗相关并发症

结肠镜操作和治疗相关的 3 大严重并发症是出血、穿孔、死亡。其中出血最为常见,发生率为 0.001%~0.687%;其次是穿孔,发生率为 0.005%~0.085%;死亡罕见,发生率为 0.007%~0.07%,多为出血或穿孔未及时正确处理,病情延误导致的后果。

(一)肠腔内出血

出血一般发生于结肠镜下活检、息肉或早癌治疗等的肠镜操作,很少发生于常规的肠镜筛查。根据出血发生的时间,分为即时性出血(immediate bleeding),即肠镜下操作过程中存在的出血,或 24 小时内的出血;迟发性出血(delayed bleeding),即肠镜下操作完成后 24 小时至 4 周内(或 2 周内)发生的出血。男性患者、高龄、健康状况不良、非镇静状态操作及急诊肠镜检查等情况下出血风险增加,与出血密切相关的其他影响因素如下。

1. **活检部位的选择** 活检时仔细观察病变部位血管的分布,避开血管明显区域行活检;除非必要,掌握好活检的深度,不深及黏膜下层(黏膜下血管丰富)。有明显的血管畸形应避免活检。活检伤口有明显出血时,可以使用 1:100 00 肾上腺素盐水局部注射或冲洗,多数可以起到明显的效果,必要时可以电凝止血,或者使用止血夹。

2. **息肉的大小和形态** 息肉越大切除术后发生出血的概率越高,息肉直径>10mm 的出血风险是小息肉的 4 倍以上。息肉切除术后迟发性出血的发生率,在直径<10mm 的为 0.4%,10~19mm 的为 1.6%,20~29mm 的为 3.8%,>29mm 的为 5.3%。与有蒂息肉相比,扁平息肉切除术后迟发性出血的风险较高。直径>20mm 的息肉,单次圈套切除容易切除过深,出血风险增加,应分块多次圈套切除,或者黏膜下注射抬举黏膜层后圈套切除,或者行内镜黏膜下剥离术(endoscopic submucosal dissection,ESD)。对于多发性息肉,可先切除容易部位的病变,再择期处理困难部位的病变,不强求一次完成。

3. **病变的位置** 与左半结肠相比,右半结肠黏膜下血管丰富,肠壁较薄,切除界面容易过深,累及微小动脉,因此回盲部和右半结肠病变切除的迟发性出血风险较高。处理该部位病变,采取黏膜下注射抬举或 ESD 显得很有必要。

4. **心血管相关疾病** 长期服用抗凝血药者,息肉切除术可能是一个"高风险"的手术。患者血栓栓塞风险较低的,切除术前至少停用华法林 5 天;血栓栓塞风险高的可考虑低分子量肝素桥接治疗。阿司匹林和其他非甾体抗炎药(NSAID)一般不会增加术后迟发性出血的风险。不过对于右半结肠较大的息肉或宽基息肉等出血风险高的病灶,术前 5 天至术后 5 天停用该类药物也是合理的决策。高血压可增加息肉切除术后迟发性出血的风险。

（二）肠腔外出血

结肠镜操作不当可能导致结肠浆膜、结肠系膜的撕裂，引起浆膜下，甚至腹膜腔出血。这种情况偶尔在结肠镜检查后腹部手术中发现。临床上诊断是比较困难的，可能在部分检查后腹部不适的患者中存在该损伤。

结肠镜检查造成脾损伤的情况罕见，但确有病例报道，可能带来严重后果，因此必须引起重视。由于结肠左曲（脾曲）常成锐角，形成急剧弯曲，肠镜在此容易成袢；脾质脆、脾结肠韧带粘连紧密，牵拉时极易造成撕裂，病理性的脾脏更易撕伤。脾损伤患者中老年女性相对多见，原因可能是综合性的。对于术后腹痛患者不应忽略脾损伤的可能，一旦怀疑脾损伤，必须按照脾损伤相关的诊治原则进行处理。

预防肠浆膜、系膜及脾损伤的最好方法就是避免暴力操作，禁忌盲目"推进、滑行"等不正确的进镜手法。减少镜身成袢、及时解袢、合理旋转前进等正确的操作技巧是避免机械性损伤的唯一诀窍。

（三）结肠穿孔

医源性结肠镜检查穿孔（iatrogenic colonoscopy perforation，ICP）是发生于结肠镜检查和治疗后最严重的并发症，甚至可以导致患者死亡。全球范围内诊断性结肠镜检查穿孔发生率为 0.016%~0.8%；治疗性结肠镜检查穿孔发生率为 0.02%~8%。影响 ICP 的高危因素是多方面的，主要有患者年龄（>65 岁）、女性、低体重指数（body mass index，BMI）、低蛋白血症、克罗恩病和憩室病、重症、腹部手术史、结肠梗阻、贝伐单抗治疗、内镜医师经验不足、检查量低的中心全身麻醉下操作等。最常见的穿孔部位是乙状结肠（弯曲度大），其次是盲肠（肠壁薄）、升结肠、横结肠、降结肠和直肠（图 2-3-1）。根据 ICP 形成的原因可分为两大类：直接创伤相关性 ICP；内镜治疗相关性 ICP。

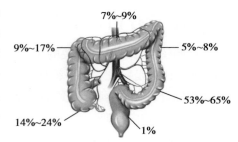

图 2-3-1　ICP 发生的解剖部位及频率

直接创伤相关性 ICP 的主要因素有直接机械性创伤、气压性创伤和热/电损伤等，肠镜操作过程中方法不当、麻醉状态下患者失去疼痛反馈等而造成机械性损伤；肠镜通过困难时过度肠腔充气加压所致气压性损伤；不正确使用电外科设备，导致过度热损伤，成为延迟性穿孔的高危因素。

内镜治疗均可成为 ICP 的高危因素。结直肠狭窄扩张术、支架置入术、息肉切除术［如氩等离子体凝固术（argon-plasma coagulation，APC）、内镜黏膜切除术（endoscopic mucosal resection，EMR）和 ESD］等。克罗恩病、缺血性结肠炎、憩室炎、贝伐单抗治疗及深度浸润性癌等患者，肠壁较为脆弱，抵抗外力能力减弱，无论在检查还是治疗性操作中，均可成为穿孔的危险因素。

根据穿孔发生的解剖位置，分为游离腹膜腔穿孔、腹膜外穿孔。一般术中穿孔可以发现结肠壁外脂肪组织、小肠壁等。游离腹膜腔穿孔还可表现为气腹征、腹痛、腹膜炎体征等；穿孔发生部位在结肠系膜缘，可以发生结肠系膜气肿；穿孔发生部位在腹膜后，可以出现腹膜后、纵隔、颈部气肿，甚至有气胸的报道。少数情况下，穿孔局部处于封闭状态，患者术后无腹膜炎表现，可能仅有局部疼痛、压痛或发热，即所谓息肉切除术后综合征（postpolypectomy syndrome），这种情况多可经保守治疗治愈。

内镜下治疗需要术者不仅掌握一定的内镜下手术技巧，还要能够细致、耐心，这是减少穿孔发生的关键之处。由于进行了术前肠道准备，结肠镜检查的肠道相对清洁，及时发现穿孔并处理，通常预后良好。45%~60% 的 ICP 在肠镜操作过程中被发现，但相当一部分 ICP 是依据术后出现一定的临床症状和体征才被怀疑。如果不能及时认识已经发生的穿孔，随着时间推移腹腔污染逐渐加重，脓毒症形成，是患者潜在致死的危险因素。因此，无论术中还是术后发现的 ICP，及时正确处理可直接关系到预后，相关风险将可降到最低。治疗策略必须根据穿孔的特点和性质、患者身体状况、术者的经验、医院具备的条件进行综合考虑；必要时消化内科、内镜、外科和麻醉科医师共同参与决策。2017 年世界急诊外科学会（World Society of Emergency Surgery，WSES）总结并制订了 ICP 的诊治策略流程值得参考（图 2-3-2）。

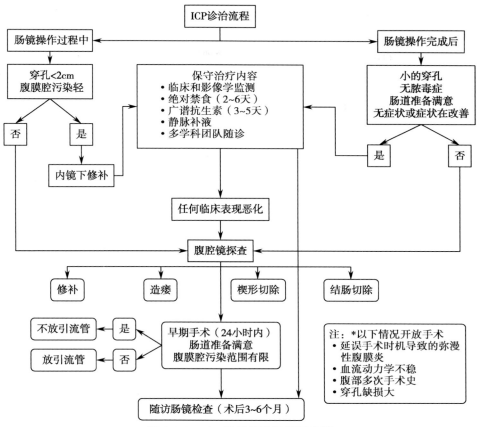

图 2-3-2　ICP 诊治策略流程示意图

（四）死亡

结肠镜检查相关的死亡，多是由于心肺并发症、出血和穿孔等严重并发症带来的灾难性后果。掌握好结肠镜检查的适应证，对年老体弱者是否需行结肠镜检查，需权衡利弊；危重症患者或预期寿命有限的患者，禁止行择期性检查；避免过度镇静缺氧引起的心脏事件；避免出血导致的休克；避免穿孔后脓毒症的发生等，这些均是预防和减少死亡事件的关键所在。

（五）结肠镜检查其他并发症

1. 腹痛、腹胀　结肠镜检查术后腹痛，可能是严重并发症的表现，但绝大多数的腹痛、腹胀是最为常见且可自行缓解的并发症。腹胀最多见（2.6%~25%），腹痛相对少见（2.5%~11%）。引起腹部不适的原因可能是结肠痉挛、结肠腔积气、机械性损伤或气压伤等。减少结肠镜检查术后患者腹部不适的措施，仍然强调操作技术得当、动作轻柔，并且尽量减少空气注入量。采用注水或注入二氧化碳的方法可以明显减轻患者检查中、检查后的腹痛情况，但目前临床尚未普遍开展。

2. 气体爆炸　结肠镜检查引起肠腔内可燃气体爆炸的严重并发症罕见，一旦发生可以导致结肠穿孔。这是由于肠腔内积聚达到可燃浓度的氢气或甲烷，在电外科操作下点燃了气体。这种事故可出现在肠道准备使用了不可吸收或不能完全吸收的碳水化合物，如甘露醇、乳果糖或山梨醇等，以及肠道准备不充分的情况下。目前常用的肠道准备药物聚乙二醇一般不会产生达到可燃水平的氢气和甲烷。

3. 感染　结肠镜检查、治疗术后可以引起一过性的菌血症，但很少出现与感染相关的症状，也尚无证据表明预防性使用抗生素会使患者获益。目前认为这可能是肠道细菌移位的表现，尽管没有可靠的防治措施，但仍强调严格的器械消毒、灭菌，无菌操作原则，避免不必要的医源性感染。吸入性肺炎通常与麻醉镇静有关，与结肠镜操作无直接的关系。

4. 其他器官并发症　结肠镜检查后有一些极不寻常器官并发症的病例报道，包括阴茎异常勃起、小肠穿孔、盲肠扭转、肠梗阻、肠系膜缺血、急性胰腺炎、阑尾炎、胆囊炎等。有些可能与内镜检查过程中机械性因素直接相关，如内镜进入阑尾开口，导致黏膜损伤、水肿；同时注气引起阑尾腔内压力增高等，成为急性阑尾炎的诱因，但更多尚难明确具体的相关因素。不过，了解这些罕见的并发症，可以帮助拓宽结肠镜检查后腹痛情况鉴别诊断的思路。

（周学付）

第三章

营养支持在并发症预防和处理中的应用

第一节 结直肠肿瘤患者的营养风险筛查和评估

营养风险（nutrition risk）的内涵包括三个层面：①因营养相关因素而引起的患者不良临床结局（包括感染相关并发症、住院时间、生存时间、生活质量等）的风险；②推荐应用营养风险筛查 2002（nutritional risk screening 2002，NRS 2002）量表进行营养风险的评估；③当存在营养风险，或已存在营养不良的患者，应及时结合自身情况、临床分期、营养不良程度，制订营养支持方案，并及时根据改善状态再评估及调整方案。因此患者的诊治、预后和转归与营养风险相关，原发疾病相关的应激代谢状态导致营养需求增加，必要及时的营养筛查和评估是影响临床结局的重要因素。

一、营养风险筛查量表

2003 年欧洲肠外肠内营养学会（European Society of Parenteral and Enteral Nutrition，ESPEN）颁布 NRS 2002，此量表是基于 128 个循证医学数据得出的营养风险筛查工具；NRS 2002 作为营养风险的筛查推荐量表，临床应用时需注意：① NRS 2002 属于筛查工具，是判断患者是否存在营养风险的量表，而不能判定患者是否存在营养不良的风险，也不能判定患者是否存在营养不良及营养不良的程度。② NRS 2002 包含 3 方面考量：疾病严重程度评分、营养状况受损评分、年龄评分；评分 ≥ 3 分时认为存在营养风险。

二、营养不良的评估

目前常用营养不良的评估工具包括患者参与的主观全面评定（patient-generated subjective global assessment，PG-SGA）、主观全面评定（subjective global assessment，SGA）、微型营养评定（mini-nutritional assessment，MNA）和营养不良通用筛查工具（malnutrition universal screening tool，MUST）等。在满足 NRS 2002 ≥ 3 的基础上，当存在：① BMI < 18.5kg/m^2；②体重丢失（> 10%，或 3 个月内下降 > 5%）+ BMI 减少（< 70 岁者 BMI < 20kg/m^2，或 ≥ 70 岁者 BMI < 22kg/m^2）中的两条及以上高危因素时，可诊断营养不良。以上评价量表都是基于患者临床症状、体征等的综合考量，临床研究显示，PG-SGA 可作为一种基于患者和医师互动基础上的肿瘤患者特异性营养状况评估工具，可以快速诊断营养不良的肿瘤

患者,并给出适当的营养干预建议。

(武爱文 陈 楠)

第二节 并发症的营养支持治疗

一、结直肠肿瘤患者营养支持与并发症

结直肠肿瘤治疗相关常见并发症包括围手术期并发症及非手术治疗的并发症。围手术期并发症包括吻合口愈合不良、腹腔及切口感染、腹腔及吻合口出血、肠梗阻、肺部感染、下肢深静脉栓塞等。非手术治疗(包括全身化疗、放疗等)的并发症各有特点:化疗相关不良反应及并发症包括消化系统不良反应(恶心、呕吐、腹泻等)引起的消瘦、贫血,骨髓抑制(发热、乏力、感染等);放疗常见不良反应包括局部皮肤反应(脱皮、色素沉着等)、放射性肠炎、水肿、骨髓抑制等。

结直肠肿瘤治疗相关并发症会显著延长患者的住院时间,增加患者的治疗费用,甚至与不良的预后相关。在既往的研究中,约20%结直肠肿瘤患者死于营养不良和治疗相关并发症,而非原发疾病。营养和代谢状态受损对限期手术患者的功能状态评分(performance status,PS)评分、代谢平衡、免疫状态等)、手术或治疗的时机选择、术后恢复速度、心理状态等多种临床情况产生不同程度的影响,而及时、有效的营养支持可明显提升患者营养状态、改善患者代谢异常、提升自身免疫力、减少围手术期不良事件,进而加速康复,改善患者预后。

然而,在日常临床实践中,由于各种原因,对患者并不常规进行术前营养评估,首要原因归结为"不重视",一些临床医师并不了解评估患者营养状况的重要性,特别是对于患者罹患复杂的原发疾病及伴随疾病时,临床医师往往从疾病的角度根据专科诊断施行临床决策,而忽略了患者的一般情况和营养状态;其次是"少量表",营养状态的科学客观评估需要借助强有力的评估工具,几种评估结直肠肿瘤患者营养状况的量表从简单到复杂,尚无金标准,在临床实践中,量表的选择方法取决于医师的教育程度和方法的可用性。再次原因为"轻干预",临床实践中往往重营养评估,而缺乏专业的营养支持建议,忽略了营养支持和营养干预。以围手术期结直肠肿瘤患者为例,初诊患者往往以排便习惯改变、体重或体力下降为主诉,这就伴随着营养不良风险的提升,针对营养不良状态,更多的外科医师仅重视交代围手术期风险的升高,而缺乏相应的营养支持或营养补充的建议。

因此,在"以患者为中心"的诊疗理念深入人心的今天,营养评估和必要的营养支持不仅应停留在书本,更应"接地气",贯穿在患者的诊治全流程中。因此在围手术期多学科团队中应加入营养专科,在诊断原发疾病同时,对存在中-重度营养风险的患者,应建立专业营养医师会诊制度,精确诊断患者营养不良的分级,给予患者及家属切实可行的营养支持方案和调整时间,而不应盲目一味追求"尽早或尽快"手术治疗。

二、营养支持在结直肠肿瘤手术并发症中的应用

结直肠肿瘤手术相关并发症通常包括感染性并发症(腹腔内脓肿、腹腔感染、肺炎和败血症)和非感染性并发症(吻合口漏、伤口愈合不良、器官衰竭和血栓栓塞)。多数研究结果提示,对于营养不良的结直肠肿瘤患者,术前肠外营养可显著减少术后并发症,但营养支持的意义仍存在争议。

(一)围手术期营养支持减少术后并发症

早期术前营养治疗能给患者带来多种益处,营养支持治疗可降低手术相关并发症发生率,包括吻合

口漏、切口感染,进而减少住院时间,促进患者康复,提高患者生活质量和降低术后进一步治疗的延误率。肠切除术后早期进食和延迟进食比较的荟萃分析发现,接受围手术期早期口服营养治疗组与传统治疗相比,早期进食可显著降低各种感染相关并发症的发生率,缩短住院时间;此外,营养干预组术前肠道准备不良事件(肠道准备不良、平均清肠次数、术前饥饿发生率)发生率明显降低。术后早期启动肠内营养治疗可以减少手术相关的多种并发症。一项由中山大学附属肿瘤医院发起的多中心前瞻性队列研究发现,营养治疗是高营养风险癌症患者的一种保护性因素,减少了约66%的围手术期不良事件的风险。肠内营养(enteral nutrition,EN)与肠外营养(parenteral nutrition,PN)相比,结直肠癌患者术后早期给予EN比PN具有更好的术后疗效,EN组排气时间更早,吻合口漏发生率降低,平均住院时间缩短。Heyland等在2001年进行的荟萃分析包含27个随机对照试验(randomized controlled trial,RCT),共2 907例患者,显示PN与手术患者并发症发生率降低相关[相对风险(relative risk,RR)=0.81,$P=0.06$],而对营养不良患者给予营养支持能显著降低并发症发生率(RR=0.52,95%置信区间0.30~0.91)。在2012年的另一项荟萃分析中,结直肠肿瘤手术患者术前给予PN可显著减少主要并发症(感染性和非感染性)的发生(RR=0.64;95%置信区间0.46~0.87)。一项样本量较大的RCT结果显示,在395例接受腹腔外科手术的患者中,与对照组相比,给予PN的严重营养不良患者组非感染性并发症的总体发生率显著降低(5% vs. 43%,$P=0.03$)。在围手术期结直肠肿瘤患者的营养支持研究中,4项荟萃研究结果提示,有2项发现围手术期PN可减少术后并发症。然而另一项研究结果提示,营养支持组和对照组并无显著差异,详见表3-2-1。

表 3-2-1　结直肠肿瘤围手术期营养支持与并发症相关研究汇总

作者/时间	研究设计	样本量(结直肠)	营养状态	营养干预方式 营养干预组	营养干预方式 对照组	术后并发症发生率 营养干预组	术后并发症发生率 对照组	术后并发症发生率 P值	住院时间 营养干预组	住院时间 对照组	住院时间 P值
Von/1992	RCT	101	29%营养不良	术前10天肠外营养	无肠外营养	11.8%	14%	>0.05	(17.7±36.3)天	(22.1±31.7)天	>0.05
Bozzetti/2000	RCT	90	100%营养不良	(术前10天+术后9天)肠外营养	仅术后9天肠外营养	37.2%	57.4%	0.03	术后中位14天	术后中位14天	0.98
Wu/2006	前瞻性	215	100%营养不良	(术前7天+术后7天)肠外营养	术前常规口服营养	13.2%	27.5%	0.012	中位14天	中位52天	0.014
Kirkil/2012	RCT	40	100%营养不良	术后7天肠外营养	术前常规	无	无	—	无	无	—

(二)围手术期营养支持可能增加术后并发症

一项综合8项临床研究(500例)的分析发现,PN与口服营养相比,PN有增加术后30天并发症发生率的可能。然而,这项结果可能与患者选择的偏倚相关;对于营养素的选择,免疫提升营养素与普通营养相比,口服免疫提升营养素患者90天相关的术后并发症发生率显著减低;然而对于术后早期(0~3天)经口营养支持是否能降低术后并发症发生率,目前存在争议。此外,一项小样本研究结果提示,术后早期经口营养补充并不能降低术后并发症发生率,病例回顾发现术后早期进食可能与吻合口漏相关,但该组研究仅纳入28例患者,且为回顾性研究,证据级别较低。

(三)术前营养支持:获益的人群—方式—疗程

如前所述,术前营养支持可纠正围手术期患者的分解代谢状态和低蛋白血症,因此现有的研究认为营养支持使术前存在营养风险、评估为重度营养不良的患者获益更明显。针对具体的营养支持方式,现有研究很少直接比较术前肠内营养(EN)和肠外营养(PN)。2001 年一项涵盖多种严重疾病的随机对照研究荟萃分析发现:术前给予同等热量的 PN 和 EN 患者,EN 组低血糖和呕吐的发生率更高,而术后并发症发生率两组类似,对于体重减轻>10% 结直肠肿瘤患者,给予 PN 可显著降低腹腔脓肿的发生率,这可能与术前肿瘤患者带瘤状态实施 EN 相比 PN 困难,且需要更长的干预时间相关。同时在另一项研究中,使用 EN 的患者只有 20.9% 达到了营养支持的目标,而 PN 组中有 79% 达到了营养支持目标。此外,部分患者可能会出现 EN 相关的胃肠道问题,如呕吐、腹痛、腹胀和腹泻,尤其在已有胃肠道功能障碍的患者,消化道不适增加患者焦虑状态。因此,围手术期营养支持应首先筛选重度营养不良的患者,结合患者基础疾病、胃肠道功能,综合考量,制订个性化的营养支持方案。

现有研究中对于术前营养支持的具体时间尚存在争议。术前营养的目标并不是恢复患者的正常体重,而是迅速补充能量和储存蛋白质,以及纠正微量营养素缺乏,并防止进一步体重丢失而增加手术相关风险。既往研究报道的术前营养支持持续时间为 5~90 天,经 PN 后 5~7 天即可达到维持机体代谢平衡和纠正低蛋白血症的目的。

(四)术前肠外营养的可能并发症

术前 PN 具有很好的安全性,而 PN 作为有创干预方式,亦存在相关并发症,分为导管相关并发症和 PN 相关并发症。导管相关并发症包括静脉置管并发症(如气胸、出血和空气栓塞),导管相关感染,管路移位和静脉血栓形成,这些并发症发生率低,且容易及时发现。规范的导管护理是预防感染性并发症的有效措施。8 项回顾研究总结了术前 PN 导管相关并发症的总体发生率为 0~10.7%,且多数研究认为导管相关并发症与留置静脉管路的时长相关,即留置静脉管路超过 14 天,感染发生率显著升高;其他与导管有关的并发症发生率分别为气胸(0~6.7%)、静脉炎(0~1.8%)、空气栓塞(0~1.6%)、血栓形成(0~0.5%)。PN 相关的并发症包含再喂养综合征(refeeding syndrome)、电解质异常、血糖异常,少数患者存在补液过量和肝损伤。一项荟萃研究评估了这些并发症,大多数观点均认为术前 PN 与此类并发症没有显著相关性,PN 期间应重视定期复查电解质、肾功能、肝功能、血糖和甘油三酯,如果发现临床上明显的代谢异常,应及时调整 PN 方案维持代谢平衡。

综合上述研究,笔者认为:现有的临床研究证据大多提示围手术期营养补充(PN 或 PN 联合 EN)对降低围手术期并发症发生率有积极意义;在实施营养治疗时,应筛选可能获益的人群,选择个体化的营养支持方式,基于患者恢复情况调整营养治疗方案;在实施术前 PN 支持时定期监测水、电解质等代谢指标,维持代谢平衡,避免相关并发症。

三、营养支持在结直肠肿瘤全身治疗并发症中的应用

全身治疗包括传统化疗、靶向治疗和免疫治疗等;化疗常见的不良反应包括消化道毒性,如黏膜炎、口腔干燥、恶心、呕吐、腹泻等,常会引起贫血、粒细胞缺乏引起的发热、食欲缺乏、乏力等不适。胃肠道不良反应导致患者营养状态恶化、生活质量下降及免疫功能受损,这些不良反应会影响患者的生活质量,严重毒性反应常导致化疗中断或化疗延迟,降低患者放、化疗的依从性,甚至影响放、化疗的疗效。化疗前营养不良与剂量相关的化疗累积毒性相关,与患者整体情况恶化、生活质量受损、生存期缩短相关,降低患者对化疗的耐受性。一项纳入 153 例患者的前瞻性研究提示:在整个化疗周期给予口服营养补充的患者,可获得约 1kg 的体重上升,显著提高化疗的耐受程度和完成率,改善了患者的生活质量。另一项来自德国海德堡大学的研究提示:82 例晚期结直肠癌患者接受姑息化疗,在全化疗周期给予全经口营养补充组,患者的体重、化疗相关的不良反应发生率都显著优于无营养补充组;同时,这种差异从营养补充的第 6 周左右开始出现,且两组的差距逐渐增大,最终,全经口营养补充组患者的总生存期显著优于无营养补充组。特别是对于晚期姑息治疗患者,基础身体情况较差,全身化疗的副作用往往比较明显,特别是消化道反应,很容易加剧患者的营养不良;因此,经口营养补充或肠外营养补充成为围化疗期营养补充的重要方式,可显著提升患者生活质量,改善营养状态,提高血清白蛋白,提升自身免疫力,增强全身化疗的耐受程度。

化疗期间给予营养治疗,能够改善患者营养状态,提高对化疗的耐受性,减轻化疗的毒性反应,延长患者生存期。《结直肠癌围手术期营养治疗中国专家共识(2019版)》建议:①对于术前新辅助化疗,或术后辅助化疗的结直肠癌患者,需要制订营养治疗计划和进行营养治疗;②化疗前进行营养治疗有助于结直肠癌(colorectal cancer,CRC)患者维持体重和减轻化疗导致的恶心、呕吐等消化道不良反应,早期营养补充建议在化疗开始2周内给予。接受结直肠癌的新辅助化疗和靶向治疗的患者,主要适应证为伴有远隔转移(肝、肺等)的结直肠癌和局部进展期结直肠癌的患者。新辅助化疗与术后化疗相比,能缩小肿瘤体积,实现肿瘤的降期,提高肿瘤 R_0 切除率,基于分子分型的优化全身治疗方案(化疗联合靶向治疗)的有效率已达到60%~70%。在围化疗期合理应用营养支持,不仅可有效地干预化疗药物引起消化道不良反应导致的营养状况下降,而且还能提高患者的免疫功能、改善生活质量、延长生存时间。营养支持在围化疗期的作用已得到大多数学者认可。此外,对于一些特殊合并症(如伴有梗阻等)的结直肠癌患者进行新辅助化疗可能缓解其梗阻症状,为后续外科手术一期吻合创造条件,从而降低术中不良事件(术中污染)发生率和造口率。

四、营养支持在结直肠肿瘤放射治疗并发症中的应用

腹部和盆腔的放疗可通过直接和间接的方式破坏肠道黏膜屏障功能,引起恶心、呕吐、痉挛性腹痛、发热和腹泻等症状,影响营养素的摄入、消化及吸收,部分患者还可产生慢性放射性肠炎,发生慢性肠梗阻或肠瘘等并发症。中山大学附属肿瘤医院一项纳入364例直肠新辅助放化疗患者的研究发现:约66.8%(243例)患者在放化疗后出现BMI下降;约10.7%(39例)患者出现重度体重减轻(BMI下降≥7%),这些患者发生腹泻、肾功能异常和3~4级放射性肠炎的比例都显著高于体重稳定组,且预后更差。EN治疗对结直肠癌患者接受放疗具有增效减毒作用,Ravasco等学者在研究接受放疗的结直肠癌患者时发现,给予营养指导和营养治疗可改善患者营养状态、降低疾病引起的并发症发生率和提高患者的生活质量。一项纳入111例接受放疗的结直肠癌患者的随机对照研究结果提示:放疗前3个月内进行营养支持的患者比未行营养支持者能量和蛋白质摄入得到改善,以及放疗期间生活质量得到改善;EN可加速因放疗受损的胃肠道黏膜的修复,有助于维护肠黏膜屏障、防止肠道细菌移位和肠源性感染。放疗患者的营养治疗首选EN。在放疗期间口服营养补充有助于放疗前维持体重和减轻放疗导致的肠黏膜损伤,也有助于保证放疗中患者足够的营养摄入和维持放疗后患者营养状况。此外,对营养素的选择,在盆腔放疗的患者,食物中高纤维含量可显著改善放疗引起的腹泻;特别是针对放疗相关症状的营养干预措施可明显缓解急性和慢性胃肠毒性症状。

五、营养支持在结直肠肿瘤合并肠梗阻中的应用

结直肠肿瘤常因原发肿瘤阻塞肠腔,出现粪便或气体通过受阻,表现为不完全性肠梗阻,甚至完全性肠梗阻。肿瘤伴随肠梗阻患者常因进食减少,体重进行性下降,体质较差,营养风险和营养不良发生率显著增高,同时急性肠梗阻引起肠黏膜屏障结构破坏,毒素进入肠系膜及末梢循环,增加了肠源性感染的发生率。肿瘤合并肠梗阻往往作为"急腹症",手术虽然一定程度地解除了梗阻状态,然而因梗阻引起的炎症反应、内环境紊乱及低蛋白血症等都成为患者康复的重大问题。术后早期EN不仅能补充急性肠梗阻患者的围手术期能量消耗,减少炎性递质的释放和应激,且可保护肠黏膜屏障,避免细菌移位造成的肠源性感染和全身炎症反应。因此结直肠肿瘤合并梗阻患者手术后,营养支持成为顺利康复不可缺少的重要治疗措施。然而对于营养支持的选择,需要考量术前存在的代谢紊乱和消化道功能不良,应遵循"允许性低热量原则",在肠功能恢复前推荐由PN供给机体能量。在经历术前补液及调节电解质、术中肠管减压、病灶切除及术后治疗后,患者的血流动力学趋于稳定,血液内环境紊乱,如电解质紊乱、酸碱失衡,较前显著好转,消化道功能恢复(肠鸣音、排气或排便正常),则此时应遵循经口摄入为主、辅助PN的联合治疗方案,直至全部EN。因此,在术后康复中,营养支持的重点是能量供给由全PN转变为部分PN联合部分

EN,并逐步增加 EN 比例,直至转为全 EN 供给能量。除了能量充足供给之外,对住院时间较长或高龄患者,术后可在 PN 和 EN 中添加谷氨酰胺等特殊营养物质,以提高肠道的免疫功能,促进肠黏膜屏障功能和结构的恢复。而对于不完全性肠梗阻的患者,建议术前采用 EN 支持的模式以维持患者的营养状况。在 EN 制剂的选用方面,考虑到患者虽然消化功能完整,但肠道通畅不良,建议应用无渣的整蛋白肠内营养制剂,尽可能减少患者成形粪便量,从而达到在改善肠道功能的同时进一步缓解肠道梗阻症状的目的。在结直肠肿瘤患者整体治疗过程中,维持患者较好的营养状态和内环境稳定,不仅能提高治疗的连续性和完成度,而且可为后续治疗做好充分的准备。

(武爱文　陈　楠)

第三节　肠外和肠内营养支持并发症

营养不良不仅损害机体组织器官的生理功能,降低机体的免疫功能,减弱对疾病应激反应的抵抗能力,还会增加手术并发症发生率和病死率,延长住院时间,影响患者的预后。国外资料显示临床外科住院患者普遍存在蛋白质热量缺乏型营养不良,但国内尚缺乏大宗结直肠癌住院患者营养状况调查及其营养状况与外科手术后并发症发生率和病死率关系的资料。国内吴国豪等的研究应用临床上常用的人体测量、生化检查、综合营养评价等多项评价方法对结直肠癌患者进行营养状况评定,结果显示不同营养评价指标得出的营养不良发生率存在一定差异,为 20.3%~55.5%。由于各营养评价指标分别反映机体不同成分,不同疾病和不同个体患病后,机体各组织并非按比例消耗,而且各指标的灵敏度不同,所以会出现检测结果差异,因此临床上应采用综合方法进行营养状况评价。

消化道有功能的患者应首先选用肠内营养(EN)。依据胃肠道功能,可选择口服营养补充(oral nutritional supplement,ONS)和 / 或管饲肠内营养(enteral tube feeding,ETF),如果单用 ONS 或 ETF>7 天仍未达到患者能量目标需要量,则建议加用肠外营养(PN)。而全肠外营养(total parenteral nutrition,TPN)治疗仅适用于完全性肠梗阻、严重吻合口漏、肠功能衰竭等具有 EN 绝对禁忌证的患者。快速康复外科在结直肠癌手术患者中开展较广泛,临床上仅存在营养不良和营养不良风险的患者需营养治疗。营养支持治疗会产生一些并发症,分为 PN 相关并发症和 EN 相关并发症,如果处理不好,营养治疗反而会适得其反,对患者的预后造成不良影响。PN 和 EN 相关并发症具有不同的特点。

一、肠外营养相关并发症

PN 是消化功能衰竭患者的最重要治疗途径,已经拯救了无数患者的生命。对于部分消化道功能不全、营养不良的直肠癌患者,PN 治疗同样具有重要意义。PN 治疗伴随一些常见并发症,有些甚至是致命的。PN 相关并发症大体可分为机械性、感染性和代谢性三类。机械性并发症与中心静脉管放置有关;感染性并发症源自中心静脉管相关性感染;代谢性并发症指 PN 治疗时患者各种代谢、生化指标的异常,同时也包括所导致的肝功能异常等。

1. **机械性并发症**　穿刺置管相关技术性并发症:中心静脉通道是开展肠外营养的必经之路,但同时也是 PN 相关并发症的主要来源之一。临床常用的静脉穿刺点有锁骨下静脉、颈内静脉和肘窝静脉。静脉穿刺时损伤周围的重要结构,置管后管道故障、栓塞及感染等是造成并发症的直接原因。其中穿刺容易损伤的结构有胸膜和动脉,可引起气胸、血肿、血胸等,发生率均为 1.0%~4.0%。

血栓形成:长期行 PN 治疗的患者发生静脉血栓的风险增高,常见部位在锁骨下静脉和上肢深静脉。发生深静脉血栓后,血栓有脱落及造成栓塞的可能。文献报道中心静脉导管相关性血栓形成的发生率为

3.9%,恶性肿瘤患者血栓发生率进一步增加到 13.0%。同时,研究并未发现中心静脉置管与中心静脉导管的血栓形成发生率有差别。

2. **感染性并发症**　随着医疗器械和治疗手段的进步,中心静脉通道引起的败血症发生率已经大幅下降,但仍然不容忽视。数据显示,通过中心静脉通道进行 PN 治疗的患者中,血道感染的发生率约为 0.5%,其中病死率为 12.0%~25.0%。同时,经中心静脉通道进行 PN 还会增加真菌血症的风险,一旦发生病死率高达 30.0%。

3. **代谢性并发症**　肝脏与胆道功能异常是 PN 的常见并发症,在长期进行 PN 支持治疗的患者中尤其显著。肝功能异常可以表现为轻度肝功能检查指标异常,严重时出现肝纤维化、肝硬化,甚至肝衰竭。轻度肝功能异常一般出现在实施肠外营养 2 周左右,首先表现为肝酶学指标升高到正常上限的 1.5 倍以上,随后出现血碱性磷酸酶和胆红素升高。此时肝脏脂肪变性是主要的病理学改变,一般是可逆的,但处理不及时也可能进一步恶化。

二、肠内营养相关并发症

结直肠癌根治术后,患者小肠功能受影响较小,仅需数小时即可恢复功能,使得结直肠癌术后早期使用 EN 成为可能。EN 能够刺激消化液和胃肠道激素分泌,促进胆囊收缩、胃肠蠕动,增加内脏血流,因而更符合生理过程。研究显示,与 PN 相比,EN 能够降低术后并发症发生率、加快肠道功能恢复、缩短术后住院时间、减少住院费用。因此,EN 具有明显的优越性。但尽管总体上安全,EN 治疗也会发生一些并发症,可以分为胃肠道并发症、误吸、机械性并发症等,需要引起临床医师的注意。

胃肠道并发症在 EN 过程中最为常见,主要表现为腹泻、腹胀、恶心、呕吐等。发生的原因主要为大手术后患者胃肠道蠕动功能下降、消化吸收障碍、营养液浓度和输注速度异常等。其中,患者胃排空延缓较为常见,可考虑采用鼻空肠营养管进行输注,同时调整输注量和速度,必要时给予胃肠动力药。腹泻是直肠癌术后比较典型的并发症,由于直肠癌术后直肠及末端结肠被切除,对水分吸收减少,以及排便控制异常所致。早期开展 EN 后,部分患者尚不能耐受,可能会进一步加重腹泻。治疗上应控制输注量,给予收敛剂、止泻药等。此外,短时间灌注营养液也是腹泻的诱因,其他如患者乳糖不耐受、营养液高渗透性等也是致病因素,通过持续输注营养液及改良营养液配方有助于减少腹泻的发生。

除上述并发症外,EN 还会发生营养管机械性不通,常见原因是食物残渣、沉淀、药物碎片堵塞等,通过选用颗粒较小和混悬良好的营养液、冲洗管道或更换营养管可以解决。直肠癌患者术后给予 EN 也有发生严重高血糖的可能,在部分糖耐量异常、糖尿病及老年患者中发生率较高。临床上应加强血糖监测,避免灌注大量高糖营养液,同时可以选用适用于糖尿病患者的营养液配方。

三、其他并发症

部分结直肠癌患者为老年人,常常合并有心肺功能异常,静脉输液过多过快,常常会引起心力衰竭、肺水肿、组织水肿等并发症。另外,对于营养状态良好的患者,补充过多营养和能量,将加重机体负担,不但不降低手术并发症反而会增加手术并发症,甚至会引起病死率增高。总之,营养支持治疗是结直肠癌根治术后患者综合治疗的重要组成部分,临床医师需要认识肠外、肠内营养相关并发症,从而采取有效预防和治疗措施,减少并发症带来的危害,改善营养治疗的效果。

（杨道贵　杜文峰）

第四章

结直肠肿瘤术中意外损伤

外科手术是治愈结直肠肿瘤的有效手段，目前外科手术可以通过多种技术手段完成，包括传统的开腹手术、腹腔镜及 3D 腹腔镜手术、机器人外科技术及自然通道外科技术等。无论采用何种手术技术，在完成根治手术的同时，都可能损伤邻近血管和脏器，技术手段不同，手术入路的差异，切除范围的差异，可能损伤的脏器也有所不同。例如，腹腔镜手术插入穿刺器时可能造成腹壁血管和腹腔内脏器损伤，包括肠系膜、血管、空腔脏器等；达芬奇机器人手术没有触觉，可能牵拉损伤系膜和血管；腹腔镜手术由于烟雾影响术野不清晰，可能对邻近脏器造成损伤；血管夹闭器不能完成闭合血管夹，牵拉损伤血管；器械粗糙，关节不灵活，清扫淋巴结时可能意外损伤血管；术者解剖层次不清，助手配合不良，可造成术中意外事件；下拉结肠边缘血管，可造成损伤出现肠管缺血，尤其在直肠癌根治手术分离盆腔时，可造成骶前静脉丛损伤，出现术中大出血，此种情况需要紧急应对和处理；取出标本时切口小、肿瘤大，勉强牵拉可损伤系膜血管，在右半结肠切除术取出标本时可牵拉损伤肠系膜上静脉等。所以一个成功的手术要避免任何在操作过程中可能导致的损伤。腹腔镜一般选择 5 孔操作法，观察孔在脐和耻骨联合之间的中点，以脐部为中心布置左右操作孔。从手术开始操作时就应该注意预防术中可能的意外损伤，插入穿刺器前轻轻向上牵拉腹壁，腹肌应充分松弛，否则，腹腔空间狭小，容易刺伤肠系膜及腹膜后血管，导致出血和血肿。观察孔的穿刺器可采用开放法在直视下插入，尤其有腹部手术史的患者。穿刺孔要避开腹部手术瘢痕。腹腔探查时，注意腹腔内有无粘连，用无创夹持钳夹持肠管时力度应适当，方向正确，不要损伤小肠浆膜和系膜，尤其近端肠管有积液和胀气时，不要夹破肠壁导致肠管穿孔、肠液外渗。注意操作夹持钳经过的腹腔内径路，不要发生未意识到的意外损伤，助手操作时注意应避免夹持、牵拉过度，以免引起肠系膜出血、拉伤及肠管浆膜层损伤。尽管多数情况下，某些术中损伤可以避免，但是，发生术中损伤的情况比较复杂，因素较多，有时难免会出现意外，一旦发生需要及时应对和正确处理，避免造成进一步损害。根据损伤部位可以大致分为血管性、空腔脏器、实质脏器、泌尿系统、生殖器官损伤等。

第一节　血管损伤出血

结直肠癌根治术由淋巴结清扫及肠管切除、重建组成。结肠癌和直肠癌根治术一般是全结肠系膜切除术（complete mesocolic excision，CME）或者全直肠系膜切除术（total mesorectal excision，TME）+D₃淋巴结清扫，淋巴结清扫与血管分布、走行及变异有密切关系，尤其右半结肠癌根治术，由于显露、裸化肠系膜上静脉和广泛分离腹膜、系膜，会增加损伤的风险。直肠癌患者病期较晚，手术膜平面错误，可损伤骶前静脉丛，出现术中大出血，勉强切除腹膜会阴筋膜（迪氏筋膜，Denonvillier's fascia）会损伤前列腺固有包膜，出现术中前列腺静脉丛出血。如何避免术中意外出血是术者必须面对和解决的问题。术前MDT讨论和准确地术前评估、纠正患者的一般情况是预防并发症的基础，如术前CT血管成像（computed tomography angiography，CTA）评估肠系膜上动脉系统血管的分支类型、中结肠动脉与胰腺下缘的距离、肠系膜上静脉外科干的长度、胃结肠干（henle trunk）的属支类型、与中结肠静脉的关系等；术前影像检查评估肿瘤有无浸润十二指肠和肝脏、是否有肝转移、有无近端结肠和回肠梗阻、有无腹膜播散和腹水等。根治术中结扎、切断相应的主干血管后，保留肠管血供如何代偿，肠管血供以吻合口吻合是否安全、可靠，均与术后并发症的发生有密切关系。如何预防和应对术中大血管损伤，关系到术中安全，与术者技术水平和应急能力有关。

一、肠系膜上动、静脉

术中意外损伤大血管是比较严重的术中并发症，根据日本内镜学会统计，腹腔镜下结直肠癌手术术中出血发生率为4.1%。术者要在术前清楚地了解每个病例的血管走行和容易发生出血的解剖学部位，术前进行3D-CTA检查，明确血管走行和分布，如回结肠动脉（ileocolic artery，ICA）走行在肠系膜上静脉（superior mesenteric vein，SMV）前方还是后方，有无右结肠动脉（right colic artery，RCA）、右结肠静脉（right colic vein，RCV）、中结肠动脉（middle colic artery，MCA）的发出部位和分支形态，中结肠静脉（middle colic vein，MCV）与胃结肠干的关系，明确血管走行和肿瘤的位置关系等。出血主要发生在沿肠系膜上静脉表面清扫203、213、223组淋巴结和解剖外科干（surgical trunk）时。在十二指肠水平部下方寻找回结肠动、静脉时，助手向外上方牵拉回结肠动、静脉的力度要适度，不要过度、暴力牵拉，以免导致系膜出血，张力过大有时难以清楚显示回结肠血管下方的凹陷。靠近回结肠血管根部附近切开凹陷部位时，正确的间隙是上、下面光滑，稍有光泽，中间有疏松结缔组织，两侧面可见不同走行方向的小血管，分离平面为无血管间隙。沿系膜切开到达回结肠动、静脉根部附近，在处理回结肠动、静脉时，助手牵拉张力应适度，可避免损伤回结肠静脉（ileocolic vein，ICV）。术者裸化回结肠动、静脉，尤其是回结肠静脉时，动作要轻柔，注意超声刀工作面可热损伤肠系膜上静脉和回结肠静脉根部（图4-1-1）。充分游离升结肠后间隙后，可以向前上方抬起回结肠系膜，游离一段回结肠静脉后，再裸化回结肠静脉根部，用小号血管夹夹闭、切断。ICA走行于SMV前方或后方时，发生意外的情况也不相同。回结肠动脉走行在肠系膜上静脉前方时，处理回结肠动脉根部时可损伤肠系膜上静脉前壁；回结肠动脉走行在SMV后方时，牵拉、裸化回结肠动脉根部可把肠系膜上动脉牵拉到肠系膜上静脉右侧，裸化回结肠动脉根部时可能损伤根部与肠系膜上动脉（superior mesenteric artery，SMA）的交界部位或肠系膜上静脉的右后壁（图4-1-2）。在ICA根部附近放置一块小纱布，发生ICV损伤出血时，先用小纱布轻轻压迫，助手用吸引器吸净附近积血或轻轻贴附血管壁损伤的开口，用血管缝合线连续缝合止血。如果已经游离了ICV，可以用血管夹夹闭、止血（图4-1-3）。从SMV确认ICV根部时，周围有小的血管分支，沿着回结肠静脉裸化血管的同时，采用超声刀慢挡凝固模式仔细止血，可以有效防止细小血管损伤出血。沿肠系膜上静脉清扫外科干周围淋巴结时，用分离钳伸入SMV前面平面，SMV前方有一个疏松间隙，可以较为容易地分离开静脉前壁和膜状组织，这样可以安全打开SMV血管鞘，沿SMV表面清扫淋巴结，裸化SMV。沿SMA清扫动脉周围淋巴结时，在血管神经鞘的外层进行淋巴结清扫。处理ICA时，如果损伤会喷射状出血，用分离钳夹闭出血近端，用血管夹夹闭、止血。注意分离回结肠动脉根部周围时不要烧灼、损伤肠系膜上静脉和回结肠静脉。处理SMV后方走行的ICA时，牵拉可导致肠系膜上动脉走行在右侧，注意不要损伤动脉主干。沿SMA继续清扫到中结肠动脉（middle colic artery，MCA）根部，MCA自SMA发出的根部比中结肠静脉（middle colic vein，MCV）汇入

SMV 的根部位置低。MCA 通常在胰腺下缘 3~5cm 发自 SMA，然后向右前方走行。清扫中结肠动脉周围淋巴结根部时，助手展开横结肠系膜，如果为结肠右曲（肝曲）附近或横结肠右半部分肿瘤，在中结肠动脉根部夹闭、切断。

如果术中损伤 SMV，先用纱布压迫出血部位，助手准确吸引，不要使吸引力度过大，肠系膜上静脉出现大的裂口时，用 4-0 Prolene 血管缝合线修补（图 4-1-4）。如果肠系膜上静脉周围有肿大淋巴结或肿瘤压迫、损伤严重，无法修补或缝合后狭窄，可以进行人造血管移植重建。

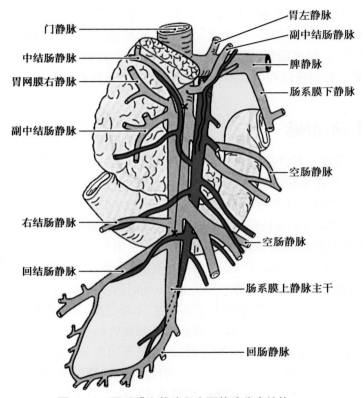

图 4-1-1　肠系膜上静脉和主要静脉分支结构

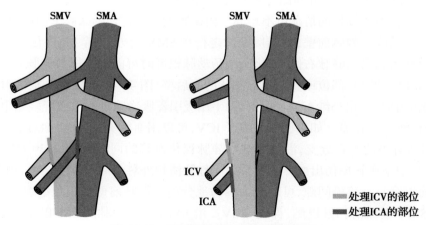

图 4-1-2　分离回结肠动脉时易损伤部位

分离回结肠动脉时可损伤肠系膜上静脉前壁、右后壁或牵拉损伤肠系膜上动脉。

SMV. 肠系膜上静脉；SMA. 肠系膜上动脉；ICV. 回结肠静脉；ICA. 回结肠动脉。

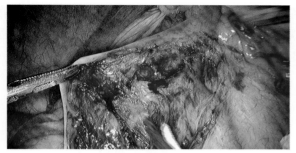

图 4-1-3 回结肠静脉止血方式
回结肠静脉或周围小的分支出血,可以用
超声刀慢凝模式止血和血管夹夹闭止血。

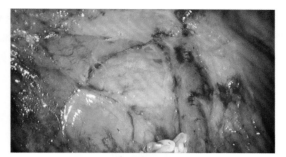

图 4-1-4 肠系膜上静脉止血方式
肠系膜上静脉撕裂出血,先纱布压迫,
用血管缝合线缝合修补裂口。

二、胃结肠干

胃结肠干(gastrocolic trunk,GCT),英文为 Henle trunk,位于胰头前面,血管分支变异较大,解剖学变异多样、属支众多,筋膜结构复杂。主要由胃网膜右静脉、胰十二指肠下静脉、右上结肠静脉等汇合而成。汇入胃结肠干的结肠血管,副中结肠静脉占 58%,右结肠静脉占 28%,中结肠静脉占 18%(图 4-1-5、图 4-1-6),因此,在右半结肠癌根治术中,清扫胃结肠干部位的淋巴结时往往容易出血,且难于止血。

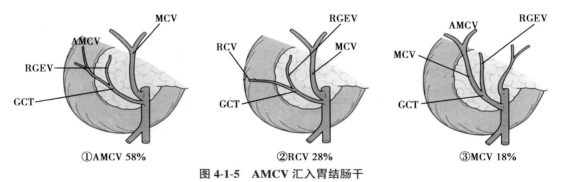

①AMCV 58%   ②RCV 28%   ③MCV 18%

图 4-1-5 AMCV 汇入胃结肠干
AMCV 汇入:①副中结肠静脉(AMCV)与胃网膜右静脉(RGEV)形成胃结肠干,占58%;②右结肠静脉(RCV)参与形成胃结肠干,占28%;③中结肠静脉(MCV)与副右结肠静脉(AMCV)形成共同干后,再与胃网膜右静脉(RGEV)形成胃结肠干,占18%。胃结肠干形成率为69%。
MCV. 中结肠静脉;AMCV. 副中结肠静脉;RGEV. 胃网膜右静脉;RCV. 右结肠静脉;GCT. 胃结肠干。

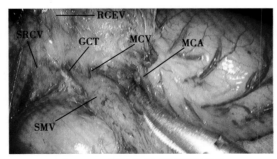

图 4-1-6 胃结肠干附近解剖结构
胃结肠干有副右结肠静脉、胃网膜右静脉汇入,中结肠静脉有时也
汇入胃结肠干,中结肠动脉走行方向不同,容易损伤导致出血。
SMV. 肠系膜上静脉;MCA. 结肠中动脉;MCV. 结肠中静脉;
RGEV. 胃网膜右静脉;GCT. 胃结肠静脉干;SRCV. 副右结肠静脉。

　　幽门下静脉（infrapyloric vein，IPV）和胃网膜右静脉汇合的情况比较少，多半与胰十二指肠上前静脉汇合（图 4-1-7）。中结肠静脉有时存在 2 条，84.5% 的病例回流至肠系膜上静脉，12.1% 的病例回流至胃结肠干。胃结肠干的分支类型和汇入部位与术中意外出血有关。

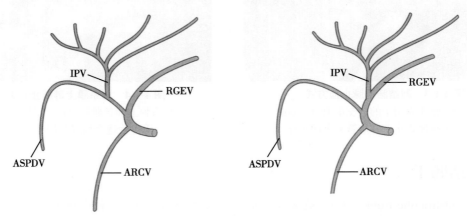

图 4-1-7　形成胃结肠干时，幽门下静脉的汇入形式
ASPDV. 胰十二指肠上前静脉；RGEV. 胃网膜右静脉；ARCV. 副右结肠静脉；IPV. 幽门下静脉。

　　按照解剖层次进行逐层分离是防止出血的重要方法，沿肠系膜上静脉表面从下到上清扫胃结肠干，再离断胃结肠韧带，清扫胰腺下缘肠系膜上静脉周围淋巴结和胃结肠干周围淋巴结，到副中结肠静脉根部，夹闭、切断。然后把横结肠系膜从胰头前面剥离下来，直到游离至十二指肠外侧 Toldt 筋膜（图 4-1-8）。清扫胰腺下缘淋巴结有顺行法（由中枢向末梢方向）和逆行法（从末梢向中枢方向），但是顺行法有时会意外损伤中结肠动脉，发生意外损伤出血。

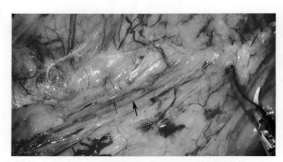

图 4-1-8　分离右半结肠腹膜后间隙
沿 Toldt 筋膜间隙分离右半结肠腹膜后间隙，透过菲薄筋膜
可见输尿管（黑色箭头）和生殖血管（蓝色箭头）。

　　根据大宗病例统计，80% 的病例存在胃结肠干，90% 的病例可见副右结肠静脉，牵拉右侧结肠时胃结肠干容易裂伤，发生出血。汇入胃结肠干的血管包括右结肠静脉、副右结肠静脉、中结肠静脉、副中结肠静脉、胃网膜右静脉和胰十二指肠上前静脉（图 4-1-9）。副右结肠静脉和右结肠静脉分支类型有 4 种，有时直接流入肠系膜上静脉，不汇入胃结肠干。从回结肠动脉和右结肠动脉到胃结肠干的平均距离和最短距离分别为 15.8mm 和 3.9mm。术中要根据血管的组织学特性、分支类型及与筋膜关系来分别处理，预防损伤出血（图 4-1-10）。有时分离平面过深可导致胰腺前方实质出血，可以用电凝吸引止血器有效止血。胰腺实质内有几根小静脉直接汇入胃结肠干或其分支，静脉壁非常薄，需要小心仔细操作，事先游离好筋膜，牵拉系膜内血管，分离血管周围淋巴结，夹闭、切断（图 4-1-11）。胰十二指肠上前静脉汇入胰头前方，如果分离附近胰前筋膜，可能会损伤主干和分支导致出血，一旦发生出血，可以用电凝吸引止血器电凝止血或缝扎止血（图 4-1-12）。牵拉力度稍大或错误使用超声刀工作面接触血管表面，损伤后渗血较多，可以缝扎止血或柔性电凝吸引棒止血或缝扎止血。

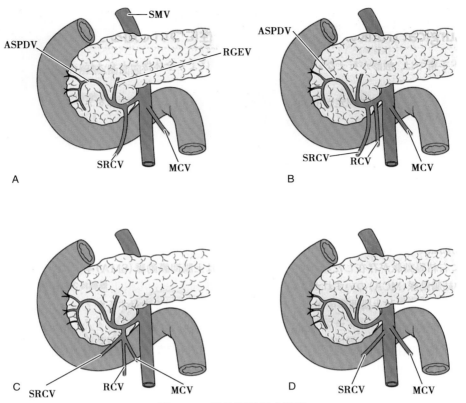

图 4-1-9　胃结肠干组成类型

A. 右结肠静脉缺失型；B. 最为常见，由 ASPDV、SRCV、RCV 逐渐分别汇合形成胃结肠干；
C.SRCV 与 RCV 及 MCV 汇合后，再走行一段汇入胃结肠干；D.SRCV 直接汇入 SMV，没有参与形成胃结肠干。

ASPDV. 胰十二指肠上前静脉；RGEV. 胃网膜右静脉；SMV. 肠系膜上静脉；MCV. 中结肠静脉；SRCV. 副右结肠静脉；RCV. 右结肠静脉。

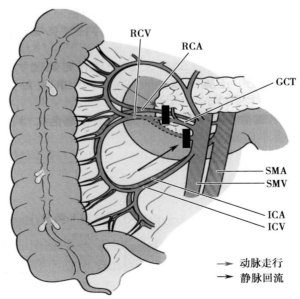

图 4-1-10　胃结肠干周围常发生出血的部位

RCV. 右结肠静脉；RCA. 右结肠动脉；GCT. 胃结肠干；SMV. 肠系膜上静脉；SMA. 肠系膜上动脉；ICV. 回结肠静脉；ICA. 回结肠动脉。

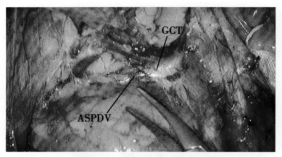

图 4-1-11　胰腺实质内走行血管直接汇入胃结肠干
ASPDV. 胰十二指肠上前静脉；
GCT. 胃结肠静脉干

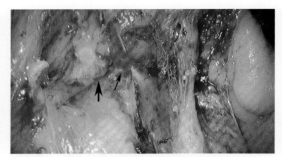

图 4-1-12　分离胰前筋膜易损伤的血管
胰十二指肠上前静脉（粗箭头）和胃网膜右静脉汇合成胃结肠干，若分离此处胰前筋膜（细箭头所指菲薄处），容易损伤血管造成出血。

三、中结肠动、静脉

中结肠动脉（middle colic artery，MCA）发自肠系膜上动脉，在胰腺下缘 3~5cm 发出，向右侧走行在肠系膜上静脉前面，分支出中结肠动脉左、右分支。中结肠静脉多数情况为 1 个分支，在胰腺下缘汇入肠系膜上静脉，84.5% 的病例中结肠静脉汇入肠系膜上静脉，12.1% 与胃结肠干汇合，有时在清扫胃结肠干周围淋巴结时，可能损伤中结肠静脉。在清扫中结肠动脉周围淋巴结及游离、裸化中结肠动脉左支时，注意避免损伤中结肠动脉壁，避免出现中结肠动脉出血，同时，由于伴行静脉主干往往位于动脉右上方，要了解中结肠动、静脉的走行，不要过度牵拉或分离，以防止损伤中结肠静脉。预防措施：①术前 CTA 检查，仔细阅片熟悉中结肠动脉的解剖与变异，明确血管的走行。②术中游离、裸化血管需小心谨慎，不可操之过急。如发生意外血管损伤出血，助手应充分显露并以吸引器清理术野，明确出血部位，如为可结扎切断的血管，可钳夹血管近侧端控制出血，再用止血夹夹闭，镜下缝合结扎止血，也可以选择内镜下的电刀、超声刀及 LigaSure 等能量设备来止血；如出血部位为中结肠血管靠近肠系膜上血管的部位，血管近端无法夹闭，则可选择使用血管缝线缝扎血管壁达到止血目的。

沿中结肠动脉清扫周围淋巴结及游离、裸化中结肠动脉右侧分支时，注意不要牵拉损伤中结肠静脉。如果出现损伤，可以夹闭、止血。中结肠动脉走行的方向不同，牵拉角度不同，清扫过程中可能损伤中结肠动脉壁，但需要保留中结肠动脉主干，夹闭后用 6-0 Prolene 血管缝合线缝合、修补。裸化肠系膜上动脉时，注意不要损伤肠系膜上动脉发出到回结肠的主要动脉分支（图 4-1-13）。

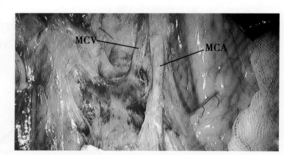

图 4-1-13　中结肠动脉发出部位及分支
中结肠动脉发自肠系膜上动脉的部位和中结肠静脉回流的部位不同，中结肠动脉分出左右分支的部位不同，注意不要损伤中结肠动、静脉。
MCV. 结肠中静脉；MCA：结肠中动脉。

四、肠系膜下动、静脉

全直肠系膜切除术（total mesorectal excision，TME）+D₃ 淋巴结清扫术中肠系膜下动脉（inferior mesenteric artery，IMA）损伤的预防和处理：术中一旦出现肠系膜下动脉损伤，根据损伤的位置和严重程度不同，处理方法也不一样。如损伤位置为非根部，仅为部分断裂、损伤裂孔较小，助手用吸引器轻柔吸引积血，尽量保持出血部位不被淹没，用分离钳迅速准确夹闭血管两侧，以血管缝线缝合血管壁止血；如损伤裂孔较大，甚至横断，无法缝合血管壁，可暂时先控制出血，然后在肠系膜下动脉距根部 0.5~1.0cm 裸化、结扎离断；如损伤位置为肠系膜下动脉根部，无法使用分离钳夹闭出血部位近心端血管，出血速度不快时，仍可在腹腔镜下完成止血，需要助手吸引显露出血部位，使用 3-0 或 4-0 血管缝线缝扎止血，若出血速度快，腹腔镜下无法完成或经腹腔镜尝试后仍无法有效止血，建议立即纱布按压，并果断中转开腹手术，直视下操作。

肠系膜下静脉（inferior mesenteric vein，IMV）损伤的预防和处理：肠系膜下静脉和左结肠动脉紧贴上行，可以走行于左结肠动脉的内侧或外侧（图 4-1-14），所以解剖左结肠动脉时须格外小心，防止损伤肠系膜下静脉而导致出血。当肠系膜下静脉及其分支发生损伤时，可以暂时控制出血，需注意静脉壁比动脉壁薄，吸引力过大可能导致静脉出现更大的裂口，然后在胰腺下缘处分离并结扎、离断肠系膜下静脉。如果损伤部位靠近肠系膜下静脉根部汇入肠系膜上静脉或脾静脉处，无法以血管夹夹闭，可使用 3-0 或 4-0 血管缝合线修补血管壁。

五、边缘动脉弓

Drummond 边缘动脉弓损伤的预防和处理：Drummond 边缘动脉弓是肠系膜上动脉（superior mesenteric artery，SMA）及肠系膜下动脉（inferior mesenteric artery，IMA）的主要交通支之一，也是高位结扎肠系膜下动脉后左侧结肠术后主要的血供来源之一。虽然 IMA 结扎后 Drummond 边缘动脉弓内血流会有不同程度的下降，但只要 Drummond 边缘动脉弓在术中能完整保留，即使切断一两支结肠血管，也不会出现相应肠袢的缺血坏死。中结肠动脉左支与左结肠动脉在脾曲的交通边缘支血管不连续，称为"Griffith 关键点"，较易出现缺血（图 4-1-15），故术中保护 Drummond 边缘动脉弓尤其是脾曲的边缘支具有重要意义。正常情况下，Drummond 边缘动脉弓的管径较细，血管造影基本不显示，术前难以判断其形态，所以术中应注意 Drummond 边缘动脉弓的走行和分布，尤其在裁剪肠系膜时，应避免损伤血管弓以保证吻合口有充足血供。如术中一旦出现 Drummond 边缘动脉弓损伤出血，在充分显露出血点后，可使用血管夹夹闭止血或血管缝线缝扎止血；在彻底止血后，需观察肠管血供情况，如出现血供障碍，则需切除该部分肠管，以确保吻合口的血供。

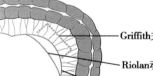

结肠边缘动脉弓

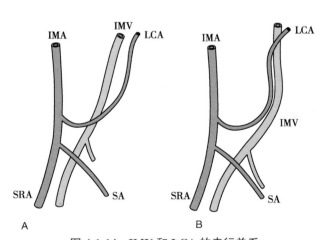

图 4-1-14　IMV 和 LCA 的走行关系
A. LCA 走行于 IMV 外侧（70%）；B. LCA 走行于 IMV 内侧（30%）。
IMA. 肠系膜下动脉；IMV. 肠系膜下静脉；LCA. 左结肠动脉；
SA. 乙状结肠动脉；SRA. 直肠上动脉。

图 4-1-15　Griffith 关键点、Riolan 动脉弓与 Drummond 边缘动脉弓

六、Riolan 动脉弓

Riolan 动脉弓损伤的预防和处理：Riolan 动脉弓是肠系膜上动脉发出的中结肠动脉左支与肠系膜下动脉发出的左结肠动脉升支构成的吻合支，也是高位结扎肠系膜下动脉后左侧结肠术后主要的血供来源之一。正常情况下，Riolan 动脉弓血流缓慢，血流少，动脉造影不易显示，而且 Riolan 动脉弓的变异较大，

有的患者 Riolan 动脉弓缺如。当 IMA 高位结扎后,肠系膜上动脉可通过 Riolan 动脉弓为左半结肠提供侧支供血,一旦 Riolan 动脉弓变异或缺失则影响肠管的血供,故术中注意保护 Riolan 动脉弓对改善结肠血管的侧支循环有很大帮助。Al-Asari 提出"肠系膜下静脉(inferior mesenteric vein,IMV)关键三角",该三角由 IMV、胰腺下缘、左结肠动脉(left colic artery,LCA)组成(图 4-1-16),Riolan 动脉弓可位于胰腺下缘或与 IMV 伴行而存在于该三角区,IMV 高位结扎容易损伤该动脉弓。因此,结直肠癌患者术前须行 CTA 以指导手术,术中应注意 Riolan 动脉弓的走行和分布,在分离、裸化 IMV 时需格外小心,避免损伤 Riolan 动脉弓。如术中一旦出现 Riolan 动脉弓损伤出血,助手持吸引器帮助显露和吸尽积血,找到出血血管,用血管缝合线修补;如血管损伤严重,无法修补,则需要血管夹夹闭或血管缝线缝扎止血,在彻底止血后,也需观察肠管血供情况,如出现血供障碍,则需切除该部分肠管。

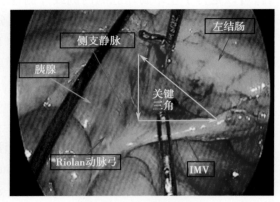

图 4-1-16　IMV 关键三角
IMV. 肠系膜下静脉。

七、脾血管及左肾静脉

脾动、静脉走行于胰腺后方,在从尾侧向头侧游离左侧横结肠系膜时,容易进入胰腺后方,此时需注意胰腺的位置,切勿游离过高,否则可能会损伤脾动、静脉。在胰尾、脾门处,结肠左曲肠管与脾、胰腺距离较近,所以,在分离结肠左曲时,需注意沿正确的手术平面分离,否则容易损伤脾动、静脉及其分支,如胃网膜左动、静脉。脾动、静脉的分支损伤出血,可以在显露清楚出血位置后,将损伤部位的近端、远端血管分别夹闭止血;术中一旦损伤脾动脉主干,如出血速度不快,可在腹腔镜下处理,由助手持吸引器显露术野,找到出血点,用血管缝合线缝合、修补;如出血速度快,腹腔镜下难以处理,则需暂时以小纱布压住出血处,迅速中转开腹,直视下用血管缝合线缝合、修补。如果脾动、静脉的损伤无法修补,可在近、远端分别夹闭血管,切除脾脏。

左肾静脉走行于腹膜后,在肾筋膜(杰罗塔筋膜,Gerota fascia)下方,一般情况下不易损伤(图 4-1-17)。但在 BMI 偏低的患者中,腹膜后脂肪少,左肾静脉紧贴肾筋膜,分离结肠系膜过程中可能会损伤。术中如损伤左肾静脉,处理原则类似脾动、静脉损伤,如出血速度不快,可在腹腔镜下处理,用血管缝合线缝合、修补;如出血速度快,则需迅速中转开腹,直视下用血管缝合线缝合、修补。

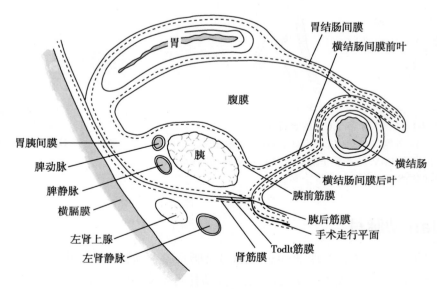

图 4-1-17　横结肠系膜与周围血管、器官的关系(矢状面)

八、左结肠动脉、乙状结肠动脉、直肠上动脉

左结肠动脉（left colic artery，LCA）、乙状结肠动脉（sigmoid artery，SA）和直肠上动脉（superior rectal artery，SRA）损伤的预防和处理：LCA、SA、SRA 均为肠系膜下动脉的分支，根据它们之间的关系，分为 4 型，Ⅰ 型（直乙共干型）为乙状结肠动脉和直肠上动脉共干；Ⅱ 型（左乙共干型）为乙状结肠动脉和左结肠动脉共干；Ⅲ 型（全共干型）为左结肠动脉、乙状结肠动脉和直肠上动脉三分支均起自同一起点；Ⅳ 型（无左型）为无左结肠动脉（图 4-1-18）。Ⅰ~Ⅳ 型所占比例分别为 38%、12%、45% 和 5%。拟行左半结肠切除术，术前应行血管成像，如 CTA 或 MRA，了解肠系膜下动脉的分支血管分型及左结肠动脉发出点距肠系膜下动脉根部的距离，术中清扫 253 组淋巴结、裸化肠系膜下动脉时，需注意左结肠动脉发出点的位置，避免损伤其根部；分离左结肠系膜时，首先应检查其表面是否有搏动性血管横跨，并且要逐层切开，避免损伤左结肠动脉和乙状结肠动脉。出现血管损伤意外的处理措施：①若术中出现左结肠动脉或乙状结肠动脉损伤出血，助手持吸引器帮助显露和吸尽积血，准确定位出血血管及位置，以各类止血血管夹止血；需注意后续的肠管切除，包括对应结扎的血管支配范围，避免远端肠管缺血坏死。②若术中损伤左结肠动脉根部、乙状结肠动脉根部或直肠上动脉，肠系膜下动脉无法保留时，可选择暂时先控制出血，然后在肠系膜下动脉根部结扎、离断，并清扫 253 组淋巴结。

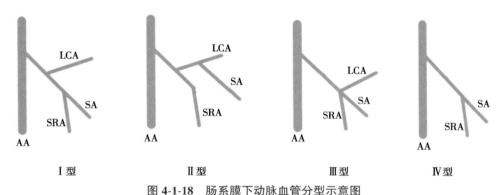

图 4-1-18　肠系膜下动脉血管分型示意图

AA. 腹主动脉；LCA. 左结肠动脉；SA. 乙状结肠动脉；SRA. 直肠上动脉。

九、髂总动、静脉及腹主动脉、下腔静脉

回盲部肿瘤或升结肠肿瘤直径较大，有时肿瘤组织周围导致的炎性浸润，可能与右侧髂总动、静脉严重粘连，分离时注意避免损伤。游离动脉时可以沿动脉壁表面进行分离，打开血管鞘充分裸化可更安全地进行游离；分离静脉时，注意操作轻柔，避免暴力牵拉，注意避免撕裂静脉。损伤髂总动脉或髂外动脉时，首先用手指压迫出血部位，出血点的近端和远端分别夹血管阻断钳，用肝素盐水冲洗干净血凝块，用 4-0 Prolene 血管缝合线缝合、修补。髂总静脉或髂外静脉损伤出血，可以用心耳钳夹闭血管壁损伤处，用 4-0 Prolene 血管缝合线连续缝合、修补。清扫腹主动脉和下腔静脉周围淋巴结时，处理原则基本与髂总动、静脉的处理原则类似，避免损伤大血管壁及发出的左右侧腰动、静脉。分离血管时，牵拉及分离时应注意方向、角度和力度，避免由于牵拉不当导致血管壁损伤、出血。一旦出现出血，分支血管可予以夹闭、切断，而主干血管需要缝合、修补。

乙状结肠肿瘤或直径较大的降结肠肿瘤，有时会压迫左侧髂总动、静脉，分离时容易损伤；在分离乙状结肠系膜与侧腹膜之间的先天粘连时，可能会损伤髂血管或其分支造成大出血。故在左半结肠切除术中，需由助手提供良好的持续牵引力，术者可以准确进入正确的手术平面，避免损伤血管；避免分离髂静脉时大力牵拉而导致血管壁撕裂。术中一旦损伤髂总动脉（common iliac artery，CIA）或其分支时，如果出血量不大，可腹腔镜下由助手显露出血点，迅速在出血处的近端和远端夹血管阻断钳，用血管缝合线缝合、修

补；如出血量大，无法在内镜下完成，需迅速用纱布按压出血部位，中转开腹，再处理损伤的血管。如果髂总动脉破裂程度严重，难以使用缝合线缝合、修补，则可行血管重建术，切除损伤的髂总动脉段，远端一期闭合，将同侧的髂内动脉距始发处 7cm 段切断，远端结扎，近端与髂总动脉近端吻合（图 4-1-19），使髂总动脉和髂外动脉之间的血管连续性得以恢复（图 4-1-20）。若损伤髂总静脉或其分支导致出血时，可以先找到出血点，再用血管缝合线缝合、修补血管壁。

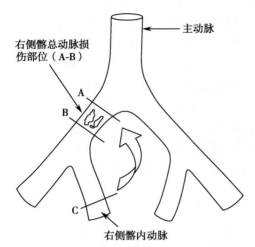

图 4-1-19　髂总动脉损伤和髂内动脉转移重建术

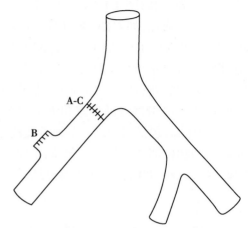

图 4-1-20　重建后的髂总动脉

十、骶前静脉

直肠癌手术中大出血的原因很多，主要有骶前静脉丛出血、前列腺损伤出血、髂内血管出血或阴道损伤出血等。其中最常见的是骶前静脉丛出血，骶前静脉大出血（massive bleeding of pre-sacral vein, MBPSV）的发生率虽然较低（2%~5%），但一旦发生，后果严重，病死率为 11%~20%。就出血量而言，大出血通常指造成患者血流动力学改变的出血，量大且迅速，出血量＞800~1 000ml，多则数千毫升，直接导致失血性休克，甚至危及生命。

（一）骶前静脉相关解剖（图 4-1-21）

骶前静脉是指位于骶骨与直肠后壁之间的一个狭长区域中的静脉丛，包括骶前静脉丛和骶椎椎体静脉。骶前静脉丛由两侧的骶外侧静脉（lateral sacral vein, LSV）、骶正中静脉（median sacral vein, MSV）及二者间的交通静脉组成的静脉网组成，位于骶前筋膜深面，紧密附着于骶骨骨膜，缺少瓣膜。交通支常呈横向阶梯样分布，与纵向的骶正中静脉和骶外侧静脉形成网格样结构，部分分支血管通过骶骨前面的骨孔进入骶骨，通过椎体静脉与骶管内静脉丛广泛沟通。骶前筋膜与直肠深筋膜之间存在一疏松结缔组织间隙，称为骶前间隙。

骶椎椎体静脉常以静脉窦形式存在于远侧骶椎椎体，其口径常为 2~5mm。向前方骨孔穿出后即汇入骶前静脉丛（椎外静脉丛）属支，其后侧的静脉窦发出的众多分支，"伸入"厚度仅为 1cm 的骨松质，与组成骶管内静脉丛的椎体静脉相连接。

骶前静脉实际是脊椎静脉系统的尾端部分，该系统的静脉支缠绕于从颅底至尾骨的整个脊椎椎管内外。以椎管为界，分椎内静脉系统和椎外静脉系统。在骶骨部位，骶前静脉丛即椎外静脉系统的尾端部分，而骶管内静脉丛即为椎内静脉系统的尾端部分。

因此，骶前静脉损伤的出血来自整个脊椎静脉系统的"血库"，而且骶前静脉经两侧的骶外侧静脉连接髂内静脉，经骶正中静脉连接左髂总静脉，并与下腔静脉连接。由于脊椎静脉系统和腔静脉系统均无静脉瓣膜，二者的血液可相互连通，故骶前区静脉损伤后下腔静脉系统的血液也参与了大出血过程。

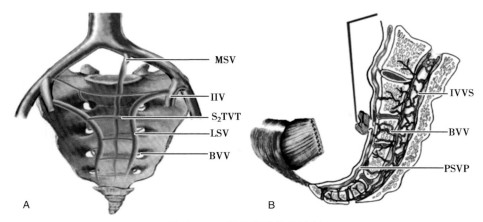

图 4-1-21　骶前静脉相关解剖

A. 骶前静脉丛解剖；B. 骶椎椎体静脉解剖。

MSV. 骶正中静脉；IIV. 髂内静脉；S₂TVT. 骶₂横静脉干；LSV. 骶外侧静脉；BVV. 椎体静脉；IVVS. 椎内静脉系统；PSVP. 骶前静脉丛。

综上所述，骶前静脉出血之所以严重，有以下 4 个原因：①骶前静脉丛在手术时处于脊椎静脉系统的低位，静脉压较大；②骶前静脉丛纵横交错，且有扩张的静脉窦，脊椎静脉系统缺少瓣膜，相当一个贮血池，相互连通，故出血量大，不易自止；③骶前静脉丛通过骶骨前面的骨孔进入骶骨，血管破裂后回缩至骨孔内，止血困难；④骶前静脉被筋膜牵拉固定，破裂后无法收缩，保持敞开状态，出血迅速，难以自行止血。

（二）病因

1. 对盆腔筋膜的解剖关系不熟悉，分离直肠后壁时层次过深，损伤 Waldeyer 筋膜及其下方骶前静脉丛。

2. 肿瘤向直肠后方浸润时，累及骶前筋膜和骶前静脉丛或与其发生炎性粘连，强行切除肿瘤即可损伤静脉丛。

3. 操作粗暴，盲目钝性分离直肠后间隙，当手指遇到阻力时仍强力分离，致使骶前筋膜撕裂。

4. 行经腹会阴直肠切除术时，经腹游离直肠不够低，未超过尾骨尖，而会阴向上分离时层次太深，分离过高，将骶前筋膜自骶骨面掀起，进而撕裂骶前静脉及骶椎椎体静脉。

5. 在用吸引器吸出盆腔内积血时，误将吸引头直接吸在骶前静脉上，引起静脉破裂。骶前操作时，血管钳或缝针损伤骶前静脉。用纱布擦血时过于粗暴，损伤了骶前静脉。将乙状结肠经会阴切口拖出时，损伤骶前静脉。

（三）治疗

一旦发生骶前出血，应积极采取以下措施。

1. **压迫止血**　最初的血管破裂口往往不大，用 1~2 个手指或一块小纱布即可压住。此时需要医师镇静和有序处理，切忌慌乱中盲目钳夹或电凝止血，非常容易引起骶前静脉更广泛的撕裂，造成更大范围的出血。对破裂口较小的可先使用吸收性明胶海绵、止血纱布加干纱布压迫 5~10 分钟，常能达到止血的目的。

2. **保持患者循环系统的稳定**　出血量大而急时，应该立即停止任何带有侥幸心理的止血操作，纱布压迫骶前创面是最快速而有效的止血方法。腹腔镜手术中纱布压迫骶前止血的效果如果不佳，应尽快中转开腹手术。盲目钳夹和缝扎只会加重静脉撕裂，增加出血量。立即协调麻醉医师及护理人员进入抢救程序，监测生命体征，增加静脉通道，快速补液、输血，给予抗休克治疗，尽快恢复患者正常的血流动力学状态。稳定的循环状态是开展后续止血工作的基础。

3. **获得足够的空间便于止血操作**　如果短时间压迫止血无效，因空间狭小又难以完成进一步止血操作，应继续用尽量小的纱布准确地压住出血点，助手用长柄器械压住小纱布，按原计划切除肿瘤，标本移除后盆腔充分显露，再采取进一步的止血措施。如果压迫止血不满意，同时标本又一时无法切下，可用热盐水纱布填塞骶前,暂时停止手术,进行输血和抗休克治疗,待病情稳定后再行手术切除。

4. 游离肌肉片电凝止血 可取切口腹直肌并剪成1.5~2cm²,厚0.5~1cm的肌肉块,用大弯钳或镊子夹住,压住出血点,再用电凝作用于大弯钳,使游离肌肉块在出血静脉表面逐渐"烧焦",与其下方的血管筋膜等软组织凝固交联,融为一体(图4-1-22)。

5. 不锈钢钉、钛钉或图钉按压止血 适于骨孔涌血,可用手指或纱布暂时压迫止血,用前端带有大网膜组织或吸收性明胶海绵的不锈钢钉、钛镍合金钉或普通金属图钉扎入骨孔,达到止血目的。若手指按压图钉有困难时,可用长血管钳夹持图钉放置于出血点处,再用器械协助按压图钉或用骨槌敲击使之嵌入骨质。最好选择不锈钢钉,普通金属图钉有生锈、腐蚀、异物反应等缺点,但紧急时取材方便。

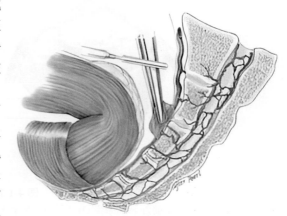

图 4-1-22 游离肌肉片电凝止血

6. 纱布填塞压迫止血 对于静脉损伤范围较大者,骶前纱布填塞压迫止血可能是最为有效的办法。可用消毒绷带或纱布垫(多个,用7号丝线串联缝为一个长带)依次填塞骶前间隙,以压迫止血,填塞要求紧而可靠,填塞前亦可在出血点预先使用吸收性明胶海绵、止血纱布等止血敷料,绷带或纱布末端从耻骨后经刀口拉出。经腹会阴联合切口者,将绷带或纱布从盆底由下而上顺序加压填塞盆腔后,纱布末端可自会阴切口拉出。填塞的纱布应该尽可能有序地摆放,以便二期手术取出并降低再次出血的风险。堵塞纱布于术后5~7天开始分次取出,一般历时5~7天取尽。在取出纱布时又发生再出血者,需再次堵塞压迫。

7. 侧支血管缝扎止血法 用指尖或长柄器械夹小布压住出血点,清理出足够的操作空间。于骶前筋膜破损区以外,选择操作方便的安全区域,观察筋膜深面的侧支静脉,用细线给予缝扎,缝扎的组织包括血管及其周围较多的坚实筋膜组织,如此缝扎不易撕脱,操作从容可靠。沿出血区缝扎一圈后,再向内侧1cm缝第二圈,以此类推,直到骶前筋膜破损区内,最后到出血点旁。如侧支血管看不清,可在出血点周围3点、6点、9点、12点处,即解剖学常见血管分支处盲缝。对于骶前多支静脉出血者,可沿两侧骶外侧静脉由近及远依次缝扎(图4-1-23)。

8. 腹腔镜下止血 腹腔镜手术因为解剖层次清晰,骶前静脉出血情况一般较少见,多数情况下血管损伤较小,易局部控制,直接小纱布压迫即可。另外可以使用Valleylab电刀、电凝棒或双极电凝,使用最大功率(120W)一次性电凝止血,多可获得满意的止血效果。

9. 对于广泛的渗血 使用止血材料压迫、止血胶喷涂创面多可奏效;如果严重出血消耗丢失了大量凝血因子、纤维蛋白原和血小板导致广泛创面渗血,可以加用血液制品及止血药,如术前有准备,可在血小板(blood platelet,PLT)低于50×10^9/L的情况下输注血小板,推荐维持血小板>50×10^9/L。患者血浆纤维蛋白原含量<1.5g/L或功能低下时,应给予纤维蛋白原治疗(浓缩制品或冷沉淀)。氨甲环酸为抗纤溶药物,能有效降低创伤患者的病死率及减少术中失血量和血液输注量。对于成人手术预计出血量或已出血量>500ml的患者可以给予氨甲环酸治疗。骶前静脉止血流程见图4-1-24。

(四)预防

一旦损伤了骶前静脉丛,处理非常困难,且较危险。因此应着重预防,术中应注意以下几点。

1. 直视下锐性分离直肠后间隙 游离直肠后间隙时应在直视下进行。分离直肠后间隙完全使用锐性分离方法,直肠后间隙内的疏松结缔组织,也应在直视下剪断。

2. 正确的解剖层次 应在直肠固有筋膜与腹下神经前筋膜之间的疏松结缔组织间隙进行分离,切断第3、4骶椎处直肠骶骨筋膜,注意保护骶前筋膜,沿骶前筋膜表面向远端分离。游离动作要仔细、轻柔,切忌盲目操作与强行分离。

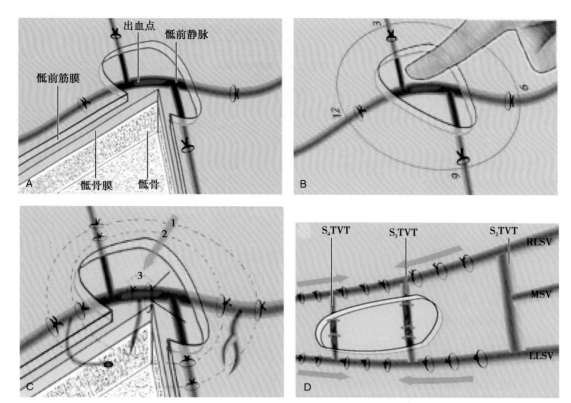

图 4-1-23 侧支血管缝扎止血法

A. 用细线缝扎破损区以外的侧支静脉；B. 在出血点周围 3 点、6 点、9 点、12 点处盲缝；C. 向内侧 1 cm 缝第二圈，直到出血点旁；D. 沿两侧骶外侧静脉由近及远依次缝扎侧支血管缝扎止血。

S_2TVT. 骶$_2$横静脉干；S_3TVT. 骶$_3$横静脉干；S_4TVT. 骶$_4$横静脉干；RLSV. 右侧骶外侧静脉；LLSV. 左侧骶外侧静脉；MSV. 骶正中静脉。

3. 术前发现直肠后壁肿瘤活动度减低或影像学检查提示肿瘤与骶骨间隙变窄或消失的病例，应先行术前新辅助放化疗，休息 6~8 周后再手术，这样可明显降低骶前筋膜受累的可能性，在游离直肠时不易撕破骶前血管，同时也可明显降低术后局部复发的风险。

4. **病变侵犯骶前筋膜的处理** 若肿瘤病变已侵及骶前筋膜且固定时，勉强切除很可能导致出血，有时即使发生大出血也难于将肿瘤彻底切除，此时可考虑中止手术或行姑息性手术。

十一、生殖血管

生殖血管表面覆盖着腹下神经前筋膜，一般走行于输尿管外侧。术中分离乙状结肠系膜时，需由助手提供持续的牵引力，以便术者进入正确的手术平面——Toldt 间隙，要保持腹下神经前筋膜的完整性，透过腹下神经前筋膜隐约可见左侧输尿管及外侧生殖血管和腰大肌，做到"隔膜见管"。如果手术分离层面过深，进入了输尿管及生殖血管的下方，则很容易将生殖血管误作系膜内血管切断（图 4-1-25）。如术中损伤生殖血管，由于其分支较多，在明确出血点后，在血管出血点两端上止血夹夹住即可，亦可使用超声刀或双极电凝等能量设备对其进行凝固止血。

十二、盆腔侧壁血管

盆腔侧壁血管来自髂血管系统，在游离层面偏外侧时可能导致损伤出血。此时应避免过度吸引或盲目电凝，明确出血点后可行电凝止血或缝扎止血。出血控制不佳时，亦可考虑游离后结扎近端血管或经 DSA 选择性栓塞供血血管。

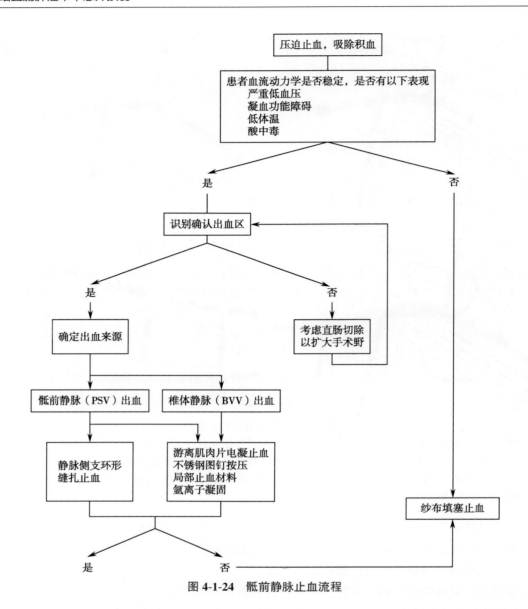

图 4-1-24　骶前静脉止血流程

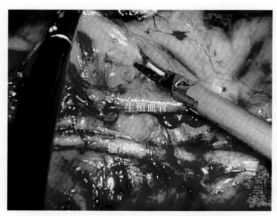

图 4-1-25　术中生殖血管与输尿管的位置关系

（韩方海　戴　勇　孙学军　剧永乐　杨世斌　李洪明　钟　林　姜金波　张　翔　王延磊）

第二节 邻近脏器损伤

一、胰十二指肠损伤

(一) 胰腺的损伤和修复

1. 右半结肠癌根治术时胰腺的损伤和修复 右半结肠癌根治术时,胰头的严重损伤并不常见,多发生于肿瘤与胰腺严重粘连或直接浸润胰腺的情况。胰头损伤多发生于强行分离肿瘤与胰头之间的粘连,导致切除部分胰头组织,甚至切断胰腺导管。医源性损伤的临床表现主要为内出血或感染性腹膜炎表现,诊断要点包括:①明确的手术史;②胰腺表面的出血或胰液的渗出,引起术后感染性休克或失血性休克;③引流液淀粉酶增高或血胰腺炎指标增高;④CT 或 B 超等影像学表现为胰腺周围肿胀、渗出、边缘不整齐等。胰腺损伤的分级:Ⅰ级,胰腺挫伤、裂伤,不伤及胰腺导管;Ⅱ级,胰腺体尾部严重裂伤,伤及胰腺导管;Ⅲ级,胰腺头部的严重挫伤或裂伤,伤及胰腺导管,未合并十二指肠损伤;Ⅳ级,胰腺头部严重裂伤,横断伤,并伴有十二指肠损伤。

处理原则:医源性胰腺损伤尤其是右半结肠癌根治术中所致胰腺损伤多数轻微,仅表现为出血。在腹腔镜或开腹状况下可见明显的胰腺表面出血,可予以纱布压迫或电凝止血器电凝止血(混合模式或喷洒模式均可),若这两种处理方法均失败,可选用 Prolene 线缝扎止血;如肿瘤侵及十二指肠或胰头、胰体尾等,需术前、术中评估切除的可能性,出现明显的胰腺裂伤、胰腺导管损伤时,需缝合胰腺端并留置引流管彻底通畅引流。

2. 左半结肠癌根治术时胰腺的损伤和修复 左半结肠癌根治术术中及术后所致胰腺损伤发生率较小。医源性损伤的临床表现主要为内出血或感染性腹膜炎表现,诊断要点包括:①明确的手术史;②胰腺表面的出血或胰液的渗出,引起术后感染性休克或失血性休克;③引流液淀粉酶增高或血胰腺炎指标增高;④ CT 或 B 超等影像学表现为胰腺周围肿胀、渗出、边缘不整齐等。

处理原则:医源性胰腺损伤尤其是横结肠癌根治术中所致胰腺损伤多数轻微,仅表现为出血,在腹腔镜或开腹状况下可见明显的胰腺表面出血,可予以纱布压迫或 Prolene 线缝合出血部位(图 4-2-1);对于胰腺损伤或横断时,可采用缝合胰腺断端并确切缝扎胰腺导管避免发生胰漏。

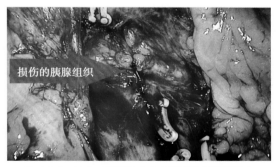

图 4-2-1 Poly 线缝扎止血处理胰腺表面出血

(二) 十二指肠的损伤和修复

右半结肠癌根治术术中导致十二指肠严重损伤的情形并不常见,多发生于肿瘤浸润胰十二指肠的情况,尤其与胰头粘连浸润或浸润十二指肠降段的情况最常见。升结肠癌与十二指肠降部浸润或严重粘连,术中损伤或误切部分十二指肠肠壁,多发生在十二指肠降部,可分为乳头以上和乳头以下部位,也有十二指肠第一部分损伤的可能。

十二指肠肠壁的损伤可以可分为三种情况:①浆肌层损伤:内脏腹膜(浆膜)和肠平滑肌层损伤,未见肠腔或肠内容物渗漏;②肠壁全层损伤:全层肠损伤,肠破裂或穿孔,肠内容物渗漏;③迟发损伤:在术中造成的肠损伤,最初未被发现,一般情况下,腹部在手术结束时关闭,肠道损伤仍然存在,导致患者在术后病情恶化。

十二指肠损伤仅局限在浆膜层可以缝合修补,注意放置好胃管并调整好位置以进行充分有效的胃肠减压。如果十二指肠全层损伤,破损范围较小时可以使用闭合器横形闭合修补或手工缝合修补;破损范围广,张力较大,直接缝合有术后裂开危险或引起十二指肠狭窄的可能,可用胃肠壁或肌瓣进行修补。覆盖十二指肠大范围缺损的方法包括十二指肠空肠吻合术、浆膜空肠修补术、空肠或回肠黏膜蒂修补术、带蒂胃瓣和带蒂胆囊移植术。于十二指肠周围放置有效引流管。如果患者一般情况较差,营养状况不良,局部损伤严重,可以进行十二指肠造口术,或者切断胃壁,进行胃空肠吻合转流。同时伴有胰头损伤时,可以进行胰十二指肠切除术。若术中没有发现十二指肠损伤,术后发现后要进行及时正确的处理。

患者在术后早期出现剧烈腹痛、发热和 / 或腹腔积液;有胆汁样引流物,引流物淀粉酶值升高;腹部CT 检查提示出现游离气体、十二指肠附近有积液;发现腹腔内脓肿,甚至患者出现腹膜炎、败血症和脓毒血症、感染性休克时,应怀疑十二指肠损伤或胆囊损伤可能。机械伤术后早期出现症状,但是烧灼性损伤可在术后 2~3 周出现症状。当唯一的症状是右肩疼痛,同时影像学检查提示右侧胸腔积液时,提示右上腹部脓肿可能位于十二指肠和胰头附近。十二指肠损伤一旦确诊,需尽早进行外科处理,有多种手术治疗选择,选择的方法取决于损伤程度、确诊时间和患者的临床情况。治疗方案包括:①简单引流和置入引流管,通过引流促使小的漏口愈合;②引流和一次缝合缺损,有或无网膜补片;③更复杂的外科手术,如十二指肠造口、胃空肠造口或空肠十二指肠吻合术等。

十二指肠损伤修复后仍有可能出现一些并发症,如缝合线渗漏,十二指肠狭窄或缝合线处梗阻,胃空肠吻合口裂开、狭窄、梗阻或边缘溃疡,任何缝合修复部位出血(十二指肠、幽门、胃空肠),以及其他与十二指肠修补术有关的并发症,包括脓肿、出血、小肠梗阻等。腹腔外并发症包括手术伤口感染、坏死性软组织感染、肺部感染、全身败血症和静脉血栓栓塞等。术中如及时发现并及时有效处理十二指肠损伤,一般不会增加病死率,如果在术后 2 天以后发现,病死率明显增加。

二、肝脏、胆囊损伤

(一)肝脏损伤

结肠肝曲附近或横结肠右侧肿瘤有时可使横结肠右半与肝脏脏面或胆囊粘连,分离时可能损伤肝脏脏面,导致小范围损伤;如果结肠肿瘤浸润肠壁全层并浸润肝脏脏面或胆囊,分离结肠右曲和右侧横结肠时可以牵拉损伤肝脏包膜或撕裂部分肝脏组织。

处理要点:肿瘤与肝脏或胆囊粘连导致的操作时出现的小范围肝脏包膜或实质损伤,可以用电凝吸引止血棒,吸引、电凝止血。如果肿瘤侵犯肝脏,可以行肿瘤和肝脏部分切除术,大的裂伤和部分肝脏切除时,可以缝扎止血。

(二)胆囊损伤

右半结肠癌手术所致胆囊损伤多为肿瘤侵犯或游离操作时不慎损伤。胆囊损伤临床表现主要为胆漏、胆管狭窄,甚至胆汁淤积性肝硬化、反复发作的胆管炎等。医源性胆囊损伤的危险因素也相对繁杂,主要包括术者因素和患者的解剖变异。此外,术中出血、术野模糊、术者对解剖结构判断不清、胆管区域解剖的错误认识、不能识别胆道系统的变异、手术过程中操作不仔细、手术器械的使用不当等均可导致手术意外而造成胆囊的损伤。医源性胆囊损伤的类型主要有灼伤、撕裂、牵拉或因胆囊管和胆总管混淆而错误结扎、分离等。

处理原则:①术前 CT 检查了解肿瘤侵犯的范围,是否需要联合胆囊切除等。②手术操作视野应清晰,避免匆忙钳夹或大块钳夹导致胆囊壁或胆管损伤。③胆囊发生小的裂孔,没有慢性胆囊炎或胆囊结石,可以缝合、修补。如果并发胆囊疾病,需要手术者,可以同时切除胆囊。早期发现并处理是避免术后并发症的关键。

三、胃壁损伤

(一)右半结肠癌根治术时胃壁损伤

结肠癌术中导致胃壁损伤的情况比较少见,主要原因包括:横结肠癌或结肠肝曲癌部分可侵犯胃壁,手术操作时会切除部分胃壁组织;结肠肝曲癌需行胃血管弓内操作来清扫第6组淋巴结时,超声刀可能对胃壁造成损伤;分离胃网膜间隙时层次不清,胃系膜和肠系膜融合紧密,向右侧游离间隙时不慎损伤胃壁组织;止血时视野不清,匆忙钳夹,超声刀止血导致胃壁损伤。主要临床表现为胃壁全层或浆膜层的损伤导致医源性胃穿孔。在术中未发现损伤,术后胃液渗出至腹腔导致患者出现感染性休克,表现为腹痛、腹膜刺激征明显、心率增快。

处理要点:术中发现全层损伤可迅速缝合,但是如何判断胃壁尤其是浆肌层的损伤是否会导致继发胃穿孔,这是避免术后并发症的关键。术中如发现胃壁浆膜层发白、凹陷、撕裂伤等应术中予以缝合修补,如有结痂覆盖胃壁,冲洗后仔细观察有无明确损伤。因此术中发现并进行及时有效的处理尤为关键。

(二)左半结肠癌根治术时胃壁损伤

主要原因包括:左半结肠癌部分可侵犯胃壁或胃癌侵犯左半结肠导致胃损伤;游离结肠左曲时层次不清,未进入网膜囊,胃血管弓内游离损伤;止血时视野不清,匆忙钳夹,超声刀止血导致胃壁损伤。主要临床表现为胃壁全层或浆膜层的损伤所致医源性胃穿孔。在术中未发现损伤,术后胃液渗出至腹腔导致患者出现感染性休克,表现为腹痛、腹膜刺激征明显、心率增快。

处理要点:术中发现全层损伤可迅速缝合,术中的处理尤为关键。如术中遗漏损伤未处理,术后出现感染性腹膜炎表现,很难判断为术中损伤所致,此时需结合引流管内容物性质、气味、量,手术录像、影像学检查来判定,必要时可行造影检查。无法判断而又需二次手术探查者,可再次腹腔镜下探查,大多可明确胃壁损伤部位并给予处理。

四、脾损伤

医源性脾损伤在腹部手术或内镜检查过程中有相当多报道,增加围手术期病死率、延长手术时间和住院时间、增加医疗费。有多种危险因素与医源性脾损伤有关,包括高龄、既往腹部手术史/存在粘连、手术技巧和熟练程度、手术设备等。患者肥胖除会增加患并存病和死亡的风险外,还可能使手术操作复杂化,理论上可导致潜在的医源性损伤,被一些学者报道为医源性脾损伤的危险因素之一。然而,目前也有证据表明,肥胖与结直肠手术损伤脾脏无关。术中医源性损伤主要与游离结肠左曲时网膜或韧带过度牵拉有关。开放手术有较高的脾损伤率,腹腔镜手术可使医源性损伤率降低近1/3。同样地,机器人手术方法可进一步降低术中损伤脾脏的概率。Masoomi 等分析了2006—2008年接受结直肠手术的975 825例患者,其中7.37%的患者通过腹腔镜完成手术,脾损伤总发生率为0.96%,其中紧急手术占1.28%,择期手术占0.72%。微创手术不是损伤脾脏的危险因素,因为:①不延长总手术时间;②可视性操作,提高手术技能;③避免张力性缺血;④更广泛的肿瘤解剖。技术准确性与谨慎的解剖/可视化可以降低医源性脾损伤的发生率。手术切除范围也与脾损伤有关,首先是横结肠切除术,导致脾损伤风险最高,其次为左结肠切除术和全结肠切除术,90%以上为左结肠切除术游离结肠左曲时发生。损伤部位多为脾下极或脾门,少数病例发生脾破裂,但是84.75%的脾损伤要进行脾切除(部分脾切除占1.70%),脾破裂修补术仅占13.55%。通过多变量风险调整模型可预测意外脾切除、住院时间和死亡概率,总结如下:非计划脾切除总发生率<1%,但左半结肠肿瘤脾切除的发生率为6%。其余部位肿瘤的脾切除发生率依次为横结肠(3.6%)、结肠左曲(29.2%)、降结肠(11.4%)、乙状结肠(2.7%)、直肠乙状结肠(2.6%)。此外,非计划脾切除使住院时间增加37.4%,特别是脾切除术使死亡率增加了40%。肿瘤生长的位置从横结肠到直乙交界处,明显增加了意外脾切除的概率。此外,非故意脾切除与住院时间延长和死亡率增加有关。结肠左曲游离与脾损伤风险的增加是独立相关的。医源性脾损伤的真实发生率很难确定,据报道,脾损伤的发生率在所有结肠手术中为0.5%~8%。真实医源性脾损伤在结肠手术中的发生率预计是0.96%。

结肠和直肠手术并不是引起医源性脾损伤的最常见手术。脾损伤发生率在内镜检查过程中(如结肠镜检查)最高。然而,医源性脾损伤与上消化道手术、肾切除、肾上腺切除(左侧)、胰尾切除、经皮肾镜取石术、腹主动脉手术、妇科手术、胸腔引流放置有关。更罕见的是,脊柱手术和心肺复苏也被描述为脾损伤的潜在危险因素。

所有涉及结肠左曲游离的手术（即横结肠切除术、左结肠切除术和全结肠切除术）均与较高的脾损伤发生率相关。韧带过度牵拉是医源性脾损伤的主要和最常见的机制。其中，最危险的手术操作是在结肠脾曲游离过程中对脾结肠韧带的外科剥离。

医源性脾损伤的处理方法的选择取决于多种因素，包括患者情况、创伤程度和外科医师的专业知识。可用外用外科止血剂或基于能量的装置介导止血、脾破裂修补、网状或楔形/节段切除修复等，或选择脾切除术（开放、腹腔镜或机器人手术）。脾切除术应该是最后一种可行的选择，但这种手术有以下潜在的并发症：①免疫缺陷（患者更容易感染）；②血栓栓塞事件；③病死率增加。然而，偶然的脾切除是否会影响结肠/直肠肿瘤的肿瘤学结果仍存在争议。

美国大数据回顾性分析显示，脾损伤缝合修补并不是最适合使用的方法，大多数医源性脾损伤（85%）仍需通过全脾切除术进行治疗。

五、肠管损伤

肠管的损伤主要可分为两大类，一类是因为暴力机械牵拉、分离不当或穿刺引起的损伤，多可在术中发现；另一类是能量平台，如电刀、超声刀等造成的热灼伤。胃肠严重胀气及既往有腹部手术史会增加小肠损伤的概率。文献资料显示，戳卡穿刺导致肠管损伤的发生率为 0.1%~0.5%，其中 68.9% 的患者既往有腹部手术史；在乙状结肠癌根治术中，最常出现的肠管损伤是小肠及十二指肠空肠曲损伤，多由于能量器械热损伤引起，灼伤处多呈灰白色，如术中未被发现，术后可引起腹膜炎而造成严重后果。损伤原因包括：①未将小肠完全推向上腹部，在游离乙状结肠系膜时因小肠掉落或系膜距离小肠过近造成灼伤；②肠系膜下动脉根部与十二指肠空肠曲很近，在清扫 253 组淋巴结时，靠近小肠系膜根，如无法清晰显露空肠曲，热损伤未被发现，术后可出现肠漏，多为致命性。预防措施：①穿刺器置入时用布巾钳提起腹壁，增加腹壁与肠管间的距离；对于既往有手术史的患者，建议脐上切一小口，直视下置入穿刺器观察腹腔内粘连情况后再安全置入其他穿刺器；②手术操作过程中，动作轻柔地夹持肠管，小心分离，禁止暴力牵拉；③在游离结肠系膜前，用小纱布将大网膜和小肠完全挡向上腹部，并使肠系膜根或十二指肠空肠曲完全显露，在清扫第 253 组淋巴结时，一定要反复确认十二指肠空肠曲的位置，在解剖清楚的情况下清扫淋巴结。对策：①一旦发现肠管损伤，立即进行缝合修补，多处肠管损伤时，可考虑中转开腹手术；②对于术中未被发现、术后迟发型的肠管损伤，可以早期口服对比剂检查明确，一旦发现腹膜炎确诊肠漏，及时行开腹探查、修补、切除吻合、造口或引流；③如穿刺造成肠管损伤，要反复探查确认是否为一处肠管损伤，避免多处肠管损伤导致二次手术。

（韩方海　剧永乐　杨世斌　孙学军　周声宁　欧阳满照）

第三节　泌尿生殖系统损伤

结直肠系统与泌尿系统器官彼此毗邻，且各器官供应血管和支配神经彼此交叉，所以结直肠手术可能造成不同程度的泌尿系统器官结构和功能的损伤，主要包括肾、输尿管、膀胱及尿道结构完整性的破坏，排尿功能障碍及性功能障碍。

一、肾损伤

肾与结直肠距离较远，且肾周脂肪及筋膜界线明确，因此结直肠手术中直接损伤肾脏的情况极少见，轻度肾实质损伤或肾被膜损伤引起的出血可通过超声刀或双极电凝直接止血,止血材料可促进表面凝血;中重度肾实质损伤需行肾修补术,包括缝合关闭肾创面、缝扎出血血管、严密闭合集合系统以防止尿外渗;严重肾损伤或肾蒂血管损伤时可能需被迫切除损伤肾脏。

对于术后肾脏持续出血或迟发性出血,首选绝对卧床和补液治疗,若出血持续加重,应考虑行血管造影确定出血部位后栓塞相应血管。术后尿外渗可能引起尿性囊肿、肾周感染等,尿外渗在经保守治疗后多可自行痊愈,若尿外渗持续存在,应考虑置入输尿管支架管引流尿液。

二、输尿管损伤

(一)输尿管损伤的原因和部位

输尿管是结直肠手术中最容易被损伤的器官,包括钳夹伤、结扎伤、电刀烫伤、缺血性坏死等。开腹结直肠手术输尿管损伤的发生率为 0.7%~6%;输尿管损伤左侧多于右侧,盆部多于腹部,男性多于女性。

输尿管位于腹膜后隙,分为腹段、盆段和壁内段,其解剖特点决定了其在结直肠手术中易受损伤。左侧输尿管距乙状结肠根部及肠系膜下血管较近,在游离乙状结肠、处理血管时易被损伤;肠系膜下动脉位于左输尿管腰段的前内侧,并与输尿管平行下降进入盆腔,故在结扎肠系膜下动脉时易误扎输尿管;输尿管内上方进入膀胱,在处理直肠侧韧带时,易误切输尿管;直肠膀胱陷凹或直肠子宫陷凹处分离时,近骶骨岬部输尿管与输精管在此处交叉,操作不慎可能损伤输尿管;肿瘤浸润累及输尿管,或盆腔放疗使输尿管发生粘连,致使解剖关系不清易误伤。

(二)输尿管损伤的诊断

术中或术后早期确认输尿管损伤并及时处理可避免严重并发症,而延误诊治容易导致漏尿、腹膜炎、肠瘘、肾功能受损等并发症。

结直肠癌手术中,应对输尿管仔细检查以获得最直观的诊断。若术中发现清亮液体或淡血性液体持续流出,仔细检查液体源头发现管状断端,应考虑输尿管损伤;经外周血管或经尿道逆行插管注射亚甲蓝溶液有助于发现输尿管损伤。然而,在开放手术中仅有不到 1/3 的输尿管损伤能够被发现并处理,腹腔镜手术术中诊断率仅 12.5%。

若输尿管损伤未能在术中处理,术后患者可能表现为:①血尿,持续性患侧腰部胀痛、肾区叩痛、伴或不伴发热;②引流管或切口持续流出清亮或淡黄色液体;③术后持续性少尿,双侧损伤或孤立肾输尿管损伤可出现无尿。

对于术后怀疑输尿管损伤的患者应进一步检查以确诊,主要包括:①常规实验室检查,如血常规、尿常规、肾功能及血生化等,留意血肌酐及白细胞计数等,引流液肌酐水平对尿外渗或尿瘘有较好的提示意义。②静脉肾盂造影(intravenous pyelography,IVP):输尿管损伤患者行 IVP 可见盆腔内对比剂自输尿管溢出(图 4-3-1),可初步评估输尿管损伤部位、程度和患侧肾积水情况。③CT:输尿管损伤的 CT 表现为对比剂外渗、肾盂积水和局部对比剂集聚,可显示输尿管损伤的部位及程度。部分轻度输尿管损伤患者,术后早期无明显漏尿,多数无特异性临床表现,仅表现为发热、腹胀、腰痛、腹部包块等,B 超仅表现为尿性囊肿,CT 检查可发现输尿管周围不规则水样密度影,延迟扫描有对比剂影充填可进一步明确诊断。④输尿管镜检查:近年来,输尿管镜对术后输尿管损伤的诊断有了较快的发展,输尿管镜可直接观察输尿管腔内损伤情况,同时可留置输尿管双 J 管引流或同期行输尿管修补。

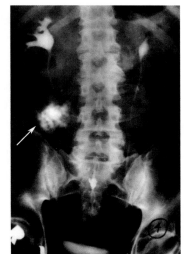

图 4-3-1 IVP 显示输尿管损伤后对比剂外渗

(三)输尿管损伤的治疗

结直肠手术中输尿管损伤一经确诊,均应根据患者输尿管损伤的具体情况,选择恰当的方式尽快恢复其连续性,避免持续肾积水引起肾功能损害,避免输尿管局部狭窄和尿瘘形成。根据损伤原因及程度不同,主要修复方式包括输尿管结扎松解术、输尿管端端吻合术、输尿管膀胱再植术、管状膀胱瓣输尿管吻合术等,术后均应留置输尿管双 J 管,以降低术后输尿管局部狭窄及尿瘘发生率。

1. **术中发现的处理** 如术中发现近端输尿管明显扩张,往往因钳夹、结扎或缝扎造成,如无缺血和坏死改变,可行输尿管结扎松解术;如发生缺血坏死,则需切除损伤段输尿管并行端端吻合术,同时留置输尿管双 J 管;对于电刀烫伤或部分切开可予以输尿管修补术,留置输尿管双 J 管。而对于输尿管离断和多处损伤者,应根据离断位置及正常输尿管长度,选择合适的修补方式,距离膀胱较远的输尿管离断可直接行端端吻合(图 4-3-2),应确保修补后输尿管吻合口无明显张力,而靠近膀胱离断者及正常段输尿管较短者吻合相对困难,应考虑输尿管膀胱再植术,术中需保证吻合口无张力;对于输尿管缺血坏死节段较长,无法直接吻合修复者可采用回肠代输尿管术。为防止术后输尿管狭窄和尿瘘,上述手术过程中均应留置输尿管双 J 管,术后 2~3 个月复查,输尿管愈合良好后即可取出。

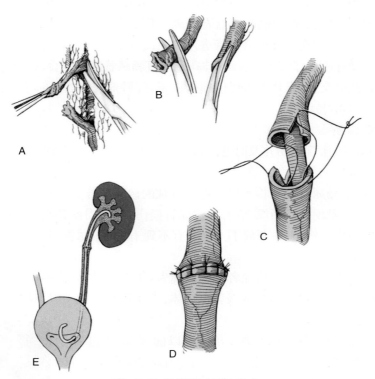

图 4-3-2 输尿管端端吻合术
A. 游离损伤处近、远端输尿管;B. 修剪破损不规则断端,纵向切开管壁狭窄;C. 双 J 管引导下对合固定断端;D. 间断缝合实现输尿管吻合;E. 留置双 J 管 2~3 个月。

2. **术后发现的处理** 超过 2/3 的输尿管损伤在术中无法发现并及时处理,部分患者甚至引起慢性梗阻性肾功能不全。因此输尿管损伤后应尽早诊断并早期行针对性治疗。

对于术后 2 天内发现输尿管损伤患者,如患者一般情况良好,可耐受手术,均应早期积极修复;对于手术 2 天后发现的输尿管损伤患者,如患者一般情况尚可,局部炎症较轻,也推荐早期处理;若患者局部组织明显水肿,应先行局部引流,待患者术后恢复可、局部炎症消退后进行二期修复;对于术后超过 7 天,多因输尿管局部组织坏死穿孔、发生尿瘘才被发现的患者,局部由于炎症导致粘连较重,组织较为脆弱,即刻修补效果不佳,应先行肾穿刺造瘘引流尿液,待炎症消退后再行二期修复损伤的输尿管;若输尿管损伤引起肾功能严重受损,甚至导致功能完全丧失,应行患侧肾切除术,避免引起更加严重后果。

近年来,输尿管损伤的治疗也逐步趋向于无创或微创技术治疗,输尿管镜因其操作简单、手术效果显著等优点,逐渐被临床医师接受并应用于输尿管损伤的治疗。在无严重的全身感染和局部感染情况下,输尿管镜检查受输尿管局部炎症反应和水肿粘连的影响较小,在输尿管损伤后各时期均可行输尿管镜检查并处理。

输尿管镜可直视下操作,出血少且术野清晰,可直观检查输尿管全长,直接判断输尿管通畅性和连续性,明确损伤程度及狭窄原因。根据输尿管镜检查情况,可选择性留置输尿管双J管,可恢复输尿管连续性并明显改善肾积水,降低了再次开放手术造成输尿管及周围组织进一步损伤的风险。术后2~3个月后复查输尿管愈合情况,待输尿管损伤完全愈合后考虑膀胱镜下拔除输尿管双J管。长期留置输尿管双J管,可能出现膀胱刺激症状、腰痛,双J管移位、堵塞甚至滑脱,尿路感染,血尿,排异等并发症,建议置管后常规应用抗生素预防尿路感染,并定期复查肾功能。

（四）输尿管损伤的预防

对于进展期结直肠癌患者,术前应充分考虑输尿管损伤的可能,入院后积极完善超声、腹盆腔CT检查,明确结直肠肿瘤与输尿管的位置关系。如瘤体较大、有侵犯输尿管的可能,术前应行静脉肾盂造影检查,进一步确定肿瘤与输尿管的关系,评估输尿管受累的程度。

对于影像学检查显示肿瘤与盆腔壁界线不清,IVP进一步提示肾盂及近端输尿管扩张,应考虑输尿管受累的可能,建议术前经膀胱镜或输尿管镜留置输尿管双J管。通过置管在术前可充分引流尿液,改善患者肾功能;在术中可提高输尿管辨识度,将不易辨识的肌性组织管腔变为容易触及的质硬管道,从而降低输尿管因解剖结构破坏而导致损伤的风险。

三、膀胱损伤

（一）膀胱损伤的诊治和预防

任何盆腔手术均可能造成膀胱损伤,其发生率为0%~5.3%。腹腔镜直肠癌根治术膀胱损伤发生率约为1.9%,多数膀胱损伤与结直肠癌直接侵及膀胱有关,部分膀胱损伤处理不及时可能形成膀胱瘘,一般在拔除尿管后才得以诊断。医源性膀胱损伤最重要的是术中早期发现并及时处理;膀胱损伤修补可靠、术后尿管引流通畅者均能良好愈合。

如术中怀疑有膀胱损伤,可经尿道向膀胱内灌注亚甲蓝,若切口处涌出蓝色液体则可明确损伤部位。术中确认膀胱损伤,较小的膀胱裂口应采用可吸收线行单层或双层缝合;若膀胱裂口较大或损伤发生在膀胱颈部和三角区,应特别注意勿将输尿管壁内段缝合,先行置入输尿管双J管可避免损伤输尿管开口。修补后于损伤部位附近放置盆腔引流管,并延长尿管留置时间以促进膀胱损伤处尽早愈合并避免术后膀胱瘘的形成。

对于肿瘤病灶与膀胱粘连者,在切除肿瘤时可能损伤膀胱后壁,若直肠前壁游离不充分,将膀胱与直肠一并拉出会损伤膀胱后壁、颈部和三角区。若术中发现病灶与膀胱后壁粘连,分离较困难,可行耻骨上膀胱切开,将手指伸入膀胱内做支撑,以电刀锐性分离肿瘤组织,切除直肠及肿瘤后仔细检查粘连处膀胱壁有无破裂,若有破裂可修补数针,另行耻骨上膀胱造口术。亦可在分离直肠前壁时,通过尿管向膀胱内注入300~500ml生理盐水,使膀胱适度充盈,然后以电刀锐性分离直肠组织,若分离时膀胱破裂,则会有盐水流出,有助于及时发现膀胱破口并尽早修补。

（二）结肠膀胱瘘的诊治

结肠膀胱瘘是结直肠手术的少见并发症,常由于炎性肠病、乙状结肠憩室炎或肿瘤引起。粪尿、气尿、反复尿路感染是最常见的临床表现,寻找瘘口位置是诊断的关键。膀胱镜对了解膀胱腔内病变及膀胱瘘的位置有重要价值,而肠腔瘘口主要通过钡剂灌肠和结肠镜检查确定,CT可了解有无肠道憩室等病理改变、膀胱壁厚度、是否存在肠道与膀胱粘连等;还可用于判断局部有无脓肿形成及恶性肿瘤分期,对于确定手术方案非常重要。

极少数结肠膀胱瘘经持续导尿等保守治疗可自行愈合,绝大部分结肠膀胱瘘需手术切除修补。应根据损伤部位和程度、有无肠道外或盆腔脓肿、肠道有无梗阻及其程度、患者全身营养情况等选择不同手术方案。若患者身体状况好、无放疗史、且瘘口形成时间长、无明显炎症表现及肠梗阻、肠道能准备充分者可选择一期手术,包括切除病变肠管,进行原位肠吻合并关闭膀胱缺口。若患者不具备上述条件,尤其是有放疗史、炎症广泛或存在复杂结肠膀胱瘘时,应采用分期手术方法;全身营养状况差、伴严重糖尿病或肠梗阻者,可行姑息性肠改道手术。

四、尿道损伤

(一)尿道损伤的术中处理

尿道损伤比膀胱损伤稍多,发生率为 0.7%~6.7%。经肛全直肠系膜切除术采用"自下而上"的手术路径,术中可能在尿道前列腺与直肠之间进入错误的平面,发生尿道损伤的概率较高;将远端乙状结肠及直肠翻转后拖出会阴切口外,切断直肠尿道肌和部分耻骨直肠肌(特别是男性患者),容易损伤尿道膜部。

如术中发现尿道损伤并明确损伤位置,可选择可吸收线直接缝合修补破口,术后延长尿管留置时间有利于尿道损伤修复,但损伤部位修复后可能继发形成局部尿道狭窄,根据狭窄的程度,可选择尿道扩张、直视或镜下行尿道内切开术,或进行尿道狭窄切除术等。

(二)尿道瘘的处理

尿道损伤导致的各种尿道瘘的处理相对复杂。对于尿道会阴瘘,经过耻骨上膀胱切开术或延长尿管留置时间后可能自行愈合。但尿道直肠瘘保守治疗无效,应根据不同的尿道瘘口位置和狭窄长度选择不同的手术入路,包括经会阴径路、经括约肌径路、经肛门径路、联合径路、内镜术式等,在尿道直肠修补位置处填充球海绵体肌、大网膜、肉膜瓣等带蒂组织支持,覆盖瘘口。修补术中应充分显露瘘管,充分切除瘘管周围的陈旧瘢痕及炎性组织;无张力黏膜对黏膜端端吻合尿道和修补瘘口后,应用组织瓣填塞尿道直肠间隙,有助于改善局部血供,促进吻合口愈合,减少术后尿道吻合口漏的发生。常用的组织瓣包括睾丸鞘膜瓣、球海绵体肌瓣、大网膜、阴囊肉膜瓣、股薄肌瓣等。

五、泌尿生殖系统神经损伤

近年来,随着技术手段不断进步,结直肠手术的主要目标从完整切除病变组织逐步转向术后机体正常生理功能的恢复,从而尽可能提高患者术后生活质量。性功能障碍及排尿功能障碍作为直肠术后常见并发症,严重影响患者术后生活质量。而盆腔自主神经的损伤是导致患者术后排尿功能及性功能障碍的重要原因。

(一)泌尿生殖系统自主神经的解剖及保护

1. 盆腔自主神经的解剖学特点　与排尿及性活动相关的盆腔自主神经主要包括上腹下丛、腹下神经(hypogastric nerve,HGN)、盆内脏神经、盆丛及神经血管束。上腹下丛为交感神经和副交感神经均有的混合神经纤维,分布范围主要为 L_5 椎体至 S_1 椎体,主要为腹主动脉神经丛的延续,同时接受 L_3、L_4 的交感神经纤维,而副交感神经主要为 S_2、S_3、S_4 发出的副交感纤维,经过双侧腹下神经向上汇入。上腹下丛呈网状,形状不规则,粗细不均匀,分布在腹主动脉的分叉处至骶骨岬下 2cm。上腹下丛向下继续延伸,在腹主动脉分叉处或骶骨岬处分为左、右腹下神经。左、右腹下神经位于直肠系膜的侧后方,紧临小骨盆侧壁的壁腹膜深面,沿髂内血管内侧向下走行,其外侧 3~5cm 处有输尿管伴行。腹下神经在不同个体中存在变异,其主干并非固定地只有一根,部分分成 3~5 根走向盆腔侧壁,同时会发出到盆腔侧壁和直肠小的神经分支,盆腔侧壁的细小神经分支之间互相吻合。盆内脏神经为第 2 骶神经、第 3 骶神经、第 4 骶神经发出的副交感神经分支,骶神经走行在盆腔壁层筋膜之外,盆内脏神经穿过壁层筋膜与腹下神经汇合后向盆腔侧壁分布为盆丛。盆丛为交感神经和副交感神经的混合纤维,走行在盆腔侧壁,呈网络状分布,其发出分支至直肠、盆腔侧壁、肛提肌等(图 4-3-3)。神经血管束为盆丛神经继续向前延伸,它的分支有三个主要投射：①向前，横跨精囊外侧表面和膀胱下外侧表面；②向前下，延伸至前列腺交界处，沿前列腺外侧表面倾斜；③向下，在直肠和前列腺后外侧表面之间。这三部分构成神经血管束（neurovascular bundle，NVB）的神经成分。神经血管束及其沿途发出的几条神经，终止在前列腺的不同水平，穿过腺体到达尿道前列腺部，最后的神经纤维终止于横纹括约肌所在的前列腺前方和海绵体。盆丛的传出纤维还会形成次级盆腔内脏神经丛，支配直肠、膀胱、精囊、前列腺、输尿管、膜性尿道、海绵体、子宫和阴道。Kinugasa 等通过组织胚胎学研究，发现直肠与骶骨之间存在三层筋膜结构，包括直肠深筋膜、腹下神经前筋膜和盆腔壁层筋膜。腹下神经及盆丛在腹下神经前筋膜和盆腔壁层筋膜之间走行。

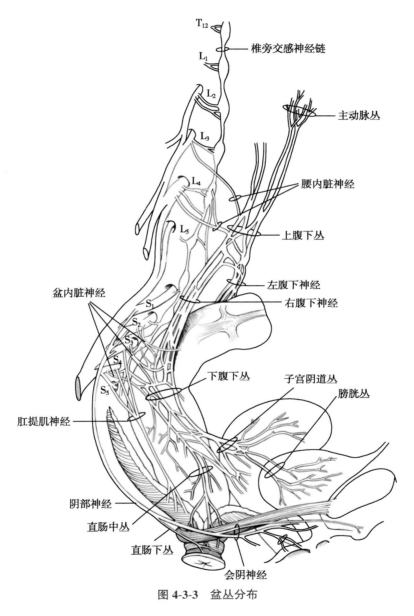

图 4-3-3 盆丛分布

盆腔自主神经由交感神经纤维和副交感神经纤维组成，交感神经在性生活过程中可控制精囊、射精管、膀胱内括约肌收缩，这样就保证了在射精的同时，精液不会反流入膀胱而形成逆行射精；而在没有性生活时可维持阴茎疲软状态及膀胱正常储尿。副交感神经可使血管扩张，控制阴茎勃起；在高级神经中枢的控制下完成排尿。

2. **盆腔自主神经的保护** 在以上盆腔自主神经解剖学基础上，日本医师土屋周二提出了保留盆腔自主神经（pelvic autonomic nerve preservation，PANP）的手术方式，根据术中情况 PANP 手术可以分为 4 型：

Ⅰ型为完全保留盆腔自主神经；Ⅱ型为切除腹下神经丛，保留双侧盆丛；Ⅲ型为切除腹下神经丛，保留一侧盆丛；Ⅳ型为完全切除盆腔自主神经。

PANP 手术目前尚无统一的规范，主流观点认为：推荐距离肠系膜下动脉根部约 1cm 处离断肠系膜下动脉，沿 Toldt 间隙继续下行，沿盆筋膜脏、壁层间分离，避免损伤上腹下丛和腹下神经；离断直肠侧韧带时在保证肿瘤根治的前提下应尽量靠近直肠侧以保护盆丛的起始部；推荐在腹膜反折前上方 1cm 处切开腹膜，于迪氏筋膜后方向下分离，通过该筋膜平面保护前列腺周围神经、血管网状组织，直至与直肠后间隙相贯通。

多种方法有助于术中保护或显示盆腔自主神经。①术中神经监测：通过使用不同种类的神经检测系统，在术中检测神经，从而避免神经损伤；②亚甲蓝动脉灌注：术中通过向直肠上动脉内灌注亚甲蓝，观察其在直肠系膜的显示情况，从而为判断神经位置及解剖层次提供依据；③无热直肠系膜切除术：采用术中喷水装置辅助，降低局部术区温度，尽量减少术区周围重要组织的热损伤，达到保护盆腔自主神经的目的。

（二）排尿功能障碍

排尿功能障碍是直肠癌手术后常见的并发症之一，严重影响患者术后生活质量。相关资料显示，TME 术后排尿功能障碍发生率为 33%~70%，而 PANP 明显降低术后排尿功能障碍发生率，PANP 术后排尿功能障碍发生率为 1.8%~28%。腹腔镜有局部放大作用，术野显露清晰，有助于更好地保护盆腔自主神经，且局部炎症反应轻，降低了排尿功能障碍的发生率，而机器人手术系统可提供更清晰的三维视野和更精准的操作，可进一步减少直肠癌术后排尿功能障碍的发生。

1. **排尿功能障碍的诊断** 术后排尿功能的评价指标主要包括术后尿管留置时间、尿流动力学指标（包括最大尿流率、逼尿肌收缩力及排尿量等）、膀胱残余尿量和国际前列腺症状评分（international prostate symptom score，IPSS）等。参照 Saito 排尿功能分级系统，直肠癌术后排尿功能可分为 4 级：1 级，功能正常，无排尿障碍；2 级，轻度排尿障碍，尿频，残余尿量 ≤50ml；3 级，中度排尿障碍，极少需导尿，残余尿量 ≥50ml；4 级，重度排尿障碍，因无法自主排尿需行导尿处理。

2. **排尿功能障碍的原因** 影响结直肠术后排尿功能的原因较多，主要包括：①手术直接损伤支配膀胱感觉和运动功能的神经，使患者丧失对膀胱充盈的感觉，并膀胱逼尿肌-尿道括约肌活动不协调；腹下神经损伤容易引起储尿障碍，盆神经损伤则更容易导致排尿障碍；②直肠切除后膀胱和前列腺后方缺乏支撑，膀胱在尿道膜部平面向后移位，造成膀胱颈部梗阻，引起排尿障碍；③手术创伤引起膀胱周围水肿及纤维化导致膀胱壁变硬和收缩力下降；④患者术后切口疼痛及精神紧张等因素影响腹压增加协助排尿的能力，导致排尿障碍；⑤长期留置尿管增加尿路感染的机会，加之膀胱长期处于空虚状态，排尿反射暂时消失，可能引起一过性排尿功能障碍；⑥在插入及拔除尿管过程中的机械损伤使尿道水肿和尿道损伤，可增加排尿阻力。术后膀胱移位、膀胱周围炎症反应、尿道机械损伤及患者精神心理因素引起膀胱排尿功能障碍为暂时性的，一般在术后 3 个月内恢复；但严重盆神经损伤可能导致永久性排尿功能障碍。

3. **排尿功能障碍的治疗** 对于直肠癌术后一过性排尿功能障碍，合理的护理非常重要。术前应对患者进行充分的心理疏导，消除对手术的恐惧和紧张情绪，并教育患者适应卧床小便的习惯；插入及拔除导尿管尽量动作轻柔，留置尿管期间注意会阴护理、定期更换尿袋、术后常规应用抗生素，以降低泌尿系感染发生率；拔除尿管前常规行膀胱功能训练，拔管前应用盐酸坦索罗辛等药物有助于降低排尿困难发生率；拔除尿管后排尿困难患者，建议给予耻骨上区按摩或热敷、温水坐浴、变换体位或流水声刺激等方式诱导患者排尿；对于反复诱导仍无法排尿患者应及时留置导尿管或行耻骨上膀胱造瘘。

对于因神经损伤造成神经源性膀胱的患者，应进行针对性治疗：①逼尿肌无反射而尿道括约肌功能正常患者，建议给予 α 肾上腺素能受体拮抗药以降低膀胱压力；②逼尿肌无反射且尿道括约肌功能减退患者，建议给予胆碱制剂以促进逼尿肌功能恢复；③逼尿肌反射亢进患者，建议给予胆碱能受体拮抗药或 β_3 肾上腺素能受体激动药，以缓解逼尿肌过度活动和急迫性尿失禁。对于长期尿潴留或尿失禁患者应考虑尿流改道，建议行耻骨上膀胱造瘘引流尿液。

（三）性功能障碍

结直肠手术后性功能障碍较排尿功能障碍发生率高,统计数据显示,69% 的男性患者术后出现国际勃起功能指数（international index of erectile function,IIEF）评分异常,术前性活动活跃的男性群体中则有43% 在术后出现 IIEF 评分异常;62% 的女性患者术后女性性功能指数（female sexual function index,FSFI）评分异常,而术前性活动活跃的女性中有 39% 在术后 FSFI 评分异常。男性性功能障碍主要表现为勃起功能障碍、性交困难等,还包括勃起硬度减低、逆行射精、射精量减少等相对轻微症状;女性性功能障碍的研究较少,主要表现为阴道干燥、性交疼痛、阴道痉挛及外阴萎缩等。

1. 性功能障碍的诊断　针对术后性功能障碍的评估主要依赖各种调查问卷评分系统,应用较多的主要包括 IIEF、FSFI 及 O'Leary-1995 性功能评分表等。

2. 性功能障碍的原因　影响结直肠术后性功能的因素较多,主要包括:①手术过程中直接损伤盆腔自主神经,这是术后性功能障碍的最重要原因。术中牵拉、切断直肠及侧韧带过程中可能损伤盆丛,经会阴手术切除范围过大损伤阴部神经均可能导致勃起功能障碍;腹下神经受损可导致男性射精障碍、女性阴道干涩及性交疼痛等。②盆底肌肉损伤:肛提肌及会阴肌群的切除可影响阴茎正常勃起;肛提肌和会阴肌群参与女性性反应,相应肌肉损伤可导致阴道感觉丧失和性高潮缺失等障碍。③血管损伤:术中损伤盆腔血管可影响性生活过程中盆腔充血和性快感,降低患者性欲或性需求。④心理社会因素:部分患者受疾病影响,心理负担极重,导致术后性欲减退或无性欲。对行手术治疗的恐惧,对术后腹壁造瘘的抵触,对诊断癌症的抑郁,这些负面情绪均明显影响术后性活动。

3. 性功能障碍的治疗　针对男性勃起功能障碍的治疗应包括药物和精神两个方面。心理疏导旨在帮助改善夫妻关系,缓解患者及家属的负面情绪,确切的心理治疗还可增强药物治疗的效果。目前临床应用的药物主要包括 5 型磷酸二酯酶抑制剂（PDE_5 抑制剂,如西地那非等）和海绵体内注射血管活性药物。外科置入阴茎假体可用于其他治疗无效的患者。

女性患者术后性功能障碍的治疗主要依靠性生理学和心理学方面的经验治疗。药物治疗效果不理想,目前推荐短程雌激素疗法,对于阴道干燥患者尝试局部应用雌激素制剂,但需要注意的是,长期应用雌激素有导致子宫内膜癌的风险。有文献报道,盆底复原技术和盆底肌肉的生物反馈疗法有助于缓解阴道痉挛和性交疼痛。

（张兆存　姜先洲　钟广宇　马　帅　卢树宏）

第四节　医师操作与吻合相关并发症

无论开腹手术还是腹腔镜下手术,直肠癌保肛手术基本都用吻合器完成结肠直肠或回肠结肠（直肠/肛管）吻合术,应用吻合器械完成手术过程中,如果应用不妥或使用错误,可导致外科意外情况发生,包括器械本身的意外和意外损伤附近脏器,这些往往也是术后并发症发生的原因。根据术者临床应用中出现的意外情况,介绍如下。

一、纱条嵌顿在直肠远端闭合端

个案交流时遇到纱条嵌顿在直肠远端闭合端的情况,发生在 NOSES Ⅰ式 B 法外翻及标本切除的过程中。Ⅰ式 B 法消化道重建及标本取出常规流程（视频 1）:用直线切割闭合器在裸化的肠管预切线切割闭合乙状结肠,用碘附纱布条消毒断端。助手将卵圆钳经肛门伸至直肠残端,夹持肠系膜残端及肠壁。将直肠匀速外翻拉出肛门外（图 4-4-1、

视频 1
Ⅰ式外翻过程

图 4-4-2)。外翻后切开肠壁,经外翻后的肠壁通道将抵钉座送入盆腔。用碘附盐水冲洗标本,无误后用吻合器在肿瘤下缘 1~2cm 切断直肠(图 4-4-3、图 4-4-4)。移除标本。

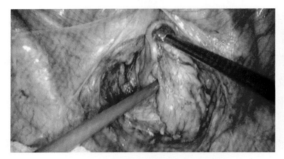

图 4-4-1　经肛门将标本翻出体外

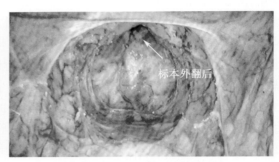

标本外翻后

图 4-4-2　标本翻出后盆腔展示

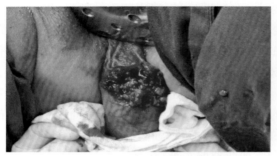

图 4-4-3　充分显露肿瘤下切缘

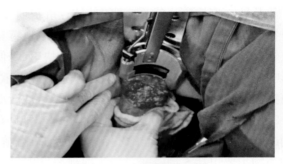

图 4-4-4　吻合器切除标本

在直肠外翻过程中,助手将卵圆钳经肛门伸至直肠残端,夹持肠系膜残端及肠壁。术者常应用小纱条抵住直肠闭合端,协助助手完成外翻,此时小纱条可能在气腹压力的作用下进入外翻的直肠肠腔内,助手用吻合器闭合直肠,部分纱条便闭合在直肠端(图 4-4-5)。术者应用内镜下剪刀对纱布条进行修剪,吻合器穿刺杆穿刺位置选在纱条嵌顿处,吻合后检查下切缘,见纱条嵌顿部分,并通过注水注气试验检查吻合口通畅确切,术后患者恢复顺利。

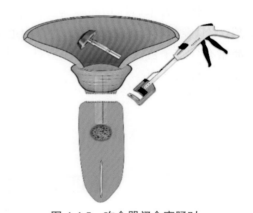

图 4-4-5　吻合器闭合直肠时,
将部分纱条闭合在直肠端

在低位保肛手术中,常规腹腔操作对肿瘤下切缘的判定存在一定误差,而外翻切除这种方式,是在直视下闭合切断直肠,判断准确,可充分保证下切缘安全。外翻切除一定要严格把握适应证,低位保肛手术"寸土寸金",切莫为了外翻而过度游离,以免增加术后排便功能障碍发生率。因腹腔镜纱布体积较小,直肠外翻后一般从外翻的肠管切口取出纱条,取出后应反复核实纱条数目,吻合器闭合直肠时,应再次检查外翻肠腔内是否有纱条,可有效避免类似情况的发生。

二、电动直线切割闭合器闭合过程中停止工作

随着科技的不断进步,越来越多新的器械在临床投入使用,多个器械公司均推出了自己品牌的电动直线切割闭合器,各具特色,已经大量在临床应用,其具有以下优点:①电动击发,稳定一致,减少 80% 头端晃动;②自动调节关节头,单手操作,灵活简便;③钳口压力大,配备不同长度及成钉高度的钉仓满足不同操作需要。笔者将使用电动直线切割闭合器曾遇到的突发状况分享如下。

情况一：男性患者，术前诊断直肠癌、小肠肿物，拟行腹部无辅助切口经直肠取标本的腹腔镜辅助直肠癌根治术及小肠肿物切除术，小肠因病变位于近端空肠近屈氏韧带，操作十分困难，在行"小肠功能性侧侧吻合"时，电动直线切割闭合器突然停止工作，更换电池，反复调整均无法操作，最后打开电动直线切割闭合器手动模式（开启手动模式后电动直线切割闭合器将无法再次使用），才可退出电枪，重新更换电枪，方完成吻合。器械停止工作不仅增加了吻合口漏的风险，同时也增加肠腔在腹腔显露的时间使腹腔感染机会增加。器械停止工作的原因不明，也许是搁置太久、电池电量不足导致（视频 2）。

视频 2
小肠电枪停止
工作

情况二：患者男性，直肠两处原发癌、不完全性肠梗阻，分别位于距肛门 3cm 及 8cm 处，BMI 较高，骨盆狭窄，术前评估拟行腹腔镜辅助经腹会阴直肠切除术，手术难度较大。充分游离直肠，行直肠全系膜切除术，游离达肛提肌止点，术中判定下切缘充分，存在保肛可能，应用电动直线切割闭合器完成第一次闭合后更换钉仓，准备完成第二次闭合，在闭合过程中电枪突然停止工作，只完成一半切割闭合，助手的无损伤钳也夹持在器械内，无法取出，打开电动直线切割闭合器手动模式（开启手动模式后电动直线切割闭合器将无法再次使用），仍然无法使吻合器操作部与直肠闭合端及无损伤钳分离，应用血管夹夹闭远端直肠，超声刀切断直肠与闭合器连接部。患者因直肠癌、不完全性肠梗阻，近端肠管水肿明显，加之发生切割不全的意外，最后决定行 Hartmann 术。经左下腹预定造口处做一腹壁小切口，取出电动直线切割闭合器与无损伤钳，将两者分离（视频 3）。术后回看录像分析原因，考虑是在调整闭合直肠的位置时，助手的无损伤钳不慎放置于闭合工作区域，由于患者骨盆腔狭窄、视角不佳，术者没有及时发现，击发后无损伤钳阻碍直线切割闭合器的前进方向，最终导致切割闭合失败。

视频 3
直肠直线切割
故障

经验分享：电动直线切割闭合器的优点突出，给使用者带来更好的操作体验，切割闭合过程平稳，可有效缩短吻合操作时间、降低肠腔暴露在腹腔的时间、减低术后腹腔感染的发生率。笔者团队使用电动直线切割闭合器时间较长，分享几点使用经验：①熟练掌握操作流程及按键功能，建议初期使用该器械时，需要在有相关操作经验的人员指导下应用；②使用器械前，认真检查各部件，尤其电池有无漏电、电量不足等情况，③术者与助手在闭合前应反复确认无误再击发，以免导致上述悲剧的发生。

（王锡山　梁建伟　陈海鹏）

（动画制作　黄海洋）

第五章

术后近期并发症

第一节 术后盆腔出血

结直肠手术术后出血(迟发性出血)是根治手术后严重的并发症,是外科医师、麻醉医师及 ICU 和血液科医师共同面临的问题。根据文献报道,腹部手术后盆腔出血的发生率为 0.9%~15%,往往是一系列严重并发症的开始,包括肠梗阻和吻合口漏,明显增加病死率。术后大出血与术前相比血红蛋白下降超过 3g/L。霍普金斯大学根据失血量作为手术风险评估分类: I 类(轻度),失血很少或没有失血; II 类(轻度到中度),失血量少于 500ml; III 类(中度到重度),失血量为 500~1 500ml; IV 和 V 类(都被认为是高度侵入性),失血量超过 1 500ml。

一、病因

1. **全身状况** 年龄、性别、术前血红蛋白水平及合并症均与术后出血相关,术后出血的主要原因是消化道溃疡(应激性溃疡),尤其是在重症监护期间,体内凝血功能依赖适当的血小板 - 纤维蛋白原相互作用,纤维蛋白溶解是继发性出血的重要原因,因此,用赖氨酸类似物氨基己酸或氨甲环酸或广谱丝氨酸蛋白酶抑制剂抑肽酶抑制纤维蛋白溶解是标准疗法。虽然局部药物,如纤维蛋白封闭剂,已经成功地应用于各种外科手术中,但很少有临床对照试验结果来支持其使用的科学证据。

2. **血管损伤** 手术操作导致动脉或静脉损伤,包括术中隐匿的或无意识的血管损伤,未进行及时和有效的止血。术中损伤术区的器官和组织,未进行确实止血和修补。远离手术区的脏器损伤,包括分离粘连损伤、牵拉损伤及器械操作损伤。

3. **血管结构改变** 既往存在的假性动脉瘤延迟破裂、消化道病变或胰瘘引起的血管结构侵蚀造成术后出血。

4. **血管夹脱落** 结扎血管不确实可靠,或者因为感染、血压波动、血管结扎坏死、动脉硬化等引起血管夹脱落出现再次出血。

二、症状

患者典型症状为失血性休克,血红蛋白下降,引流管内有血液从每小时数十毫升到大于每小时

100ml。患者面色苍白，心率增加，血压下降，尿量减少，四肢湿冷，心输出量减少，中心静脉压下降。

三、诊断

患者术后出血的诊断，有时并不容易，尤其年轻患者，尽管已经失血 1.5~2L 或总血容量的 40%，但是可以保持正常的血压。有时血细胞比容和血红蛋白下降往往被认为是输液导致血液稀释的结果。术中放置的引流管可能移位、堵塞、扭曲、压迫，有时血液凝固成血凝块，或者出血部位远离引流管，不能充分引流出血液，往往掩盖腹腔内出血的情况。

术后出血可以分为技术原因的出血和凝血功能原因的出血，或者同时发生。关于凝血功能的评估：①进行血细胞计数和出凝血功能试验；②检查并纠正低温；③询问既往病史；④询问用药史；⑤如有需要进行影像学检查；⑥查找新的或持续出血源。多探头计算机断层扫描（multi-detector computed tomography，MDCT）是诊断出血、定位出血来源和帮助确定治疗策略的最佳工具。尽管传统上认为 MDCT 比动脉造影更敏感，但最近的研究表明 MDCT 与动脉造影一样敏感。超声不能诊断实质器官出血，但对腹腔内积液的诊断是有效的。含有阳性对比剂的胃肠道制剂是完全禁忌的，因为会掩盖静脉注射碘对比剂的任何外渗。活动性出血的部位应明确，如实质内、肌肉、腹膜后、腹膜腔内或腔外等；后两种情况下，出血更严重，因为腹膜腔内的负压使出血无法停止。相比之下，实质内、肌肉或腹膜后出血一般不太严重，一旦血肿内的压力大于血压，就可能自行停止。活动性出血直径超过 1cm 或腹膜扩张，是严重出血的迹象，提示广泛外渗。

四、治疗

根据引起出血的不同原因进行治疗，要有效地控制出血，直到出血停止、患者稳定。

1. 降低出血风险的最佳方法是在术前和术后确定并纠正血液疾病的潜在原因。如果凝血酶原时间（prothrombin time，PT）、活化部分凝血活酶时间（activated partial thromboplastin time，APTT）、血小板计数和温度正常，在任何部位出现鲜红出血时，除非其他因素要求进行更彻底的诊断检查，否则应立即重新探查。出现危及生命的出血时，控制出血是首要的，同步进行血液学检查。

2. 去氨 -8-D- 精氨酸加压素（1-desamino-8-D-arginine vasopressin，DDAVP）在围手术期出血的预防或治疗中的作用尚未完全确定，在患有血管性血友病、轻度血友病 A、尿毒症、肝硬化或阿司匹林相关出血的患者中，通常使用 DDAVP。DDAVP 是轻度血友病 A 和 1 型血管性血友病患者的首选治疗方法。

3. 慢性疾病、恶性肿瘤、营养不良或使用广泛的抗生素治疗会降低维生素 K 依赖性凝血因子 Ⅱ、Ⅶ、Ⅸ、Ⅹ 导致维生素 K 缺乏症。维生素 K 缺乏可延长 PT 和 APTT，可以通过常规服用维生素 K 来预防。华法林的作用与维生素 K 缺乏症相似。国际标准化比值（international normalized ratio，INR）≤ 1.5 时通常允许在手术期间和术后进行满意的止血，口服维生素 K 1~5mg 可纠正 PT 延长。

4. 监测和寻找出血的来源，并判断有无新的出血源。

5. 髂内动脉血管造影可以显示髂内动脉出血的部位，以便进行栓塞治疗。

（戴　勇　郭　炜）

第二节　术后吻合口出血

吻合口出血（anastomotic bleeding，AB）的症状可能比较隐匿，是少见但具有潜在致命性的并发症，约 1% 的患者会发生严重出血，一般来说，吻合口部位越高，出血性休克越可能早于大量便血发生，因此需要及时妥善处理。

术后吻合口出血的发生时间范围较宽,从术后 1 小时至术后 2 周均有报道,发生在术后早期的出血多数是由于术中止血不彻底引起,而晚期的继发性出血往往是因为组织缺血或吻合口漏引起肠腔内或肠腔外感染所导致。急性大出血危及生命,必要时需尽快二次手术治疗,不仅增加了手术难度、风险,而且给患者带来巨大的损伤,严重者可致失血性休克死亡。因此,作为胃肠外科医师,必须重视吻合口出血的病因及临床表现,及时发现病情变化。进行有针对性的早期处理,可以减少吻合口出血的发生。

一、病因

吻合口出血与多种因素有关,包括以下方面。

1. **手术器械相关的吻合口出血** 切割和吻合器械质量问题,器械选择不当,吻合钉高度与吻合口组织厚度不符合;两次或多次进行吻合切割时,吻合钉相互重叠或吻合钉缺失。

2. **手术技巧相关问题** 主要包括:①裸化肠管不充分;②吻合器切割肠系膜;③肠道游离不充分,吻合口张力大;④较大的边缘血管在吻合口范围以内,尤其系膜侧血管处理不彻底等;⑤吻合器进行吻合时血管钉入吻合口内,切断肠壁时,血管断端暴露在肠腔内,可导致吻合口出血;⑥吻合器选择和应用不妥,如吻合钉过高或过低,吻合口没有很好对合和适当的压力,黏膜层崩裂,吻合口渗血,其中可能原因包括用钉齿切开吻合黏膜、小血管没有完全闭塞或用钛钉刺穿小血管等,而这种小血管出血在术中不易识别或定位;吻合器直径过大,强行置入肠壁,损伤肠壁黏膜层,导致黏膜下层出血;吻合器吻合时,黏膜层没有钉合,吻合后没有对全层加固缝合,可导致吻合口出血;⑦手工缝合间距过宽,结扎线结扎不紧,或者连续缝合没有拉紧缝线,导致止血不彻底,出现术后出血。

3. **患者自身因素** ①术前应用抗凝血药,没有按照规定时间停药;②肝功能和肾功能障碍所致凝血功能障碍;③合并凝血障碍性疾病;④术前有机械性梗阻,近端肠壁水肿、增厚,远端肠壁萎缩、变薄;⑤术前营养过差、严重贫血、低蛋白血症等导致术中肠管水肿、闭合不全、吻合口不愈合或愈合不良、组织坏死和缝线脱落,引起出血;⑥合并糖尿病、高血压、冠心病等全身基础疾病引起动脉硬化,导致血管弹性减弱、脆性增加,易发生破裂和出血。

4. **手术方式** 文献报道,结直肠癌手术后吻合口出血的总发生率为 0.5%~9.6%,传统开腹结肠手术为 3.0%~9.0%,腹腔镜结肠手术为 2.0%~4.5%。与传统的开腹手术相比,腹腔镜手术术中组织创伤小,出血量少,吻合口愈合更快,吻合口出血发生率比传统开腹手术低。

二、症状

少量吻合口出血症状不明显,术中注意观察吻合口附近有无血肿和血性渗出;吻合口出血较多时,患者肠蠕动增快,术后出现血便,颜色鲜红,甚至含有血凝块,心率增快,血压降低,血红蛋白进行性下降,往往有轻度腹胀。吻合口浆膜面的出血可进入腹腔,表现为腹腔内出血,腹腔引流管在短时间内引流量增加,且颜色鲜红,腹部或盆腔 B 超常常发现积液;有时自引流管可引出含有脓液或粪汁样的血性液体,多考虑同时合并吻合口出血及吻合口漏。

三、诊断

在手术过程中,若可疑吻合口出血,可进行术中电子结肠镜检查,直接观察吻合口有无渗血和活动性出血,还可以定位出血部位,进行止血处理。术后少量便血可予观察处理,当大量便血,甚至出现失血性休克症状时,首选进行电子结肠镜检查,内镜直视下探查,反复冲洗肠腔和吸净肠腔内血凝块,找到肠吻合口,确定出血部位,行钛夹夹闭止血、黏膜下注射止血或喷洒止血药等操作。对于腹腔肠壁浆膜下血管出血,可行数字减影血管造影(digital subtraction angiography, DSA)检查明确出血部位,必要时可行血管栓塞治疗或开腹手术止血。DSA 检查可显示血流速度>0.5ml/min 的活动性出血,异常血管出血的直接指征包括对比剂在动脉期溢出,间接征象包括血管直径变化、出血动脉部分痉挛、血管壁粗糙、动脉破裂和假性动脉瘤形成。此外,对于直肠吻合口,由于位置较低,环周加固缝合较为困难,在吻合完成后,可在腹腔镜监视下常规置入肛管,使肛管侧孔处位于吻合口附近,观察有无新鲜血液流出,待关腹完成后缓慢拔出肛管。如此,可有效发现早期吻合口出血,便于及时处理。

四、治疗

吻合口出血的治疗包括手术治疗和保守治疗。术后小肠或结肠吻合口出血是一种常见的轻度并发症,一般采用保守治疗。吻合口出血量少可以自行停止或通过药物保守治疗可以治愈,给予输血补液、静脉应用止血药及生长抑素微泵维持,如果检测中出现明显血红蛋白下降则及时给予输血。

最常用的解决方案是电子结肠镜检查,具有诊断和治疗作用,可以明确吻合口相关并发症,明确是吻合口出血还是吻合口以外的肠壁出血,有无吻合口漏和狭窄等。对吻合口渗血可用 1:10 000(2~4ml)肾上腺素生理盐水局部注射,肾上腺素可引起血管收缩,从而减少出血。硬化剂注入黏膜下血管或血管周围组织可使血管壁增厚,导致血栓形成和组织纤维增生,从而压迫血管止血。但是,如果注射过多硬化剂,或注射过深,会导致组织坏死,延迟愈合。金属夹闭止血法是一种类似外科血管结扎缝合的物理机械方法,将出血的血管和血管周围组织夹闭在一起,可阻断血流止血。金属夹闭止血的操作中,夹钳的深度非常重要,如果夹钳太浅,夹钳很容易脱落并导致再出血;如果夹钳太深,可能会发生穿孔,通常位于大而深的溃疡底部的出血病灶附近。对于吻合口血管断端的出血,内镜下夹闭是一个有效的方法(图 5-2-1)。

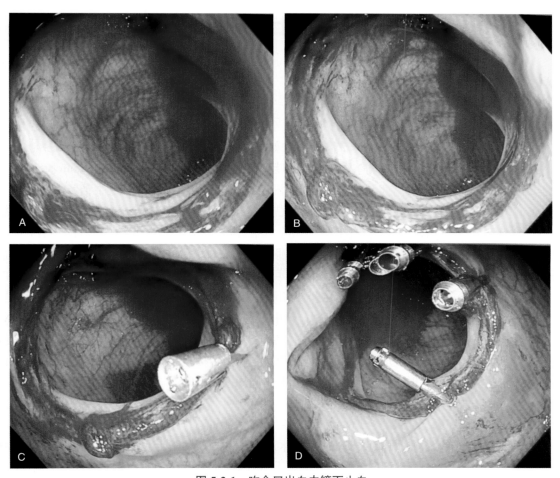

图 5-2-1 吻合口出血内镜下止血

A、B. 吻合口出血;C. 内镜下使用金属夹夹闭血管止血;D. 内镜下使用多个金属夹夹闭血管止血。

DSA 和血管造影栓塞：通过血管造影明确出血部位后，可用微油和吸收性明胶海绵颗粒进行栓塞治疗，但栓塞后吻合口漏的发生率很高。由于大部分出血血管太细，无法实现超选择性导管钢圈栓塞，这时仅能用吸收性明胶海绵颗粒治疗。栓塞的效果与病变部位及栓塞材料有关。对于吻合口出血，主张在边缘动脉弓吻合水平以上行主血管栓塞；避免缺乏吻合支的末梢直动脉栓塞，这会导致部分肠段坏死和出现吻合口漏。也有学者指出，大血管分支的栓塞是广泛的终末动脉缺血的主要原因。如果可能，按顺序对末梢直动脉进行超选择性栓塞，但是实际上很难超选择性地对末梢直动脉行动脉插管。栓塞剂的选择以动脉内径为依据，常用微油和吸收性明胶海绵。如果栓塞剂太大，通过导管注射可能很困难；如果太小，肠壁内微血管梗死的风险很高。组织胶和无水乙醇必须谨慎使用，因为这些液体栓塞剂不容易控制注射量。另外，DSA 对消化道吻合术后吻合口出血的定位和定性诊断具有一定价值。当无法进行内镜治疗或患者不能耐受手术时，DSA 和介入栓塞也是一种合适的选择。

手术探查：可以用传统的开腹手术进行腹腔探查并检查吻合口，进行追加缝合和重新进行肠管吻合，也可以进行腹腔镜检查配合电子结肠镜检查。如发现出血部位，在腹腔镜下进行吻合口追加缝合，并评估止血效果。吻合口位置较低的直肠、肛管吻合口出血，可选择全身麻醉下经肛门缝扎止血。如果肠管坏死或吻合口漏合并出血，可以切除坏死肠段和吻合口，进行重新吻合。

（韩方海）

第三节　肠系膜上静脉狭窄和闭塞

一、病因

肠系膜上静脉（superior mesenteric vein，SMV）狭窄和闭塞的主要原因有手术操作经验不足，过分牵拉和血管表面淋巴结清扫器械使用不熟练；解剖学因素如肠系膜上动、静脉周围淋巴结肿大、融合，有时与血管粘连，肠系膜上动、静脉分支变异，胃结肠干长度和起源的变异，中结肠静脉（middle colic vein，MCV）引流模式的变化；外科分离平面错位和清扫 SMV 周围淋巴结角度错误；过度牵引致中结肠静脉撕脱。在外科手术中，SMV 损伤的原因还可能是被误认为是 MCV。"拉帐篷"使 MCV 与 SMV 平行，扭曲了解剖关系，使 SMV 更容易受到损伤，特别是在右半结肠切除术中，需要结扎靠近其起源的血管。SMV 损伤也可发生在开放性右半结肠切除术中，尤其结肠肝曲部位肿瘤，肿瘤较大，MCV 和胃结肠干靠近 SMV，血管根部如果撕裂，可造成大量出血，通常难以控制，如果盲目缝扎和夹闭止血，还可能导致 SMV 的狭窄和闭塞。有时似乎出血来自一个小的静脉血管，尤其在胰头和胰腺颈部附近，一定要充分显露肠系膜上静脉，然后处理血管根部，避免损伤 SMV。发生 SMV 损伤后，由于缝合修补技术问题，缝合狭窄或缝扎了 IMV，造成门静脉系统压力增高，分支血管增粗、压力增高。SMV 损伤的部位多半在 MCV 进入 SMV 部位或其远端，横结肠系膜较短或肥厚，通过小切口强行拖出巨大肿瘤，容易撕裂 MCV 或胃结肠干根部，进而损伤 SMV。分离 SMV 周围淋巴结时，也可能对 SMV 产生热烧灼损伤。

二、症状

SMV 闭塞通常会导致静脉回流受损，引起肠水肿、急性腹水和腹腔间隔室综合征等继发性病变。闭塞也可能导致全身动脉压下降和肠系膜静脉高压的迅速形成，最终导致静脉血栓形成、肠缺血和坏死。

三、诊断

右半结肠癌根治术中有出血或损伤 SMV 的情况时,患者血压降低,心率增快,腹胀,肠鸣音减弱或消失,腹腔引流物大量增加,引流物为暗红色血浆样渗出。全腹部增强 CT+CTA 和肠系膜上静脉多普勒超声检查有助于协助诊断。

四、治疗

SMV 修复是巨大的技术挑战,如显露、损伤部位定位、出血控制等,甚至会出现大量出血。通过仔细解剖横结肠系膜和胰腺下缘,良好地显露损伤的 SMV,同时手动或通过海绵棒施加针尖压力以控制出血,同时吸引净周围区域血液。在胰腺颈下对撕裂处近端的 SMV 进行分离,并分离其空肠分支,以便控制近端。在将胰腺抬离肠系膜静脉的同时,尽量不分离肠系膜下静脉(IMV),以保护肠系膜静脉吻合口的静脉引流,以防修复后发生肠系膜静脉血栓。使用近端和远端夹闭的完全血管隔离,以允许插入式移植物修复。血管移植重建是右半结肠切除术中医源性 SMV 损伤的首选静脉重建方法,为防止肠淤血及其后遗症的发生,只要有可能,请经验较为丰富的血管外科或移植外科医师进行操作。强调 24 小时内进行第二次手术,同时评估小肠存活率和 SMV 通畅性。可以选择大隐静脉移植重建术和人造血管移植重建术。根据经验和文献回顾,笔者提出了以下建议。①应避免静脉结扎,并在可行的情况下尝试血管重建。②部分撕裂伤的原发性静脉出血的首选治疗方法:适当显露后,可以立即缝合 SMV 的小裂口,并完成近端和远端控制,较大的裂伤可能最初通过在撕裂伤的拐角处应用锚定缝线使头侧牵引和两端近似,以便能随后放置无张力缝线。在修复部位避免 SMV 狭窄是至关重要的,如果遇到这种情况,应使用补片或间置移植物。由于 SMV 主干通常较短,因此常常需要切除部分胰腺。③端端吻合是一种在无节段性丢失的完全 SMV 横断的情况下,可供选择的有效修复方法,但在右半结肠切除术中往往不可行。因为术后常发现近端和远端均残缺,需要清创后才能安全完成端端吻合。对于之前多次尝试止血或因过度牵引引起的撕脱伤,如果进行这种修复,两端通常都需要修整,但可能增加端端吻合口的张力。因此,端端吻合修复只能在很少的情况下使用,没有节段性损伤或热损伤。不建议为达到活动性和长度而结扎脾静脉,因为它与术后门静脉高压有关。④间置移植修复:SMV 完全横断,节段性丢失,无法进行无张力端端吻合修复时,可采用间置移植物。合成聚四氟乙烯(polytetrafluoroethylene,PTFE)移植物是否能应用于受污染手术区域的修复仍是个问题。PTFE 是一种容易获得的替代品,具有公认的通畅率,不易扭结。然而,在有活动性污染的情况下,它更容易引起感染。在有受损肠道的情况下,移植物感染的概率更高。自体静脉通畅率高,能较好地维持 SMV 的低压高流量,对感染也更具抵抗力,但需要切取和塑形,以避免移植太长,容易扭结。大隐静脉(great saphenous vein,GSV)移植物和 SMV 之间的潜在大小和长度不匹配可以通过使用 GSV 创建静脉移植物来解决。无论是静脉移植还是人工移植,建议在围手术期使用低分子量肝素(low molecular weight heparin,LMWH)预防性治疗的基础上实施,至少进行 3 个月的抗血小板治疗。

(韩方海 钟广宇)

第四节 肠系膜静脉血栓形成

一、病因

肠系膜静脉血栓形成(mesenteric venous thrombosis,MVT)是指局部凝血紊乱,肠道静脉回流减弱,在回流静脉内形成血栓。原发性肠系膜静脉血栓形成可分为自发性和特发性;继发性肠系膜静脉血栓形成是由潜在的疾病或危险因素引起的。MVT 可导致静脉淤血和肠系膜缺血,占所有肠系膜缺血事件的 5%~15%。血栓形成通常累及肠系膜上静脉,但很少累及肠系膜下静脉,具体原因尚不清楚,肠系膜下静脉血栓形成占肠系膜静脉血栓形成的 11%。延迟检查或治疗 MVT 可导致肠坏死,危及生命。尽管肠系膜静脉血栓形成是一种相对罕见的疾病,但由于症状非特异性、延迟诊断和临床医师意识不足,病死率仍然很高。没有病因或诱因时,肠系膜静脉血栓形成被认为是原发性的。原发性肠系膜静脉血栓形成占所有肠系膜静脉血栓形成病例的 20%~49%。特征性危险因素会导致继发性肠系膜静脉血栓形成,并且往往是多种因素共同作用的结果。血栓前状态和原发性高凝状态是继发性肠系膜静脉血栓形成最常见的原因。在 60%~75% 的肠系膜静脉血栓形成患者中发现了特定的高凝状态,包括原发性血小板增多症、脾切除术后血小板增多症、真性红细胞增多症和肿瘤性疾病。肠系膜和门静脉联合血栓形成(PV-SMV thrombosis)常与非系统性疾病相关,如局部腹部炎症(如炎性肠病、胰腺炎、憩室炎)、骨髓增生性肿瘤和恶性肿瘤(如肝细胞癌、胰腺癌)等。基因异常也会导致静脉血栓形成和原发性高凝状态,这些缺陷包括抗血栓蛋白(抗凝血酶Ⅲ、蛋白 C、蛋白 S)和凝血酶原蛋白增加(如活化蛋白 C 抗性、G20210A 凝血酶原基因突变)。

肠系膜血栓的位置与肠系膜循环的关系及侧支循环的情况是预测肠缺血和肠坏死的重要因素。血栓形成可起源于不同的部位,如直肠静脉或其他主要静脉,可因血栓前状态、血管壁损伤和静脉淤滞等引起。肠系膜静脉血栓形成涉及较小、较远的静脉分支,往往有较高的风险发展成肠坏死。

二、症状

急性肠系膜静脉血栓形成患者表现为突发的非特异性症状,包括腹痛、恶心、呕吐、腹胀、厌食、腹泻、移动性浊音。腹痛是典型的主要症状,腹部正中疼痛严重。查体可以有压痛、腹胀和腹水,腹痛加重,出现腹膜炎体征说明已经发生肠坏死,可见于 1/3~2/3 肠系膜静脉血栓形成患者。与动脉缺血不同,肠系膜静脉血栓形成时正常肠管逐渐演变为缺血肠壁,亚急性肠系膜静脉血栓形成患者在数天到数周内出现症状,症状的平均持续时间为 6~14 天。慢性肠系膜静脉血栓形成患者通常无症状,大多是偶然发现或门静脉高压引起的血栓形成而诊断。慢性肠系膜静脉血栓形成与急性肠系膜静脉血栓形成的区别在于血栓周围存在侧支循环和海绵状瘤。慢性肠系膜静脉血栓形成占肠系膜静脉血栓形成病例的 20%~40%,很少引起肠坏死。

三、诊断

1. PV-SMV 血栓形成常隐匿性发作,无特殊症状和体征,因此,诊断很容易延误。如果出现以下情况,应考虑 PV-SMV 血栓形成的可能性,以实现早期诊断和治疗。①不明原因的腹痛、腹胀,特别是恶心、呕吐和血便;②顽固性腹水;③不明原因的血性腹水;④不明原因的门静脉高压;⑤不明原因的上消化道出血或进行性脾大,没有明显的脾功能亢进;⑥不明原因的麻痹性肠梗阻、坏死或腹膜炎等。PV-SMV 血栓形成的诊断依赖于影像学检查。彩色多普勒超声具有操作简单、无创、阴性预测价值高的特点,应该优先选择。如果发现阳性结果,应考虑 CT 或 MRI 扫描进一步判断。准确判断 PV-SMV 血栓形成持续时间——急性、亚急性或慢性,对疾病管理极其重要。

2. 术后出现逐渐恶化的弥漫性腹痛、绞痛、厌食、腹胀和便血等症状。

3. 对疑似肠系膜静脉血栓形成的最有用的评价是腹部血管成像,可以准确显示血栓部位、累及范围及阻塞程度。增强 CT 是诊断肠系膜静脉血栓的理想工具,其准确度约为 90%。肠壁增厚、肠系膜增厚、腹水等均提示肠缺血。

4. 腹部多普勒超声可检测大静脉血栓形成,但灵敏度较低(73%~80%),不能显示小的直静脉血管。

5. 常规的实验室检查对肠系膜静脉血栓形成的诊断没有帮助。虽然血液学筛查可以用于血栓性因素,但没有准确的血浆生物标志物用于早期检测肠缺血。在晚期肠缺血的全身循环和门静脉循环中,L-乳酸脱氢酶、D-乳酸和L-乳酸水平升高。这些发现表明厌氧糖酵解和肠黏膜通透性增加。淀粉酶水平也可以随肠缺血而升高。

四、治疗

对于急性肠系膜静脉血栓形成,治疗包括控制疼痛,消化道抑制,输液和调节水、电解质代谢平衡,当胃肠道出血时需给予输血。肠系膜静脉血栓形成治疗的目的是防止血栓继续增大和防止肠坏死,一旦确诊肠系膜静脉血栓形成,立即应用肝素和华法林进行抗凝治疗。对肠系膜静脉感染性血栓性静脉炎或因肠坏死细菌移位而合并败血症的患者,应给予广谱抗生素治疗。

即将发生肠坏死或出现腹膜征象,抗凝治疗效果不明显,甚至血栓范围扩大、症状加重、肠管坏死时,应立即进行外科手术。手术包括取出血栓、进行溶栓治疗、切除坏死的肠管。必要时进行剖腹探查术,根据腹腔污染的程度和患者的血流动力学情况,决定是否进行消化道重建。在最后一次腹壁闭合之前,可能需要再次仔细探查,以评估小肠是否进一步缺血,要尽可能多地保存肠管。外科治疗的并发症包括短肠综合征、伤口感染、败血症、肺栓塞和胃肠道出血。

无腹膜炎的肠系膜静脉血栓形成患者可通过介入放射学治疗。如果肠系膜静脉没有完全阻塞,可以注射罂粟碱或不使用溶栓药物而进行血管扩张治疗。介入治疗后注意患者腹部体征和全身状况,如果腹痛不缓解,出现腹胀、血便、血压下降、心率加快、血常规白细胞计数明显升高、腹膜炎体征,应尽早进行剖腹探查。

(钱 群 江从庆 韩方海)

第五节 外周深静脉血栓形成

深静脉血栓形成(deep venous thrombosis,DVT)是血液在深静脉内不正常凝聚引起的静脉血回流障碍所致疾病,常发生于下肢,严重者可导致肺动脉栓塞。深静脉血栓形成的主要不良预后是肺动脉栓塞和血栓后综合征,显著影响患者的生活质量,甚至导致死亡。结直肠癌术后,部分患者存在下肢深静脉血栓形成风险,对其术后恢复十分不利,应采取积极预防措施。

一、病因

深静脉血栓形成的主要原因是静脉壁受到损伤、血液流动缓慢和血液处于高凝状态。主要的原发性危险因素包括先天性抗凝血酶缺乏或异常纤维蛋白原血症等。结肠癌术后的高危因素主要包括:①年龄,高龄患者活动少,血液为高凝状态,易导致血栓形成;②既往有糖尿病、高血压、冠心病和深静脉损伤或血栓形成史;③长期口服抗凝血药病史;④手术时间过长,反复多次深静脉穿刺,手术操作粗暴,术后未早期下床活动等;⑤使用止血药,临床上往往碰到术后出血的高龄患者,在未能控制出血的情况下给予过多的止血药。

二、症状

根据发病时间,深静脉血栓形成分为急性期和亚急性期、慢性期。急性期指14天内的血栓形成,亚急性期指15~30天,慢性期指发病时间大于30天者。

急性下肢深静脉血栓形成的症状主要包括疼痛、肿胀、皮肤张力紧。查体发现患肢存在凹陷性水肿、软组织张力增加、皮肤温度改变,部分患者还可出现小腿后侧和大腿内侧、股三角区及患侧腘窝压痛等。如果深静脉血栓位于小腿肌肉静脉丛内,Homans 征和 Neuhof 征呈阳性。Homans 征指检查时伸直患者患肢,呈足被动背屈时,可导致小腿后侧肌群疼痛。Neuhof 征指压迫小腿后侧肌群,引起局部疼痛。严重的深静脉血栓形成可出现明显的股青肿,主要是因为髂股静脉及其属支血栓阻塞,静脉回流受阻严重,组织张力极高,从而导致动脉受压或痉挛,肢体缺血。

此外,下肢深静脉血栓一旦脱落,在回流血的驱动下,会阻塞肺动脉主干或分支,导致肺栓塞。

三、诊断

结直肠癌术后下肢深静脉血栓形成的诊断依据主要包括:①明确的手术史,无论其创伤的大小;②患肢疼痛、肿胀,查体可见存在凹陷性水肿、软组织张力增加、皮肤温度改变;③辅助检查结果可见血浆 D- 二聚体明显增高,但是不能以 D- 二聚体的改变来判断有无血栓形成;彩色多普勒超声检查是诊断深静脉血栓形成的首选方法,主要用于筛查和监测。

四、治疗

结直肠癌术后一旦形成深静脉血栓,会加重患者心理负担,导致生活质量下降,甚至威胁生命。如何治疗是每名外科医师应该慎重考虑的问题。抗凝治疗过度有导致吻合口出血的风险,止血过度有血栓形成风险。应该在血管外科和心血管内科的指导下慎重选择治疗药物,包括并不限于以下几种治疗手段:①抗凝治疗,是深静脉血栓形成的首选治疗方案,可抑制血栓蔓延,有利于血栓溶解和管腔再通,并可降低肺栓塞的风险,降低病死率。常用的抗凝血药包括普通肝素、低分子量肝素、维生素 K 拮抗剂和其他口服新型抗凝血药等。②溶栓治疗,适应证为急性近端血栓形成、全身状况良好、结肠癌术后预期生命 1 年以上、低出血风险等的患者。对于近期有出血史或有出血风险的患者,术后短期内不建议溶栓治疗。③手术取栓治疗,可通过股静脉迅速解除静脉梗阻,缺点是需再次手术。④经皮机械性血栓清除术或安装下腔静脉滤器等。

深静脉血栓形成重在预防,围手术期预防工作主要包括:①注意识别易感患者及易感因素,包括大手术史、肿瘤病史等;②术后早期活动指导,主动或被动趾关节内屈及外伸活动、呼吸运动、床上翻身、四肢运动;③早期下床活动;④指导患者进行踝泵运动;⑤静脉输液规范进行。

(杨世斌　韩方海)

第六节　乳　糜　漏

淋巴循环是将细胞间质的蛋白质、脂肪及组织间液,利用细胞和体液调节及免疫系统机制,在淋巴管盲端吸收进入毛细淋巴管,通过淋巴系统经乳糜池汇集为胸导管,胸导管通过膈肌的主动脉裂孔进入后纵隔,继续走行于主动脉和奇静脉之间,在 T_5 椎体水平,越过左侧进入上纵隔,然后流入颈内静脉和左侧锁骨下静脉交界处的静脉系统。乳糜池(或乳糜贮器)是腹膜后扩张的囊样贮器,位于 $L_{1\sim2}$ 椎体水平。腹腔淋巴系统由乳糜池及其主要支流,共同肠干和腰干组成。在水解和乳化后,脂肪酸和单甘油脂转化为甘油三酯,小于 10 个碳原子的脂肪酸将直接进入门静脉系统,大于 10 个碳原子的脂肪酸将被小肠的乳糜管和毛细血管吸收,形成乳糜微粒。淋巴和乳糜微粒的混合物称为乳糜,乳糜呈乳白色、无味,由于有大量的淋巴细胞而具有很强的抑菌作用。在消化吸收阶段,人体有每天 3~5L 或 60~190ml/h 的淋巴液通过胸导管。乳糜池和胸导管内 50%~90% 的淋巴液来自肠和肝。术前禁食可显著减少小于 1ml/min 的淋巴流量,而在正常饮食恢复后可增加到 200ml/min 以上。许多外科手术操作,如淋巴结清扫、脏器切除、移植和血管重建等,都可能意外损伤淋巴管,导致医源性淋巴漏。通常的淋巴液是无色、无味、淡黄色液体,与腹腔渗出液无明显区别,与乳糜漏液混合,形成乳糜性淋巴液。乳糜性淋巴液为富含甘油三酯的乳白色淋巴流出液,乳糜漏患者无感染症状(包括腹膜炎和白细胞计数升高),可形成乳糜腹、乳糜胸等,有时可形成淋巴囊肿、淋巴漏和一些特殊形式淋巴漏。乳糜性腹水富含营养物质和免疫球蛋白,在腹膜中积聚后不再具有生物活性。乳糜漏可能导致脱水、营养不良、电解质紊乱和免疫降低。

一、病因

1. 胃肠肿瘤根治手术进行淋巴结清扫,切断淋巴管,术后会出现淋巴液渗漏,也是常见的、难以避免的。乳糜性渗出通常发生在较大的淋巴管损伤,含有乳糜液的主淋巴管,如胸导管、乳糜池、肠系膜的主淋巴管。腹部手术通常触及乳糜导管、分支或淋巴结,手术直接损伤是主要原因。通过小肠吸收的乳糜性液体主要经过 SMA 淋巴回流,经过腹主动脉周围淋巴结注入乳糜池和胸导管。在清扫 SMA 周围淋巴结和腹主动脉周围淋巴结时,可能切断管径较粗的主淋巴管,淋巴回流受阻,系膜内淋巴管破裂,出现乳糜性淋巴液外渗。根据文献报道,乳糜性腹水在腹部手术中发生率为 0.3%~11%,结直肠癌根治术后乳糜性腹水的发生率为 1.0%~6.6%,尤其右半结肠根治手术可达 9.6%,明显高于左半结肠(2.6%)和直肠癌根治术(2.8%)。淋巴结清扫和扩大淋巴结清扫,尤其是肠系膜根部淋巴结和腹主动脉周围淋巴结骨骼化清扫,更易损伤主淋巴管和乳糜池,从而增加了乳糜性腹水的发生率。

2. 右半结肠是由 SMA 供血,术后乳糜性腹水可能由肠系膜主要淋巴管断裂而不是损伤腰干引起的,可能是由于肠系膜淋巴管在中结肠血管根部周围的淋巴结切除和 SMA 主干淋巴结切除时受到损伤。

3. 腹腔镜手术乳糜性腹水的发生率低于开腹手术,可能与超声刀的应用可以很好地凝固组织、闭合淋巴管有关。乳糜性腹水的发生与患者年龄、性别、术前化疗、联合血管切除、术前低白蛋白血症、肠系膜上动脉肿瘤供血、清扫和获取淋巴结数量、术中失血量、手术时间及早期肠内营养等因素有关。结肠癌合并肝硬化、门静脉高压时,乳糜性淋巴液回流压力增大或受阻,渗出增加,肠道吸收的乳糜性液体经破裂的淋巴管漏出,易导致乳糜漏。

4. 淋巴囊肿可发生在许多手术后,包括骨盆、纵隔、腋窝、颈部、主动脉和周围血管的手术。盆腔淋巴囊肿通常与盆腔淋巴结切除有关。BMI 越高,盆腔淋巴结切除数越多,术后淋巴囊肿发生率越高。Gery 等观察了 163 例腹腔镜腹膜外主动脉旁淋巴结切除术,使用先进超声仪检测淋巴囊肿发生率是否存在显著性差异,发现开腹手术比腹腔镜手术症状性淋巴囊肿更为常见。术后未放疗的淋巴囊肿的发生率较低,但术前、术后化疗的发生率无显著性差异。

二、症状

结直肠癌根治术后腹腔引流管排出黄白色液体,出现时间为术后 2~8 天,基本可以诊断为淋巴性乳糜漏。但是需要排除其他并发症如腹腔内脓性渗出、恶性腹水、尿性腹水感染、腹腔陈旧性出血等。乳糜漏患者没有引流管或拔除引流管后可能会出现腹痛、持续性钝痛、腹胀、营养不良、低蛋白血症、恶心和呕吐。

大多数淋巴结清扫导致的淋巴管渗漏,通常会自行停止,而不会引起症状性腹水。淋巴液是透明或稻草色,与血清相似。乳糜是淋巴液和乳糜微粒的混合物,呈乳白色,无臭,富含甘油三酯。淋巴液和乳糜分布于不同的淋巴管,提示淋巴管渗漏位置不同。由于甘油三酯含量丰富,乳糜的丢失更容易引起营养缺乏、免疫功能障碍或其他并发症。使用中链甘油三酯饮食、生长抑素类似物等治疗乳糜漏比淋巴漏有效。乳糜性腹水是乳糜液在腹腔内的病理性积聚,会增加腹腔感染机会,出现感染症状。淋巴性囊肿和大量乳糜性腹水可增加腹压和压迫邻近脏器。

淋巴囊肿常发生在术后 3~8 周或 1 年内。由于自身局限性,术后淋巴囊肿患者大多无症状,无须任何治疗即可自行消退。只有 4%~7% 的术后淋巴囊肿是由于自身吸收障碍引起。症状性淋巴囊肿的平均直径通常超过 5cm。术后乳糜性腹水可通过含癌细胞的淋巴液渗漏引起腹膜播散或局部复发。乳糜性腹水可分为 A 级、B 级和 C 级,A 级乳糜性腹水为持续 7 天以下的乳糜漏;B 级乳糜性腹水需要给予相应治疗措施,并在 7~14 天解决;任何治疗时间超过 14 天、需要外科手术或需要再次入院的乳糜性腹水被定义为 C 级。

乳糜性腹水与住院时间延长有关。有报道结肠癌根治术后乳糜性腹水患者的平均住院时间较无乳糜性腹水的患者延长 4 天,发生乳糜漏会增加肿瘤复发率,3 年无病生存率降低,但也有报道结直肠手术中乳糜性腹水患者与未发生乳糜漏的患者相比 3 年生存率没有明显差异。尽管如此,乳糜性腹水延长了住院时间,显著增加了治疗成本,应积极寻求治疗方法。

三、诊断

1. **根据引流液形状**　乳糜性腹水的定义是在引流管中存在非感染性乳白色或乳状的外渗腹腔液,其体积 ≥ 200ml/d。

2. **腹腔引流或穿刺液实验室检查**　淋巴性腹水是指在腹腔内积聚的稻草色或透明的淋巴液,其肌酐和血尿素氮(BUN)的成分与血清相似。生化测试显示,即使在高脂肪饮食后,甘油三酯水平也很低。乳糜性腹水为乳白色或无色、无味、碱性无菌液体;实验室分析结果包括富含甘油三酯(1.1~2.0g/L 以上,是血浆的 2~8 倍);高淋巴细胞和蛋白质;少量胆固醇等。放置 4 小时以上分为三层:顶层为脂肪类组织,中层是血清,下层为细胞沉渣和沉淀物。可用苏丹红Ⅲ染色的液体进行显微镜检查。

3. **口服对比试验(oral contrast test)**　术前禁食期间淋巴流量小于 1ml/min,术后恢复正常饮食后,淋巴流量可以达到 200ml/min 以上。从禁食开始迅速恢复饮食,引流液颜色从清亮变为乳白色,是胃肠道手术后乳糜漏的证据之一。高脂肪饮食,可用来检测淋巴管渗漏,称为“乳糜淋巴管造影效应”,但是难以进行定位诊断。浓缩脂肪餐中苏丹黑染色有助于确定渗漏部位,可以结合影像学检查确定渗漏部位。

4. **淋巴管造影**　将碘化油、异磺胺蓝、吲哚菁绿(indocyanine green,ICG)注入足背淋巴管,可实时显示淋巴流向,并在直视下识别破裂的淋巴管。双足淋巴管造影既可用于诊断,又可用于治疗,原因可能是对比剂引起的炎症反应导致渗漏的淋巴管壁纤维化和闭塞。也可以静脉注射 ICG,荧光腹腔镜下观察,以确定淋巴管损伤部位。其并发症包括组织坏死、脂肪栓塞和对比剂过敏等。淋巴管造影减少淋巴漏的机制尚未完全阐明,有学者认为碘油是一种碘化油对比剂,在手术过程中,碘油可引起炎症和颗粒反应,从而减少淋巴漏。

5. **淋巴管显像**　用锝 -99m 胶体进行淋巴闪烁显像,通过将放射性示踪剂注入淋巴系统,获取影像检测淋巴的流动,评估示踪剂的传输速率,淋巴的数量、大小和分布,显示淋巴管主干、分支、瘘管和回流等。但是有时难以确定渗漏部位。

6. **腹部 CT**　可以发现有无淋巴囊肿和瘘管,有无压迫邻近脏器等。淋巴囊肿和淋巴管瘤一样,是一种充满透明淋巴液的囊性病变,在渗漏处没有炎症或肉芽肿反应,在有或无腹膜的软组织中,伤口愈合后可能会出现肿胀的囊腔。

7. **消化道造影**　有助于发现有无消化道梗阻和吻合口漏,淋巴囊肿有无压迫等。

四、治疗

1. **保守治疗**　包括饮食控制(高蛋白、低脂肪、中链甘油三酯饮食)、禁食和全肠外营养;药物应用(生长抑素类似物、血管收缩剂、胰脂肪酶抑制剂、利尿药、中药);穿刺引流和硬化治疗,压力敷料等。

2. **全肠外营养(TPN)**　TPN 已应用于大多数情况下纠正营养消耗和抵消代谢损伤。TPN 不仅可以使肠道休息,减少淋巴的产生,同时提供适当的蛋白质、维生素和电解质,还能促进蛋白质合成,提高血浆胶体渗透压,促进腹水吸收。TPN 可以与其他疗法结合使用,其与生长抑素联合应用对淋巴漏有显著效果。单用 TPN 治疗乳糜性腹水的成功率为 77%~100%,中链甘油三酯(medium-chain triglyceride,MCT)

饮食治疗乳糜性腹水的成功率为75%,加用奥曲肽或TPN治疗乳糜性腹水的成功率为100%。单用TPN治疗胰腺手术后乳糜性腹水可在5~19天成功,单用TPN治疗化疗后腹膜后淋巴结清扫术后乳糜性腹水通常可在2~3周痊愈。

3. 富含中链甘油三酯的高蛋白低脂口服饮食　富含中链甘油三酯的高蛋白低脂口服饮食是最简单的方法,甚至不需要住院治疗。其原理为经肠吸收后,MCT(与长链甘油三酯相反)被输送到门静脉血中,不促进淋巴形成。长链脂肪酸将经历第二次酯化,然后作为乳糜微粒进入淋巴系统,而中链脂肪酸则直接进入门静脉系统并与白蛋白结合。低脂基础饮食直接被门静脉系统吸收并绕过淋巴管。MCT饮食可减少肠道脂肪吸收,改善腹水,在全肠外营养前应尝试MCT饮食。乳糜液中胆固醇含量高,中链甘油三酯饮食对乳糜漏比淋巴漏更有效。术后高蛋白低脂肪饮食加中链甘油三酯或禁食可减少淋巴流量。对这种治疗没有反应的患者可能对生长抑素有反应,生长抑素可以针对淋巴管壁的特定受体减少淋巴液的排泄。

4. 生长抑素　可以诱导血管平滑肌细胞收缩,抑制胃液、胰液和肠道系统的分泌和吸收,减少淋巴生成,降低内脏血流量,用于淋巴漏的治疗,尤其在控制流量方面有较为明显的效果。已被证明应用生长抑素24~72小时后可减少淋巴漏的产生。在一些病例报道中,同时禁食和皮下注射奥曲肽(一种生长抑素合成类似物)治疗是有效的。

5. 奥利司他　是一种胃肠脂肪酶抑制剂,已经证明其可以降低腹水中的甘油三酯浓度,并且可以与含有中链甘油三酯的低脂饮食一起使用。

6. 淋巴造影结合栓塞技术　淋巴造影结合栓塞技术是一种有效的、微创的检查和治疗淋巴漏的方法。可用氰基丙烯酸正丁酯胶栓塞确定的渗漏,通常用碘化油稀释至1∶1~1∶2来进行淋巴管造影和介入治疗。每天淋巴引流量是治疗成功率的重要预测因素。淋巴管造影和辅助栓塞技术也可以进行治疗,包括直接经皮将胶水注入渗漏部位或附近淋巴结。手术成功后通常会导致引流量的显著减少,液体的性状可能从乳白色变为透明。术后应监测引流量,以确定手术是否成功。目前,对于术后引流的截止值还没有普遍共识,但大多数作者推荐截止值>200~300ml/d作为栓塞成功的标志,并表明可以移除引流管。并发症是胶水可能进入全身静脉系统。因此,注射时应在透视下密切监测。术后最常见的症状是腹股沟或骨盆疼痛,但通常是暂时性的,可以通过保守治疗解决。

7. 手术治疗　在可以确定损伤部位的前提下,也有医师主张积极手术,尽早缝扎或夹闭乳糜液外渗部位,以避免代谢综合征和缩短住院时间。如果引流量>1 000~1 500ml/d,连续5天以上,可以考虑手术干预,包括缝扎损伤的淋巴管、喷洒纤维蛋白凝胶、腹腔分流手术等。对于淋巴囊肿,可进行囊肿切除或空肠囊肿内引流术。可以应用显微外科技术进行损伤淋巴管与正常淋巴管或小静脉吻合,也可用腹腔镜技术进行淋巴管漏的识别和结扎。

(韩方海)

第七节　吻　合　口　漏

吻合口漏(anastomotic leak,AL)的定义为两个中空脏器之间的外科吻合术后管腔内容物的渗漏。管腔内容物可能通过伤口或引流处出现,或在吻合口附近聚集,引起发热、脓肿、脓毒血症、代谢紊乱和/或多器官功能衰竭。结直肠癌术后吻合口漏的发生率因吻合口的位置不同而异,低位直肠吻合口漏发生率较高,为3%~23%(包括结直肠吻合、结肠肛管吻合、回肠肛管吻合),结肠结肠吻合口漏发生率为0~2%,而回肠结肠吻合口漏的发生率为0.02%~4%。吻合口漏的发生与多种因素有关,包括患者的全身及局部状况,以及外科手术技术等。吻合口漏不仅增加了术后并发症发生率和延长了住院时间,还增加了局部复发率,对患者产生诸多不良影响。目前的医学技术尚不能完全避免吻合口漏的发生,但可以预判吻合口漏发生的高危因素,以利于做好预防措施,在出现吻合口漏之后采取合理有效的治疗策略,最大限度地降低这一并发症的不良影响。

一、病因

在循证医学时代,外科医师对吻合口漏发生的诱因做了大量研究探讨,发现吻合口漏与多种因素相关,大致可分为基础状态、手术策略及术后管理三类。基础状态包括患者性别、年龄、BMI、术前是否行新辅助放化疗、合并疾病、口服药物(长期口服激素、其他免疫抑制剂、非甾体抗炎药等)、肠道准备、营养状况、肿瘤位置等;手术策略包括吻合位置、吻合口张力、吻合口血供,闭合器及吻合器的使用,"狗耳朵"的处理,术中机械吻合质量等;术后管理包括术后进食时间、腹泻控制、局部感染的处理、肛管减压、肠道菌群变化等。

二、症状

1. **发热**　最为常见的症状,术后 72 小时以上出现发热、术后体温持续不降或体温退而复升。
2. **腹膜刺激征**　腹痛及腹膜炎体征持续存在或进行性加重。
3. **其他**　引流液性状的变化有时较缓慢,可表现为略混浊或出现粪臭味;严重的盆腔感染症状。

三、诊断

吻合口漏在不同部位的发生率虽然不同,但其临床表现具有共性。在引流管引出明显粪便样引流液、出现腹膜炎体征或感染性休克表现时,吻合口漏的诊断已无困难。外科医师更为关注的是如何在上述情况出现前,提早发现吻合口漏的征象,及早介入干预,从而减轻吻合口漏导致的不良后果。吻合口漏的早期诊断除了依据患者的症状、体征变化外,还应结合实验室检查结果及影像学检查结果进行综合判断。

1. **实验室检查**　血常规、C 反应蛋白、降钙素原异常均具有提示性作用,其中 C 反应蛋白较为敏感,术后 C 反应蛋白高于 100mg/L 应警惕可能存在吻合口漏。

2. **影像学检查**　结直肠低压造影发现对比剂经吻合口外渗是诊断吻合口漏的金标准,但该检查有一定侵入性,可能使肠内容物进一步外泄,或致本能通过保守治疗痊愈的漏口进一步扩大。CT 检查中应高度注意肝周游离气体,吻合口周围积液、积气。术后腹腔内积气可延续至术后多日,但在使用负压引流管时,术后腹腔内气体被迅速吸收。72 小时后出现肝周或吻合口周围游离气体是吻合口漏的敏感征象(图 5-7-1)。吻合器在 CT 扫描中显示为高密度,吻合环局部缺损提示吻合口裂开(图 5-7-2),局部积液提示引流不通畅(图 5-7-3)。

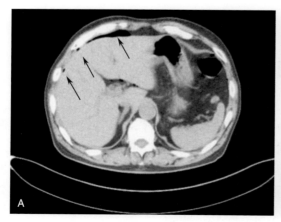
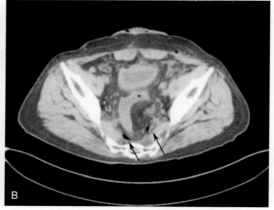

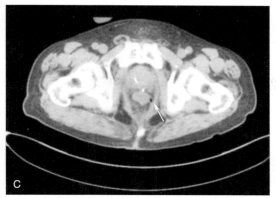

图 5-7-1 吻合口漏伴肝周或吻合口周围游离气体
A. 肝周游离气体；B. 盆腔游离气体；C. 吻合口周围游离气体。

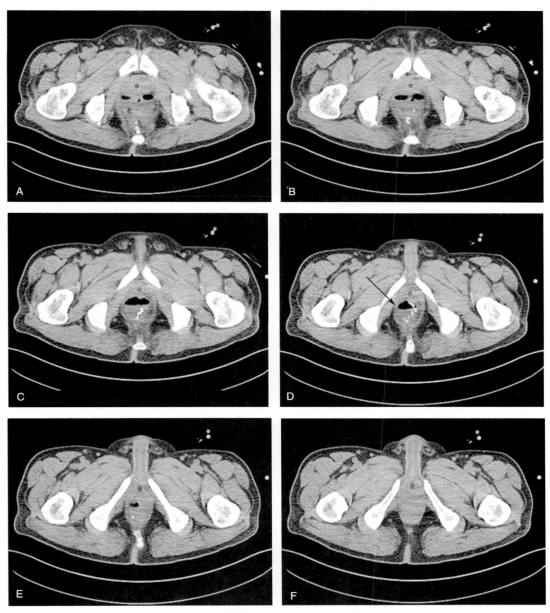

图 5-7-2 吻合环局部缺损提示吻合口裂开
连续 CT 层面显示吻合口金属吻合环不完整（层厚 1mm）。

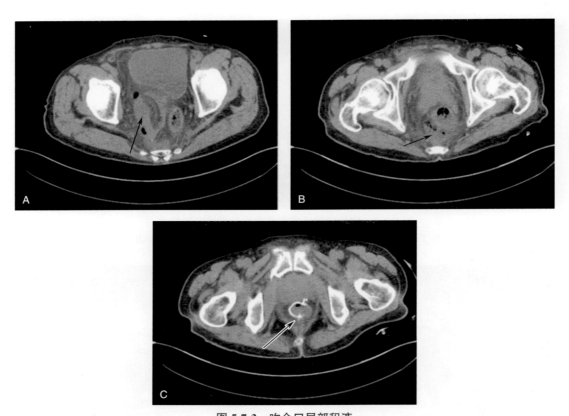

图 5-7-3 吻合口局部积液

A. 盆腔侧壁积液；B. 骶骨前方积液；C. 吻合口后方积液。

3. 其他 漏口较大的低位吻合口漏还可通过直肠指检进行确诊,但应注意操作轻柔,避免进一步加重吻合口漏。术后肠镜、消化道内注入亚甲蓝(观察引流管内颜色变化)等也可作为诊断吻合口漏的检查手段。

四、治疗

1. 吻合口漏治疗时需考虑的关键因素 ①感染范围:局限性感染还是弥漫性感染;②感染来源是否得到控制:肠腔内容物是否会大量继续外溢,溢出到盆腔或腹腔的污染物是否得到及时有效的引流,引流管直径是否合适(如单孔腹腔镜手术中留置的引流管通常较细,很难保证引流通畅);③肿瘤后续治疗策略:预判腹盆腔感染得到控制及吻合口漏愈合所需的时间,以及对后期治疗的影响,包括术后辅助化疗或辅助放疗等;④肠道连续性恢复的可能及必要性:应结合吻合口漏大小、肠道缺血状况及炎性反应范围,综合判断维持及恢复肠道延续性的可能、长期感染导致吻合口狭窄的可能,还应结合患者术前肛门功能状况及年龄等因素综合判断维持肠道延续性的利弊。

2. 急性弥漫性腹膜炎的治疗 急性弥漫性腹膜炎出现时,漏口多未得到充分引流或有效包裹,肠内容物自漏口持续进入腹腔,毒素自腹膜快速吸收,如不及时处理,可迅速发展至脓毒血症,进而导致多器官功能障碍综合征(multiple organ dysfunction syndrome,MODS)危及生命。此时应以保证患者生命安全为首要任务。具体治疗措施包括:①积极术前准备,液体复苏,经验性应用高级别广谱抗生素,引流液送细菌培养,联系急诊手术室、ICU。②无论是否已行预防性造口,均应尽早手术。手术方式可以根据个人经验选择。腹腔镜探查具有损伤小、术中出血量少、术后切口感染发生率低、术后住院时间短等优点,但可能增加术中的副损伤,存在探查不全面的可能。开腹手术探查时腹部切口应行减张缝合,并加行切口引流。关腹困难时行负压封闭引流(vacuum sealing drainage,VSD),待二期缝合。如患者为高龄、合并 2 型糖尿病、漏口较大或漏口处肠管出现缺血、坏死等情况,应切除吻合口重新吻合或改行 Hartmann 术;如术中决定保留吻合口,应充分冲洗腹盆腔后行横结肠或回肠造口术,双膈下及盆腔放置引流管。当吻合口周围水肿严重或漏口无法探及(如低位直肠吻合口漏)时,不建议术中修补。③对于直肠吻合口漏,远端结直肠内有大量粪便时须行灌洗,避免术后持续感染。④术后可行双膈下全腹灌洗12~24小时,以减轻腹腔感染。国内池畔教授曾推荐瀑布式冲洗:取半卧位并暂夹闭各引流管出水管,每0.5~1.0小时以双膈下双套管进水管快速滴入1 000~1 500ml生理盐水后,再开放盆腔双套管低负压吸引。此种方法可减少术后腹腔残留脓肿或粘连性肠梗阻的发生。⑤必要时术后转入ICU治疗。

3. 局限性腹膜炎或盆腔脓肿的治疗　对于局限性腹膜炎或盆腔脓肿的患者,如引流通畅,可以尝试保守治疗。具体治疗措施包括:①经验性使用高级别广谱抗生素,并根据细菌培养结果及时调整,注意避免菌群失调后的二重感染。②保持局部引流通畅及清洁;对于包裹性积液可行CT或超声引导下经皮穿刺引流,对于低位直肠吻合口漏,可以通过高锰酸钾溶液坐浴维持局部清洁,防止反复感染。③维持水、电解质平衡,保证肠外营养支持。一般应给予热量30~50kcal/(kg·d),蛋白质1.25~1.5g/(kg·d),脂肪供能占非蛋白质热量的30%~50%,每8~10g葡萄糖加1U胰岛素。④使用生长抑素,减少肠液分泌。⑤腹膜炎体征消失、排气排便后,可开始无渣肠内营养支持。肠内营养可以提供精氨酸、谷氨酰胺、不饱和脂肪酸和核苷酸等营养物质,有助于促进胃肠黏膜生长、增强免疫及屏障功能。⑥密切监测患者症状、体征变化,监测体温及炎症指标,警惕可能出现的腹膜炎进展。⑦当引流量得到控制后可分次退出引流管,每次退1~2cm,在2周后逐渐拔出。

4. 保守治疗的时限　对于保守治疗多长时间无效后应行转流手术,目前尚无明确定论。国内专家认为,对于需行术后辅助治疗的患者,在保守治疗3周以上无效时,应及早行转流手术,以避免延误术后最佳化疗时机(术后4周)。对于无术后辅助治疗指征的患者,该时限可以适当放宽。对于转流手术后吻合口漏仍反复不愈合者,应考虑骶前慢性脓肿、上皮性窦道、内瘘或肿瘤复发等情况。此时应仔细评估,权衡利弊,根据经验行确定性手术治疗。

5. 直肠吻合口漏的分类　国际直肠癌研究小组(International Study Group of Rectal Cancer,ISREC)对直肠吻合口漏进行了专门的定义:结直肠或结肛吻合口(包括新直肠贮袋的缝合或吻合线)完整性缺陷,导致肠腔内外间隙相通,紧邻吻合口的盆腔脓肿也应视为吻合口漏。吻合口漏根据其临床表现、位置、大小、发生时间等不同有多种分类方式。ISREC根据吻合口漏的临床严重程度将吻合口漏分为3级(表5-7-1)。

表5-7-1　吻合口漏临床严重程度ISREC分级

ISREC分级	临床表现
A级	患者术后无特殊临床症状体征,仅可能在吻合口闭合前发现漏,可能导致吻合口闭合延迟,对术后恢复无影响
B级	患者腹膜炎临床表现不典型或较局限,需抗感染及局部引流治疗
C级	患者有腹膜刺激征和其他腹腔感染的临床表现,严重者出现粪性腹膜炎,需急诊手术干预

A级又称为亚临床漏或影像学漏,B级和C级称临床漏或显著漏。根据漏口的位置和术中是否关闭盆底腹膜可分为腹膜内漏和腹膜外漏;漏口<1cm或小于吻合口周径1/3的为小漏,反之为大漏;根据漏口是否被周围组织包裹分为包裹性漏和游离漏;根据引流是否通畅,可分为控制性漏和未控制性漏;根据吻合口漏发生的时间,以30天为界,又可分为早发型漏和迟发型漏。了解吻合口漏的分类方式有助于对吻合口漏的全面判断,便于制订合理的处理策略。

A级漏在保持通畅引流的前提下加强营养和抗感染治疗。部分B级漏的患者,可以行内镜下治疗。William Tzu-Liang Chen等对吻合口漏的处理进行了研究,提出二次腹腔镜手术联合肠腔内修复可应用于B级漏。二次腹腔镜通常在原来的戳卡孔进行操作。可使用血管钳撑开原戳卡孔,使用不带针芯的戳卡连接气腹管在脐部建立气腹并置入腹腔镜头,其他的操作孔置入5mm腹腔镜器械。但需要注意的是,二次手术可能会发现腹腔内粘连的情况,必须在高清镜头的视野下置入。首先行腹腔镜探查和评估,排除初次手术可能造成的任何医源性空腔脏器损伤。通常吻合口漏的患者会出现盆腔粘连伴脓液、粪便聚集,此时应使用负压冲洗器进行钝性粘连松解,偶尔进行锐性剥离。腹腔镜下通常很难确定直肠漏口的准确位置。联合使用经肛门修补术时,当吻合口漏位置低(距肛缘<5cm),可以使用一个常规的肛门镜(肛窥)从肛门边缘直接修复。当吻合口漏位置较高(距肛缘≥5cm),可以用经肛门内镜操作。在直视下或通过肛门内镜,吻合口漏的位置通常相对容易识别。充分清理粪便后,进行缝合。对于C级漏的处理,既往通常只能剖腹探查,行横结肠或回肠造口。

6. **封堵技术**　肠腔内支架也被用于吻合口漏的治疗,但对于低位吻合口漏,内支架直肠刺激症状明显,且存在移位的风险,其应用指征尚有争议。内镜吻合夹、生物蛋白胶等也可用于吻合口漏的治疗,但由于病例报道较少,其总体疗效有待进一步研究。

7. **瘘管形成**　吻合口漏后期约30%患者形成不同形式的瘘管,包括皮肤瘘、阴道瘘及膀胱瘘等。在对症支持治疗的基础上,可依据药敏试验结果联合抗生素治疗。对于皮肤瘘,注意加强皮肤护理,适当负压吸引,促进愈合。对于阴道瘘及膀胱瘘,需积极采取手术治疗。

五、预防

(一)慎于术前

准确掌握患者的基本情况,对客观存在的相关危险因素进行术前预判、对可以改善的术前状态进行积极干预是预防吻合口漏的首要步骤。①客观存在的危险因素包括:高龄、肥胖、术前行新辅助放化疗、合并糖尿病等基础疾病、肿瘤位置低(腹膜反折以下)、男性(盆腔狭窄)等。②可以改善的术前状态包括:糖尿病患者积极控制血糖;不影响疾病的前提下,停用激素类或非甾体抗炎药;合并营养不良者,积极改善营养状况,使血清白蛋白提高至35g/L以上;积极术前肠道准备、改善心肺功能等。

(二)精于术中

吻合口的生长取决于良好的机械对合及适宜的局部环境,因此,精细的术中操作与正确的手术策略是预防吻合口漏的关键。

1. **闭合次数**　对于右半结肠、横结肠及左半结肠切除术,通常采用体外吻合的方式,多可一次闭合后产生结肠残端,在完成缝合加固后,对吻合口漏的发生无影响。在乙状结肠及直肠手术中,研究发现,在切断远端肠管时,切割闭合器闭合次数与吻合口漏的发生有关。闭合次数>2次是直肠吻合口漏发生的危险因素。这就要求在预切割位置充分裸化肠壁,以避免脂肪残留,尽量使裸化方向呈直线,垂直于肠管纵轴,使切割距离最短,同时应根据肿瘤位置合理选择切割闭合器型号,对于乙状结肠及中上段直肠癌,在充分裸化肠壁的基础上,60mm切割闭合器大多可一次性闭合;对于低位直肠癌,特别是盆腔狭窄的男性患者,60mm切割闭合器很难在盆腔内调整角度,因此,推荐使用45mm切割闭合器,通过两次切割离断直肠。在两次切割闭合时应尽量使交界处位于中心,以便于吻合时抵钉座自此处穿出。对于闭合次数,应做到"力争1枪,亦可2枪,避免3枪"。

2. **吻合口张力、血供**　无论何种吻合,吻合口张力及血供都是保证吻合口愈合的重要局部因素。吻合口无张力可以使组织在生长时不受外力牵拉,而良好的血供则是组织生长的能量来源。对于体外吻合者,可以手工检测其张力,如张力过高,在吻合前即应扩大游离范围,在不损伤边缘动脉弓的情况下确保无张力吻合。对于乙状结肠及直肠手术,由于远端肠道固定,且多采用内镜下吻合的方式,在确保无张力及血供良好方面需特别注意。乙状结肠及系膜呈扇形,在切除直肠肿瘤、移除标本后,近端结肠是否能够顺利下拉与直肠残端或肛管吻合,取决于近端残留肠管的长度及相应系膜的紧张度。当长度不足或系膜过度紧张时,均会导致无法与远端肠管吻合,或吻合后吻合口张力过大,影响愈合。因此,在保证近端切缘安全的前提下,应避免过多切除肠管。在直肠手术中,多以耻骨联合作为解剖学标志,如术中下拉近端肠管能够轻松到达或超越耻骨联合，则认为该处肠管切断后吻合无困难。反之，则应在不损伤边缘动脉弓的情况下，尽量多切开系膜，必要时切断左结肠血管（勿损伤左结肠动脉升降支分叉部），仅保留贴近肠管的边缘血管和组织，如此，下拉的肠管可以最大限度地伸展成直线，以利吻合。如仍然不能吻合，则应果断游离结肠左曲。在吻合完成后，应对吻合口的张力情况进行术中评估，以重建的肠管可以松垮的趴伏在骶骨上为宜。如术中发现吻合口张力高，应留置肛管并行预防性造口，预防吻合口漏带来的不良后果。吻合口血供的保证在游离血管、清扫淋巴结的过程中即应开始考虑。对于保留左结肠动脉（left colonic artery，LCA）对吻合口漏的影响目前仍有争议。肠系膜下动脉（inferior mesenteric artery，IMA）根部结扎（高位结扎）可以保证系膜的完整性，在肿瘤根治性方面似乎更有优势。保留 LCA（低位结扎）在理论上可以增加吻合口局部血供，特别是对于年老体弱及伴有动脉硬化者，丰富的血供可以促进吻合口生长。但不少研究发现，保留 LCA 并不降低吻合口漏的发生率。因此，目前较统一的观点是：对于经验丰富的术者，在完成 253 组淋巴结清扫的基础上，如能做到无张力吻合，且 LCA 距离 IMA 根部在 5cm 以内，可以保留 LCA，否则应切断 LCA，行高位结扎，以"能保则保、不可强求"为原则。主要供血血管切断后，近端肠管的血供主要来源于边缘动脉弓，在确定近端结肠预切割位置后，应首先辨识边缘动脉与末梢直动脉的走行。处理结肠系膜时，应垂直于边缘动脉，而平行于末梢直动脉。结肠系膜游离范围以 1.5~2.0cm 为宜，在钳夹荷包钳时需注意方向，使荷包钳在对系膜侧略向近端倾斜，以避免对系膜侧肠壁局部缺血（图 5-7-4）。离断肠管后，断端与系膜的距离不超过 1cm，同时去除吻合范围内的脂肪组织。如此，可确保结肠断端血供，同时避免肠系膜进入吻合器被切割导致出血。在吻合前，须对近端肠管的血供进行术中检测，以进一步明确血供情况。主观判断的方法包括：①肠管色泽是否红润，有无出现暗红色或青紫色的缺血表现；②邻近血管是否存在搏动；③肠管断端是否有明显出血，推荐使用手术刀代替能量器械离断近端肠管，松开荷包钳后，肉眼观察肠管断端出血情况，如涌出鲜血，则血供良好；如长时间没有新鲜血液出现，则认为血供不佳，需再次切除近端肠管直至有新鲜血液出现（图 5-7-5）。客观判断的方法主要是吲哚菁绿（indocyanine green，ICG）显像技术，有条件的医疗机构可通过外周静脉注射 ICG，在荧光腹腔镜下观察肠管发光情况，如断端与肠管其他部位无显著差别，说明血供良好（图 5-7-6）。术前血管成像有助于辨识血管弓的走行及吻合支情况，能够提前发现血管变异，使术者在处理边缘血管时更加从容。

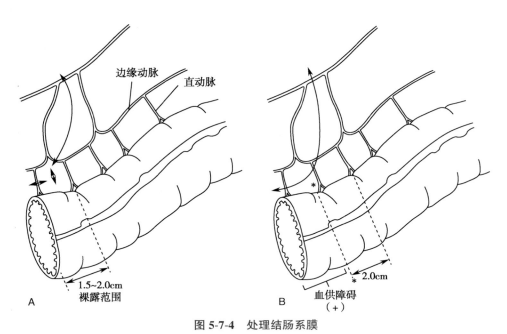

图 5-7-4　处理结肠系膜

处理结肠系膜时，垂直于边缘动脉，平行于末梢直动脉，结肠系膜游离范围在 1.5~2.0cm 为宜。

A. 结肠断端裸化范围；B. 结肠断端出现血供障碍。

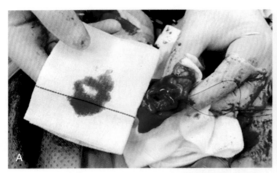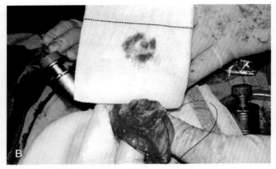
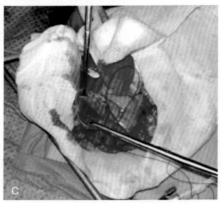

图 5-7-5　术中检测肠管血供

吻合前,须对近端肠管血供进行术中检测,以进一步明确血供情况。

A. 结肠断端血供良好;B. 结肠断端血供一般;C. 结肠断端血供差。

3. **吻合技术**　随着外科技术的发展,吻合器现已广泛应用于结直肠手术,其吻合口漏的发生率与手工吻合未见明显区别。就吻合方式而言,侧侧吻合与端侧吻合在结肠术后吻合口漏发生率方面亦未见明显区别。对于乙状结肠和直肠手术,目前多采用双吻合器技术(double stapling technique,DST)。在吻合前,应根据吻合口近端和远端肠管直径选择合适尺寸的圆形吻合器,直径为 25~33mm。根据肠壁厚度,选择 3.5mm 或 4.8mm 的钉仓高度。经肛门置入吻合器前,应首先扩肛至四指,在吻合器前方涂抹碘附以润滑,置入时先指向背侧,然后向腹侧推进,在两次闭合交界处穿出钉砧。对于一次闭合的情况,可以偏向一侧穿出,完成吻合后可避免该侧出现"狗耳朵"。吻合器头尾端连接成一体时,应再次确认肠管血

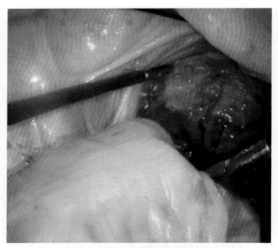

图 5-7-6　运用吲哚菁绿显像技术判断血供状况

供良好、无扭转、吻合部位之间没有其他组织嵌入。击发吻合器时需保证无张力,击发后维持 10 秒以上,然后缓慢将吻合器旋出,并检查确认两个断端切割环的完整性。

4. **术中吻合质量检测**　良好的机械对合是吻合口生长的基本前提,在完成肠道吻合后,对于乙状结肠及直肠手术,需进行术中吻合质量检测。术者通常应用注水注气试验,具体方法是向盆腔内注入无菌生理盐水以没过吻合口,使用注射器向肛门内注入气体,观察盆腔内是否有气泡产生,以确定对合是否良好。然而,此种方法没有统一的压力值,极大地依靠术者自身的主观判断,未做到标准化,不能实现横向对比。笔者结合自身经验及既往文献报道,将注水注气试验予以改良,通过三腔尿管连接气压计置入肛门,并将直肠内压力确定为 $40cmH_2O$,该压力值可在不增加肠道副损伤的前提下检测吻合口对合效果(图 5-7-7)。

此外,笔者推荐以亚甲蓝灌注试验(methylene blue perfusion test,MBPT)代替注水注气试验,该方法无须向盆腔内注水,且能准确判断对合不良的具体位置,其准确性与注水注气试验无明显差别(图 5-7-8)。注水注气试验(图 5-7-9)与亚甲蓝灌注试验(图 5-7-10)的结果分级见表 5-7-2 和表 5-7-3,当出现 Ⅱ、Ⅲ级检测结果时,应寻找对合不良的部位试行加固缝合,缝合后再次检测;当结果为 Ⅳ 级时,应果断行预防性造口。

5. 吻合口加固　适当的缝合加固可降低吻合口漏发生率。使用吻合器完成机械吻合后,体外吻合者及吻合口位置较高时,可在直视下使用 4-0 可吸收线环周全层加固缝合;对于低位吻合,无法在直视下缝合,可在内镜下“8”字缝合两侧“狗耳朵”部位。对于低位吻合,不强求在内镜下缝合加固,以免造成肠壁额外损伤。对于超低位吻合,可以通过牵开肛门,行腔内缝合加固吻合口。

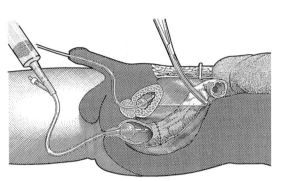

图 5-7-7　改良注水注气试验检测术中吻合质量

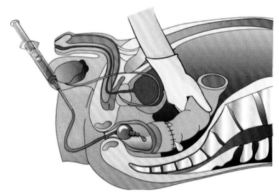

图 5-7-8　亚甲蓝灌注试验检测术中吻合质量

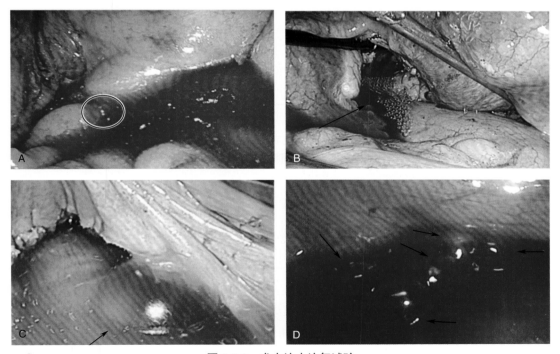

图 5-7-9　术中注水注气试验
A. 小气泡单个冒出(Ⅱ级);B. 小气泡连续冒出(Ⅲ级);
C. 大气泡单个冒出(Ⅲ级);D. 大气泡连续冒出(Ⅳ级)。

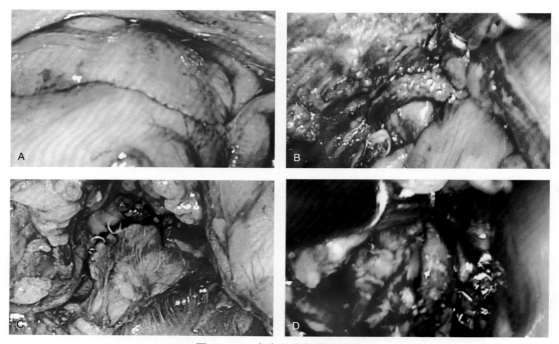

图 5-7-10　术中亚甲蓝灌注试验

A. 亚甲蓝灌注试验Ⅰ级（阴性）；B. 亚甲蓝灌注试验Ⅱ级，吻合口见点状蓝染；C. 亚甲蓝灌注试验Ⅲ级，吻合口见斑片状蓝染；D. 亚甲蓝灌注试验Ⅳ级，亚甲蓝灌注液大量外渗。

表 5-7-2　注水注气试验结果分级

注水注气试验结果分级	结果描述	干预
Ⅰ级	无气泡出现	无须处理
Ⅱ级	小气泡单个冒出	缝合加固后再次检测，失败后预防性造口
Ⅲ级	小气泡连续冒出或大气泡单个冒出	缝合加固后再次检测，失败后预防性造口
Ⅳ级	大气泡连续冒出	预防性造口

表 5-7-3　亚甲蓝灌注试验结果分级

亚甲蓝灌注试验结果分级	结果描述	干预
Ⅰ级	无蓝染	无须处理
Ⅱ级	吻合口见点状蓝染	缝合加固后再次检测，失败后预防性造口
Ⅲ级	吻合口见斑片状蓝染	缝合加固后再次检测，失败后预防性造口
Ⅳ级	亚甲蓝灌注液大量外渗	预防性造口

　　6. 预防性造口　低位直肠吻合通常需要预防性造口。研究发现，预防性造口不能降低吻合口漏的发生率，但可转流肠内容物，减轻吻合口漏发生后的感染程度，降低二次手术率。当吻合口距离肛缘<5cm，术前行新辅助放疗或吻合效果不佳时，应及时行预防性造口；对于其他吻合口漏相关的危险因素，当患者存在 2 个或以上时，也应行预防性造口。与横结肠造口相比，末段回肠造口具有操作简单、易于还纳等优点，成为目前多数外科医师的首选造口方式。

　　（三）勤于术后

　　术后完善的患者管理可预防吻合口漏。

1. 虽然我国学者 2021 年在 *JAMA Surgery* 发表的研究认为,留置肛管在预防术后吻合口漏方面没有优势,但对于患者而言,留置肛管使直肠内部与外界相通,可直接降低直肠局部压力,对于吻合口愈合较慢者或术后早期有症状轻微的吻合口漏患者,延长术后肛管留置时间可以促进局部粘连,从而防止吻合口漏的进展,改善转归。肛管可以选择较粗的硅胶引流管(28# 以上),术中在肛门口使用缝线固定;也可选用7.5# 气管插管,气囊适量充气后固定。术后拔除时间根据患者恢复情况灵活选择。

2. 直肠癌低位前切除术后早期腹泻可作为吻合口漏的危险因素。因此,应密切关注患者的肛门排便情况,出现腹泻及时给予蒙脱石散止泻,效果不佳时可使用洛哌丁胺。

3. 局部感染可以腐蚀吻合口,进而导致吻合口漏。对于术后腹盆腔内感染,特别是吻合口周围的局部脓肿,应及时处理,必要时行穿刺引流术。

4. 近年来,肠道菌群的变化被认为可能与吻合口漏的发生相关,但目前尚缺乏一致性的结论,有待进一步研究。

(张 翔 戴 勇)

第八节 直肠阴道瘘

随着腹腔镜技术的推广,各种低位保肛手术的开展,以及新辅助放化疗的规范化应用,低位直肠癌术后直肠阴道瘘的发生率有增高趋势;即使行预防性造口,也难以完全避免直肠阴道瘘的发生;预防性造口还纳后出现直肠阴道瘘的情况临床上也并不少见。文献报道其发生率为 0.9%~9.9%;一旦发生,将对患者心理及身体造成较大创伤和损害,应尽量予以避免,并在发生后及时正确处理。

直肠阴道瘘分类方法并不统一;部分学者根据瘘口在直肠内的位置将其分为高位瘘、中位瘘和低位瘘;目前国际上常用的分类方法是根据其在阴道内的部位、大小和复杂程度,分为单纯型瘘和复杂型瘘。单纯型瘘定义为:发生于阴道的中低位,直径<2.5cm,由创伤或感染因素引起的瘘;复杂型瘘则定义为:发生于阴道高位,直径>2.5cm,由炎性肠病、放疗或肿瘤引起的瘘,此外还包括修补失败的复发瘘。

一、病因

1. 低位吻合时阴道壁游离不充分,显露不清,吻合器击发时将阴道卷入。
2. 直肠前壁游离过程中损伤阴道。
3. 术后吻合口漏或吻合口周围感染,腐蚀阴道壁。
4. 联合阴道切除。
5. 盆腔放疗,阴道局部水肿。
6. 营养不良,组织愈合能力较差。

二、症状

直肠阴道瘘的典型症状表现为阴道内排气排便。瘘口较小时,阴道内可无粪便,但肠道内气体可经瘘口从阴道排出;瘘口较大时,表现为经常性地经阴道排出粪便及气体。此外,因会阴长期受到粪便及阴道分泌物的刺激,患者会阴及大腿内侧可出现皮肤溃疡及湿疹。部分患者也可伴有发热症状。

三、诊断

通过病史、阴道内排气排便、直肠和阴道指检可明确诊断,亚甲蓝试验、经肛或经阴道碘剂造影、阴道镜、内镜超声及盆腔 MRI 有助于明确瘘口位置及周围组织情况等,可用于修复手术前的评估。有盆腔放疗史者应注意与小肠阴道瘘鉴别。消化道造影有助于鉴别诊断。

四、治疗

直肠阴道瘘的治疗可以分为非手术治疗和手术治疗。非手术治疗主要适用于症状轻微的单纯型瘘,包括无渣或低渣饮食、肠外营养、应用抗生素、局部引流等,少数患者可以自愈。关于粪便转流手术的价值目前仍存在争议,有学者主张对于一般情况良好、瘘口较小、炎性反应不重的单纯型瘘,可不行粪便转流性造口术;对于一般情况欠佳、瘘口直径较大、位置较高、多次修补失败和炎性反应不易控制的复杂型瘘,则建议行近端结肠造口术,在控制感染和营养支持的基础上再行修补手术。转流部位建议首选横结肠造口,远端结肠应予以封闭。文献报道转流手术后 30%~40% 的直肠阴道瘘可以自愈;如无法自行愈合则需要行修补手术。直肠阴道瘘的手术方法很多,妇科、普外科、整形科医师均可行手术修补,必要时需要多学科联合手术。手术路径可以分为经肛、经阴道、经会阴、经腹及联合入路。

1. **单纯切除修补术** 对于中低位单纯型瘘,可采用经阴道或经肛单纯切除修补,注意应切除瘘口周围瘢痕组织,强调分层缝合以实现解剖对位;合并肛门功能不全者应同时行肛门括约肌重建;对直径大、高位、复发及炎性肠病引起的瘘,直接缝合修补术失败率较高,不建议采用。

2. **经肛推移瓣修补术** 中低位瘘的首选术式之一,该术式最早由 Noble 于 1902 年提出,主要是采用健康的上皮组织覆盖瘘的一端来消除直肠阴道瘘(图 5-8-1)。对于高位瘘、复杂瘘及复发率效果欠佳。

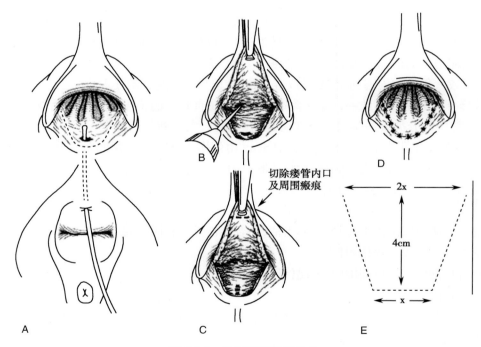

图 5-8-1 经肛推移瓣修补术

A. 分离包括黏膜、黏膜下层及环形肌纤维的 U 形推进瓣,瓣的顶端越过直肠阴道瘘;B. 充分游离推进瓣,使之张力减小,可使用电刀分离以充分止血;C.3-0 可吸收线缝合直肠肌层的缺损,切除直肠内瘘管内口及周围瘢痕;D. 3-0 可吸收线缝合固定推进瓣,覆盖直肠阴道瘘内口,阴道侧瘘口敞开引流;E. 分离推进瓣的范围。

3. **自体组织转移填塞修补术** 利用带血管蒂的自体组织,包括皮瓣、肌皮瓣、带血管蒂卵巢、大网膜等,填充修补直肠阴道瘘,以 Martius 术应用较多,操作相对比较复杂。

4. **人工合成材料修补** 将纤维蛋白胶、生物网塞或补片等人工材料注入瘘管或放置在直肠阴道隔以治疗直肠阴道瘘;成功率不高,且存在排异反应的风险。

5. 开腹手术修补 高位瘘通常需要开腹手术进行修补,包括瘘管切除＋阴道修补＋肠切除吻合术,也可行改良 Bacon 手术。某些高位瘘也有腹腔镜下修补成功的报道,但通常难度较大,需要严格把握指征。

6. 复杂型瘘联合修补 复杂型瘘通常瘘口较大,瘘口周围炎症或瘢痕比较严重,直接修补容易失败,可采用各种组织瓣转移修补技术,往往需要与妇产科及整形科医师联合实施。

直肠阴道瘘的预防措施包括:①清晰的解剖层次,精细操作,避免损伤阴道;②直视下吻合,吻合口与阴道间预留足够的安全距离,确保阴道未卷入吻合器内;③对于高龄、营养状态欠佳、放疗史、超低位吻合等情况,可以将大网膜、肛提肌皮瓣或带血管蒂卵巢填塞入直肠阴道间隙,以形成屏障作用。

（王延磊　戴　勇）

第九节　肠　穿　孔

结直肠癌根治术后,肠穿孔是严重的术后并发症,如果没有及时发现和诊断治疗,可能危及患者生命。由于患者术后有腹部疼痛和不适,往往会掩盖早期的肠穿孔症状。根据穿孔部位不同,临床表现可能有一定差异,尤其是低位结肠穿孔,腹膜刺激症状往往不明显,以局部感染症状为主,应该引起临床重视。

一、病因

1. 术中未被发现的术野以外损伤较小的小肠或十二指肠,术后早期出现腹膜炎症状或引流管有残留物。

2. 外科医师手术过程中电器械分离或超声刀凝固引起小肠凝固性坏死,出现延迟性穿孔,或者手术开始分离粘连时也可能损伤肠壁浆肌层,甚至肠壁全层,术后出现腹膜炎症状。

3. 损伤边缘动脉血管没有及时发现,或者肠系膜扭转导致肠管缺血坏死。

二、症状

术后患者出现腹痛,有腹部压痛和反跳痛,有时患者出现严重的腹胀、肛门停止排气排便、发热,甚至血压脉搏下降、黄疸;如术中损伤,一般术后出现腹膜炎和引流物中有小肠内容物;热损伤和浆肌层损伤的渗漏一般发生在术后 2~3 天,临床症状取决于渗液的严重程度,类似吻合口漏和腹腔内脓肿的形式。

三、诊断

增强 CT 扫描可见腹水和腹腔局限性脓肿、积液,消化道造影可见对比剂外渗、显影,而穿孔的确切位置不清楚。此外,可进行诊断性腹腔镜检查,但是由于术后粘连、蛋白质沉积和粪便含量,常常无法定位病灶小的渗漏。

四、治疗

如果肠管通畅,脓肿局限,可以在 B 超或 CT 引导下穿刺置管引流。如果肠内容物溢出较多,局限不明显,腹膜炎症状明显,感染严重,需要手术干预。手术方式可选择传统剖腹探查,肠损伤严重者,可行切除吻合术。十二指肠穿孔局限于腹膜后间隙的少见,因为在术中已对十二指肠进行了分离,因此十二指肠穿孔与小肠损伤相似,治疗也相似。如果肠管缺血坏死,可以切除坏死肠管,进行近端造口和肠吻合术。

（韩方海　黄　静　马　帅　卢树宏）

第十节 肠 坏 死

肠坏死主要是由于肠管的血供受到影响进而导致的严重术后并发症。肠系膜上、下动脉及供血血管缺血和肠系膜上、下静脉主干和分支血栓形成是导致肠坏死的主要原因。

一、病因

根据手术部位不同，导致肠管缺血坏死的原因有所差别。比如，直肠癌手术导致的近端肠管缺血坏死主要是损伤边缘动脉弓，或者下拉肠管远端血供不良，以及下拉肠管张力过大，静脉回流障碍。以下根据手术部位分别介绍导致肠管缺血坏死的原因。

（一）右半结肠癌根治术

在右半结肠根治术中，回肠结肠根部和中结肠动脉右支在其起点附近被离断。没有清楚地分离血管，未能确定适当的血管结构等都有可能危及小肠或左半结肠、横结肠的血液供应。在分离和解剖回结肠动脉的起点时，必须正确识别肠系膜上动、静脉。肠系膜上动脉再灌注失败可能导致小肠缺血改变和随后的部分坏死。中结肠动脉根部离断后，横结肠依赖于患者的 Drummond 边缘动脉弓供血。多达 30% 的患者 Griffith 点不完整或 Riolan 动脉弓缺失，这时中结肠动脉根部切断可发生严重的缺血，导致横结肠和左半结肠的坏死。

（二）左半结肠及直肠癌根治术

在乙状结肠癌根治术中，肠系膜下动脉（inferior mesenteric artery，IMA）的处理方法：IMA 平 L_{3-4} 高度起于腹主动脉前壁，供应横结肠的左侧 1/3、降结肠、乙状结肠及上部直肠的血液。沿途分支包括左结肠动脉（left colic artery，LCA）、乙状结肠动脉（sigmoid artery，SA）、直肠上动脉（superior rectal artery，SRA）等血管。Riolan 动脉弓是连接 LCA 和肠系膜上动脉（SMA）的重要血管。TME 术中夹闭、切断 LCA 后，SMA 可以通过 Riolan 动脉弓和边缘动脉弓保证横结肠左侧 1/3、降结肠、乙状结肠及直肠上段的血液供应；但有 5% 的患者存在 Riolan 动脉弓缺如，左半结肠仅依靠 IMA 供血，高位结扎易发生吻合口缺血性改变；通过术前腹盆腔增强 CT 血管造影发现，Riolan 弓缺如是腹腔镜直肠癌根治术术后吻合口漏发生的独立危险因素。

目前，结直肠癌 IMA 的处理主要有 3 种方式：高位结扎、低位结扎、低位结扎 +253 组淋巴结清扫。标准的高位结扎操作简单易行，可以提供充足的肠管吻合长度，保证淋巴结的充分清扫，但仅依靠来自中结肠动脉的边缘动脉弓供血，近端肠管的血供可能受到影响；低位结扎保留左结肠动脉，保证了近端肠管充足的血液供应，但有可能限制了吻合肠管的长度；低位结扎 +253 组淋巴结清扫对术者的要求较高，部分学者认为其不符合 TME 完整切除系膜的原则。目前广泛受到关注的两种处理方法主要为高位结扎、低位结扎 +253 组淋巴结清扫，目前的研究认为两种处理方法清扫的淋巴结总数及 253 组淋巴结数目无显著性差异，说明经验丰富的术者可以通过低位结扎 + 淋巴结清扫的手术方式清扫足够数量的淋巴结，且两种处理 IMA 的方法对患者的 5 年总生存时间（overall survival，OS）及无病生存期（disease free survival，DFS）均无影响。但有学者研究发现，低位结扎处理 IMA 后有部分患者的肠管血供受到影响，甚至部分患者的肠管出现缺血坏死的现象，需要再次手术切除坏死肠管。而既往研究表明，高位结扎处理 IMA 后近端结肠的血流量和氧分压显著下降，日本学者 S Tsujinaka 观察到约 2% 的 IMA 高位结扎后，近端结肠血供障碍进而引发近端肠管缺血坏死的并发症，而 107 例低位结扎组未观察到有肠管缺血坏死（图 5-10-1）。进一步分析显示，高龄患者、既往合并脑血管疾病、高血压病史的患者发生肠缺血坏死的风险较高。此类患者往往伴有动脉粥样硬化和主动脉钙化等。对于此类患者，有回顾性研究认为低位结扎可能会使此类患者获益，但仍然需要大样本的前瞻性研究进一步证实。

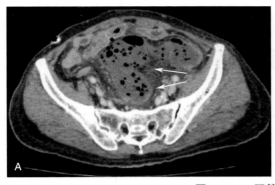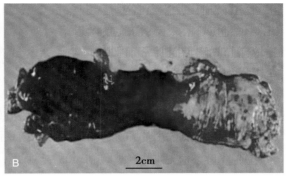

图 5-10-1　肠管缺血坏死典型表现

A. 增强 CT 提示肠管扩张，充满气体和液体，肠壁变薄，肠系膜出现缺血的表现（箭头所示）；

B. 切除的标本呈节段性的全层坏死（左侧）。

二、症状

肠管缺血坏死发生在术后平均第 5.5 天（第 2~13 天），患者出现发热、腹痛、腹胀，引流物改变，部分患者有心动过速和低血压表现。

三、诊断

1. **详细的病史回顾**　主要包括患者的手术方式等，患者是否出现发热、腹胀、腹痛等症状，引流物的性状，是否出现血流动力学改变。

2. **详细的查体**　主要包括腹部体征，包括腹式呼吸，腹部外形，切口部位、大小等，有无腹肌紧张、压痛，可否触及肿大肠袢，且应重视肛门指检，注意直肠内有无血便。若患者出现腹膜炎征象则提示缺血坏死严重。

3. **实验室检查**　白细胞计数及中性粒细胞比例常常升高，C 反应蛋白（C-reactive protein，CRP）及降钙素原亦升高，部分患者出现乳酸水平的升高。

4. **影像学检查**　增强 CT 有助于明确诊断。

四、治疗

肠管缺血坏死往往非手术治疗无效，所有患者均需要再次手术切除坏死肠管，对于二次手术的手术方式目前研究较少，尤其是对于乙状结肠癌术后肠缺血坏死二次手术的研究更少，日本学者报道的病例中绝大部分患者二次手术采用 Hartmann 术，也可行再次吻合＋末端回肠造口术。手术方式的选择取决于患者的病情和术中肠管的情况，目前尚缺乏高质量的文献报道。关键要注意预防肠管缺血坏死的发生。

1. 目前认为，术前需进行详细评估，包括术前 CTA 检查评估患者血管情况，若患者存在高龄、高血压、动脉粥样硬化等危险因素，采取低位结扎可能会使患者获益。

2. 术中精细操作，目前有部分学者开展术中多普勒血流检测和测量结肠氧合来评估结肠的血供，但由于操作复杂，尚难以大规模开展应用。

3. 保证术中和术后的血流动力学稳定，被认为可能对于预防术后结肠缺血坏死有益。

4. 重视围手术期患者的管理，包括维持血流动力学稳定，预防术后感染，维持酸碱、水、电解质代谢平衡，预防低蛋白血症等。

（孙学军　韩方海　黄　静）

第十一节　外拖肠管坏死、回缩

由于吻合器的应用和腹腔镜技术的普及,现在很少进行改良 Bacon 术和 Pull-through 术。有时因为一期吻合困难或特殊情况行近端肠管拖出肛门外,2 周后再进行二期切除和肛门成形。

一、病因

外拖肠管坏死多见于改良 Bacon 术,多由肛门括约肌紧张,或外置结肠系膜肥厚造成。对于术前就发现肛管狭窄,括约肌张力大,或术中发现结肠系膜肥厚的患者,不适于行此类手术。近端肠管张力过大,可导致牵拉性缺血,或者近端肠管回缩。

二、症状

外拖肠管动脉搏动消失、张力消失、肠壁水肿、颜色变暗,或者与坏死肠管之间的颜色明显改变;外拖肠管回缩到肛门内,以及从肛门流出脓性液体及暗黑色血液。

三、诊断

根据外拖肠管的颜色、动脉搏动及肠管回缩情况可以进行诊断。

四、治疗

对于无腹部及全身感染症状的外拖肠管坏死,建议不做特殊处理。减少肛门指检,避免将尚未黏附固定的肠管推入盆腔。坏死组织未发生感染且未脱落者,可等待其自然脱落,此时间窗可借助组织重力作用使肠管更好地粘连于周围组织。对于有腹部及全身感染症状的外拖肠管坏死,需积极应用抗生素、通畅引流,并行横结肠造口转流粪便,以减轻感染症状。外拖肠管坏死会导致肠管回缩,是此类手术最复杂的并发症之一,可导致手术失败。术中必须保证近端肠管绝对无张力。因此,术中肠管的长度、系膜的松紧度、肠管血供都极为重要,必要时可游离结肠左曲(结肠脾曲)。

(韩方海　卢树宏)

第十二节　胃　轻　瘫

胃轻瘫是一种慢性胃动力障碍,以幽门功能障碍、胃窦蠕动低下和 / 或胃底调节减退为特征。多种情形或疾病,如术后迷走神经损伤、糖尿病、神经系统疾病和胃肠道感染等均可引起神经肌肉功能障碍,并使患者产生恶心、腹胀、早饱和上腹胀痛等症状。

一、病因

文献报道,胃轻瘫可能与以下因素有关。

1. **胃适应性受损**　胃近端张力和适应性的调节是通过迷走神经介导,激活非肾上腺素能、非胆碱能肌肠神经元从而释放一氧化氮而实现的。调节功能受损可能会增加化学感受器触发区的感觉传入,导致恶心和呕吐。

2. 胃窦运动减弱 文献报道 70% 的不明原因的恶心和呕吐患者会出现餐后胃窦运动减弱,46% 的患者出现胃排空延缓。

3. 幽门痉挛 幽门痉挛是指幽门环痉挛,关闭了幽门孔,从而延缓了胃排空过程,导致胃轻瘫,常见病因有糖尿病性胃轻瘫、慢性胃炎、胃溃疡、十二指肠溃疡、胃癌等。

4. 十二指肠运动障碍 胃窦和十二指肠的协调收缩对胃排空很重要。文献报道,对 12 例胃轻瘫患者同时进行胃排空闪烁扫描和胃窦十二指肠测压检查,发现餐后胃十二指肠收缩的协调性受损。

5. 自主神经功能障碍 包括副交感神经和交感神经在内的自主神经系统功能障碍可能导致胃轻瘫。迷走神经传入将感觉信号从上消化道传递到中枢神经系统。迷走神经传出神经调节平滑肌的收缩和运动。直立体位不耐受的患者经常有慢性胃肠道不适,最常见的是腹痛、恶心和呕吐。然而,当改变体位为平衡位时恶心症状往往可以缓解。

6. 内脏高敏感性 胃的感觉是由胃壁的物理感受器和化学感受器将信号传送到中枢神经系统来介导的。功能性消化不良时常发现内脏高敏感性。

文献报道,术后胃轻瘫是多种因素综合作用的结果,其中恶性肿瘤、营养状况差、术前幽门梗阻、手术时间长、失血多、术后腹腔感染及精神心理因素是导致其发生的主要危险因素。

二、症状

目前,胃轻瘫的诊断尚无统一标准。国外有文献将其定义为没有机械性梗阻状态下的、客观存在的胃排空延缓综合征,主要症状为早饱、餐后饱胀、恶心、呕吐、腹胀及上腹部疼痛等。在国内的文献报道中,采用秦新裕提出的诊断标准。

1. 经相关检查未提示流出道的机械性梗阻,但仍存在有胃液潴留。

2. 胃引流量>800ml/d,且持续>10 天。

3. 无显著的水、电解质代谢紊乱及酸碱失衡;不伴有导致胃轻瘫的基础疾病,如糖尿病、甲状腺功能减退等。

4. 近期未使用影响平滑肌功能药物,如吗啡、阿托品等。临床上,主要应用胃轻瘫主要症状评分表(gastroparesis cardinal symptom Index,GCSI)来判断其严重程度。

三、诊断

国外文献报道,胃排泄物闪烁扫描是评估胃排空和诊断胃轻瘫的标准。其中固态食物的 4 小时胃排空闪烁扫描是诊断胃轻瘫的最可靠方法。其他方法还包括无线胶囊运动性测试和在固体食物中掺入辛酸或螺旋藻的 ^{13}C 呼气测试。但国内大多中心在诊断胃轻瘫时直接参照上述标准,未进行进一步客观检查。

四、治疗

1. 基本治疗 禁食、胃肠减压、维持水、电解质平衡。动态监测患者血糖情况。积极鼓励患者下床活动,促进胃肠功能恢复。充分进行心理疏导,增强患者的主动配合意识。

2. 营养支持治疗 营养支持途径包括肠内营养及肠外营养。早期应用肠外营养支持治疗,防止出现水、电解质代谢紊乱,同时可以满足机体的基本需求,还可以抑制消化液分泌,使胃肠道得到充分的休息。后期更推荐应用肠内营养支持治疗,容易促进激素分泌,恢复胃肠功能,且有氮利用率高、保护肠黏膜屏障功能完整、防止肠道内细菌易位及多器官功能衰竭等作用。应根据患者病情尽早改为肠内营养支持。可以通过放射引导或胃镜引导下的留置鼻肠营养管来建立肠内营养通道。肠内营养支持时,注意采用逐渐增加滴速的方式。

3. **药物治疗** ①多巴胺受体拮抗剂:甲氧氯普胺是一种多巴胺受体拮抗剂,是美国食品药品监督管理局(Food and Drug Administration,FDA)批准的唯一一种治疗胃轻瘫的药物,治疗时间不超过 12 周。多潘立酮是一种类似于甲氧氯普胺的多巴胺 D_2 受体拮抗剂,同样有效,但中枢副作用较低。前者兼有中枢和外周双重作用,应警惕其锥体外系症状,疗效约为 18%;后者加速胃的运动和协调胃十二指肠的运动,促进胃内食物排空,疗效约为 22%。②呱啶苯酰胺衍生物:西沙比利是一种 5-HT$_4$ 受体激动剂,能增加肌间神经丛节后神经末梢乙酰胆碱生理性释放,加快胃肠蠕动,可使 40% 的患者缓解症状。③大环内酯类抗生素:主要为红霉素,治疗剂量为 3~6mg/kg,溶于 100ml 葡萄糖注射液或氯化钠溶液中,以 5ml/min 的速度静脉滴注,每天 2 次,连续 5 天。

4. **内镜治疗** 主要有内镜下肉毒毒素注射和内镜下幽门括约肌切开术(gastric peroral endoscopic myotomy,G-POEM)。内镜下肉毒毒素注射治疗:在内镜下将肉毒毒素注射于幽门括约肌内,使幽门括约肌麻痹,使食物可顺利进入小肠,从而改善胃排空及胃轻瘫症状。由于该治疗方法作用时间短,疗效不确定,结果不完全令人满意,美国胃肠病学院(American College of Gastroenterology)目前尚不推荐使用该技术治疗胃轻瘫患者。G-POEM 在内镜下将幽门括约肌完整切开或选择性环形肌切开,其与幽门成形术原理类似,有创伤小、风险低、并发症少的优点。这项新技术最早于 2013 年由 Khashab 等报道,2018 年的荟萃分析报道,G-POEM 是治疗难治性胃轻瘫的有效干预手段。

5. **胃电刺激(gastric electrical stimulation,GES)** GES 是一种神经刺激,其机制是影响了控制恶心、呕吐的神经中枢,并增强迷走神经功能。将起搏装置植入胃壁肌层内,通过电刺激来诱发、改善胃慢波运动,从而促使胃排空。疗效因电刺激强弱不同而不同。低频高能电刺激可增强胃慢波运动,加快胃排空;高频低能电刺激则有利于改善患者恶心和呕吐症状。GES 被认为是临床应用最广泛的治疗胃轻瘫的外科方法。有研究显示,GES 对于糖尿病胃轻瘫患者的治疗效果最好,而对于特异性胃轻瘫和术后胃轻瘫综合征的治疗效果则相对较差。

6. **中医治疗** 主要包括内治法和外治法。通过针刺足三里等穴位(或合并应用皮肤电刺激)可促进胃肠动力,具有一定的临床疗效,但其确切机制尚不明了。

7. **手术治疗** 胃轻瘫的外科治疗有胃造口、胃切除,甚至支架置入等方法。目前手术治疗仅适用于极少数经常规治疗后胃轻瘫症状持续不缓解的患者。

(韩方海)

第十三节 胰 瘘

在进行右半结肠癌根治术的过程中,因根治手术切除范围需要,在术中易损伤的器官包括肝脏及胰腺。其中,胰腺损伤所导致的胰瘘是术后腹腔感染的常见原因之一,胰液具有很强的腐蚀性,不仅会造成腹腔感染,还会对腹腔其他脏器、血管造成腐蚀性损伤,进而出现腹腔出血、全身炎症反应综合征等,出现后如不及时治疗,疾病结局将十分严重。

一、病因

横结肠系膜根部即在胰腺表面,在进行右半结肠癌根治术时需切除右侧横结肠部分,在结肠系膜根部切除时,超声刀的热效应容易造成胰腺被膜及胰腺的损伤,因此导致术后胰瘘,而胰液对周围组织腐蚀后将形成局限性的细菌培养环境,最终发展为局限性或广泛腹腔内感染。

二、症状

胰瘘伴腹腔感染的患者主要症状为腹痛、腹胀,伴或不伴发热,引流管可引流出混浊液体,如果胰液腐蚀其他脏器会出现相应脏器损伤的临床表现,腐蚀血管则会在引流管中引流出血性液体。

三、诊断

1. 实验室检查 血常规结果与感染相似,表现为白细胞计数及中性粒细胞比例、C 反应蛋白、降钙素原明显升高,引流液中发现淀粉酶升高(超过 3 倍)。

2. 影像学检查 腹部超声可发现腹腔内包裹性积液,B 超引导下穿刺后,穿刺液细菌培养常为阳性。

四、治疗

胰瘘的发生主要与胰腺本身情况和手术因素相关,胰瘘的保守治疗可以使得大部分瘘口愈合,因此一般不需要进行外科手术治疗,但是如果出现胰液腐蚀脏器、血管发生相应并发症,如感染性腹膜炎、腹腔大出血时则应进行手术治疗。

胰瘘合并腹腔感染的患者,保守治疗主要包括:①通过引流管进行充分引流,同时动态监测引流管内淀粉酶水平,切勿过早拔管;②经验性应用广谱抗生素治疗,对引流液或穿刺液进行细菌培养和药敏试验,选择有效的抗生素;③应用奥曲肽抑制胰液的分泌,促进瘘口的愈合。

（谭嘉男 韩方海）

第十四节 腹腔内感染

一、病因

腹腔内感染(intra-abdominal infection,IAI)是腹部外科常见病,术后发生的腹腔感染大多与术中处理不够完善有关,不恰当的治疗将使病情进一步发展为脓毒血症、脓毒症休克等,导致患者死亡。

二、腹腔内感染分类及微生物学特点

将腹腔感染以感染获得地点划分为社区获得性腔内感染(community-acquired intra-abdominal infection,CA-IAI)和医院获得性腔内感染(hospital-acquired intra-abdominal infection,HA-IAI)。因为二者的致病菌群特点不同,所以这种划分方法对于制订腹腔内感染控制策略和给予经验性抗微生物治疗有一定的指导作用。

对于 CA-IAI,空腔脏器穿孔(胃肠道、胆道)的部位决定了感染的致病菌。CA-IAI 的病原菌分布并没有随着时间的推移有明显改变,但这些病原菌的耐药性已经发生变化,并呈区域性流行。中国人群肠杆菌科耐药率要高于西方国家人群,主要耐药机制是 β- 内酰胺酶,其中最引人关注的是产超广谱 β- 内酰胺酶(extended-spectrum β-lactamases,ESBL)。中国人群产 ESBL 的大肠埃希菌和肺炎克雷伯菌的阳性率高于西方国家人群。

而 HA-IAI 的病原微生物则有较大不同:大部分病原菌仍以肠道菌群为主,但大肠埃希菌的发病率有所降低,而其他肠杆菌属及革兰氏阴性杆菌(铜绿假单胞菌、不动杆菌属)发病率在增加;葡萄球菌属、链球菌属、肠球菌属阳性率也较 CA-IAI 高,特别是在术后患者中,肠球菌属阳性率更高;HA-IAI 病原菌

ESBL 阳性率明显高于 CA-IAI,对各种常见抗生素的耐药性亦较 CA-IAI 更为严重,常见的有肺炎克雷伯菌、铜绿假单胞菌、鲍曼不动杆菌、耐万古霉素肠球菌(vancomycin resistant Enterococcus,VRE)、耐甲氧西林金黄色葡萄球菌(methicillin resistant Staphylococcus aureus,MRSA)等;HA-IAI 中非细菌学病原菌,特别是念珠菌属更加常见,尤其是在既往接受广谱抗生素的患者,目前关于 HA-IAI 中厌氧菌比例的报道较少。

三、症状

腹腔内感染的症状主要有发热、腹胀、腹痛、肛门停止排气排便、腹膜刺激征等。首先,腹部疼痛是因为腹腔脓液刺激壁腹膜而导致的疼痛;其次,腹腔内感染引起的发热是因为脓液及细菌入血后引起的菌血症及败血症;再次,腹腔内感染依据不同的部位会引起相应的症状,比如,胃附近的感染可引起恶心、呕吐、食欲缺乏、消化不良等症状;小肠或阑尾周围的感染可引起腹胀、腹痛、恶心、呕吐等情况,还可引起肠管麻痹、肠蠕动乏力,进而出现炎症性肠梗阻,同时伴有排气、排便的减少或肛门停止排气排便;盆腔感染可出现直肠刺激症状,表现为里急后重。

四、诊断

常规的病史询问、体格检查和实验室检查可以确定大多数可疑腹腔内感染的患者。影像学检查可协助确定是否存在腹腔内感染及感染来源,腹腔穿刺亦可间断判断病变性质。

1. **临床症状和体征**　发热、腹胀、腹痛、肛门停止排气排便、腹膜刺激征等症状及体征对腹腔内感染有较强的提示作用。对于体格检查不可靠的部分患者,如意识障碍或脊髓损伤者或免疫功能因疾病或治疗而受抑制的患者,如有不明来源感染的证据,则应考虑腹腔内感染。

2. **实验室检查**　除了白细胞(white blood cell,WBC)计数作为诊断腹腔内感染的常规实验室检查以外,近年来,应用 C 反应蛋白(C-reactive protein,CRP)、血清降钙素原(procalcitonin,PCT)等生物标志物对腹腔内感染进行定量诊断的研究越来越多,且部分研究显示该类研究可早期协助诊断腹腔内感染。WBC、CRP、PCT 等指标可能预示感染进展的程度,其中 PCT 持续高水平表达预示感染持续,病死率高,有研究认为 PCT 指导抗生素使用可缩短抗感染疗程,但不改善预后。

3. **影像学检查**　虽然临床上常用超声检查和 CT 检查对腹腔内感染做出诊断评估,但超声诊断腹腔内感染在灵敏度、特异度和预后预测方面均劣于 CT。超声的优点在于床旁引导脓肿的穿刺引流,但也容易受到腹腔内肠管积气的影响。CT 的优点在于了解感染灶的部位、毗邻脏器的相关变化,甚至肠壁的炎症水肿,膈上、膈下的积液积气,但缺点是重症患者转运不便。

4. **腹腔穿刺**　诊断性腹腔穿刺可间接判定病变性质,但其主要用于 CA-IAI 患者,HA-IAI 患者多为术后腹腔内感染,腹腔引流管可提供观察途径。

五、严重程度分级与预后评估

对腹腔内感染患者病情严重程度的合理正确分级有助于选择恰当的治疗方案,并对患者预后做出预判。急性生理学和慢性健康状况评分 Ⅱ(acute physiology and chronic health evaluation Ⅱ,APACHE Ⅱ)在临床中的应用最为广泛。研究显示,APACHE Ⅱ 评分为 10 分预测死亡的灵敏度和特异度优于评分为 15 分和 20 分,因此,2017 年美国外科感染学会(Surgical Infection Society,SIS)更新的《腹腔内感染诊治管理指南》以 APACHE Ⅱ 评分 10 分将腹腔内感染患者分为治疗失败或死亡的较低风险或较高风险,评分 ≥ 10 分视为高危腹腔内感染。

除客观指标,该指南尚提出利用表型因素和生理学因素来评估 IAI 患者治疗失败和死亡的风险,包括:脓毒症或脓毒症休克的表现、年龄、合并基础疾病;IAI 的范围和初始感染源控制的程度;存在耐药性或机会性病原体,以及感染持续的时间。

对于存在至少两项预示不良结局的生理／表型因素、弥漫性腹膜炎、感染源控制延迟或不充分、微生物特征等应视为高危腹腔感染,高危患者的病死率为 10%~40%。

六、治疗

一旦拟诊腹腔内感染,应立刻开始给予治疗,以避免病情的进展。控制感染源(source control)、抗感染药物治疗、液体复苏(脓毒血症的处理,见本章第十七节)是治疗腹腔感染的基本要素。虽然感染源控制措施和抗感染药物治疗两者缺一不可,但是特别强调的是感染源控制是 IAI 治疗的根本措施,而抗菌药物则是辅助作用。有效控制感染源后可以减少抗菌药物使用时间,如果感染没有得到有效控制,则必须继续寻找感染源,而不是更换抗菌药物。

(一)控制感染源

目前腹腔内感染的感染源控制手段可分为确定性手术和损伤控制性外科(damage control surgery,DCS)。就 IAI 的治疗而言,前者多见于 CA-IAI,如阑尾切除术、胃肠穿孔修补术等;而后者多用于 HA-IAI,如术后肠瘘、腹腔残余感染等,可分为以避免继续污染而采取的手术、以清创和引流为目的的手术治疗、经 CT 或超声导引的经皮穿刺置管引流、经皮肾镜扩张套件穿刺或戳卡穿刺置入双套管行负压冲洗引流和腹腔开放疗法(open abdomen)。其中腹腔开放疗法具有降低腹腔内压力、改善肺功能及腹腔脏器灌注、减少毒素吸收等优点,国内外文献陆续报道其用于治疗严重创伤、腹腔间室综合征(abdominal compartment syndrome,ACS)和腹腔内感染。

感染源控制方案的选择非常重要,需要根据感染源的类型、全身状况、风险程度及所能获得的医疗资源来制订最合适的感染源控制方案。一般原则是使用侵入性最低的措施、获得足够程度的感染源控制,至少是暂时性的控制。对于重度腹膜炎高危患者,当初始措施足以控制感染源时,不要常规计划再次开腹手术,应按需治疗这类患者,而非择期再次手术。

关于感染源控制的时机,早期控制感染源的理念已广为接受。但对于拟使用腹腔开放疗法控制感染源时,腹腔开放的时机应由临床医师团队讨论决定,因为目前尚无高级别证据的相关研究给出客观明确的腹腔开放时机的选择指征。也有少量研究给出一些症状或体征作为腹腔开放的指征,如严重腹腔感染或腹腔脓毒症、腹压升高或 ACS,腹腔无法关闭或腹腔内大量活动性出血等,但均缺乏客观性,仅可作为参考指征。

腹腔开放后,应用临时关腹技术(temporary abdominal closure,TAC)关闭腹腔,以达到随时清创引流、降低腹腔内压力的目的。腹腔开放后的常用 TAC 措施有:Bogotá 袋、补片、负压辅助临时关腹(negative pressure wound therapy,NPWT)等。NPWT 作为近年来较为先进的 TAC,已广泛地商品化。相较以往的 TAC,NPWT 不仅可充分地主动引流腹腔内容物,而且更加高效,可显著减轻腹腔内炎症反应。但研究提示,尽管 NPWT 可显著提高存活率与关腹成功率,且可降低病死率,但肠空气瘘(enteroatmospheric fistula,EAF)的发生率也明显升高。

(二)抗感染药物治疗

腹腔抗感染治疗的目的在于消除致病微生物,防止复发,缩短病程。一旦怀疑腹腔内感染,在诊断明确及微生物培养结果出来之前就应当开始抗生素治疗。对于 HA-IAI,抗感染治疗策略应采用初始经验性使用广谱抗菌药物 + 微生物培养及药敏试验结果指导的抗菌药物降阶梯策略。

1. 初始经验性药物治疗

(1)HA-IAI 病原菌存在更为严重的耐药性,更需要结合当地细菌流行病学情况评估可能致病菌的耐药性及结合抗感染用药史,合理选择抗菌药物。但原则上,初始经验性抗感染治疗须选用广谱抗菌药物,确保覆盖较不常见的革兰氏阴性病原体。一般单一用药可选用亚胺培南 - 西司他汀钠、美罗培南等碳青霉烯类药物或哌拉西林钠 - 他唑巴坦钠等;联合用药方案可选用头孢吡肟、头孢他啶等三代头孢菌素联合硝基咪唑类药物。

(2)因为 HA-IAI 病原菌更为复杂,尚需评估患者肠球菌属、耐甲氧西林金黄色葡萄球菌(MRSA)、革兰氏阴性菌和念珠菌属的各自感染风险。根据患者的肠球菌属、MRSA 和真菌感染风险,考虑添加其他药物经验治疗。①抗肠球菌治疗:虽然腹腔感染患者是否需要经验性抗肠球菌治疗尚存在争议,但对于 HA-IAI 来说,疾病本身就是肠球菌感染的高危因素,若合并手术、广谱抗生素的使用、留置导尿管、ICU 入住经历更能增加肠球菌感染的风险。目前,肠球菌已经成为医院获得性腔内感染的重要致病菌,因此,经验性抗感染治疗中须考虑覆盖肠球菌。②抗 MRSA 治疗:由于缺乏循证医学证据支持,腹腔内感染患者经验性治疗是否需覆盖 MRSA 无法给出指导意见。③抗真菌治疗:腹腔真菌感染的高危因素包括既往腹部手术史、复发性消化道穿孔、上消化道穿孔、消化道吻合口漏、广谱抗生素使用(>72 小时)、胰腺炎、全肠外营养、大面积烧伤、深静脉置管、ICU 住院时间长、脓毒症、疾病严重程度高(APACHE Ⅱ评分 ≥25 分)。糖尿病、心脏疾病、肾衰竭、免疫抑制和多部位定植念珠菌等合并症也是真菌感染的高危因素。当腹腔内感染患者出现真菌感染的高危因素,同时伴随原因不明的发热等症状或血培养及其他检查真菌阳性时,应尽早进行经验性抗真菌治疗,尤其是感染性休克的重症患者。

腹腔真菌感染以念珠菌感染为主,常见抗真菌药物包括三唑类(氟康唑、伏立康唑、伊曲康唑)、棘白菌素(阿尼芬净、卡泊芬净、米卡芬净)和多烯类及其衍生物(两性霉素 B 及其脂质体)。在我国,氟康唑被广泛用于治疗腹腔念珠菌感染。对于氟康唑耐药的菌株感染,治疗宜选用伏立康唑、卡泊芬净或两性霉素 B。前两种药物与两性霉素 B 相比毒性较小,但亦有明确的肾功能损害。

2. 抗感染药物的降阶梯策略 HA-IAI 患者应在微生物培养及药敏试验结果指导下行降阶梯治疗。抗生素降阶梯治疗的主要目的是合理应用广谱抗生素以减少耐药菌株的选择压力。现阶段公认的降阶梯治疗定义为:①缩窄抗菌药物治疗谱;②从联合治疗转变为单药治疗或减少治疗用抗生素的种类;③缩短治疗时长或停止抗菌药物治疗。

循证医学证据提示,降阶梯治疗组病死率显著低于非降阶梯治疗组,说明在送检微生物样本指导降阶梯治疗的情况下降级抗生素是安全的。起始经验治疗的降阶梯策略亦在各大抗菌药物管理指南中被广泛推荐。

3. 微生物检查 鉴于 HA-IAI 病原菌的耐药性,须常规进行细菌培养(包括需氧菌和厌氧菌)和药敏试验以指导临床正确使用抗生素。值得注意的是,在经验性药物治疗之前取得细菌学资料。应视具体情况选择留取腹腔内标本或血培养标本。合并脓毒症或存在免疫抑制等真菌感染高危因素的患者,应行真菌血培养或腹腔标本培养。

4. 抗感染治疗的疗程 抗菌治疗应当持续到感染的临床症状消失,包括体温、白细胞计数及消化道功能恢复正常。在结束抗菌治疗时已无感染临床症状的患者,随后治疗失败的危险性非常低。

目前,仅有 1 篇文献(DURAPOP 研究)讨论重度腹腔内感染的抗感染疗程,揭示 8 天短疗程组与长疗程组的感染相关并发症比较差异无统计学意义,前提是感染源已得到控制。但也不可一概而论,因患者间的免疫状态差异较大,还需更多研究来明确短疗程的安全性及适应人群。国内有相关书籍及文献推荐,经治疗,感染症状、体征消失,体温和白细胞计数恢复正常 3 天以上,可以停药。

值得一提的是,PCT 持续高水平表达预示感染持续,病死率升高。因此,有研究认为 PCT 可指导抗生素使用疗程,PCT 指导抗生素使用可明显缩短疗程,但对预后无明显影响。

5. 治疗失败 在感染源控制之后,临床医师须识别治疗失败患者并为之制订进一步治疗方案。研究表明,在初始感染源控制后的第 2 天或之后出现的生理参数的明显波动、与初始控制感染源时的感染指标对比等能有效预测治疗失败,如心率、体温、动脉血氧分压与吸入氧浓度比值($PaO_2 : FiO_2$)、CRP、PCT、简化急性生理学评分(simplified acute physiology score, SAPS)Ⅱ、MODS、筋膜裂开等。

在感染源控制 48 小时内发生的治疗失败多是由于感染源控制不当,而非抗感染治疗不当。对于诊断明确的治疗失败,应首先考虑进一步的感染源控制。在确定感染源控制失败后的 24 小时内行进一步的干预措施,但对生理状态不稳定或存在进行性器官功能障碍的患者应尽快干预。感染源控制失败患者最佳的再干预措施包括消毒、引流或清除感染性液体和组织,防止持续污染等。若条件允许,应考虑采用侵入性小的手术,如经皮引流处理局部液体聚集。如果侵入性较小的操作无法控制感染源而再次手术探查的风险过大时,进一步的干预则不可行。该类患者的唯一选择是进一步的抗菌治疗。当患者病情允许、再次感染源控制时,应立即干预。对这些患者应进行耐药性病原体的监测,并针对培养结果调整用药方案。

在感染源控制48小时内发生治疗失败的患者接受的抗感染药物通常数量有限,不太可能对初始感染源控制时的病原体产生选择性压力。相比之下,感染源控制48小时后发生的晚期治疗失败可能会因为长疗程的抗菌治疗而筛选出更耐药的菌群。因此,早期治疗失败及初始感染源控制后48小时内行重复感染源控制的IAI患者,不需要改变抗生素治疗方案。晚期治疗失败的HA-IAI患者应改用适合的抗菌药物。

（孔祥恒　杨道贵）

第十五节　会阴切口感染

经腹会阴直肠切除术(abdominoperineal resection,APR)及肛提肌外腹会阴联合直肠切除术(extralevator abdominoperineal excision,ELAPE)术后会阴切口感染是一种常见的术后并发症,APR/ELAPE术后会阴切口感染的患者局部肿瘤复发率会增高,这极大地影响了低位直肠癌手术的质量和疗效。ELAPE和APR各有优缺点,一名有经验的结直肠外科医师采用哪一种手术方式不会有太多的区别,关键问题是术者对直肠肿瘤的术前分期、患者是否需要进行术前新辅助治疗来提高手术的R_0切除率、操作者手术操作时考虑如何降低肿瘤局部复发率、降低或避免会阴切口感染。

一、病因

术后会阴切口感染的常见原因包括直肠壁损伤或肿瘤破溃所致的创面污染,切缘不足或肿瘤残留,既往有会阴部位疾病(如瘘道形成、脓肿等)。手术时间过长也是诱发因素之一。

1. 术者因素

(1)直肠壁损伤或肿瘤破溃所致的创面污染:在传统APR的盆腔操作中,外科医师沿直肠脏层和壁层间隙解剖到达肛管上方,随着直肠系膜缩窄而逐渐靠近远端直肠壁和肛管上方,在远端直肠就自然形成一个狭窄的"外科腰"。APR术中肠管穿孔率较高,而绝大多数穿孔发生在狭窄的"外科腰"。解剖不清、层次混乱、盲目牵拉极易造成肠管破裂。

(2)切缘不足或肿瘤残留:需行ELAPE或APR的低位直肠癌常位于"外科腰",这个狭窄处最容易出现环周切缘(circumferential resection margin,CRM)阳性,有时切除的肿瘤组织表面没有正常组织覆盖而呈裸露状态,甚至出现肿瘤残留的情况,这些因素都可能诱发术后切口感染。

(3)术者经验不足,解剖层次不清晰。

2. 肿瘤因素　局部进展期肿瘤侵透直肠壁或肿瘤坏死、局部脓肿形成、术前肿瘤已穿孔,以及术中出现肿瘤破溃导致创面污染,均可引起术后切口感染风险增高。

3. 患者因素

(1)肥胖或困难骨盆患者,术中术野狭小,解剖间隙难以辨认,会阴手术解剖困难且术者姿势容易疲劳,这些均可导致术中止血困难、会阴切口缝合不均,潜在地影响APR术后切口感染发生率。

(2)术前新辅助放化疗可影响会阴组织活力,患者可出现会阴切口延迟愈合或愈合不良,增加切口感染的风险。

（3）既往出现会阴感染性疾病。既往有肛周脓肿、肛瘘病史可增加术后会阴切口感染的风险。

二、症状

会阴切口感染的患者通常术后 3~4 天出现发热，体温逐渐升高，同时伴有会阴切口部位红肿、疼痛及盆腔引流液混浊。此外，由于切口位置较低，当术后发生感染时，会阴始终处于潮湿状态或持续伴有脓性分泌物经缝线间溢出。

三、诊断

除外其他引起发热的原因，应该仔细检查会阴切口是否出现红肿、引流液混浊等感染情况，实验室检验和影像学检查有助于确诊。

四、治疗

局部形成的脓肿应切开引流，必要时伤口应再次敞开，通畅引流并清除局部血块及坏死组织。切口敞开时坐浴也是可行的措施之一，必要时使用负压封闭引流（vacuum sealing drainage, VSD）能够控制感染、促进创面愈合，但在盆底腹膜没有关闭或关闭不严的患者不建议使用，以免造成盆底疝的发生。一些会阴脓肿会形成盆腔脓肿，最适宜的处理方式是在 CT 或超声引导下经皮穿刺引流。目前腹腔镜下 ELAPE/APR 广泛开展，大部分医师不关闭盆底腹膜，在行盆腔脓肿清除血肿或扩大引流时一定要防止小肠的损伤，操作要轻柔，防止用钳子或镊子损伤小肠形成肠瘘。由于会阴创口比较大而且深，一定不要把换药的油纱或棉球遗留在创口内，否则会阴创口经久不能愈合。

保持会阴伤口开放，通过 Ⅱ 期愈合可以避免这一并发症，但是缺点是愈合时间延长（一般不超过 4 个月）。现在已经没有医师愿意采用这种会阴切口处理方案，会阴切口 Ⅰ 期缝合的感染率在可控范围内，会阴切口 Ⅰ 期缝合能缩短患者的住院天数，使患者尽快进行下一步治疗。不建议 Ⅰ 期缝合不放引流管，这会增加会阴切口感染的可能性。所以比较满意的方案是 Ⅰ 期缝合关闭切口并且放置会阴创口的引流系统。盆底腹膜不关闭时，不建议对会阴切口进行 VSD 引流，以防止小肠疝或小肠坏死。

（杨道贵　刘　鑫）

第十六节　尿路感染

一、病因

因术后尿潴留及多次导尿或长时间留置尿管造成逆行性尿路感染。

二、症状

下尿路感染的主要表现为膀胱刺激症状，如尿频、尿急、尿痛等，一般无发热等全身症状，上尿路感染则会表现为肾区疼痛，在膀胱刺激症状的同时可有发热、寒战、恶心、呕吐等全身症状。

三、诊断

尿路感染细菌多为革兰氏阴性菌，一旦有感染症状则需行尿常规检查并做细菌培养及药敏试验。

四、治疗

尿路感染重在预防,导尿时注意无菌原则,术后保持排尿顺畅,每日进行会阴消毒,及时拔除尿管。对于长期留置尿管的患者注意膀胱冲洗。在没有细菌培养及药敏试验结果时可给予患者喹诺酮类药物或广谱头孢类抗生素治疗,待药敏试验结果回报后再选用敏感抗生素。

(杜文峰 杨道贵)

第十七节 脓 毒 症

脓毒症(sepsis)是目前世界范围内感染致死的最主要原因,是医学面临的重要临床问题,具有发生率高及病死率高的特点,而且对脓毒症的治疗花费高、医疗资源消耗大。据统计,2016 年全球脓毒症患者数超过 1 900 万,尽管抗感染治疗和器官功能支持技术取得了长足的进步,但脓毒症病死率仍超过 25%,存活的患者中约超过 20% 存在认知功能障碍。脓毒症已经严重影响人类的生活质量,并且对人类健康造成了巨大的威胁。腹腔内感染是导致脓毒症的最重要的原因。

一、脓毒症的定义及诊断

(一) Sepsis 1.0

1991 年在芝加哥共识会议上定义了脓毒症、严重脓毒症(severe sepsis)、脓毒症休克(septic shock)的概念,此即 Sepsis 1.0。定义脓毒症为"机体对感染的全身性反应",诊断标准定义为"感染或高度可疑感染 + 全身炎症反应综合征(systemic inflammatory response syndrome,SIRS)"。SIRS 的临床诊断标准由体温、心率、呼吸、白细胞构成,在相应损伤因子存在的条件下,出现下述 2 项或 2 项以上即可诊断 SIRS:①体温>38℃或<36℃;②心率>90 次 /min;③呼吸频率>20 次 /min 或动脉血二氧化碳分压($PaCO_2$)<32mmHg;外周血白细胞计数>$12×10^9$/L 或<$4×10^9$/L,或未成熟杆状核粒细胞比例>10%。严重脓毒症(severe sepsis)是指脓毒症伴其导致的器官功能障碍和 / 或组织灌注不足。脓毒症休克(septic shock)是指在全身感染的基础上伴有以低血压为特征的急性循环衰竭状态,其诊断标准为收缩压<90mmHg 或收缩压减少>40mmHg、平均动脉压<60mmHg、毛细血管再充盈>2 秒、四肢厥冷或皮肤花斑、尿量减少。

Sepsis 1.0 的缺陷在于其灵敏度高而特异度低,这既可能造成脓毒症的过度诊断,并非所有被诊断为脓毒症的患者都是脓毒症,也会漏诊部分免疫抑制者,因此被临床所诟病,但其优点在于将脓毒症的研究重点转移到机体促炎 / 抑炎反应。

(二) Sepsis 2.0

随着脓毒症病理生理学研究的发展,临床医师对脓毒症的认识与理解不断深入,2001 年美国胸科医师协会、美国重症医学会、欧洲危重病医学会等举行了华盛顿联席会议,发起"拯救脓毒症战役"(surviving sepsis campaign,SSC)这一全球性的运动,并对 Sepsis1.0 进行修订,制订相应诊疗指南,即 Sepsis 2.0。遗憾的是该指南未对脓毒症的定义进行相应修改。该指南在 Sepsis 1.0 的基础上,提出包括感染或可疑感染、炎症反应、器官功能障碍、血流动力学或组织灌注指标的诊断标准,是在 Sepsis 1.0 的基础上再加上 21 条诊断指标。该指南试图纠正脓毒症定义和诊断上存在的混乱,但实际上导致了更严重的混乱。另外,Sepsis 2.0 过于复杂,故临床很少用。

(三) Sepsis 3.0

十几年过去了,随着人们对脓毒症的了解更加深入,传统定义的缺陷越来越显露:由于脓毒症的定义及诊断标准不统一,导致全世界范围内对其预后判断和诊断存在混乱。2014 年 1 月,来自美国重症医学会(Society of Critical Care Medicine,SCCM)和欧洲危重病医学会(European Society of Intensive Care Medicine,ESICM)的 19 名感染和流行病学等领域的专家组成专家组,旨在探讨和修订脓毒症的定义与诊断标准,以改善脓毒症的早期诊治,提高脓毒症的流行病学调查、治疗研究等的同质性。因此,2016 年 Sepsis 3.0 横空出世。

Sepsis 3.0 定义脓毒症为机体对于感染的失调反应导致的危及生命的器官功能不全。诊断标准定为:①确定的或可疑的感染;②出现序贯器官衰竭评分(sequential organ failure assessment,SOFA)改变 ≥ 2 分(表 5-17-1)。为了突出器官功能障碍的重要性,新的定义使用 SOFA 而不是 SIRS 作为诊断依据。因为新定义强调的是宿主对感染失调的炎症反应和造成的器官功能障碍的结果,而 SOFA 是评价多个器官功能障碍比较公认的手段。SIRS 仅仅反映了宿主的炎症反应,而不一定是失调的炎症反应,也不一定造成器官功能衰竭的后果,并且许多非感染性疾病也可以引起 SIRS,因此使用 SIRS 标准缺乏特异性,不能反映器官功能损害。

表 5-17-1　SOFA 评分标准

系统	0	1	2	3	4
呼吸系统					
PaO$_2$/FiO$_2$/mmHg	≥ 400	300~399	200~299	100~199+ 机械通气	<100+ 机械通气
凝血系统					
血小板 /(×10^9·L^{-1})	>150	101~150	51~100	21~50	<21
肝脏					
胆红素 /(μmol·L^{-1})	<20	20~32	33~101	102~204	>204
心血管系统	MAP ≥ 70mmHg	MAP<70mmHg	多巴胺<5 或多巴酚丁胺(任何剂量)[a]	多巴胺 5.1~15 或肾上腺素 ≤0.1 或去甲肾上腺素 ≤0.1[a]	多巴胺>15 或肾上腺素>0.1 或去甲肾上腺素>0.1[b]
中枢神经系统					
GCS 评分 / 分	15	13~14	10~12	6~9	<6
肾脏					
肌酐 /(μmol·L^{-1})	<110	110~170	171~299	300~440	>440
尿量 /(ml·d^{-1})				201~500	<200

注:[a] 儿茶酚胺类药物给药剂量单位为 μg·kg^{-1}·min^{-1},给药至少 1 小时;PaO$_2$/FiO$_2$. 动脉血氧分压与吸入气氧浓度的比值;MAP. 平均动脉压;[b]GCS. 格拉斯哥昏迷量表,分数越高代表神经功能越好。

为了达到利用简单的床旁数据即可对可疑感染并有明显临床恶化风险的成年患者进行评估的目的,还提出了 Quick SOFA(qSOFA)的评分方法,包括三条:①呼吸频率 ≥ 22 次 /min;②意识状态改变[格拉斯哥昏迷量表(Glasgow coma scale,GCS)<15 分];③收缩压 ≤ 100mmHg。符合其中的 2 条就需要考虑脓毒症,并需进一步诊断。Quick SOFA 方便快捷,适用于院前、急诊室及普通病房。

脓毒症休克指脓毒症患者尽管已使用充分的液体复苏,仍存在持续的低血压,血乳酸 2mmol/L 以上。需要使用升压药物维持平均动脉压(mean arterial pressure,MAP)在 65mmHg 以上。脓毒症休克伴有循环及细胞 / 代谢功能异常,死亡风险更高。SSC 数据库队列研究发现:在新的脓毒症休克的定义中,高乳酸血症定位为细胞功能障碍,作为分层变量,是与急性病死率独立相关的(预测效度)。

Sepsis 3.0 的意义在于使脓毒症的定义更适应病理生理学、检验学、流行病学,并且在临床实践中更容易实现,让医师有一个量化的标准对患者病情进行粗评,从而做到对重症患者早发现、早治疗,及时保护患者脏器功能,以降低病死率。

二、脓毒症及脓毒症休克的治疗

治疗脓毒症的关键在于医师要认识到脓毒症是急危重症,与多发伤、急性心肌梗死和卒中一样,早期识别与正确及时的处理可以改善预后。脓毒症患者需要紧急评估和治疗,包括在寻找控制感染源的同时实施初始液体复苏、获得进一步实验室检查证据,监测并获取更为精准的血流动力学参数。脓毒症患者病情复杂,因此需要早期精细评估,并反复评价患者对治疗策略的反应。脓毒症及脓毒症休克的治疗主要分为四个部分:集束化管理、病因治疗、支持治疗和免疫调理治疗。

(一) 集束化管理

"脓毒症集束化(bundle)"一直都是 SSC 的核心策略,SSC 于 2004 年发布了第 1 版循证医学指南,并于此后不断修正逐步完善。由于"脓毒症 bundle"自 2005 年起得到无数研究的认可,被认为是改善脓毒症预后的基石。

2004 年 SSC 指南提出初始复苏的 6 小时治疗目标:中心静脉压(central venous pressure,CVP) 8~12mmHg,MAP ≥ 65mmHg,尿量 ≥ 0.5ml/(kg·h),中心静脉或混合静脉血氧饱和度 ≥ 70%。该指南在结尾中提出了 SSC 下一步将对初始复苏过程制订和实施集束化管理。2012 年 SSC 指南提出的初始复苏 6 小时治疗目标没有太多变化,只是把混合静脉血氧饱和度降低到了 65%。但这一版 SSC 指南正式纳入了改进质量的集束化管理内容,将脓毒症初始管理一分为二,即 3 小时和 6 小时集束化管理。3 小时内完成:测乳酸;在给予抗菌药物前获取血培养;给予广谱抗菌药物;低血压或乳酸 ≥ 4mmol/L 者,给予 30ml/kg 晶体液。6 小时内完成:低血压对初始液体复苏无反应者,给予血管升压药以维持 MAP ≥ 65mmHg;容量复苏后仍持续低血压,或初始乳酸 ≥ 4mmol/l 者,测量 CVP 和中心静脉血氧饱和度;如果初始血乳酸升高,则予重复测量。基于 EDGT 临床试验结果,SSC 在其官网上发布了对 2012 版集束化管理的修改,但只是对 6 小时集束化管理中的第二点做了更新:即将原来的测量 CVP 和中心静脉血氧饱和度改为重复评估容量状态和组织灌注。到了 2018 年,脓毒症集束化管理继续更新,质量改进持续不断,对医护的要求进一步提高,即将 3 小时、6 小时合并为 1 小时,制订"1 小时集束化管理",即:检测乳酸水平,如初始乳酸 >2mmol/L 重复检测;在给予抗菌药物前获取血培养;给予广谱抗菌药物;低血压或乳酸 ≥ 4mmol/L,开始快速给予 30ml/kg 晶体液;如患者在液体复苏时或液体复苏后仍存在低血压,给予血管升压药以维持 MAP ≥ 65mmHg。另外液体复苏时,指南强调在评估容量反应性的情况下输液,避免出现严重的液体过负荷。在早期紧急复苏时用静脉输液恢复血容量,但患者稳定时输液应谨慎。液体选择方面,指南推荐使用晶体液,强烈不建议对脓毒症或脓毒症休克患者使用羟乙基淀粉(hydroxyethyl starch,HES)复苏。大量使用晶体液的时候可以使用白蛋白来增加胶体渗透压,以协助扩容。

1. **测定血清乳酸水平** 血清乳酸水平虽然不是直接反映组织灌注的指标,但可以作为替代指标。乳酸升高可能代表组织缺氧,也可能代表过量的 β 肾上腺素能受体刺激导致的糖酵解加速,或由于可能会导致更糟糕预后的其他病因。有随机对照试验显示,以乳酸水平为导向的复苏策略可以显著降低病死率。如果患者的初始乳酸水平升高(>2mmol/L),应在 2~4 小时内再次测量,将乳酸降至正常水平作为指导复苏的目标,将升高的乳酸水平作为组织灌注不足的标志。

2. **使用抗生素前血培养** 若抗生素使用得当,培养标本中的细菌会在第一剂抗生素应用后数分钟内被杀灭,因此必须在应用抗生素之前获得血培养标本,以便更好地识别病原菌,改善预后。至少要获取两套(需氧与厌氧)血培养标本。不应为了获取血培养标本而延迟抗生素的给药治疗。

3. **给予广谱抗生素治疗** 对出现脓毒症或脓毒症休克的患者应立即开始经验性广谱抗生素治疗,即静脉注射一种或一种以上抗菌药物,以期覆盖所有可能病原菌。一旦获得病原菌培养及药敏试验结果,或者确认患者并未发生感染,经验性抗感染治疗应当立即被限制或停止。

4. **升压药的应用** 使重要器官尽快恢复足够的灌注压是复苏治疗的关键部分,刻不容缓。若初始液体复苏后血压仍未恢复,则应在第 1 小时内使用升压药使 MAP ≥ 65mmHg。感染性休克中升压药及联用强心药 / 升压药的生理作用在大量文献综述中均有提及。

(二)病因治疗

对于脓毒症,有效控制感染是生死攸关的决定性治疗。在评估感染的可能性时,应警惕由创伤、休克、非感染性疾病引发的全身炎症反应是否有感染因素参与的问题。由于全身炎症反应可以诱导免疫抑制、损伤肠黏膜免疫屏障,进而导致条件致病菌在空腔脏器广泛定植,微生物极有可能以非常隐蔽的方式侵及机体形成感染。感染源控制的原则包括感染部位特异性的快速诊断和确定感染部位是否有可以进行感染源控制的措施(尤其是脓肿引流,受感染坏死组织清创,去除潜在感染的装置并最终控制持续微生物感染的来源)。怀疑引起感染性休克的感染灶应该在成功进行初始复苏后尽快控制,对大多数病例来说,目标是诊断明确后不超过 6 小时。尽量应用最小侵入性措施来有效控制感染源,介入方法不充分或不能及时提供时再使用开放手术干预,以减轻患者的组织损伤。

对于结直肠肿瘤手术引起的脓毒症,大部分是由吻合口漏、术中误伤肠管或术后延迟性肠破裂、术后胰瘘等原因导致的腹腔内感染引起,更甚者因为患者抵抗力差、营养不良、肠梗阻等原因导致细菌引起腹腔内感染。这时进行充分"引流"控制感染源是重中之重,再好的抗生素也代替不了"引流"。此处的"引流"是广义的称呼,包括确定性剖腹手术和损伤控制性手术,需要根据感染的原因、全身状况、风险程度及患者所能获得的收益来确定最佳方案,详见本章第十四节。

(三)支持治疗

经充分液体复苏及血管活性药物治疗后,血流动力学能够恢复稳定者不建议静脉使用氢化可的松。如果无法达到血流动力学稳定,建议静脉使用氢化可的松,剂量建议为 200mg/d;对静脉血栓栓塞(VTE)进行药物预防,可用普通肝素(unfractioned heparin,UFH)或低分子量肝素(low molecular weight heparin,LMWH),在没有使用 LMWH 禁忌证的情况下,笔者推荐 LMWH 用于 VTE 预防,而不是 UFH。可能的情况下,联合药物和物理方法预防 VTE;对有消化道出血危险因素的脓毒症或脓毒症休克患者使用质子泵抑制剂或 H_2 受体拮抗剂预防应激性溃疡,对没有消化道出血危险因素的患者不需进行应激性溃疡的预防治疗。对早期肠内营养不可行的脓毒症或脓毒症休克危重患者,不建议在最初 7 天内单独使用或与肠内营养联合使用肠外营养,而应早期启动静脉输注葡萄糖,当可耐受时再行肠内营养;对于可以肠内营养的患者,笔者建议不要单独给予早期肠外营养,或者肠外营养与肠内营养联合给予(但是要启动早期肠内营养),推荐采用基于标准流程的血糖管理策略,在连续两次血糖>10mmol/L 时,启动胰岛素治疗。该策略的目标是血糖上限 ≤ 10mmol/L,而不是 ≤ 6.1mmol/L,对于进行胰岛素输注治疗的患者,笔者推荐每 1~2 小时对血糖进行监测,直至血糖水平及胰岛素输注率稳定,然后改每 4 小时血糖监测。对于因感染引起呼吸窘迫综合征的患者可能需要机械通气、镇静、镇痛,必要时进行肾脏替代治疗及血液净化。

(四)免疫调节治疗

创伤、休克、感染等导致的全身炎症反应与免疫抑制同步进行,两者都是代偿的自适应反应。但如果炎症反应加剧并造成免疫功能深度抑制则导致脓毒症,这是机体免疫炎症反应陷入失代偿的标志。在脓毒症状态下,深度免疫抑制引发的严重感染将进一步加剧全身炎症反应,导致并加重器官衰竭,甚至造成患者死亡。在脓毒症的整个病程中,全身炎症反应始终是推动疾病发展的主线,正是它诱导了免疫抑制和造成多种病理学损害;而免疫抑制则是帮凶,导致了更严重的全身炎症反应。在脓毒症中,两者互相诱导和加强,推动着脓毒症的发展。基于这种认识,免疫调理治疗的基本策略是清晰的,无论抗炎还是免疫刺激治疗都有助于遏制和逆转病情,二者联合更加有效。在病因和支持治疗日趋完善的今天,滞后的免疫调理为脓毒症的治疗研究提供了很大的空间。目前,临床上有多种抗炎和免疫增强剂可供选择、研究,如HMGB-1 抑制剂、CD28 受体阻滞剂、左旋肉碱、重组基因的人乳铁蛋白等。但应该强调,抗炎不得损害免疫功能,这是目前不主张使用糖皮质激素的原因;免疫增强不得加剧全身炎症反应,这是慎用本身就是促炎物质药物的主要原因。

免疫调理治疗所针对的是脓毒症的发生机制,这种定位理应在脓毒症的治疗中发作主要作用,但不幸的是,其研究步履蹒跚,迄今无一项研究获得一致认可,该治疗实际走在"正规治疗"的边缘,需要进行更深入的临床研究。

（杨成刚　杨道贵）

第六章

术后远期并发症

第一节 低位前切除综合征

结直肠癌是常见的恶性肿瘤之一,直肠癌所占比例高,约为60%,而直肠癌又以中低位直肠癌(肿瘤远端距肛缘3~8cm)最多见,占所有直肠癌的70%~80%,根治性手术切除仍是中低位直肠癌的最主要的治疗方法。随着手术技术及器械的进步,新辅助放化疗的开展,患者及家属的心理要求增高,低位甚至超低位直肠癌前切除术开展日益广泛,中低位直肠癌保肛手术比例不断提高,术后生存率较以前有明显提高,肿瘤复发率也明显降低。直肠癌保肛手术不仅是形态学上的保肛,更重要的是要获得功能上的保肛,保肛手术后患者多伴有肛门功能异常,包括排便次数增加、排便困难、排便无感知,甚至大便失禁等。直肠前切除术术后排便异常早已为人们所熟知,但直到近年,低位前切除综合征(low anterior resection syndrome,LARS)的概念才被提出,并逐渐被结直肠外科医师认可。

多数学者认为,症状大多在术后6个月以后才会得到明显改善。还有一种情况是部分患者术后在排便障碍方面还会出现加重情况,对其正常生活和工作等造成严重影响,甚至有些患者在术后恢复方面要差于永久造口者,甚至部分患者主动要求再次手术行乙状结肠造口术,生活质量受到极大影响。如何改善保肛术术后排便功能日益受到重视,同时对排便功能障碍患者提供生活指导,帮助患者度过这段"困难时期"显得尤为重要。

一、病因

1. **诱因** LARS的具体发生原因目前尚不明确,诱发LARS的因素也多种多样。

(1)低位肿瘤:研究发现,低位直肠术后60%~90%的患者出现LARS,肿瘤位置越低、直肠远端切除越多,越有可能切除具有丰富感受神经的远端直肠,从而增加LARS的发生率及严重程度。

(2)新辅助治疗:术前新辅助治疗影响直肠癌保肛术后患者的肛门功能。直肠测压显示,放疗后肛门内括约肌功能不全、新建直肠顺应性下降、容积减少等均与LARS的发生和严重程度相关。

(3)吻合口漏:术后吻合口漏,特别是B、C级漏,是LARS的独立危险因素。原因可能与症状性漏导致的局部炎性改变,组织坏死导致的括约肌、神经损伤,瘢痕愈合及顺应性下降有关。

(4)预防性造口:预防性造口可减轻吻合口漏发生后的局部感染,理论上讲可能降低LARS的程度。

但有研究报道,预防性造口是 LARS 发生的独立危险因素,且晚期造口还纳组肛门功能较早期还纳组差。因此,有关预防性造口与 LARS 的相关性仍有待进一步研究。

2. 机制　正常的肛门括约肌功能、完整的排便神经反射及足够的粪便储存功能是完成正常排便过程的三个基本条件,影响其中任何一个环节都会对排便功能产生影响。因此,LARS 发生的机制可能涉及以下几个方面。

(1)肛门内括约肌损伤导致肛管静息压降低:肛门内括约肌张力性收缩可使肛门处于关闭状态,而低位直肠癌行低位吻合需部分切除上部肛门内括约肌才能达根治的目的。由于解剖及超声刀热量传导影响,肛门括约肌损伤在中低位直肠癌保肛术中基本上无法避免,会引起大便失禁。

(2)直肠肛管感觉神经受损:机体排便活动需通过一系列的神经反射来完成,直肠和肛管主要接受交感和副交感神经系统支配。由于神经纤维较细且靠近切除部位、走形变异大,手术操作容易造成损伤。直肠前切除术,减少了剩余直肠的输入神经纤维,剩余直肠内肌间神经丛和黏膜下神经丛也会受到一定破坏,使新构建直肠对刺激反应降低,对直肠运动功能也有一定影响。由于手术需要在较低平面横断直肠,必然破坏存在于直肠中的神经纤维和感受器,从而使肛门直肠反射全部或部分中断,肛门括约肌因失去神经的支配导致肛门控便功能下降,可导致感觉神经受到破坏,术后缺乏"直肠感觉"传入,待粪便流出肛门后与外周皮肤接触才产生括约肌收缩,发生感觉性大便失禁。

(3)直肠最大耐受量及顺应性改变:在维持肛门自行排便的过程中,直肠起着"储存自制"的作用。行直肠癌保肛术者,部分甚至全部直肠切除后,用相对肠管半径小的结肠取代,肠管半径缩小,在张力不变的情况下,肠管压力增高,顺应性降低。顺应性过低则排便次数增多,甚至失禁。

(4)肛直角、直肠乙状结肠角改变:在控制排便的过程中这两个生理弯曲起着重要作用,正是这两处生理弯曲所形成的折叠状态,阻碍了肠内容物的下降,起到"阀门"的作用。在直肠癌手术后行肠道重建时如未加注意,肛直角、直肠乙状结肠角必然会发生改变,甚至消失,其带来的后果就是"阀门"的作用的丧失,常常导致术后患者排便次数增多,甚至失禁。

(5)异物作用:直肠癌前切除术需借助吻合器完成端端吻合,吻合口钛钉在吻合口处作为异物持续存在,刺激吻合口及周围组织,使炎性细胞聚集,分泌炎性介质,导致急性或慢性炎症反应,术后结肠镜检查提示吻合口多伴有吻合口炎,炎症刺激周围神经使吻合口处敏感性增强,导致患者术后肛门坠胀、里急后重,甚至大便失禁。

二、症状

LARS 指直肠切除术后肠功能紊乱,并导致生活质量的下降,不同患者的 LARS 症状可能迥异,主要表现为排便次数频繁、失禁、便秘、急迫等症状,其严重程度可通过量表进行评估(表 6-1-1)。

三、诊断

1. 主观评价方法　Wexner 大便失禁症状评分量表、Vaizey 量表、Pescatori 量表、AMS 量表等。

2. 客观评价方法

(1)直肠动力学检查(anorectal manometry):包括肛管静息压(anal resting pressure,ARP)、直肠静息压(rectal resting pressure,RRP)、肛管最大收缩压(maximum squeeze pressure,MSP)、主动收缩压(initiative squeeze pressure)、肛管高压区(high pressure zone,HPZ)。

(2)反射活动:直肠肛门抑制反射(rectal anal inhibition reflexes,RAIR)、直肠肛门收缩反射(rectal anal contraction reflexes,RACR)。

(3)直肠感觉功能:直肠容量感觉阈值(rectal volume at senory threshold)、直肠最大耐受量(maximal tolerable rectal volume,MTV)、直肠顺应性(rectal compliance,RC)。

表 6-1-1　低位前切除综合征（LARS）量表

评价项目	分值
1. 您是否曾有不能控制排气（放屁）的情况？	
□ 从来没有	0
□ 有，每周少于 1 次	4
□ 有，每周至少 1 次	7
2. 您是否有稀便意外漏出的情况？	
□ 从来没有	0
□ 有，每周少于 1 次	3
□ 有，每周至少 1 次	3
3. 您每天排便多少次？	
□ 每天（24 小时）多于 7 次	4
□ 每天（24 小时）多于 4~7 次	2
□ 每天（24 小时）多于 1~3 次	0
□ 每天（24 小时）少于 1 次	5
4. 您是否有在排便后的 1 小时内不得不再次排便？	
□ 从来没有	0
□ 有，每周少于 1 次	9
□ 有，每周至少 1 次	11
5. 您是否曾经因为排便感急迫而不得不冲到厕所？	
□ 从来没有	0
□ 有，每周少于 1 次	11
□ 有，每周至少 1 次	16
总评分	
0~20 分	无 LARS
21~29 分	轻度 LARS
30~42 分	重度 LARS

（4）三维向量测压法（three-dimensional vector manometry）：在传统直肠动力学检查方法的基础上综合了直肠肛管内压力和压力区长度，向量容积为压力与长度的积分，经过计算机处理后得出压力向量与容积变化的三维空间立体形态，从而可将任一横断面上各个方向的压力变化直观形象地反映出来。

（5）直肠肛管磁共振成像检查。

（6）肌电图及神经传导检查。

四、治疗

在术后 6 个月至 1 年的时间里，约一半的 LARS 患者症状可部分缓解，可能与重建肠道的适应性改变有关；其余患者的 LARS 症状可能持续存在。有关 LARS 的治疗，目前以对症治疗为主，包括：饮食习惯和结构的调整及摸索、肠动力药物、生物反馈治疗、骶神经电刺激治疗及盆底功能锻炼等。术中行储袋或直肠成形术可能降低术后 LARS 发生率。对于术后 LARS 发生风险高的患者，有必要在术前让患者意识到术后长期肠功能障碍的可能，以便其慎重地在永久性造口与低位吻合之间做出选择。对于长期受

LARS 困扰,严重影响生活质量者,永久性造口不失为一种合理的选择。

直肠癌术后解剖改变、神经损伤及括约肌功能受损三者共同构成直肠癌保肛术术后排便功能障碍的基础,并受放疗等因素影响。但是目前的系统研究仍较缺乏,术后便秘虽有少量探索性研究,但尚缺乏基础及临床的循证支持。术后排便功能障碍机制错综复杂,部分生理改变与临床观察不符,且缺乏有效的防治手段,许多领域仍有待不断探索。

（崔　庆　薛令凯　张　翔　戴　勇）

第二节　会阴慢性疼痛

一、病因

经腹会阴直肠切除术(abdominoperineal resection,APR)术后会阴顽固性疼痛非常少见,文献中并无明确统计。一旦发生,首先应排除有无局部感染、肿瘤复发或骶尾骨转移。APR 术中直肠穿孔或环周切缘阳性,容易导致局部感染及局部复发,术中应尽量避免。如肿瘤侵犯周围脏器,建议术前行新辅助放化疗降期后再手术;ELAPE 一般采用折刀位直视下操作,有利于降低术中穿孔率及环周切缘(circumferential resection margin,CRM)阳性率,手术学习曲线短,值得提倡,尤其对于初学者;也有文献报道,ELAPE 因为切除范围较大,往往需要切除尾骨,重建盆底有时需要置入生物补片;术后会阴疼痛发生率高于传统 APR,可能与尾骨切除或生物补片有关。术中放置的止血材料、不可吸收化疗药物载体、术前或术后放疗导致的放射性肠炎或周围组织水肿、瘢痕形成可能也是引起会阴疼痛的原因。

二、症状

症状主要表现为会阴区慢性持续性疼痛,进行性加重,疼痛剧烈时影响患者睡眠、端坐及行走。部分患者可出现尿急、尿痛、排尿困难等症状。

三、诊断

患者常规行血清癌胚抗原(carcinoembryonic antigen,CEA)、糖类抗原 19-9(CA19-9)、CA242 等肿瘤标志物检查;彩色多普勒超声检查作为初筛检查对会阴区不规则回声及血流异常具有一定的提示作用;行盆腔 CT 或 MRI 检查,明确有无盆腔脓肿、肿瘤复发及转移,必要时穿刺活检,排除以后再进行相应治疗。

四、治疗

1. **口服镇痛药物**　疼痛不重者,可口服镇痛药物;采用三阶梯镇痛法,可一定程度缓解疼痛,但对于顽固性疼痛往往效果欠佳,可以配合针灸和理疗等中医和物理疗法。

2. **局部麻醉药注射**　可选用利多卡因、丁卡因、罗哌卡因等,往往需要有经验的镇痛科医师实施,可反复操作,创伤小,操作较容易,对于部分患者效果较好。

3. **奇神经节阻滞毁损术**　奇神经节又称为尾神经节,是腰交感神经链的终端结合点,一般位于骶尾椎联合部的前方。穿刺可采用经肛尾韧带入路、经骶尾联合部垂直入路、CT 引导下侧方入路等。经肛尾韧带入路对操作者要求较高,容易发生直肠穿孔,已较少采用;垂直入路使用较多,但也存在视野不清、穿刺针位置不易调整等缺陷,有一定失败率;经侧方入路一般在 CT 引导下进行,容易调整进针位置,成功率较高。奇神经节毁损多采用无水乙醇,治疗会阴顽固性疼痛效果良好,文献报道较多。

4. 射频治疗 如射频毁损 S_5 脊神经后根节,有一定风险,操作不当可能导致肌无力、尿失禁、大便失禁等,操作时应当慎重。

5. 鞍状阻滞麻醉 于 L_5/S_1 间穿刺蛛网膜下腔,10%~20% 丁卡因局部注射,对于部分顽固性疼痛患者可能有效。

五、预防

1. 术前精准评估,对于局部晚期直肠癌应先进行新辅助放化疗。
2. 术中精细操作,避免术中穿孔或过度切除。
3. 推荐折刀位操作,有利于降低手术难度,避免术中穿孔。
4. 避免使用不可吸收线、止血材料、不可吸收置入物等异物。
5. 术中尽量保留尾骨。

(王延磊 戴 勇)

第三节 吻合口狭窄

术后吻合口狭窄是结肠、直肠吻合术后常见的并发症之一,其发生率为 3%~30%,尤其多见于直肠癌术后。到目前为止,吻合口狭窄尚未无明确的诊断标准和定义,主要根据患者的临床症状、内镜检查、影像学检查来诊断吻合口狭窄。一般认为,吻合口狭窄定义为吻合口肠壁增厚、瘢痕狭窄长度>1cm,肠管直径<12mm,临床上以腹部胀痛、排便排气次数减少等为主要症状。吻合口狭窄降低患者术后的生活质量,轻者表现为不完全性肠梗阻,重者进展至完全性肠梗阻,甚至发展为绞窄性肠梗阻,严重威胁患者生命。因此,对于术后吻合口狭窄需要引起足够重视,争取早期发现和及时治疗。

一、病因

1. 保护性肠造口 进行保护性肠造口后,进行了肠道内容物的转流,下游吻合口被弃置,吻合口肠壁的肌细胞组织退化,活动性逐步降低,同时肌细胞逐渐被纤维组织所替代、增生,最后导致吻合口狭窄。

2. 吻合口漏 吻合口漏及感染是引起吻合口狭窄的重要原因之一。吻合口漏出现后,局部肠道内容物外漏,引起局部甚至全腹的继发性感染,以吻合口部位的感染尤为严重。吻合口先后需要经历炎症期、缺血期、修复期,其过程中吻合口肠壁不断失去胶原和肌细胞成分,最终纤维组织广泛增生,导致吻合口狭窄。

3. 肿瘤复发 结直肠癌根治术中,切除的肠段应保证足够的长度,应避免肠管的上、下切缘过于接近肿瘤,尤其是低位、超低位直肠癌根治术,但是狭窄性盆腔、肿瘤过大、切缘距离判断不准,均易导致术中切缘阳性,术后吻合口局部肿瘤复发,复发的肿瘤快速隆起性生长,堵塞肠腔导致吻合口狭窄。环周切缘阳性,尤其对于位于前壁的直肠癌,其是导致术后局部复发的独立因素,盆腔局部复发,无论骶骨前还是盆腔侧壁,都可以压迫吻合口导致吻合口癌性狭窄。

4. 新辅助化疗 研究报道,新辅助化疗会造成术后吻合口狭窄,主要原因是患者术前接受的放疗可导致肠管肌纤维萎缩、活动能力降低,进而造成术后吻合口狭窄。

5. 吻合口缺血 吻合口的血供障碍也是引起吻合口狭窄的重要原因。如根治性手术中供应肠管的血管被损伤,肠管血供不佳;或吻合口张力过大(尤其常见于低位直肠癌根治术),导致吻合口局部血供不佳;或进行肠道吻合后,吻合口出血没有得到及时处理,过多失血导致吻合口局部的血供不佳。当吻合口血供较差时,组织内缺血导致缺氧引起局部炎症及纤维增生,瘢痕形成,进而导致吻合口狭窄。

6. 吻合技术影响 术者在进行肠道吻合时,如对合不佳,吻合过紧,均易导致术后的吻合口狭窄。近年来发现使用吻合器比手工缝合更容易出现术后吻合口狭窄,可能与吻合器的排钉间距、吻合器型号选择不当、吻合器故障等因素相关。

7. 患者因素 患者年龄大,合并糖尿病、长期吸烟、术前贫血、低白蛋白血症,其肠道蠕动功能、愈合、修复能力差,术后易发生吻合口狭窄。

二、症状

患者主要出现不完全性肠梗阻症状,如腹胀、阵发性腹痛、排气排便减少,甚至消失。

1. 视诊 腹部膨隆,腹部轻压痛,严重时可见肠型。

2. 听诊 肠鸣音亢进,可闻及气过水音,如发展至完全性梗阻后,患者肠鸣音则减弱。

3. 查体 轻症患者表现为局部压痛或无明显压痛,重症患者全腹出现压痛、反跳痛,以吻合口处或吻合口近端梗阻部位的压痛更为明显,腹部叩诊因肠梗阻可为鼓音,当出现绞窄性肠梗阻时,肠道大量体液渗出,出现腹水,叩诊移动性浊音可为阳性。

三、诊断

主要通过电子结肠镜、影像学检查和患者的临床表现进行诊断。

1. 结肠镜检查 可见吻合口肠壁增厚,瘢痕狭窄长度>1cm,肠管直径<12mm,或患者出现不完全性或完全性肠梗阻的临床表现进行结肠镜检查后诊断。

2. 影像学检查 腹部X线片:主要为低位不完全性梗阻的表现,腹腔内可见肠管明显充气,并出现多发气、液平面。CT和MRI:所见吻合口肠管壁增厚,吻合口近端肠管可见明显扩张,吻合口周围瘢痕性肥厚,有时吻合口周围软组织内肿瘤复发,压迫吻合口,远端肠管明显空虚,如出现绞窄性肠梗阻时,可见腹腔渗出性积液。

四、治疗

吻合口狭窄的治疗主要分为机械性扩张治疗、内镜治疗和手术治疗,治疗原则是首先排查是否为吻合口肿瘤复发,肠镜下高度怀疑是肿瘤复发时,需要对局部进行活检病理学检查,如果确认是肿瘤复发,应进行手术治疗。

1. 机械性扩张治疗 主要适用于乙状结肠癌、直肠癌术后的吻合口狭窄,常通过手指扩张、塞入条棒状硬物等扩张方式,塞入物直径由小及大,塞入时间由短及长,对近肛门口的吻合口狭窄部位反复进行扩张,以达到扩张狭窄环的目的。

2. 内镜治疗 内镜下主要包括球囊扩张、支架置入和内镜下吻合口放射状切开治疗。

(1)球囊扩张:对于机械性扩张不能触及的部位,或者机械性扩张治疗效果不佳的患者,可以通过球囊扩张进行治疗。在确定狭窄位置后,将球囊放置于狭窄处,逐渐向球囊中输注压力使球囊扩张,而球囊随着压力增大逐渐挤压吻合口狭窄环,直至吻合口狭窄消失(图6-3-1)。该方法治疗效果好,安全性高,97%的吻合口狭窄可以通过内镜球囊扩张获得永久性缓解。

(2)支架置入:对球囊扩张治疗后狭窄复发,多次球囊扩张治疗后仍失败的患者,应考虑金属支架或可生物降解支架置入治疗,其中可生物降解支架具有可逐渐扩张、黏膜损伤小的特点,可以降低肠道出血和穿孔的风险。而金属支架置入后存在脱落、移位风险,一旦脱落在其他部位,会造成该部位的狭窄。

(3)内镜下吻合口放射状切开:该方式是治疗难治性吻合口狭窄的安全、有效的方法。术者在内镜直视下使用绝缘刀在吻合口对狭窄处行放射状切开,并切除放射状切口间的瘢痕增生组织(图6-3-2)。其疗效确切,治疗效果好,注意术中应严密观察创面是否出血、穿孔,术后应观察患者腹痛、腹胀、排便困难等症状是否缓解。

3. **手术治疗**　对于吻合口严重的瘢痕性狭窄,合并慢性吻合口漏,非手术治疗效果不佳,或者吻合口肿瘤复发的患者,应进行手术治疗。手术是吻合口狭窄的根治性解除办法。如为吻合口肿瘤复发,则进行术前评估后再次进行根治性切除;如为狭窄所导致的完全性梗阻,手术应优先进行高位造口,解除梗阻,视患者情况及术中肠管质量,选择是否进行吻合口切除 + 一期吻合。

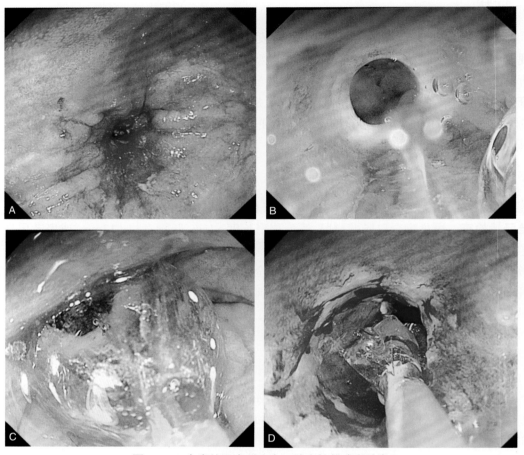

图 6-3-1　右半结肠术后吻合口狭窄柱状球囊扩张
A. 右半结肠术后吻合口狭窄;B. 将球囊放置于狭窄处;
C. 逐渐向球囊中输注压力将球囊扩张;D. 吻合口狭窄消失。

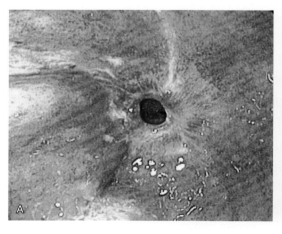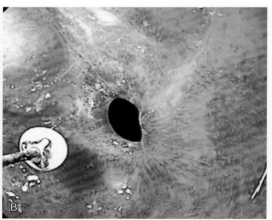

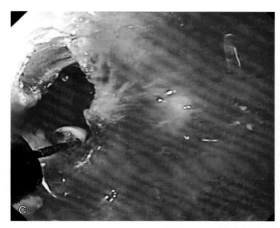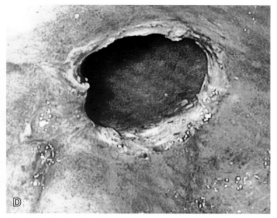

图 6-3-2 结直肠术后吻合口狭窄放射状切开
A. 结直肠术后吻合口狭窄;B. 内镜直视下使用绝缘刀切开狭窄处;C. 在吻合口
对狭窄处行放射状切开,并切除放射状切口间的瘢痕增生组织;D. 吻合口狭窄明显改善。

五、总结

综上所述,吻合口狭窄是结直肠癌根治术术后常见的并发症之一,影响患者的术后生活质量,吻合口狭窄可以通过多种非手术方式治疗,严重者或吻合口肿瘤复发需要再次手术治疗。此外,应将吻合口狭窄的预防摆在重要地位,如接受了直肠癌根治术并行高位造口术的患者,待吻合口愈合后应定期进行直肠指检扩张,以预防吻合口狭窄。

(谭嘉男　韩方海)

第四节　吻合口慢性瘘

一、病因

吻合口慢性瘘属于肠瘘的范畴,多是由于吻合口漏迁延不愈,导致吻合口与周围组织、其他脏器(如阴道、膀胱)或皮肤的病理性连通,由"漏(leak)"变成"瘘(fistula)",继而出现的特殊临床表现。吻合口慢性瘘的临床表现较缓和,通常不需要急症处理,但其症状多变,严重影响患者的生活质量,亦有继续进展并最终导致严重后果的可能,所以应尽可能地积极处理,从患者的利益出发,以期彻底治愈。

二、症状

1. **瘘口局部表现** 吻合口与腹壁间的瘘根据瘘口的位置可以分为两类,即管状瘘与唇状瘘。管状瘘瘘口与腹壁之间有一定距离,之间的通道已经形成窦道,肠液先流入窦道而后自腹壁瘘口排出,可以引起轻、中度腹腔内感染,该类型瘘有自愈可能。唇状瘘瘘口与腹壁瘘口紧密相连,肠黏膜与腹壁组织附着。该类型腹腔内感染较轻,但形成了类似肠造口的状态,无自愈可能。

2. **全身症状** 大量肠液自腹壁瘘口丢失可能导致内环境失衡、营养缺乏,持续的腹腔内感染可能加重,出现脓毒症,有并发 MODS 的可能。

3. **无症状肠瘘** 部分患者在术后复查或造口还纳前肠镜或造影检查时,偶然发现吻合口周围一瘘管,远端为盲端。该部分患者无自觉症状,瘘管内有时被覆完整的肠黏膜。

三、诊断

当肠液自腹壁瘘口流出时,慢性瘘的诊断多无困难。当瘘口很小时,尤其是腹膜后结肠瘘或无症状直肠瘘,往往不易确诊。此时,经肠道造影或经瘘管造影具有良好的诊断价值,可以动态观察瘘管走行。建议使用碘剂造影,不推荐使用钡剂造影,以免出现钡剂排出困难,影响肠道蠕动。

四、治疗

1. **控制感染** 慢性瘘的感染多迁延不愈,需要局部冲洗、穿刺引流、抗生素控制等综合措施处理,原则在于避免感染积聚,导致播散等严重后果。

2. **维持内环境平衡** 腹壁外瘘形成后,可有肠液自瘘口流出,当流量较高时(空腹时>500ml/24h),会迅速引起水、电解质代谢紊乱。此时应根据出入量及时补充液体,必要时可采用中心静脉补液。

3. **瘘口的局部处理** 瘘口的局部处理在吻合口慢性瘘中至关重要,良好的局部处理可以达到治愈的目的,从而避免二次手术。常用方法包括双套管负压引流、生物胶封堵、补片封堵等方式。但应注意患者是否合并吻合口远端梗阻、局部感染、炎性肠病等因素,否则可能导致处理失败。对于无症状的直肠盲端瘘,如其瘘管内已被覆肠黏膜上皮,可视为已痊愈,无须进一步处理。

4. **二次手术** 对于长期不能愈合的慢性瘘,可以考虑二次手术。手术方式包括吻合口切除再次吻合、切除吻合口改行 Hartmann 术或 APR 等。

（张 翔 戴 勇）

第五节 肠 梗 阻

术后肠梗阻是结直肠癌术后常见的并发症之一,研究显示,结直肠癌术后肠梗阻的发生率为2.28%~5.48%。术后肠梗阻的发生会导致患者生活质量下降,需再次住院,严重时需二次手术。按肠梗阻病因可以分为机械性肠梗阻、动力性肠梗阻、血供性肠梗阻;按肠壁有无血供障碍分为单纯性肠梗阻和绞窄性肠梗阻;按梗阻位置可以分为高位肠梗阻和低位肠梗阻;按梗阻程度可以分为完全性肠梗阻和不完全性肠梗阻。

一、病因

术后不同时期所发生的肠梗阻原因不相同,因此,重视早期诊断和动态观察,及时给予合理治疗显得极为重要。

1. **患者相关因素** 包括年龄、体重、营养状况,既往有无手术史、便秘病史、腹腔感染病史,有无低蛋白血症、免疫功能低下等。

(1)腹部手术史:腹部手术的患者由于术后粘连,常需在术中进行粘连松解相关操作,这些操作会增加术后肠梗阻的持续时间和发生风险。

(2)慢性肠管扩张病史:结直肠肿瘤患者常伴有便秘病史,导致肠管慢性扩张。慢性肠扩张的患者会有胃肠道先天性动力不足的问题,会发生慢性不完全性肠梗阻或反复的肠扭转,且症状严重。此类患者术后肠功能恢复慢,只有当肠道平滑肌纤维恢复张力、腺体正常分泌后才能恢复正常的肠蠕动。

(3)腹腔感染和放射性肠炎病史:吻合口漏和腹腔感染,有感染或炎症性疾病(阑尾炎、憩室炎、子宫内膜异位症、盆腔炎、肠道炎性疾病、腹腔结核、化学性腹膜炎)，或者异物刺激，是导致肠梗阻的重要原因之一。多种恶性疾病，如结直肠癌、前列腺癌、妇科肿瘤或淋巴增殖性肿瘤，在放疗后可因腹膜慢性缺血而导致早期或晚期粘连。严重程度与治疗面积、分割剂量和总辐射剂量直接相关。腹腔灌注化疗，由于高温和化学药物刺激腹膜和肠管，会产生粘连。

(4) 术后长期卧床：已有研究报道证实，术后早期下床活动可以减少肠粘连，有利于预防术后肠梗阻的发生。

(5) 癌性梗阻：肿瘤复发或异时性恶性肿瘤会出现腹腔内癌性梗阻。有必要查阅患者既往病历和相关手术记录。

2. 手术相关因素　结直肠癌根治术的游离需要注意解剖层面的把握，对解剖不熟悉可导致医源性肠道结构损伤，会提高肠梗阻发生风险。此外，术中常需行淋巴结清扫，可能造成淋巴干及淋巴管损伤，引发淋巴回流障碍，进而增加术后肠梗阻风险；如果术中操作范围较大，术后引流不畅、积液等导致腹腔内感染，继而引发肠梗阻。

(1) 术式选择：开腹手术与腹腔镜手术相比术后肠梗阻发生率增加。腹腔镜通过减小腹膜切口的大小、保持环境封闭、减少异物的引入、减少组织损伤和出血、减少手术创伤等方面使得术后粘连减轻，肠梗阻发生的可能性降低。

(2) 术中操作

1) 手术时间：精确的术前评估可缩短手术时间，有利于降低术后肠梗阻发生率。

2) 手术创面：肠管操作越多，肠管与纱布、手术器械、牵引器和手套接触越多，肠梗阻越容易发生。有一种假说认为，术后肠梗阻的发生是由于对肠管进行操作处理后中性粒细胞渗入肌层、细胞释放炎性因子引起的。因此，减少术中对腹壁的创伤，可以减轻术后疼痛，减少炎症因子释放，从而降低术后肠梗阻的发生率。

3) 手术操作因素：术中小肠系膜反向与横结肠系膜对合，形成小肠自身扭转；回肠结肠吻合口位置未能很好对合，吻合口扭转或近端回肠扭转，严重者扭转 360° 以上；吻合口肠系膜方向相反，回肠扭曲后与结肠吻合，回肠蠕动和术后横结肠移位，尤其是端侧吻合，吻合口扭转，会导致小肠完全性梗阻。肠系膜部分缝闭，摆放位置不妥，小肠钻入小肠肠系膜和结肠系膜之间并嵌顿，或者小肠部分肠壁嵌入穿刺孔内，或者部分切口裂开，小肠嵌入小的切口裂开部位，形成肠壁疝(Richter hernia)。

(3) 预防粘连药物的使用：因为组织粘连可导致术后肠梗阻，可以使用药品限制粘连形成。在关腹前，可在组织上直接放置防止粘连的膜剂(如透明质酸为主的生物可吸收膜)。但需要注意的是，不能在吻合口处放置防粘连膜，因可能会增加吻合口漏的发生。

(4) 术中补液量：外科医师应该重视与麻醉医师互相交流沟通，限制术中静脉给液量。大量补充晶体液会加重肠道水肿，增加术后肠梗阻出现的风险，延长术后肠梗阻持续时间。

3. 其他因素　对于术后肠梗阻的发生有不同理论，但其病理生理机制仍不清楚，除患者自身因素及手术相关因素外，术后腹腔粘连、神经性梗阻、特殊药物的刺激、水、电解质代谢紊乱，炎症因子释放及引流管压迫肠管等，均是引起肠梗阻的危险因素。

(1) 粘连性肠梗阻：术后腹腔粘连通常是发生肠梗阻的常见原因，其中手术创伤损伤腹膜或肠管及脏器的浆膜，出现纤维素性渗出，是导致腹腔粘连的主要原因。粘连在手术早期就开始了，因为腹膜板上的每一处损伤都会导致纤维化。在受损区域，肥大细胞释放组胺，增加血管通透性，吸引炎症细胞。纤维蛋白凝胶基质在受损区域沉积和巨噬细胞将间皮细胞引导到损伤区域重建衬里再上皮化的过程需要 5~7 天。如果中断的表面保持接触，就会产生粘连。这可能发生在两个或多个腹腔器官和 / 或腹壁之间。接受开腹手术的患者中，63%~93% 存在腹腔内粘连，由于粘连程度较轻，保守治疗的肠梗阻可能更常见。

(2) 神经相关性肠梗阻：神经相关性肠梗阻往往与腹腔镜手术方式有关。行腹腔镜左半结肠切除术后患者经常出现较为明显的腹胀，重者可表现为肠梗阻，通常予患者持续胃肠减压、禁食、抑制消化液分泌等治疗,经 2~5 天症状可自行消失或缓解。考虑原因与术中操作时刺激肠壁外支神经有关,这些神经与所支配的肠管的蠕动密切相关。

(3)药物不良反应:部分行右半结肠或左半结肠切除的患者术后会出现腹泻症状,重者每天排便可达十余次,因担心腹泻等刺激诱发吻合口漏,外科医师使用止泻药及粪便成形剂,因服用剂量不易把握,可导致消化液、食物残渣等在小肠中即混合形成较为黏稠的粪便,不易排出,导致肠梗阻。部分药物因抑制胃肠道的蠕动功能,也会导致肠梗阻。

(4)麻痹性肠梗阻:部分患者出现麻痹性肠梗阻,通常由吻合口漏、腹水、腹腔出血、感染性渗液、电解质紊乱引起。血钾浓度偏低,伴或不伴低钠血症及低氯血症,常见原因是排钾利尿药使用不当及每日摄入量不足。

(5)炎性肠梗阻:早期炎性肠梗阻多发生在腹部手术后 2 周内,主要原因是腹腔内手术创伤或炎症,导致肠管水肿、渗出、粘连,进而导致以动力学障碍为主的肠梗阻。由于术后患者机体功能的减退、免疫功能的下降,肠功能恢复缓慢,如不及时干预可能会导致一系列并发症的发生。

(6)引流管相关肠梗阻:因选择引流管不当及放置引流管位置不当,对肠管直接压迫,从而引起肠梗阻。

二、症状

肠梗阻的主要特征是腹痛、呕吐、腹胀和肛门停止排气排便。肠梗阻可引起局部和全身临床表现。慢性不完全性肠梗阻局部的主要改变是梗阻近端肠壁肥厚和肠管扩张,远端肠管变细、肠壁变薄。各种类型肠梗阻虽有不同病因,但有一共同特点,即肠管的通畅性受阻,肠内容物不能正常通过,因而出现程度不同的腹痛、呕吐、腹胀和肛门停止排气排便等症状。

1. 腹痛

(1)腹痛是机械性肠梗阻最先出现的症状,是由于梗阻部位以上肠内容物不能向下运行、肠管强烈蠕动所致。腹痛性质为阵发性剧烈绞痛,发作时患者自觉有肠蠕动感,且有肠鸣,有时还可出现移动性包块。腹痛可呈全腹性或仅局限在腹部一侧。高位肠梗阻时,腹痛发作可伴有呕吐。

(2)单纯性肠梗阻时,腹痛有逐渐加重、再由重减轻的过程。腹痛减轻可以是梗阻有所缓解,肠内容物通向远端肠管,但也有可能是梗阻加重,肠管高度膨胀,腹腔内有炎性渗出或腹膜炎,肠管进入麻痹状态。这时腹痛虽减轻,但全身症状加重,特别是中毒症状明显。单纯性结肠梗阻的腹痛不明显,但在绞窄性肠梗阻时,也可有阵发性胀痛。

(3)绞窄性肠梗阻有肠管缺血和肠系膜嵌闭,腹痛往往呈持续性伴有阵发性加重,疼痛也较剧烈,还经常伴休克及腹膜炎症状。

(4)麻痹性肠梗阻腹胀明显,腹痛不明显,阵发性绞痛尤为少见。

2. 腹胀 腹胀发生在腹痛之后,低位梗阻的腹胀较高位梗阻明显。腹壁较薄的患者,常由于梗阻部位以上的肠管膨胀而出现肠型。高位小肠梗阻常表现为上腹尤其是上腹中部饱胀。低位小肠梗阻时,以中腹部为明显,低位结肠梗阻时,呈全腹大范围的胀气。

3. 呕吐 呕吐是机械性肠梗阻的主要症状之一。高位梗阻的呕吐出现较早,在梗阻后短期内即发生,呕吐较频繁,呕吐物为胃和十二指肠内容物。呕吐后疼痛可减轻。低位小肠梗阻的呕吐出现较晚,初为胃内容物,静止期较长,后期的呕吐物为积蓄在肠内的发酵腐败呈粪样带臭味的肠内容物。如肠系膜血管有绞窄,呕吐物呈含血液的咖啡色或棕色,偶有新鲜血液。结肠梗阻时,少有呕吐现象。

4. 停止排气排便 停止排气排便是完全性肠梗阻的主要症状之一。梗阻早期,由于肠蠕动增加,腹痛时梗阻部位以下肠内积存气体或粪便可以排出,容易误认为肠道仍通畅,故在询问病史时,应了解腹痛再次发作时是否仍有排便排气。在肠套叠、肠系膜血管栓塞或血栓形成时,可自肛门排出血性黏液或果酱样粪便。

炎性肠梗阻为一类特殊类型的肠梗阻,除表现为腹胀、呕吐、肛门停止排气排便等症状外还有其明显的特殊性,患者在术后早期可能有少量排气或排便,但绝不能据此认为胃肠道功能已经恢复,可以恢复进食,一旦进食马上出现梗阻症状。患者腹部症状常不明显,多数患者非手术治疗后可缓解。

5. **体征**　单纯性肠梗阻的早期,患者除在阵发性腹痛发作时出现痛苦表情外,生命体征无明显变化,待发作时间较长、呕吐频繁、腹胀明显后,患者可出现脱水、虚弱,甚至休克现象。绞窄性肠梗阻可较早出现休克。腹部检查可观察到腹部有不同程度的腹胀,在腹壁较薄的患者,尚可见到肠型及肠蠕动波,肠型及肠蠕动波多随腹痛的发作而出现。肠型是梗阻近端肠管扩张的结果,有利于判断梗阻的部位。触诊时,单纯性肠梗阻腹部虽胀气,但腹壁柔软,按之如充气的囊,有时在梗阻部位可有轻度压痛,特别是腹壁切口部粘连引起的梗阻,常可在切口的某一部分出现膨胀的肠型或肠蠕动波,压痛点较为明显。

绞窄性肠梗阻或单纯性肠梗阻的晚期,当肠壁已有坏死穿孔、腹腔内有感染和炎症时,表现为腹膜炎体征,腹部膨胀,有时可叩出移动性浊音,腹部有压痛,肠鸣音微弱或消失。因此,在临床观察治疗中,要将体征的改变与临床症状相结合,警惕腹膜炎的发生。

三、诊断

1. **详细询问病史**　肠梗阻的典型临床症状是腹痛、腹胀和恶心(有或没有呕吐),有或没有肛门停止排气排便,但不是所有患者都有典型的临床症状,尤其是老年患者疼痛感减弱,可导致肠梗阻的诊断延迟或误诊。对于不完全性肠梗阻的患者,可能会出现水样便。伴有水样便的肠梗阻易被误认为是胃肠炎,较高位梗阻的患者也可排便。肠梗阻患者既往病史的问诊应包括肠梗阻的潜在原因(先前的手术、放疗)和营养状况等。查看既往手术记录时应注意手术方式是开腹手术还是腹腔镜或机器人手术;吻合方式是端侧吻合还是侧侧吻合,有无术中意外和损伤邻近脏器,术后病理学情况,有无浸透浆膜、腹膜播散、淋巴结转移状况,有无肝转移,术后肛门排气排便和进食情况,有无进行术后放化疗等。

2. **仔细查体**　观察腹式呼吸,腹部外形,切口部位、大小,有无切口疝,有无腹肌紧张、压痛,可否触及肿大肠祥,进行肛门指检,注意直肠内有无粪便。腹膜炎的迹象可提示绞窄或缺血。体格检查时可评估的鉴别诊断因素包括腹壁疝或腹股沟疝。体格检查对于评估肠梗阻有无肠绞窄和缺血的灵敏度较低。即使在有经验的医师,体格检查对发现肠绞窄的灵敏度也只有48%。

3. **影像学诊断**　腹部X线片(仰卧位和直立位)在高度梗阻病例中,会出现多个气液平面、小肠环路扩张和结肠内无气体三联征。X线片的总体灵敏度和特异度较低(灵敏度接近70%)。肠梗阻继发于肠穿孔时可通过胸腹部X线片发现腹腔内游离气体影。水溶性对比剂检查时,如果对比剂在给药后24小时的腹部X线检查中没有到达结肠,表明保守治疗意义不大。根据病情,可以反复进行腹部仰卧位和立位X线片。腹部增强CT:发现梗阻部位、范围,是否完全梗阻,有无闭祥性肠梗阻,肠管有无缺血、坏死、穿孔,肠壁是否水肿,梗阻近端肠管直径,有无肿瘤复发和转移、放射性肠炎性狭窄。如果患者处于妊娠期,可以进行超声和MRI检查。

4. **实验室检查**　检查血液中肿瘤标志物,CEA升高时需考虑肿瘤复发导致肠梗阻的可能。实验室检查还包括血细胞计数、乳酸、电解质、CRP和BUN/肌酐。肠梗阻患者常有电解质紊乱,尤其是低钾血症。肠梗阻患者经常有脱水,可能导致急性肾衰竭,需要对BUN/肌酐进行评估。乳酸脱氢酶(lactate dehydrogenase,LDH)是肠黏膜中一种丰富的酶,被认为是肠缺血的敏感标志。当肠道供血不足时,黏膜受损,血清LDH水平升高。最近的一项研究发现,LDH>1 000U/L时表明肠管有坏疽性改变。

四、治疗

1. **非手术治疗**　大部分术后早期炎性肠梗阻,经过积极保守治疗有效,国内外学者都主张先行保守治疗。所以,一旦患者出现肠梗阻早期症状,除了患者经检查已确认发生肠扭转、内疝等急性机械性肠梗阻外,首选非手术治疗,具体措施包括以下方面。

（1）禁食,持续有效地胃肠减压。还可用中药、肥皂水或生理盐水灌肠,1~2 次 /d。

（2）可采用 76% 泛影葡胺溶液 40~60ml 从胃管内注入,闭管 2 小时后开放抽出,一方面加强显影便于观察影像,另一方面还有减轻肠壁水肿、炎症,有助于缓解肠梗阻。但应注意其过敏反应,存在肝肾功能减退、失代偿性心功能不全等情况时禁用。

（3）急诊行血生化和血常规检查,以了解机体内环境情况。给予补液治疗,维持患者水、电解质和酸碱平衡。

（4）早期加用生长抑素抑制胃肠液的分泌,如奥曲肽等。

（5）加强抗生素治疗。

（6）应用全肠外营养支持治疗。

（7）配合针灸、理疗治疗,可针刺足三里和胃管注入大承气汤。

上述保守治疗措施力争早期用足用好,由于肠梗阻病情变化莫测,往往容易产生绞窄坏死,危及生命。保守治疗期间一定要严密观察病情,有肠坏死迹象时要及时给予手术治疗。

2. 手术治疗 在非手术治疗过程中,如出现以下 11 项指标中的 2 项就应选择手术治疗:①腹痛、腹胀不减轻或加重;②体温 >38℃;③脉搏 >100 次 /min;④WBC ≥ 15×10^9/L;⑤Hb ≤ 90g/L;⑥腹部不对称,可见肠型和蠕动波;⑦有腹膜刺激征;⑧腹腔穿刺液为暗红色血性液体,或尚保留的腹腔引流管液增多,呈血性改变;⑨X 线或 CT 显示肠祥固定性扩张;⑩伴随休克;⑪结肠扩张直径最宽处 >14cm 或小肠扩张最宽处 >6cm,如果不及时治疗会导致肠壁破裂,致不利后果。

手术方式采用原切口或原戳卡孔进腹,主要包括粘连松解、内疝解除、肠扭转复位、局部缺损修补或大网膜组织填充、肠段切除吻合,术中应用医用防粘连剂涂抹,以降低再次粘连风险。注意动作轻柔,检查仔细,一旦找到病因所在,立即处理,对其他肠段不做过多翻动,以免出现二次损伤。

五、预防

在临床实践中,重视高度危险的肠梗阻患者的识别及加强围手术期防治是预防肠梗阻的重要手段。

1. 术前充分完善肠道准备,除非术前就存在肠梗阻,否则需给予充分的缓泻药及术前的肠道准备,以免减少肠管横断时引起腹腔污染,从而减轻腹腔内炎性反应。

2. 术中操作在确保肿瘤组织能根治切除的前提下,应尽量减少盆腹腔腹膜的切除和剥离,减少粗糙面。

（1）手术操作轻柔,减少肠管长时间外露及对肠管浆膜面的损伤,止血要彻底,防止腹腔内积血、积液等。应用机械或药物的方法加速清除纤维素,加速纤维蛋白的分解,如以等渗盐水灌洗清除纤维素,腹腔注入胃蛋白酶、木瓜蛋白酶等加速清除细胞外蛋白基质。手术结束时以大量等渗盐水冲洗腹腔,清除已产生的炎症介质及某些致炎物质,可减轻炎症与粘连的产生。

（2）关腹前将肠管复位调理顺畅,将大网膜铺平,预防肠扭转。

（3）关闭盆底腹膜要严密,尽量使其光滑,这样既可减少盆腔粘连,也可避免小肠嵌入腹膜外引起内疝。

（4）结肠造口时将乙状结肠经腹膜外拉出腹壁,避免乙状结肠造口旁疝的发生。

（5）尽量缩短手术时间,以减少肠管、腹腔在空气中的暴露时间。

3. 术后鼓励患者早期下床活动,尽早开展肠内营养支持。

（韩方海 钟 林）

结直肠肿瘤特殊技术并发症

第一节　经自然腔道取标本手术并发症

结直肠肿瘤经自然腔道取标本手术(natural orifice specimen extraction surgery,NOSES)作为一项手术技术,在标本取出方式及消化道重建方式上具有一定的特殊性,但在手术并发症方面,与开腹手术及腹腔镜手术相比,从目前已有的统计结果来看,并没有明显增加的趋势,既有类似的常见并发症,也有一些NOSES特有的并发症,如吻合口出血、吻合口漏、肠梗阻、肠扭转等常见并发症已在其他章节描述,在此不再赘述,本章仅对结直肠肿瘤NOSES部分相关并发症的原因、临床表现及预防和处理的原则予以阐述。

一、腹腔感染

结直肠手术相关的腹腔感染致病菌多来自胃肠道,以大肠埃希菌为主的革兰氏阴性杆菌占主导地位。NOSES发生腹腔感染的原因主要包括以下几点:术前肠道准备不充分,术中无菌操作不规范,术后吻合口漏,腹腔引流不充分,伴发糖尿病、高龄、营养不良等因素,对以上危险因素应加以重视,以降低腹腔感染发生率。

腹腔感染早期的临床表现以发热、腹痛、腹膜炎体征为主,常伴有恶心、呕吐、腹胀、低血压、脉速、气急、白细胞计数增高、C反应蛋白升高等中毒现象;晚期则出现重度失水、代谢性酸中毒或感染性休克。

腹腔感染的诊断以病史、临床表现为基础,根据引流液的性状及辅助检查加以确诊。如患者出现发热、腹痛等症状,需密切观察引流液的性状。如引流液呈黄色,多为脓性,考虑腹腔感染可能。如为结直肠癌术后吻合口漏导致的腹腔感染,引流液中可见粪便沉渣,并且多伴臭味。辅助检查包括实验室检查(白细胞计数及中性粒细胞比例、生化检查等),影像学检查(X线、彩超或CT),取引流液行腹水分析、细菌培养等,明确积液的性质(如患者无引流管或引流管已脱离,可行腹腔穿刺抽液)。

治疗原则:NOSES相关腹腔感染预防大于治疗,术中严格遵循无菌原则,做好无菌保护,合理使用碘附纱条和吸引器。完成消化道重建后,使用大量(推荐2 000ml以上)碘伏生理盐水或蒸馏水进行术区冲洗,使腹腔感染的发生风险降到最低。发生腹腔感染后的治疗包括一般治疗、全身支持治疗、抗感染治疗、腹腔引流治疗和手术治疗。

一般治疗:卧床休息,宜取30°~45°半卧位,有利于腹内渗出液积聚在盆腔而便于引流,并能使腹肌松弛,膈肌免受压迫,有利于呼吸、循环的改善。禁食及胃肠减压,可减轻肠胀气,改善肠壁血液循环,减少肠穿孔时肠内容物的渗出,亦可促进肠蠕动的恢复。

全身支持治疗:若全身症状明显,必要时可输血、补液,纠正电解质紊乱和酸碱失衡,同时给予肠外、肠内营养治疗,以改善患者的全身状态,增强免疫力。

抗感染治疗:主要针对革兰氏阴性肠道杆菌,可选用β-内酰胺类、氨基糖苷类药物,并根据细菌培养及药敏试验结果及时调整。

有结直肠癌术后吻合口漏存在时,腹腔引流极为关键。开放式引流易引起逆行性或外源性感染,可用庆大霉素及生理盐水定期冲洗引流管,也可通过负压作用将蓄积的液体吸出,使得包裹区域迅速缩小。如腹腔感染症状较重或有腹腔脓肿形成,经保守治疗无效或症状持续无好转,则需行手术治疗。

二、戳卡孔和阴道切口肿瘤种植

NOSES 由于腹部无辅助切口,戳卡孔和阴道切口便成为可能造成肿瘤种植的位置,一般认为二氧化碳气腹可造成肿瘤细胞雾化状态,促进肿瘤转移。预防措施在于术中注意无瘤操作,取标本的过程中应用无菌保护套隔离肿瘤,在术中排烟时,应从戳卡阀门外接的排气管缓慢排烟。手术结束时,待腹腔内气体排尽后再将戳卡拔出,避免通过戳卡孔直接排气而造成"烟囱效应"。所有戳卡均应避免在腹壁上来回移动,应尽量使用带有螺纹的防脱戳卡,术中如发现戳卡密封圈损坏或出现漏气现象,应及时更换,以确保整个气腹的密闭性。此外,为了减少腹腔种植发生,对于 T_4 期肿瘤患者不建议采用本手术方式。笔者在术中通常采用碘附溶液及温和蒸馏水冲洗腹腔和阴道,蒸馏水为低渗性液体,冲洗腹腔可使肿瘤细胞肿胀破裂而失活,同时肿瘤组织因受热而使微小血管栓塞,从而引起癌细胞缺氧、酸中毒及代谢障碍而裂解,而正常组织细胞可通过血管扩张、散热等保持活性。严格实施无瘤操作是 NOSES 的基本要求,也是改善患者预后的关键点之一。

三、NOSES 术中并发症及处理

1. **肠系膜下动脉损伤出血**　常发生于肥胖、系膜组织肥厚的患者。对于这类患者,要求术者和助手要有默契的配合,助手充分牵拉显露,保持适度张力,术者利用超声刀仔细轻柔操作,小步慢行,细致解剖显露肠系膜下动脉血管根部及其发出的左结肠和乙状结肠血管分支,在预定切断的血管根部近端(保留端)留置两枚血管夹夹闭以防止滑脱出血。

2. **盆腔自主神经损伤**　直肠癌手术,特别是低位直肠癌手术,较易损伤盆腔自主神经,导致患者术后出现排尿功能障碍、性功能障碍等多种并发症。常见原因包括:①清扫第 253 组淋巴结时损伤上腹下丛神经;②因解剖层次不清误将神经离断。处理方法:①尽量在上腹下丛神经前筋膜平面游离肠系膜下动脉,以保护左侧腰内脏神经;②游离直肠侧方间隙时助手应配合术者行三角牵拉,保护盆丛神经的同时将直肠固有筋膜分离出来;③在腹膜反折上方 1cm 进入迪氏筋膜前间隙,游离至精囊腺底部水平(女性为阴道后壁距腹膜反折约 5cm)时切断迪氏筋膜进入迪氏筋膜后间隙,以此保护神经血管束(neurovascular bundle,NVB)。

3. **输尿管损伤**　NOSES 术中输尿管损伤的主要原因为热损伤及误扎。其中左侧输尿管损伤最为常见,原因主要是游离左半结肠系膜拓展 Toldt 间隙的过程中因分离层面错误引起输尿管热损伤,甚至离断,包括:①处理肠系膜下血管时因离断位置与输尿管距离近而误伤;②游离乙状结肠外侧腹膜时,在输尿管由结肠内侧移行于结直肠外后侧处易造成损伤;③分离直肠子宫陷凹(道格拉斯腔,Douglas pouch)时,在输尿管与输精管交叉部位易损伤进入膀胱前的盆段输尿管;④术中出血视野不清时,因盲目牵拉或钳夹而误伤输尿管;⑤关闭盆底腹膜时误将输尿管一并缝扎。处理方法:①若在术中输尿管被误扎后造成输尿管轻度压挫伤,可在松开钳夹或结扎线后观察输尿管血供及蠕动情况,轻者可不处理,术后可通过观察腹腔引流管的颜色及引流量来判断是否存在输尿管瘘;②若术中见损伤段输尿管的血供及蠕动欠佳,但局部未见明确损伤坏死,可经膀胱镜行输尿管支架置入术;③若术中明确输尿管破损或部分缺失,应及时中转开腹行输尿管修补术,严重者应先行肾造瘘,待病情稳定后再行输尿管损伤修补术。

4. 系膜血管弓损伤 常见原因包括:①血管解剖变异;②术者对血管解剖了解不充分;③术者与助手在配合过程中牵拉角度不当或过度牵拉造成血管撕裂;④盲目钳夹止血造成血管二次损伤。处理方法:术中应根据系膜血管弓的组织学特性、分支类型及与筋膜的关系来处理和预防损伤,正确进入手术平面可大大降低系膜血管弓损伤概率。如发生系膜血管弓意外损伤出血,术者应沉着冷静,根据出血速度及出血量,迅速作出判断,助手持吸引器帮助显露和清理术野积血,术者可使用内镜纱布压迫止血,或使用电刀、超声刀等能量刀头止血,这对于较小的出血或渗血可达到止血目的;若出血量较大,应使用止血夹夹闭止血,或内镜下缝扎止血。若系膜血管弓损伤后大出血,内镜下无法止血,应及时中转开腹止血。离断系膜血管弓后,若边缘动脉弓完整,可继续观察肠管血供;若肠管血供不良,应继续游离系膜,切除缺血肠管后再行吻合。

5. 骶前静脉丛损伤 骶前静脉丛是由骶正中静脉、两侧的骶外侧静脉及其交通静脉支组成的网状结构,处于脊椎静脉系统的低位,静脉压较大,且无静脉瓣膜,一旦破裂出血迅速,难以自行止血。在直肠癌手术中,常因分离直肠后壁时层面过深或能量刀头热损伤造成骶前静脉丛损伤。常见原因包括:①对盆底筋膜的解剖关系不熟悉,分离层面过深,损伤 Waldeyer 筋膜及下方的骶前静脉丛;②骶前筋膜与肿瘤粘连,强行切除肿瘤可造成骶前静脉丛撕脱破裂;③吸引器清理盆腔积血时误将吸引头吸在骶前静脉上,造成静脉破裂。处理方法:直肠癌 TME 术中应保持后方游离层面始终位于直肠深筋膜与腹下神经前筋膜之间,这是预防骶前静脉丛损伤的关键。若术中损伤骶前静脉丛造成大出血,术者应沉着冷静,麻醉医师协助输血补液以维持循环系统稳定,助手协助显露出血点,术者迅速使用纱布按压出血区,确定出血点后精确止血。包括:①血管损伤较小时,可通过小纱布压迫止血,亦可使用电凝止血;②使用骨钉或图钉压入骶骨止血已被证实是一种比较有效的止血方法;③对于广泛渗血,可使用止血材料压迫止血;④纱布填塞压迫止血是处理骶前大出血的经典方法,同时也是其他止血方法失败后的最终保障;⑤骶骨切除术亦是处理骶前大出血的方法之一,但应谨慎评估手术指征。

6. 术中抵钉座取出困难 目前关于抵钉座置入近端肠管后再穿出肠壁的方式主要有三种。①荷包缝合法:术中手工缝制荷包,将抵钉座置入近端肠管后收紧荷包,此方法需要注意术中做好无菌保护,防止肠液溢出污染腹腔。②反穿刺法:将抵钉座尖端缚一丝线后置入近端肠管,丝线留置于肠壁外侧预定穿出的位置,以直线切割闭合器封闭近端肠管后,提拉丝线穿出抵钉座的连接头即可,此方法需注意在切割闭合近端肠管时,尽量靠近丝线所在位置的肠管,防止闭合后丝线所在位置肠管裂口过大,穿出抵钉座完成吻合后,造成吻合不严密,从而造成结直肠癌术后吻合口漏的发生。③完全置入穿出法:此方法的优势在于置入简单,更利于无菌操作,弊端在于对初学者存在一定的操作难度,要求术者和助手默契配合来完成。操作技巧为:助手以内镜纱布围拢抵钉座头部位置肠管,将其放置于左侧髂窝位置固定,术者以超声刀或电刀于预定穿出位置打开 0.5~1.0cm 肠壁,术者和助手相互配合,前后挤压完成抵钉座穿出。术者需要注意的是,在打开肠壁时,切忌为取出方便而开口过大,否则同样会因为肠壁破损范围过大,吻合过程中将破损边缘挤压到吻合口附近,造成闭合不严或薄弱,易导致结直肠癌术后吻合口漏的发生。

7. 肿瘤破碎及远端肠管损伤 发生此类情况多为手术适应证选择存在错误所致,如肿瘤体积较大,亦有因局部手术病史引起瘢痕狭窄,致直肠肛管延展顺应性下降,进而造成标本拖出困难。存在上述情况时,在将标本拖出体外过程中,如果反复暴力拖拽,极易造成肿瘤组织的破碎,违背肿瘤根治性手术的无瘤原则。同时这种反复暴力拖拽,势必会对远端肠管形成挤压捻挫,造成肠壁组织的损伤,进而导致低位直肠术后吻合口漏的风险增加。为避免此类情况的发生,笔者建议,首先,一定要做好充分的术前病期评估,把握好适应证;其次,术中根据探查结果作出科学判定,如发现肿瘤局部病期较晚,体积较大或系膜肥厚,预计标本取出困难,则改行常规手术方式,如在施行 NOSES 过程中,遇到标本拖出困难,切忌反复暴力拖拽,必要时更改手术方式或中转开腹,以避免发生肿瘤组织破碎及远端肠管损伤,以保障手术的根治性和安全性。

综上所述,结直肠肿瘤 NOSES 相关的并发症有其自身特点,只要术中注意操作细节,总体风险可控,对比开腹手术和常规腹腔镜手术,其并发症发生率未见明显增加,已有多项研究证实,只要做好充足的术前准备,术中掌握操作技巧,结直肠肿瘤 NOSES 总体安全可靠,相信随着 NOSES 理论的不断完善、技术不断发展及术中无菌、无瘤等原则的更多实践,其必将更好地造福患者。

(陈瑛罡　王锡山)

第二节　单孔腹腔镜手术并发症

自 20 世纪 90 年代起,微创手术开始应用于结直肠癌治疗,之后迎来了微创手术的迅速发展,结直肠癌微创手术(minimally invasive surgery,MIS)应用逐渐广泛,其优势主要有肠道功能恢复较早、术后疼痛较轻及住院时间更短。2008 年,Bucher 等和 Remzi 等报道单孔腹腔镜结肠切除术,从此拉开微创手术的新篇章。由于技术难度颇高,当时单孔腹腔镜手术仅限于右半结肠癌根治术,但现在随着技术的发展,左半结肠癌、直肠癌手术也可利用单孔手术完成,其应用范围越来越广。单孔腹腔镜手术的优势主要体现在以下几点:伤口方面,使创伤更小,从腹部 5 个戳卡孔加一个 5cm 切口,简化到无戳卡孔而只有一个约 3cm 的小切口,美容效果更好;从患者角度讲,许多患者认为仅做了个"小手术",利于术后心理恢复。

除以上优点,这种新技术是否安全成为术者和患者关心的焦点。近 3 年来相关的单孔手术报道文献数量与前 10 年相比增加了 3 倍以上,研究也从回顾性研究逐步向多中心随机前瞻性研究发展。从荟萃分析中可以发现,单孔腹腔镜结直肠手术与传统多孔腹腔镜手术的安全性相当。笔者中心的回顾性研究也表明,与传统腹腔镜手术相比,单孔结肠癌手术的手术时间、出血量、术中并发症差异无统计学意义,单孔腹腔镜结肠癌手术组出血略少于传统腔镜组,单孔腹腔镜手术是安全可行的。如何及时发现并处理单孔腹腔镜手术的并发症,如何避免并发症? 以下将进行逐一介绍。

一、术中意外和对策

(一) 牵拉不便

单孔腹腔镜手术主要的难点之一在于牵拉。由于缺少助手的牵拉,所有操作器械集中在一个直径约为 5cm 的圆形多孔道穿刺器中,器械之间难免相互影响。加之操作习惯与传统腹腔镜不同,会产生"筷子效应""杠杆效应"等导致牵拉不便。

1. **原因**　如何清晰地显露术野是单孔腹腔镜手术成功的重要因素。术中有效的牵拉是保证术野的前提,有许多因素会造成牵拉不便。患者方面,如果患者 BMI 过高(>30kg/m^2)、肿瘤过大(直径>5cm),或者肿瘤位置过低(位于腹膜反折以下),则会对术中牵拉产生巨大的影响。手术入路角度方面,术中需要改变的角度越多,理论上牵拉的难度越大。如单孔腹腔镜右半结肠切除手术中使用完全背侧入路时,相对其他入路需要调整的角度少,则相对牵拉难度小。从术者角度分析,单孔腹腔镜手术操作越熟练牵拉难度就越小。

2. **临床表现**　牵拉不便可能导致各种不利的结果,如手术时间延长、进入错误的解剖层次,但最严重的并发症是出血。出血可能会贯穿整个手术,每个环节都有可能会造成出血。如出血量较大,术中麻醉过程中可检测到心率增快、血压下降、血红蛋白降低等表现。单孔腹腔镜结直肠手术的出血量据以往研究报道为 50~300ml,出血原因主要是牵拉不便使术野不清导致误伤血管。据笔者统计,单孔腹腔镜结直肠癌手术术中出血率约为 4%,与传统腹腔镜手术相似。在单孔腹腔镜手术中,出血的处理与传统腹腔镜手术相比有共性也有特殊性。在学习单孔腹腔镜手术的初期阶段,能很好地牵拉、避免出血,对掌握这门独特的技术有至关重要的作用。

3. **处理**　单孔腹腔镜手术术中牵拉与传统开腹手术及多孔手术既有区别又有相似。绝大多数情况下采用合适的方法都能找到合适的角度显露术野,可以采取以下方法克服单孔腹腔镜手术术中牵拉不便的难题。

(1)调整患者体位:传统腹腔镜结直肠癌手术过程中一般采取患侧位置抬高的体位,而单孔腹腔镜结直肠癌手术中除了直肠癌手术仍采取头低足高截石位,其他的结肠手术与传统腹腔镜体位略有不同。例如,在右半结肠癌手术中,传统腹腔镜手术采取头高足低位,但在单孔手术中则需要采取平卧位,甚至头低位,以免横结肠及大网膜遮住术野。在左半结肠癌手术中也是同理。

(2)应用适当的体外牵拉:在手术过程中,有一些组织器官无法通过术者的牵拉显露,可考虑进行体外牵拉。例如在女性患者要进行单孔腹腔镜直肠癌手术时,低位直肠癌的显露需要通过挑起子宫或膀胱进行直肠前壁的解剖。这时可以用一根线穿过子宫或膀胱皱褶,并在体外做悬吊(图7-2-1)。通常情况下这种操作不容易出血,但偶尔穿刺到子宫动脉则可能引起出血,只要避开主要血管的位置就不会发生并发症。如果显露实在不理想,可以加孔甚至中转开腹。

(3)应用可弯曲器械:虽然绝大部分单孔腹腔镜手术都能通过传统腹腔镜器械完成,但针对器械相互影响这一问题,可弯曲器械更为简单有效。可弯曲腹腔镜器械使操作空间扩大,类似人类手腕的转弯功能,使操作更为方便。但目前尚未被广泛应用。

(4)加孔:如果初学单孔腹腔镜手术操作困难时,可以先做减孔手术或单孔加一孔(12mm 戳卡)手术,这样既达到了微创,又能尽快适应单孔操作。整个手术中应减少翻动,尽量在一个层面完成所有的解剖后再转到其他部位。一般都是由中央至两侧,从血管解剖开始沿背侧入路分离,再到周围的侧韧带。由于单孔腹腔镜下右半结肠癌血管容易显露牵拉,所以右半结肠癌手术是单孔腹腔镜手术中开展最多的。但因为右半结肠癌手术术中所需要离断的血管多、变异多,所以也最容易出血。直肠癌手术需要断离的血管较少,由于平行共轴效应,在腔内切断肿瘤远端肠段可能成为初学者的瓶颈,但也不妨从直肠癌开始学习单孔手术。左半结肠的显露相对前两者略困难,在掌握一定的单孔操作技术之后可以逐步向左半结肠癌开展单孔腹腔镜手术(图7-2-2)。

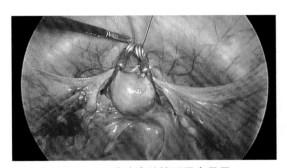

图 7-2-1　单孔腹腔镜下子宫悬吊

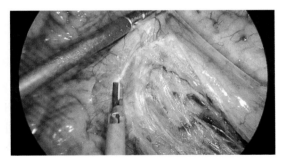

图 7-2-2　单孔腹腔镜左手牵拉保持张力

(二)组织损伤

术中损伤是指需要切除的病变范围外其他各种组织的损伤。在结直肠癌根治术中,任何其他器官组织的损伤都可能发生。单孔腹腔镜结直肠癌手术是相对新兴的技术,在开展初期,由于手术器械操作位置的变化、腹腔镜镜头视野视角的变化,对术者的操作习惯及手术水平都有一定挑战,可能会导致一定的组织损伤。

1. **原因**　术中损伤的原因多种多样,主要包括以下几种情况。

(1)牵拉引起的损伤,如过度用力牵拉引起肠壁浆膜面破裂、肠系膜破裂、脾出血等。

（2）肿瘤侵犯周围组织,组织间隙不清引起损伤。

（3）解剖认识不足,误操作引起输尿管断裂、阴道损伤等。

（4）器械热损伤引起神经损伤等。

2. 临床表现

（1）肠管破裂:肠管损伤可能由多种因素造成。在单孔操作过程中,为了达到更好的术野,术者必须要牵拉肠系膜或结肠,此时如果钳夹过度用力或钳夹的器械粗糙,则有可能造成肠管损伤。超声刀的热传导作用造成小肠浆膜面热损伤或破损,也是引起肠管破裂的原因。如果破裂的部位恰好为需要切除的肠管则不需要缝合,如肠壁全层破损有肠液外渗,可通过吸引或腔镜下临时用血管夹夹闭。如果是不需要切除的肠管破损,则需要进行修补。修补的方式可以是腹腔镜下,也可以是体外。单孔腹腔镜缝合适用于不需要牵拉显露就可以缝合的情况,用免打结的倒刺线可以很好地施行腹腔镜下缝合。如果需要牵拉显露则可考虑适当加孔。有些情况下破损的肠段比较游离,可以在手术的体外操作过程中一起处理。

（2）脾损伤:左半结肠和乙状结肠的手术中除了处理血管外,另一个手术的主要关键点是分离结肠左曲。结肠左曲周围血管多,单孔腹腔镜手术的显露在分离结肠左曲的过程中相对困难。仅仅靠重力驱赶小肠及网膜仍可能无法完全显露结肠左曲,还需要主刀医师的左手做轻柔而到位的牵拉,使结肠左曲的视野尽可能最大化清晰。如果由于牵拉用力过度导致脾包膜出血,可以用电凝止血。由于超声刀不能很好地凝住脾表面的出血,这时不推荐用超声刀。在电凝效果不佳的情况下可以用缝合止血,但一般单孔腹腔镜下缝合脾表面存在难度,因为周围常有网膜、小肠等组织干扰视线,所以需要加孔操作。但如果遇到严重的脾出血,无法有效地控制出血,则只能行脾切除。

（3）输尿管损伤:输尿管损伤是腹腔镜手术严重的并发症,无论是传统腹腔镜、减孔腹腔镜,还是单孔腹腔镜,都有可能发生输尿管损伤。一方面损伤与手术技术有关,另一方面与肿瘤因素有关。输尿管的损伤都建议获取泌尿外科专业团队的帮助来解决。只要在术中及时发现,通过术中缝合并且置入双J管,多数患者都能逐渐恢复。

（4）阴道壁损伤:女性患者阴道壁损伤一般发生在阴道后壁,当肿瘤位置较低或肿瘤过大位于直肠前壁时容易发生阴道损伤。阴道损伤是腹腔镜损伤严重的并发症,由于阴道愈合较慢,加上直肠吻合口在附近,非常容易导致术后直肠阴道瘘。对于此类并发症,防范大于一切,但如果真的发生意外,建议与妇科专家共同解决。建议行末端回肠造口以减少直肠的粪便,并且术后严密随访,一旦发现阴道伤口未愈合,建议行再次手术。

3. 处理

（1）术前充分评估患者病情及手术难度:单孔腹腔镜手术并非适合所有患者及术者。如果刚开始学习单孔腹腔镜手术,建议从肿瘤较小、位置高于腹膜反折平面、BMI正常的患者开始。术前通过CT、MRI等检查充分评估肿瘤与周围组织的关系。经过一段时间的技术经验积累,可以避免大多数的组织损伤。

（2）充分显露:通过调整患者体位、体外牵拉、可转弯器械等显露术野,切忌过度用力牵拉。

（3）利用多学科优势:术前积极开展MDT讨论,使一些局部中晚期患者能接受新辅助治疗,缩小肿瘤以利于手术。术中如遇到解剖变异、组织条件差、结构不清楚的情况,可采取术中MDT讨论的模式,请相对有经验的普外科专家、妇科专家、泌尿外科专家等共同会诊,及时发现潜在的问题,及时处理术中并发症,并在术后共同随访。

（三）切割关闭直肠困难

单孔结直肠癌手术的所有操作都要在一个单孔通道中完成,包括切断关闭肠腔这个重要的消化道重建过程。直肠癌在腹腔镜下完成TME游离非常容易,但往往在闭合远端肠管时会遇到困难,这是单孔腹腔镜手术的难点之一。

1. 原因

（1）肿瘤位置过低:肿瘤位置越低,器械之间的平行共轴效应越明显,操作越困难。

（2）男性骨盆狭小：在狭小的骨盆操作，手术空间过小，影响闭合器的置入。

（3）游离不充分：肿瘤远端直肠需游离 2cm 以上，并且裸化充分，为切割闭合器留出空间。

（4）器械操作角度受限：因为器械进入盆腔的角度问题，切割闭合器无法与直肠形成垂直角度。

2. 临床表现　单孔腹腔镜直肠癌手术术中可能需要多把闭合器在不同层面下完成切割闭合，造成近端切缘不在一个平面。如果游离不充分则切缘的安全距离减小，可增加术后吻合口复发概率。远端闭合端易成角，可增加直肠癌术后吻合口漏的风险。

3. 处理

（1）术前充分评估患者病情及手术难度：低位直肠癌患者，特别是男性骨盆狭小的患者不适合进行单孔腹腔镜手术。术前需行盆腔 MRI、直肠指检等检查充分判断下切端位置。如肿瘤位于腹膜反折以下不建议行单孔腹腔镜手术。

（2）利用可转弯切割闭合器：新型手术技术的诞生需要新型器械的支持，可转弯切割闭合器已经在传统腹腔镜直肠癌手术中应用成熟。在单孔腹腔镜的操作中，可转弯切割闭合器也起到非常关键的作用。但目前的器械仍无法满足单孔腹腔镜低位直肠癌手术的操作，相信未来会有更多合适单孔腹腔镜手术操作的切割闭合器问世。

（3）必要时加孔：在传统腹腔镜中，右下腹有一个 10mm 或 12mm 的穿刺孔作为主操作孔，这个操作孔的位置距直肠肿瘤下缘的位置较脐孔更近，操作更为便捷。在单孔操作有困难，特别是切割关闭直肠有困难时，需要考虑在右下腹加孔。相较于美观，更重要的是保证肿瘤下端切缘的距离，保证直肠癌的根治性。

（4）"杂交"手术：作为目前新型手术之一的经肛全直肠系膜切除术（transanal total mesorectal excision，taTME）在低位直肠癌微创手术中越来越得到业界的关注。作为一种经肛门直视下的手术方式，能很好地保证下切端的距离。但完全经肛门解剖直肠血管还存在难度，目前多是腹腔镜与经肛腔镜联合手术。如果单孔腹腔镜直肠癌手术能联合 taTME，无疑是对低位直肠癌下切缘操作的一种弥补，但目前仍无大规模的临床报道。

（四）标本取出困难

单孔腹腔镜结直肠手术取出标本是经过单孔 port 置入孔操作，单孔手术的优势之一就在于小切口。随着单孔手术的开展，有一些肿瘤直径 >5cm 但未侵犯周围组织的肿瘤，也能在单孔腹腔镜下完成解剖过程。但取出标本时，肿瘤和系膜常常超过原来单孔 port 的长度，如何克服取出标本的困难，成为保证单孔腹腔镜手术顺利完成的重要因素之一。

1. 原因

（1）肿瘤过大：一般置入 port 完成腹腔操作仅需要约 3cm 的切口，当肿瘤直径超过 5cm 时取出标本就相对比较困难。

（2）体外吻合：当结肠癌手术中吻合在体外进行时，肿瘤伴随着近远端肠段、大网膜等组织一起经约 3cm 的切口拖出会相对困难。

（3）系膜组织肥厚：如果患者 $BMI>30kg/m^2$，结直肠系膜相对肥厚，取出标本相对困难。

（4）游离不充分：当存在肠系膜较短、分离系膜不够、分离结肠韧带不够等情况时拖出标本会相对困难。

2. 临床表现　标本取出困难主要表现为无法拖出肿瘤、拖出肿瘤部分但无法拖出系膜、无法拖出近端或远端肠管大网膜等。

3. 处理

（1）术前充分评估者肿瘤大小和 BMI。

（2）多应用体内吻合技术。把握适应证，在游离充分的情况下进行体内吻合。

（3）应用标本取出袋。标本在腹腔内置入塑料标本袋中，可减少拖出过程中的污染机会，同时增加润滑，使之易于取出。

(4)延长切口,不需要完全拘泥于切口大小,而应该灵活实施个体化方案,尽可能减少创伤的同时避免取出标本时的肿瘤破碎或切口污染。

二、术后并发症

(一)切口感染

单孔腹腔镜手术术后短期最常见的并发症是切口感染。据笔者统计,术后切口感染的发生率约为5%。虽然单孔手术的美观性得到了很多患者的认可,但一旦发生切口感染,切口的优势便荡然无存。预防切口感染还可以减少切口疝的发生,对减少患者的中长期并发症有重要的作用。

1. 原因　患者因素有肥胖、糖尿病、营养不良、吸烟;手术因素有术前备皮不到位,术中切口保护欠佳,皮肤层缝合过于紧密导致脂肪层与筋膜间液化不能及时排出,单孔手术的引流管一般从切口引出,可能会导致切口感染。

2. 临床表现　术后若发生切口感染,伤口处会出现红、肿、热、痛的现象,伤口还会渗出血性液体,若为化脓性感染则会渗出脓性液体。另外,伤口感染还会引起全身症状,如发热、头痛、乏力等。

3. 治疗　早期积极处理,积极换药。术后伤口注意卫生,避免碰水,并且定时消毒。因单孔手术的切口大小一般为3~5cm,大部分切口感染可以通过积极换药治愈。由于单孔手术引流管从切口引出,一旦发现切口感染如无明显漏发生应该早期拔除引流管,再积极换药。如切口渗液无法排出,则应敞开切口,用碘附纱条等帮助引流切口渗液。

4. 预防　单孔腹腔镜手术的切口是沿脐孔上下的,一定要重视术前清洁脐孔。术中有单孔通道可以很好地保护切口。术后查房注意观察伤口情况,严重的切口感染应考虑合并腹腔感染可能,应做好充分的评估。

(二)切口疝

切口疝是另一类单孔腹腔镜结直肠癌手术的术后并发症。目前对包括不同术式的单孔与传统腹腔镜手术切口疝发生率的荟萃分析结果显示,与传统腹腔镜手术相比,单孔腹腔镜手术发生切口疝的风险更高(优势比 2.83,95% 置信区间 1.34~5.98,$P=0.006$)。不同研究所报道的发生率受研究对象的差异、检测方法和随访时间的影响。超声和 CT 等影像学检查对切口疝的检测率高于一般体格检查,有利于发现无症状的微小切口疝。

1. 原因

(1)患者因素:肥胖患者肥厚的皮下脂肪可增加缝合过程中的难度,且术后容易脂肪液化使原本缝合紧密的切口产生松动,另外,腹部周径增大引起切口受到更大的切向力。糖尿病患者的高糖内环境、免疫功能的改变、晚期糖基化终末产物诱导炎性因子干扰胶原的合成、内皮祖细胞数量及功能的降低阻碍新生纤维血管形成等均会引起切口的延迟愈合。反复咳嗽、前列腺增生、主动脉瘤等增加腹压的情况下也容易发生切口疝。先天性脐疝也会增加术后切口疝的发生率。

(2)手术因素:切口疝被认为是切口早期愈合失败的结果,是由于腹壁切口的筋膜和 / 或肌层未能完全愈合,在腹压增大的作用下形成的。旁正中切口入路、切口前鞘关闭不全、引流管放置过粗、缝合时张力过大、切口感染等都可能导致切口疝。术后切口感染已被证实为与切口疝发生发展最密切相关的危险因素之一,切口感染后局部组织破坏会导致切口延迟愈合,且感染切口愈合后形成的瘢痕会影响腹壁的完整性和顺应性,增加切口疝的发生风险。

2. 临床表现　表现为站立时在原切口处包块的突出,伴或不伴有隐痛、牵拉下坠感等不适,甚至有出现肠梗阻和嵌顿疝的风险。切口疝形成后不能自愈且会随病程的增加而加重。

3. 治疗　对于有症状的患者推荐手术治疗,《腹壁切口疝诊断和治疗指南》(2018 年版)指出:对于腹壁缺损最大径 4cm 的切口疝推荐应用补片加强修补。经腹腔镜或传统手术都可以完成对切口疝的修补。

4. 预防　术前评估患者一般情况,对高危因素进行处理,如对于有慢性支气管炎的患者采取术前雾化吸入、调整糖尿病患者血糖等。术中仔细评估切口缝合情况,缝合切口前冲洗切口保证切口清洁,选用较细(内径<6mm)的负压吸引球作为引流。在选择手术切口时尽量少用经腹直肌和腹直肌旁切口。

(三) 结直肠吻合口漏

结直肠癌切除术术后吻合口漏、直肠阴道瘘、尿瘘等是术后较为严重的并发症,不仅会增加住院时间,对患者及术者的心理也有一定考验,如处理不及时或处理不当甚至会造成患者围手术期死亡。因此,早期识别术后漏的高危患者对改善手术结局有重要意义。在结直肠术后漏中,最常见的是结直肠吻合口漏。在单孔腹腔镜手术中,结直肠吻合口漏发生率为5%~10%,常在术后4~9天发生,个别患者在10天以后发生。

1. 原因　产生漏口原因一般主要有以下方面。

(1) 操作损伤:术后漏与手术操作密切相关。随着近年直肠手术中吻合器的高频率使用,手术损伤导致的直肠癌术后吻合口漏、直肠阴道瘘有增加趋势。吻合过程中如未能及时分辨阴道后壁,导致吻合器把阴道与直肠吻合在一起,随着时间延长逐渐便会出现阴道破裂。

(2) 肿瘤因素:局部晚期的直肠恶性肿瘤体积过大、局部浸润转移、侵犯输尿管或阴道,导致组织溃烂,容易在术中发生损伤,继而发生术后漏。有些患者在术前就有直肠阴道瘘或尿瘘。

(3) 血供不良:系膜损伤、血管损伤、吻合口张力过大,可影响血液循环。

(4) 局部感染:肠道准备欠佳,盆腔感染腐蚀吻合口。

(5) 全身因素:患者伴有糖尿病、营养不良或长期应用激素等也可造成愈合不良。糖尿病患者本身易感染,容易并发直肠阴道瘘,若血糖控制不佳,吻合口破裂肠液腐蚀阴道壁也会产生直肠阴道瘘。此外,术后腹腔积液未及时处理、组织愈合能力欠佳、剧烈频繁的咳嗽、肠梗阻、排空障碍等也可导致漏口的产生。

2. 临床表现

(1) 早期漏在术后3天内出现,多与手术有关,发生率为1%~5%。一般尿瘘早期发生,若术中怀疑可能有输尿管损伤或术后早期腹腔引流管出现清亮或淡红色稍混浊的液体,且引流量较大并伴有异味,则应考虑有尿瘘可能。

(2) 中期漏在术后4~14天发生,以一周左右最为常见,占漏的75%~85%。结直肠吻合口漏一般为中期漏。因结肠内容物呈液态,且含较多的酶,故结肠吻合口漏患者可发生严重的腹膜炎,多表现为腹膜刺激症状,全身中毒症状较重。其临床表现主要是:腹痛、恶心、呕吐、腹胀,肛门停止排气排便,发热、持续性低热,会突发高温或寒战。如果患者感染严重,会出现心率加快及小便减少。患者在恢复期进食较少,有可能还会导致低蛋白血症或贫血。

(3) 晚期漏发生在术后14天以上,多因吻合口周围的局部感染或由于吻合漏口较小引起,占10%~20%。症状为直肠刺激症状,排便次数增多,排便量少。直肠阴道瘘也发生较晚,若瘘口较小,阴道常有气体排出,成形粪便常不从阴道排出,但当患者腹泻时阴道内可发生排便及排气。若瘘口较大,则常经阴道排便及排气。由于会阴长期受粪便和阴道分泌物的刺激,外阴、会阴及大腿内侧可出现皮肤溃疡灶及湿疹。晚期漏患者全身症状多不明显,少数患者可有腹痛及低热。

3. 诊断

(1) 症状:腹腔内的结直肠癌术后吻合口漏一般有不同程度的腹膜刺激症状,表现为腹部剧烈疼痛,伴有全身中毒症状;腹膜外的结直肠癌术后吻合口漏一般以局部症状为主。

(2) 查体:视诊吻合口旁引流管见混浊液体流出,直肠阴道瘘可见直肠阴道壁缺如、畸形,急性期局部红肿,有时可见分泌物溢出。肛门指检可发现指套染有脓血,直肠及阴道指检可以确定瘘口的位置,同时可以检查瘘口周围组织有无瘢痕、狭窄等情况。肛门镜或阴道镜检查可直接观察瘘口部位及大小。

(3) 特殊检查:肠镜可见吻合口处有脓液流出。消化道内注入亚甲蓝,引流管内可见亚甲蓝。行消化道造影检查时如果发现造影剂渗出也可诊断吻合口漏。腹部增强 CT 发现腹腔盆腔积液,或伴肠梗阻。

MRI 多用于高位直肠阴道瘘,可了解瘘管走行,与周围组织及脏器的关系。

4. 治疗

(1)保守治疗:无论是否进行手术治疗,建议应先进行保守治疗,以控制局部炎症等,有少量患者会在此期间自愈。保持局部清洁,冲洗引流通畅,外治用高锰酸钾溶液坐浴或使用生理盐水冲洗保持局部清洁,以防止反复感染。使用抗生素,通过有效的抗感染治疗控制直肠会阴充血、水肿或炎症性病变,待炎症被控制,充血、水肿完全消退后才考虑手术,也可用于术前肠道准备。

(2)手术治疗:单孔腹腔镜手术的引流管一般较细,很难冲洗到位,所以绝大多数情况下如果发生结直肠癌术后吻合口漏或直肠阴道瘘,大部分需要进行手术干预。手术方式的选择要根据漏口的大小、位置、病因及是否为复杂性瘘具体选择。恰当的手术时机、术前充分的肠道准备、术后适当的营养支持对保证手术的成功相当重要。

5. 预防

(1)增加专业培训:在单孔腹腔镜手术中,即使是专业的高年资结直肠外科医师之间,结直肠癌术后吻合口漏的发生率也存在差异。这可能与不同医师的手术操作习惯不同、术后用药及护理不同,以及患者个体差异等综合因素有关。外科医师的技术高低能够直接影响结直肠癌术后吻合口漏的发生率。因此,寻找到安全、快速、高性价比的外科医师培训方法至关重要。同一治疗组内的外科医师也应该相互更正、相互督促,以降低结直肠癌术后吻合口漏发生率。

(2)增加吻合口血供:保留肠系膜下动脉及左结肠动脉可增加吻合口血供,可有效降低漏的风险。研究显示,保留左结肠动脉可使直肠癌术后吻合口漏发生率下降至 8%,在彻底清扫的同时保留左结肠血管可能是预防直肠癌术后吻合口漏的一个重要因素。

(3)做预防性转流术:只要术中肛门指检能触及吻合口,建议行预防性转流术。漏的发生不可预测,但转流术可以减少漏发生后的并发症、缩短住院时间、降低二次手术的风险、改善患者术后生活质量。是否所有患者都要接受预防性转流术,受到医学、伦理、人文、社会等诸多因素考量,国内外至今没有标准答案。

相信随着技术的发展及设备的进一步完善,单孔结直肠癌手术和各种基于经自然腔道内镜手术(natural orifice transluminal endoscopic surgery,NOTES)理念的微创外科手术将有广阔的应用前景。

(赵　任)

第三节　腹腔镜、机器人手术并发症

自 1991 年 Jacobs 首次报道腹腔镜结肠切除术以来,该技术得到了广泛的开展。随着科学技术的不断发展,医工、医理融合的不断深入,机器人辅助手术(robotic assisted surgery,RAS)系统的问世,给外科实践和微创手术带来一场技术革命,颠覆了传统外科学的理论和实践,并取得巨大进展。临床机器人手术系统拥有普通腹腔镜所不具备的优势,如 3D 增强显示、震颤过滤、机械手腕七个自由度运动、运动缩放功能、更加舒适的用户界面及人体工程学设计等。机器人手术系统已被广泛应用于各种手术和专业领域,包括心胸外科、泌尿外科、内分泌外科、代谢和减重外科、头颈外科及所有的腹部手术等。当前机器人手术数量成指数增长,尤其是泌尿外科和普通外科手术。2017 年,达芬奇手术系统(Intuitive 系统)在全球范围内完成了约 87.7 万例手术。2006 年我国引进首台达芬奇机器人手术系统以来,共装机两百多台,现年手术量突破 1.5 万例,完成各类结直肠手术近 1.5 万例。腹腔镜、机器人结直肠手术与传统开放手术相比,能够给患者提供精准手术的机会,是围手术期加速康复外科(enhanced recovery after surgery,ERAS)路径管理不可或缺的重要组成部分,具有肠功能早期恢复、腹腔内粘连轻、疼痛减轻、住院时间缩短、快速恢复日常工作和生活、美容效果良好、术后生活质量改善、肿瘤控制效果满意、不增加并发症再入院率的优势。与其他外科手术一样，腹腔镜、机器人手术也存在各种并发症，这些并发症可以出现在术前、术中和术后。另外，机器人和腹腔镜手术不同，术者通过操作台和手术台保持一定距离进行操控，只有全面考虑患者准备、团队配合、设备故障、手术相关并发症及手术结局相关问题才能提高手术质量安全。

腹腔镜、机器人结直肠手术的适应证类同，也从最初的结直肠良性疾病逐步扩展到结直肠恶性肿瘤。由于腹腔镜、机器人手术的技术特点，均需要患者摆放特殊体位、建立 CO_2 气腹、通过腹壁戳卡孔建立手术通道、使用各种特殊器械及电能量设备进行操作。如机器人系统机械臂的使用，由于其固有的设计特点，在手术过程中可能出现器械、设备故障，体位摆放相关损伤，手术相关损伤及非手术部位损伤等。

一、患者体位摆放相关并发症

机器人手术与腹腔镜手术一样，患者需要摆放特殊的体位或不断调整体位以便于显露和操作，体位摆放不正确会对患者造成伤害，尤其是神经系统损伤。直肠、盆腔等手术常取头低足高位，可造成体位摆放相关并发症，应特别注意。老款达芬奇机器人系统（S、Si 系统）机械臂通过腹壁戳卡孔进入腹腔进行术野显露和操作，手术过程中机械臂可以造成组织受压、过度牵拉引起损伤。新一代机器人系统（Xi 系统）更加智能化，可以自动调整、移动手术台的位置以满足术野显露和操作需要，该系统将头顶悬吊装置的实用性与电动手术台的灵活性相结合，同时实现腹部四个象限的通路手术，最大限度地降低了组织损伤的可能性。与腹腔镜手术相比，机器人手术时间更长，患者视觉障碍、心肺并发症、气管插管移位和神经损伤概率增加。摆放体位时，应注意对患者面部、颈肩部、脊柱、臀部、上下肢及关节进行保护。根据手术类型、患者体态合理布局戳卡孔位置，防止机械臂之间碰撞引起的组织损伤。术中应避免机械臂对身体造成的挤压、摩擦、牵拉等引起神经和软组织损伤，新一代达芬奇 Xi 系统具有基于手术类型的戳卡孔放置数字辅助装置，大大降低了这种风险。

二、机器人故障及器械相关并发症

多象限手术是机器人手术并发症的特定危险因素，新一代达芬奇 Xi 系统采取单一对接多象限手术方式，机械臂移动范围更灵活精准，可覆盖更广的手术部位，克服传统多象限机器人手术的不足，具有更加安全、可靠的优势。然而，机器人系统是一种复杂的手术设备，由不同的机械部件集成，手术过程中设备和软件一旦出现故障，就可能改变手术计划、终止手术、引起某些故障相关并发症，甚至危及患者生命安全。据报道，机器人系统的故障率为 0.4%~4.6%。Borden 等报道 350 例机器人辅助根治性前列腺切除术中的机器人故障，9 例（2.6%）因机器人故障未完成手术，其中 6 例手术开始前发现故障而被取消，另外 3 例发生在术中，改行腹腔镜手术（1 例）和开放手术（2 例）。机器人系统关节故障和机械臂故障最常见。笔者的1 000 例胃肠机器人手术经验中，机器人故障的发生率不高，包括 12 例超声刀电能量设备故障，1 例刀头断裂，3 例镜头故障影响手术操作，机械臂故障 2 例。笔者认为，固定的专业团队、定期的设备检修对预防设备故障有帮助。

近 10 年，FDA 建立的制造商和用户设施设备体验（Manufacturer and User Facility Device Experience，MAUDE）数据库登记机器人手术不良事件。美国医疗机构可以匿名或自愿报告不良事件，制造商提供回应，定期监控，以便及时发现和处理机器人手术相关的安全问题。2007 年，Andonian 等发表了 2000—2007 年 MAUDE 数据库综合分析报告，发现机器人故障率为 0.38%，其中达芬奇机器人系统共发生168 次机器人故障，不良事件逐年增加，这可能与机器人手术数量增加有关。Alemzadeh 等进行了一项MAUDE 数据库分析，发现 2000—2013 年，共发生了 10 624 起机器人系统和设备不良事件。同期全美国共进行了 1 745 000 例机器人手术，每例手术不良事件发生率约为 0.6%。妇科和泌尿科手术量最大，报告的不良事件占所有机器人手术的 86%。碎片落入术野（14.7%）和电能量故障（10.5%）（电弧、火花或碳化）最常见。410 例造成机器人手术相关损伤，大部分是由于设备故障引发。此外，86 例机器人手术死亡病例报告,其中50%是由于手术固有风险和并发症引起,31.4%没有具体死亡原因,但无机器人故障直接造成患者死亡的报告。笔者曾遇2例腹腔镜及机器人结直肠手术腔内切割缝合器成钉不良、肠管断端裂开,属于器械不良事件,其中机器人手术采用镜下缝合断端得以妥善处理(图7-3-1)。

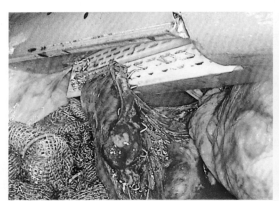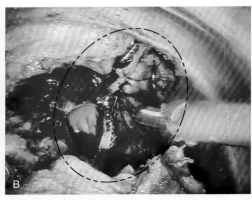

图7-3-1 结直肠癌手术缝合器故障(成钉不良、肠管断端裂开)
A. 腹腔镜手术;B. 机器人手术。

三、穿刺、戳卡置入并发症

腹腔镜、机器人结直肠手术首先需要建立CO_2气腹,通常采取气腹针穿刺腹壁(Palmer,1947,闭合法)、直接戳卡穿刺置入(Dingfelder,1978,直接法),以及直视下逐层切开腹壁置入戳卡(Hasson,1971,开放法)三种方法建立,肠管损伤发生率分别为0.05%、0.11%和0.04%,血管损伤发生率分别为0.01%、0.04%和0,这两种并发症发生率以开放法最低,直接戳卡穿刺最高。一旦发生胃肠道损伤,病死率可高达11.5%;腹膜后血管损伤病死率可高达37.5%。通常是置入气腹针或第1个戳卡造成的,其他戳卡置入可以在腹腔镜直视下操作,造成损伤的机会减少。气腹针法建立气腹最常用,一般适用于无腹腔手术史患者,有腹腔手术史、腹胀或无腹腔手术史但考虑腹腔有粘连者,建议采用开放法建立气腹。要正确掌握气腹针的置入方法:使用气腹针前要检查气腹针尖端的弹簧保护装置是否正常;采用执毛笔式方法持气腹针,先垂直进针后针尖朝上腹部或盆腔45°穿入腹腔,避免正对腹主动脉、下腔静脉等大血管,一般有两次突破感(穿过白线和腹膜);连接气腹机注入气体后要密切观察气腹机显示的气腹压力、流速等;如果气腹压力迅速升高超过7mmHg,说明气腹针可能未进入腹腔、插得太深或腹腔内粘连严重致空间狭小,需调整气腹针的位置;如果气腹压力缓慢上升,但腹部不均匀性隆起,气腹针可能进入肠腔内;如反复调整均无法成功建立气腹,建议采用开放式方法。直接置入戳卡法一旦发生肠管或血管的损伤,往往比气腹针法更严重,不推荐常规使用。气腹成功建立后,用腹腔镜探查切口下方是否有肠管或血管损伤。如有肠管损伤,应及时开腹或腹腔镜下进行修补。如果有大血管损伤,应迅速中转开腹处理。

四、气腹相关并发症

CO_2气腹机压力一般设置为10~12mmHg,不应超过15mmHg。腹腔镜、机器人手术中,患者要经历一过性轻度腹腔高压改变,除了CO_2蓄积,还会对内脏及全身血流动力学造成影响。气腹常见并发症是皮下气肿,发生率为0.3%~3.9%,较少见的并发症有气胸、纵隔气肿、心包积气、阴囊气肿(图7-3-2)、阴道外翻等。危险因素包括手术时间超过200分钟、呼气末PCO_2大于5.3kPa和使用5个以上

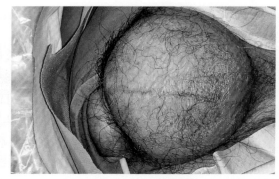

图7-3-2 阴囊气肿

戳卡。多数情况下,上述并发症不需要特殊处理,解除气腹后气肿会自行吸收。如果皮下气肿广泛、疑似纵隔气肿导致血流动力学不稳定,酸碱失衡,应终止手术,使患者恢复仰卧位,并加强麻醉管理,过度通气使 PCO_2 降至正常范围。长时间气腹也可导致体温下降、高碳酸血症、心律失常、下肢静脉回流障碍,甚至形成血栓等,除常规预防措施外,气腹压力应低于 15mmHg,否则,会加重前述并发症,还可能造成其他严重的后果,如腹腔脏器缺血导致肝肾功能障碍,严重者可引起肠管缺血坏死、肾上腺出血并急性肾上腺危象等。术中应动态监测患者血流动力学变化、动脉血气、体温等,术中使用保温毯、梯度防血栓袜、抗血栓泵等。笔者经验,如果手术时间较长,患者经历长时间 CO_2 气腹及腹腔高压,术中可以间断消除气腹,让机体"休息"从而减轻 CO_2 蓄积及腹压升高造成的不利影响。另外,针对代谢综合征、心肺功能不全、术中取头低足高位、预计手术时间较长的患者,术前可以采取弹力束缚带约束腹部模拟腹压升高状态、爬楼梯体能训练、取头低足高位预康复处理等,可以增加 CO_2 气腹、一过性腹腔高压耐受性,改善临床结局。气体栓塞是气腹的少见并发症,其后果非常严重,可以危及生命。气体栓塞形成的主要原因是气腹针误入腹腔大血管,或大量气体经破损的静脉进入循环所致。一旦考虑出现气体栓塞,需立即解除气腹,左侧卧位使气体不易进入右心室;快速中心静脉置管吸出右心房、右心室及肺动脉内的气泡;紧急时可行右心房直接穿刺抽出气泡;吸入纯氧;呼吸、心搏骤停者行心肺脑复苏;高压氧治疗等。笔者发现,腹腔镜胃肠手术后患者可以出现一过性血淀粉酶升高,可能与手术部位、CO_2 气腹压力、术中气腹使用时间延长有关,可以增加手术感染并发症风险。

五、戳卡孔并发症

(一)戳卡孔出血、腹壁血肿

戳卡孔出血较常见,由穿刺针、戳卡损伤腹壁血管所致,轻者可造成戳卡孔活动性出血,重者引起腹壁血肿,导致血容量下降。选择腹壁穿刺点要避开腹壁血管走行区域,机器人手术由于缺乏触觉反馈,机械臂可能过度牵拉戳卡引起腹壁、血管损伤。关闭切口和戳卡孔时要仔细检查,如果发现出血要进行止血处理,否则术后可造成大出血,甚至出血性休克。术中由于戳卡的压迫作用,在戳卡拔除前一般很难发现戳卡孔活动性出血。预防要点在于,置入戳卡时用腹腔镜光源照亮腹壁,以避开腹壁上、下血管等;手术结束前应在腹腔镜直视下逐个拔除其余戳卡并观察是否有活动性出血。如术中发现戳卡孔出血可以采用电凝、缝扎等方法止血。笔者曾遇到 1 例腹腔镜直肠癌手术患者,右下腹戳卡误伤腹壁下动脉,造成腹壁广泛血肿(图 7-3-3),患者血红蛋白由 130g/L 降至 60g/L,经止血药、输血、局部压迫等处理控制。

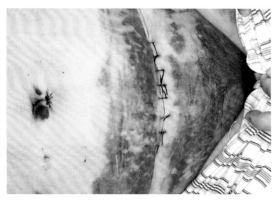

图 7-3-3　戳卡置入误伤腹壁下动脉造成腹壁血肿

(二)戳卡孔感染

钱峻等报道,腹腔镜胃肠道手术中戳卡孔感染率可达 5.13%,发生部位多为主操作孔及放置引流管的戳卡孔,可能的原因包括:①腹腔镜胃肠道手术的戳卡孔数目相对较多,一般需要放置 5 个戳卡,增加了感染概率;②胃肠道手术一般耗时较长,其手术时间常是胆囊切除术手术时间的 3~4 倍,增加了戳卡孔处的暴露时间;③胃肠道手术本身是存在污染可能的手术;④放置引流管增加了戳卡孔与内、外界污染物接触的可能;⑤肿瘤患者多数存在营养不良、抵抗力低下、抗感染能力差,属于易感人群。以上因素均可能使戳卡孔感染的机会大大增加。高危因素还包括:腹型肥胖、糖尿病、新辅助放化疗、营养不良、贫血等。对于戳卡孔感染,重在预防,一旦出现感染征象可以采取全身抗生素、局部理疗、撑开引流、清创换药等处理。

(三)戳卡孔疝

腹腔镜、机器人手术后戳卡孔疝的发生是由于戳卡孔部位腹壁存在缺损,腹腔脏器通过缺损突出至皮下间隙所致,发生率为 0.021%~1.8%,主要发生于 10~12mm 的戳卡孔,5mm 戳卡孔也可出现。Chorti A 等报道一例罕见腹腔镜胆囊切除术术后 2 周出现 5mm 戳卡孔肠壁疝(Richter hernia)的病例,患者术后出现腹痛、恶心、呕吐、停止肛门排便排气。腹部 X 线片见肠管扩张,有气液平面。腹部 CT 显示小肠经 5mm 戳卡孔疝出,剖腹手术证实。随着腹腔镜、机器人手术的广泛开展,戳卡孔疝的发生率有升高趋势,尤其是机器人手术中机械臂可以对戳卡经过的腹壁造成撕扯引起组织损伤。手术结束后应严密缝合关闭戳卡孔。对于>10mm 的戳卡孔应缝合深筋膜层,采用半圆形针行 "8" 字缝合关闭。对于腹壁薄弱者,5mm 戳卡孔亦需要缝合深筋膜层。肥胖患者,普通缝针难以于腹壁外严密缝合戳卡孔,建议采用穿刺针带可吸收缝线于皮下贯穿腹壁全层缝合主操作孔的方法,不仅可以可靠关闭戳卡孔全层,还能有效防止戳卡孔术后出血。对于位于脐上、下的戳卡孔,需要将脐环缝合关闭好,防止脐疝发生。戳卡孔疝的处理应根据疝内容物的性质、临床表现、发病时间长短及患者病情等综合分析,选择合适的治疗方案,手术原则是还纳疝内容物、修复缺损,如果无明显肠梗阻、肠坏死、腹膜炎征象,也可在腹腔镜下操作。

(四) 肿瘤种植转移

腹腔镜、机器人结直肠癌手术发生腹腔、戳卡孔肿瘤种植转移的确切机制尚不清楚,可能与术中未严格遵循 "肿瘤无接触" 原则、器械或穿刺器肿瘤细胞污染、标本取出过程中戳卡孔直接种植、戳卡孔漏气引起的肿瘤细胞播散、肿瘤细胞的雾化作用、拔除戳卡未冲洗穿刺孔等有密切关系。也有研究显示,结直肠癌手术后戳卡孔肿瘤种植转移的发生率与传统开腹手术没有明显差异,约为 0.18%。预防措施包括:手术严格遵循无瘤原则,肿瘤一旦累及浆膜面可使用医用保护胶涂抹肿瘤侵犯的浆膜表面,防止术中肿瘤细胞的脱落,并在完全解除气腹后再拔除戳卡,同时缝合戳卡孔前常规清洗,使用切口保护套取出标本。笔者开展的机器人手术中,助手常使用吸引器,能够清除超声刀、电剪分离清扫产生的烟雾,保证术野清晰,同时降低雾化的肿瘤细胞腹腔、戳卡孔种植可能。

六、术中损伤

(一) 胃肠道损伤

建立气腹、置入戳卡时可以造成肠管损伤,尤其是有过腹部手术史或存在粘连时(图 7-3-4)。也可与术中腹腔镜、机器人操作技术,术者经验及助手配合不当有关,如过度牵拉、撕扯、抓持力度过大、显露不充分造成的误伤或隐匿伤。笔者曾遇一例乙状结肠癌 NOSES 经直肠取出标本造成较大范围直肠壁全层撕裂的病例,无法修补,不得已将损伤肠管切除(图 7-3-5)。

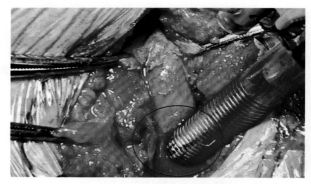

图 7-3-4　戳卡置入误伤肠管

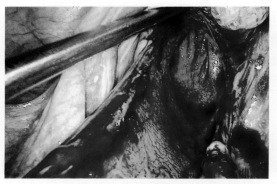

图 7-3-5　NOSES 标本拖出造成直肠撕裂伤

损伤类型可以分为软组织挫伤、出血、系膜裂伤、肠管撕裂伤、穿孔等。电能量设备使用不当、能量过高、超声刀工作面靠近组织等可造成邻近肠管灼伤。需要注意的是,机器人手术系统缺少触觉反馈,术者需要通过目测判断张力,初学者易出现组织牵扯张力过大引起胃肠道损伤。另外,机械臂、手术器械间发生的碰撞,也可以造成组织戳伤、撕裂伤、出血等。因此,手术开始前要调整好患者体位,显露充分,放置小纱条保护肠管；使用电外科设备时，要保持良好的视野，正确使用设备，能量设定不宜太高，助手需要牵开邻近的肠管，防止热损伤。行右半结肠切除术时，要注意保护十二指肠降段、水平段及附近的小肠，游离结肠右曲时，避免损伤肝脏、下腔静脉及肝门结构。行左半结肠根治术、乙状结肠癌根治术和直肠癌根治术时，需要预防损伤附近的小肠。小肠损伤的具体分型见美国创伤外科协会（American Association for the Surgery of Trauma，AAST）小肠损伤量表（表 7-3-1）。手术结束前，一定要全面探查腹腔，避免隐匿性损伤的遗漏。根据术中胃肠道损伤程度，可以采取肠管缝合、修补、止血等处理，严重者需要行肠切除，必要时中转开腹手术。术后比较严重的并发症是迟发性胃肠道穿孔，往往需要再次手术处理。笔者曾经治一例腹腔镜直肠癌手术后第 3 天出现严重腹腔感染的病例，再次剖腹探查发现近端空肠穿孔，推测是术中肠管隐匿性损伤造成。

表 7-3-1　AAST 小肠损伤量表

分级	损伤类型	临床特征	ICD-9	AIS-90
I	血肿	挫伤或血肿无血供障碍	863.20	2
	撕裂	损伤部分肠壁，未穿孔	863.20	2
II	撕裂	横断<50% 肠管	863.30	3
III	撕裂	横断≥50% 肠管，未完全横断	863.30	3
IV	撕裂	完全横断	863.30	4
V	撕裂	完全横断伴肠管缺如	863.30	4
	血管损伤	肠管无血供	863.30	4

（二）泌尿系统损伤

泌尿系统损伤主要见于输尿管和尿道的损伤，也有膀胱损伤的报道，如直肠癌手术戳卡位置太低、膀胱充盈误入膀胱。输尿管损伤的发生率约为 0.44%。输尿管损伤多因盆腔手术史、术前新辅助放化疗、局部粘连肿瘤侵犯、分离层次过深、术野出血止血不当、电能量设备使用欠妥造成的误伤（图 7-3-6）。如果患者有过下腹部盆腔手术史、接受放化疗、术前影像学评价局部情况不佳，建议泌尿外科会诊，术前放置输尿管导管。另外，taTME 可提高中低位直肠癌患者全直肠系膜切除的质量和括约肌保留的机会，但是男性患者医源性尿道损伤的发生率高达 6.7%，Watanabe 等介绍一种术中使用发光支架近红外腹腔镜（Stryker）来识别尿道的方法，可以避免尿道损伤。

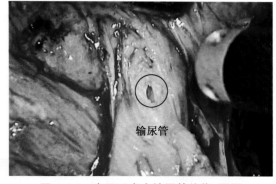

图 7-3-6　直肠手术中输尿管灼伤、漏尿

根据 AAST 的分级标准，输尿管损伤可分为 5 级，输尿管损伤越严重，发生输尿管狭窄的可能性越大（图 7-3-7，表 7-3-2）。对于术中即刻发现的病例，损伤较轻者可放置输尿管支架管并修复（图 7-3-8），对于损伤较重者可即刻修复，包括输尿管膀胱吻合、输尿管还纳原位吻合、肠代输尿管和肾脏自体移植等。如果患者病情不稳定，可结扎输尿管行肾造瘘，二期手术修复。对于延迟诊断的病例，72 小时内发现者应早期修复，超过 72 小时者放置支架管或造瘘管，6 周后修复。输尿管重建是治疗输尿管狭窄的金标准，手术可采用开放、腹腔镜手术或机器人腹腔镜输尿管重建等。低位直肠癌根治术行会阴手术时可能损伤尿道，建议采用折刀位手术，如术中发现可用可吸收缝线缝合修补，术后留置 6~8 周尿管。术后出现的尿道损伤多由于术中使用电能量设备热损伤引起尿道迟发性坏死。如尿管未拔除，应继续停留 6~8 周，如已拔除尿管，应及时重置尿管保留 6~8 周。

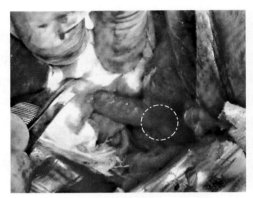

图 7-3-7　输尿管狭窄、近端扩张

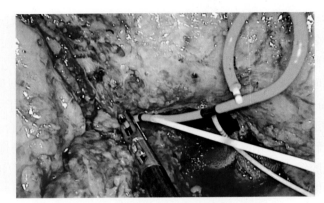

图 7-3-8　腹腔镜手术置入输尿管支架

表 7-3-2　AAST 输尿管损伤量表

分级	损伤类型	临床特征	ICD-9	AIS-90
I	血肿	挫伤或血肿,无血供障碍	867.2/867.3	2
II	撕裂	横断<50%	867.2/867.3	2
III	撕裂	横断≥50%	867.2/867.3	3
IV	撕裂	完全横断,血供障碍<2cm	867.2/867.3	3
V	撕裂	撕脱伴血供障碍>2cm	867.2/867.3	3

(三) 脾损伤

医源性脾损伤是腹腔镜、机器人手术中常见的不良事件,高龄、既往腹部手术史、粘连和脾脏潜在病变、肥胖等为高危因素。术中医源性损伤主要与韧带(尤其是脾结肠韧带)过度牵拉有关,开放手术脾损伤率较高,腹腔镜手术可使医源性损伤的发生率降低近 30%。AAST 将脾损伤分为 I ~ V 级(表 7-3-3)。

脾结肠韧带牵拉过度引起脾包膜的撕裂伤,尤其是机器人手术缺乏触觉反馈,张力过大易造成损伤,如果器械逃离视野可戳伤脾实质(图 7-3-9)。另外,游离结肠左曲,也可遇到胃网膜左动脉或脾动脉分支术中出血的病例(图 7-3-10)。脾损伤多表现为出血,镜下电凝(喷洒模式)、纱条压迫、使用止血材料、修补或缝扎止血等方法通常可以控制。如果出血量较大,笔者的经验是,可以在胰腺上缘游离脾动脉起始部并暂时阻断,再进行处理,可以获得较好的止血效果。如果脾损伤严重、出现难以控制的出血,应及时中转开腹处理,必要时行脾切除术。

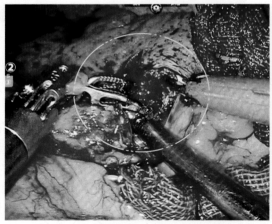

图 7-3-9　机器人手术脾实质戳伤出血

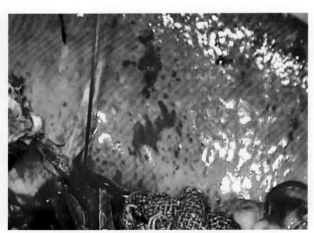

图 7-3-10　术中脾动脉分支损伤出血

表 7-3-3　AAST 脾脏损伤分级（2018 版）

分级	临床征象
Ⅰ	包膜下血肿面积＜10%；实质裂伤深＜1cm；包膜撕裂
Ⅱ	包膜下血肿面积 10%～50%；实质内血肿＜5cm；实质裂伤深 1～3cm
Ⅲ	包膜下血肿面积＞50%；包膜破裂或实质内血肿≥5cm；实质裂伤深＞3cm
Ⅳ	实质裂伤累及脾段或脾门血管，缺血＞25%
Ⅴ	脾门血管损伤造成脾完全缺血；脾破碎

（四）术中大出血

笔者根据腹腔镜、机器人手术特点及出血量大小、是否影响手术进程、中转开腹和临床结局等将出血分为 6 型，其中Ⅳ、Ⅴ、Ⅵ型属于大出血，影响手术进程，如果处理不当，患者临床结局不良，甚至危及生命（表 7-3-4）。结直肠癌手术术中大出血常见于可以命名的大血管损伤、静脉丛出血，如腹主动脉、下腔静脉，肠系膜上、下动静脉，结肠边缘血管，直肠中动脉、直肠下动脉，肛管动脉，生殖血管，骶前静脉丛，髂内、外血管等（图 7-3-11）。值得注意的是，止血夹问题也可能导致出血，如自发松动脱落、取纱条不慎将其带出、hem-o-lock 夹崩开等（图 7-3-12）。直肠癌手术骶前静脉丛出血较为常见，往往由于肿瘤粘连浸润、解剖层面过深、放化疗后局部水肿、组织脆性增加误伤造成。笔者曾接诊过一例外院腹腔镜直肠癌术中骶前大出血病例，经缝扎、电灼处理无效，造成休克，最终采取绷带卷压迫控制出血。追问病史，患者数年前因"腰椎间盘突出症"接受手术，术后发生双下肢深静脉血栓，复习此次手术前直肠盆腔影像学检查资料，下腔静脉、双下肢深静脉血栓形成且机化，骶前静脉、腹膜后静脉迂曲，最大径约 1cm，腹壁静脉曲张，考虑"下肢静脉、下腔静脉血栓后盆腔静脉丛等交通支血管开放"，经充分评估、准备，将纱条取出，患者顺利恢复。骶前静脉丛出血可采取压迫止血，严重者需要中转开腹用无创血管缝线进行缝扎止血，一旦无法控制可填塞绷带卷压迫止血，二期手术取出纱布为一种安全有效的选择。发生术中出血，手术团队要保持冷静，可以请上级医师或专科医师协作处理。可用手术钳钳夹、纱条压迫暂时控制出血，保持术野清晰，判断出血类型及周围结构，切忌盲目施夹、缝扎、超声刀电刀烧灼，以免造成次生损伤。根据出血量的大小、动脉或静脉出血，通过缝扎、钛夹、hem-o-lock 夹、电凝、纱条压迫一般可以控制。如果出现难以控制的大出血，如骶前静脉丛破裂、大动脉损伤、下腔静脉损伤应采取纱布压迫控制，果断中转开腹止血。术中止血过程中，需要特别注意结肠边缘血管的保护，防止结肠缺血。一旦发生缺血，严重者影响吻合口愈合，甚至吻合口缺血，不得已还需再次切除吻合。

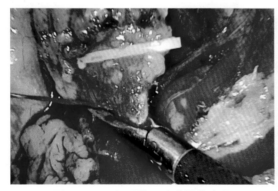

图 7-3-11　肠系膜下动脉损伤出血

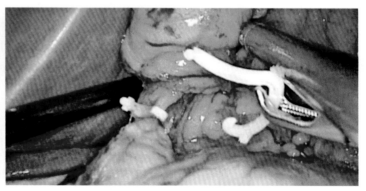

图 7-3-12　hem-o-lock 夹术中崩开脱落

表 7-3-4 腹腔镜、机器人手术出血分级

分级	定性	临床征象
I	痕量出血	术野清晰,无须处理
II	微量出血	创面渗血、无名血管渗血,术野清晰,电凝、超声刀或压迫止血能够控制,无须停止手术
III	少量出血	小静脉出血,肝、脾、胰腺、肠系膜戳伤、包膜撕裂引起,对血流动力学无影响,术野模糊,影响手术操作,需停止手术止血
IV	中等量出血	如门静脉及属支、胃肠道支配血管出血,血流动力学波动,压迫止血无效,需要停止手术进行处理,镜下能够控制,无须中转开腹
V	大量出血	上述血管出血,血流动力学不稳定,少量输血,镜下无法控制,需中转开腹处理,患者转归良好
VI	出血量巨大	门静脉、肠系膜上静脉、脾静脉、下腔静脉、骶前静脉丛等引起,血流动力学影响明显,大量输血,需要进行血管修复,可造成脏器缺血、坏死,需要联合切除,患者转归不良,甚至死亡

(五) 神经损伤

与开腹手术一样,腹腔镜、机器人直肠癌根治术可造成自主神经的损伤。盆腔的交感神经来自骶前神经丛,在第 1 骶椎前分为左右两支于直肠深筋膜外下行,与骶部的副交感神经盆神经汇合分布于膀胱三角、精囊、前列腺,损伤后不能射精。副交感神经源于 S_2~S_4 神经根进入直肠侧韧带上方组成盆丛,位于盆筋膜深面,主要构成迪氏筋膜并支配靶器官,损伤后可出现阳痿及排尿困难。腹腔镜,尤其是机器人手术由于具有放大作用,在某些狭窄、困难骨盆手术时可提供良好的术野,对保护这些神经具有一定优势。1983 年,日本学者土屋周二提出保留盆腔自主神经的直肠癌根治术(pelvic autonomic nerve preservation,PANP),希望能够改善术后患者泌尿生殖功能,但是 PANP 后患者排尿功能障碍发生率仍高达 10%,性功能障碍发生率达 30%。自 1982 年 Heald 教授提出全直肠系膜(total mesorectal excision,TME)手术原则以来,已成为直肠癌手术质量控制的金标准,患者排尿及性功能障碍发生率明显下降。腹腔镜、机器人中低位直肠癌手术中仍然需要遵循 TME 原则,应距离肠系膜下动脉约 0.5~1cm 处离断血管,以避免腹主动脉丛损伤;沿 Toldt 间隙向下走行,在神经前间隙分离,以免层次过深损伤神经(图 7-3-13);需要保护双侧盆内脏神经及盆丛,靠近直肠系膜离断侧韧带;保护双侧的神经血管束;提倡以神经为导向进行手术,处理直肠前方应在迪氏筋膜后方进行,避免损伤盆丛及迪氏筋膜,除非肿瘤侵犯需要切除受累筋膜组织。荟萃分析显示,机器人辅助手术(robot assisted surgery,RAS)与腹腔镜手术相比肿瘤控制效果相当。然而,RAS 的优势是最大限度地提高手术精度,患者尿潴留、肠梗阻、排尿障碍症状轻,患者生活质量高,性功能方面两种方法差异无统计学意义。

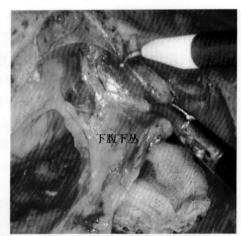

下腹下丛

图 7-3-13 直肠癌手术下腹下丛分离层面过深(纱布)

(六) 其他

1. 直肠癌术后吻合口漏 中低位直肠癌手术完成吻合后,需要行注水注气试验、含染料液体灌注试验、术中肠镜检查等判断吻合口质量,如是否发生渗漏(图 7-3-14)。注水注气试验是一种简单有效的检测方法,一旦出现漏气,则需要行吻合口缝合加固,甚至行近端肠管转流。

2. 肠管扭转 腹腔镜、机器人直肠癌手术在行肠吻合之前,一定要判断近端乙状结肠是否发生扭转,以免造成肠管缺血(图 7-3-15)。

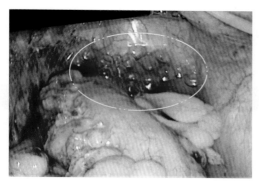

图 7-3-14 注水注气试验显示吻合口漏气

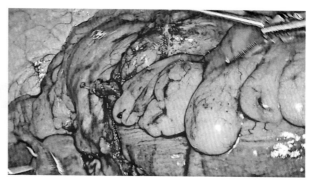

图 7-3-15 乙状结肠扭转 360°

3. 肿瘤残留 腹腔镜、机器人结直肠癌手术由于缺乏开腹手术的触觉，尤其是肿瘤较小、未侵犯浆膜层、直肠癌放疗后，容易造成肿瘤残留。需要术前精确定位，肠镜检查发现病灶时要准确记录进镜深度，可以将室内灯光调暗，将镜头调向腹壁，标记皮肤透光处即为肿瘤部位。另外可以结合 CT、MRI、钡剂灌肠等进行定位。笔者曾遇到一例低位直肠癌患者，接受新辅助放化疗有明显降期，腹腔镜手术切除后，检查标本未见肿瘤，肛门指检证实肿瘤残留，使用塑料套环将直肠残端圈套牵拉进一步游离至肛提肌水平完成切除，并行超低位吻合（图 7-3-16）。

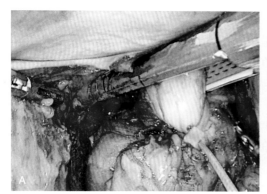
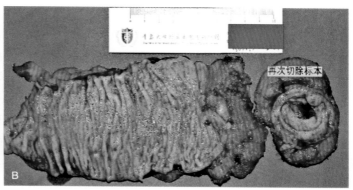

图 7-3-16 直肠病灶残留切除
A. 用塑料套环牵拉游离切除直肠残留病灶；B. 切除标本。

4. 吻合口出血 直肠癌术后吻合口出血也是直肠癌术后早期的严重并发症之一，发生率为0.4%~4%，可发生在术中或术后 1 周，其中以术后 48 小时内多见。原因包括操作不当、吻合口张力过大、吻合器选择不当、器械事件（成钉不全）、组织不健康或凝血机制障碍、低蛋白血症、接受放化疗等。吻合完成后一定要做直肠指检，检查吻合口是否完整、有无成钉不良、指套有无血迹，有条件建议行肠镜检查。少量出血一般不需要处理，如果出血量较大，可以采取局部纱条压迫止血，TEM 下缝扎止血，肠镜下施夹、电凝止血，也可以采用 50% 的高渗糖保留灌肠控制出血。

七、非手术部位机器人辅助手术并发症

随着机器人辅助手术的广泛应用，有关非手术部位并发症的报道也越来越多。最常见的并发症与周围神经系统有关，最严重者是心脏和眼部并发症。术前手术团队需要对手术机器人系统进行独特流程管理，对患者状态和手术特点进行综合考量，如患者特殊的体位摆放、手术时间延长、头低足高位可能对患者的影响及患者手术耐受性问题等。另外，患者的基础疾病变，如病态肥胖、心肺储备降低、血管疾病、眼科疾病或神经功能障碍等可能会提高此类并发症的风险，甚至被认为是 RAS 的相对禁忌证。严格控制手术时间、合理输液量及合适安全的患者体位摆放、术中动态观察调整都可能起到预防作用。

（一）神经系统并发症

神经系统并发症与患者体位摆放和手术因素相关（表 7-3-5）。

表 7-3-5　机器人辅助手术神经并发症

类型	并发症	发生率	风险因素	预防
周围神经系统	上肢神经损伤	0.25%~1.8%	肩垫引起肩锁关节压力过大；使用豆袋；手臂外展>90°	合理使用垫肩；停止使用豆袋；手臂内收；使用凝胶垫
	下肢神经损伤	0.3%~2%	低 BMI；截石位时间过长；腿架填充不充分	术前改善营养状态；尽量缩短手术时间；使用腿架垫
	非特异性损伤	0.4%~6.6%	手术时间过长；合并症较多	缩短手术时间；改善全身状态
中枢神经系统	脑水肿		头低足高位过度；时间过长；CO_2 气腹压力高达 16mmHg	头低足高位倾角<30°；减少手术时间；限制输液量；气腹压力降至 8mmHg

注：BMI. 体重指数（kg/m^2）。

1. 周围神经损伤　周围神经损伤是机器人辅助手术中一种少见并发症，发生率为 0.16%，与过度头低足高位、手术时间延长造成的神经受压、牵拉和缺血有关，导致施万细胞损伤和脱髓鞘改变，引起永久性神经损伤。周围神经损伤包括舌神经、颊神经、臂丛神经、股外侧皮神经、闭孔神经、股神经、腓总神经和坐骨神经等。

（1）上肢神经损伤：上肢神经损伤的总发生率为 0.25%，最常见的部位是尺神经，其次是臂丛神经和正中神经。与使用约束装置引起肩锁关节过度受压有关，肩托在臂丛神经损伤中的作用存在争议，建议不使用豆袋，并取双臂内收位。大多数报道，臂丛神经损伤可于术后短期内恢复，一般不需要特别处理，无后遗症发生。

（2）下肢神经损伤：文献报道，下肢神经损伤发生率为 0.3%~5.1%。大多数机器人泌尿外科手术、直肠手术需要过度头低足高位和膀胱截石位，腓神经受压易发生在腓骨头和腿部支撑之间，隐神经受压易发生在胫骨内髁处。低 BMI 是膀胱截石位神经损伤的高危因素。此外，手术时间每增加 1 小时将使运动神经损伤风险提高 100 倍。如果不采取适当的预防措施，患者长时间保持该体位可导致下肢神经病变，包括股外侧皮神经、腓总神经、闭孔神经和坐骨神经等。

2. 中枢神经系统　接受 RAS 的患者存在一定程度脑水肿发生率，可引起患者术后躁动、抑郁状态，增加了术后管理难度，甚至有重新气管插管进入 ICU 的风险。发病原因为头低足高位和 CO_2 气腹导致的中心静脉压升高，造成颅内压升高和毛细血管渗漏。CT 检查有脑水肿改变，可以使用地塞米松和利尿药治疗。预防策略包括减少头低足高位的时间、限制输液量、将气腹压力控制在 8mmHg，尽可能缩短手术时间。笔者的经验是，术前模拟头低足高位预康复处理有降低脑水肿发生率、改善症状的作用。

（二）非神经系统并发症

RAS 非手术部位并发症还发生在其他器官系统，主要与头低足高位、CO_2 气腹和手术时间延长有关。

1. 眼耳并发症

（1）缺血性视神经病变（ischemic optic neuropathy，ION）：所有手术中 ION 的发生率约为 0.05%，属于后部缺血性视神经病变，机器人腹部和盆腔手术也可出现，有双侧视力丧失（甚至完全失明）和不同的特定视野的报道。术后随访有不同程度恢复，但仍有不同程度持续存在的视觉损害，眼底检查见视盘苍白。

（2）病因不明的视觉丧失：文献报道，RAS 术后患者可出现不同程度的视野缺损和失明。手术时间，特别是超过 6 小时的手术，与视力丧失发生率增加有关。术中将过度头低足高位恢复到平卧位让患者"暂时休息"能够降低风险。一项 RCT 研究表明，当手术进行到 90 分钟或 120 分钟时调整患者体位"休息"5~7分钟,眼压可明显降低至基线水平。

(3)角膜擦伤(corneal abrasions,CA):CA是机器人手术最常见的眼部并发症,发生率为0.13%~3%,尚无远期影响及后遗症的报道。全身麻醉时未完全闭眼易出现CA,危险因素包括结膜水肿、未使用眼保护膜、液体量过大和完全机器人手术等。

(4)耳科并发症:RAS可导致鼓膜穿孔和耳道血肿等引起的耳出血,抗生素和类固醇滴耳治疗一个月可控制,一般无后遗症。

2. 心肺并发症

(1)心脏并发症:文献报道,机器人手术CO_2气腹可以引起心动过缓、心房颤动、房室传导阻滞、冠心病发作、心脏停搏,甚至患者死亡。

(2)误吸:机器人手术患者明显误吸发生率为0.01%~0.04%,无症状或亚临床误吸发生率为7%~8%,与过度头低足高位有关。

(3)肺不张:头低足高位时间过长、CO_2气腹引起膈肌过度上抬、气腹导致腹压升高等原因可以造成肺功能残气量(functional residual capacity,FRC)下降并接近肺闭合容积(closing volume,CV),进而可导致肺不张。

(4)气胸:术后胸部X线片偶然发现,机制可能与CO_2气腹和过度头低足高位引起的肺顺应性变化有关。

3. 急性肾损伤　机器人手术急性肾损伤发生率为5.5%~6.5%,可能与腹压升高导致肾血管阻力增加、血流量减少引起肌酐清除率降低、患者高龄肾储备功能下降有关。预防策略是积极液体治疗使尿量维持在200ml/h以上,适当降低CO_2气腹压力。

4. 肌肉软组织损伤

(1)下肢骨筋膜隔室综合征:是机器人手术较为罕见并发症,需要切开减压,与手术截石位、头低足高位、小腿受压、下肢血流减少有关。

(2)横纹肌溶解症:往往继发于骨筋膜隔室综合征,发生率为0.67%~0.95%,血清肌酸激酶升高。与臀部等体位损伤、高BMI、手术时间过长和头低足高位有关。应给予充分的液体疗法,维持尿量60~200ml/h。

5. 水肿　头颈部水肿的发生率为12.5%,严重水肿者要延迟拔管,需要再次插管的病例占0.7%。结膜水肿与长时间过度头低足高位有关,发生率为33%~43.8%。另外,球结膜水肿可能与上呼吸道阻力增加有关。一旦出现,需警惕气道水肿的可能,发生率为0.7%~26%,与手术时间过长、头低足高位有关。可采取延迟拔管、机械通气、取头高位、经鼻持续气道正压通气(continuous positive airway pressure,CPAP)、使用利尿药等处理。

八、机器人手术团队培训和配合

机器人手术团队培训和配合可降低或减轻相关并发症发生率或表现,手术团队应该有丰富的开腹、腹腔镜手术经验,能够应对和处理各种并发症。开始机器人手术之前,术者、助手和护士要进行不同科目培训,熟练掌握系统及器械特点,避免操作不当或配合不默契引起的患者伤害。术者需要进行模拟培训,应熟练掌握机器人手术基本技能模拟训练器和动物实验培训科目,如手、脚、眼协调、镜头转移、抓取、缝合等基本操作。一旦完成培训,建议尽早开展机器人手术。

与其他手术一样,机器人手术需要外科医师及团队积累大量病例后才能取得更好的效果,手术量大的中心患者更加获益。随着机器人手术数量的增加,并发症发生率可进一步降低。目前初学者学习曲线及基本手术例数尚无定论,可因手术而异。想要开展机器人手术的外科医师必须在有机器人外科经验的医师的指导下进行,并由合适的手术室团队协助才能够顺利开展。建议保持适当固定的机器人手术团队,这样有助于积累经验,提高手术质量安全,且可以优化时间和成本效益。同样,必须定期对机器人系统的所有部件及手术器械设备进行彻底维护。机器人故障或器械不良事件必须及时报告给有关部门,以得到快速有效的解决方案。

（周岩冰）

第四节 经肛全直肠系膜切除术相关并发症

一、术中并发症

（一）尿道损伤

尿道损伤是 taTME 手术过程中特殊的并发症之一。在传统腹腔镜或开腹直肠癌手术中,极少引起尿道损伤。传统经腹会阴直肠切除术（APR）尿道损伤发生率为 1.5%~3.1%。根据 Sylla 等统计的全球 20 个国家,32 支医疗团队的 taTME 数据显示,共有 34 例尿道损伤、2 例输尿管损伤、3 例膀胱损伤。taTME 出现泌尿系统损伤的比例远远高于传统手术方式,需引起临床医师的高度重视。

1. **原因** taTME 由于独特的操作视角,在"从下至上"游离的过程中,尿道膜部与直肠之间没有明显的解剖标记。中国医科大学附属盛京医院张宏团队认为,Hiatal 韧带是环绕直肠一周的直肠纵肌的分支,在前、后正中部位最为肥厚,并向 1 点和 11 点方向逐渐变薄,其在前方的部分即被泌尿外科命名为直肠尿道肌（图 7-4-1）。直肠尿道肌在大部分患者中表现并不明显,而且厚度仅几毫米,稍不注意则有可能进入错误的平面。引起尿道损伤最主要的原因是在 taTME 操作过程中前方进入了错误的游离平面,尤其是在肿瘤较大、放疗后解剖间隙不清晰的病例。另外一个引起尿道损伤的重要原因是两侧游离过深,导致前方游离至前列腺上方,从而切开了前列腺损伤尿道。准确识别神经血管束、直肠尿道肌、迪氏筋膜等重要的解剖标志对于避免尿道损伤非常重要（图 7-4-2）。

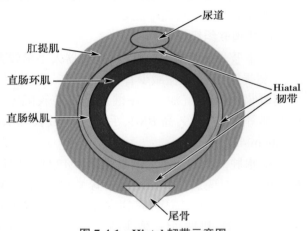

图 7-4-1 Hiatal 韧带示意图

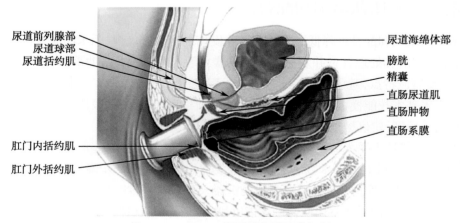

图 7-4-2 taTME 尿道损伤的可能机制

Sylla 等的研究中发现有 20 例尿道损伤都发生在刚开始开展的早期 8 例病例中,提示尿道损伤这一并发症与手术技术的熟练程度及对于解剖标志的认识有非常大的关系。

2. **症状**　taTME 术中出现尿道损伤最直观的表现为腹腔镜视野下前方前列腺切开后可见管状尿道或导尿管,同时观察尿管引流袋中有大量气体,有时可能混合有血性液体(图 7-4-3)。

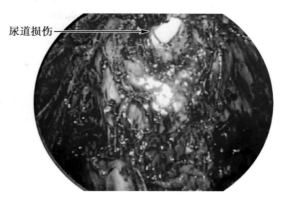

图 7-4-3　腹腔镜视野下尿道损伤表现

3. **处理**　术中如发现尿道损伤应及时暂停手术,请泌尿专科医师会诊进行尿道修补。根据 Sylla 等的统计结果显示,进行尿道修补后出现并发症的比例约为 26%,包括尿道狭窄、尿道裂开、直肠尿道瘘及尿道会阴瘘。约 9% 的患者因尿道修补失败而需要进行永久性造瘘。在成功进行尿道修补的患者中,仍有 18% 的患者出现了长期的排尿功能障碍。

4. **预防**　严格的结构化培训在开展 taTME 之前显得尤为重要。对于部分高危的人群,如男性、肥胖、前列腺肥大等,采用吲哚菁绿(indocyanine green,ICG)荧光尿管指引尿道的位置和层次可以减少尿道损伤的发生。

(二) 术中二氧化碳栓塞

二氧化碳(CO_2)栓塞是指 CO_2 气体进入体静脉系统,随静脉血回流至右心房、右心室,并经肺动脉到肺组织,进而引起肺栓塞。临床上一旦发生严重的 CO_2 栓塞,病死率极高。CO_2 栓塞是腹腔镜手术特有的并发症,据报道发生率为 0.15%~17%。发生 CO_2 栓塞的根本原因有两点:一是有血管损伤破口;二是血管内压力与腔内 CO_2 压力之间存在压力差。在传统的腹腔镜结直肠手术中,由于腹腔空间较大,腹腔内 CO_2 压力波动较小,因此 CO_2 栓塞发生率不高。

最早于 2013 年,有第一例 taTME 术中 CO_2 栓塞并发症的报道,随后 2016 年也有 1 例术中发生 CO_2 栓塞的报道。2018 年在 Harnsberger 等的研究中,80 例 taTME 发生 3 例(3.8%)CO_2 栓塞,均发生在经肛门操作部分,引起了国际同行的重视。2019 年,来自国际注册登记研究的资料显示,行 taTME 的 6 375 例患者中有 25 例(0.4%)出现 CO_2 栓塞。虽然总体 CO_2 栓塞发生率不高,但考虑到 CO_2 栓塞发生所导致的严重后果,仍需要引起临床警惕。

1. **原因**　taTME 发生 CO_2 栓塞的主要原因:①经肛操作空间狭窄,导致局部压力增加;②经肛压力设置过高。一般来说,经肛气腹压力设置为 12~15mmHg,部分中心甚至设置压力高达 20mmHg,远高于传统腹腔镜手术的压力;③神经血管束附近血供丰富,taTME 手术过程中容易损伤静脉引起出血,从而引起 CO_2 栓塞;④头低足高位时间较长,回心血量增多,可能导致盆腔局部静脉压下降。

2. **症状**　临床上 CO_2 栓塞常表现为体循环低血压、呼吸困难、发绀、心动过速或心动过缓、心律失常和心脏停搏等,听诊可闻及“磨轮样”杂音,呼气末二氧化碳分压(partial pressure of end-tidal carbon dioxide,PetCO$_2$)可表现为升高或降低。二氧化碳栓塞时可监测到肺动脉高压、中心静脉压升高、低氧血症和动脉二氧化碳分压升高等。文献中报道,taTME 术中出现 CO_2 栓塞的主要表现为 PetCO$_2$ 和血压的快速下降,腔镜视野下有时可看到破损的静脉壁,持续有气泡冒出(图 7-4-4)。

3. **处理措施**　术中可疑 CO_2 栓塞时应首先立即解除气腹,将体位调整为头低左倾位,使气体远离右心室顶点的肺动脉口。吸入 100% 纯氧可以清除 CO_2,改善低氧血症。提高中心静脉压可减少 CO_2 的继续进入,防止气泡体积进一步增大。对于较为严重的 CO_2 栓塞,因循环系统内气泡较大,应对患者立即进行胸外按压。有效的胸外按压可以将血液内较大的气泡击碎,变成较小的气泡,这样既可以解除“气锁”效应,又利于 CO_2 的溶解吸收。需心肺复苏的严重 CO_2 栓塞病例,应给予冰帽头部物理降温,降低脑部耗氧,防止脑损伤。Ⅲ级以上较为严重的 CO_2 栓塞,建议术后转入 ICU 支持治疗。

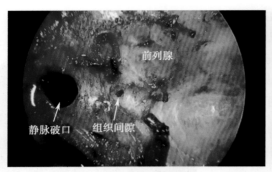
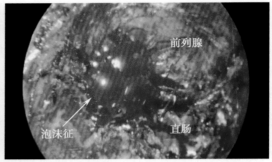

图 7-4-4 术中静脉壁破损后出现"泡沫征"

4. 预防措施 ①准确识别手术操作平面,尽量避免损伤静脉出血;②尽量降低经肛操作时的气腹压力;③术中注意监测呼气末二氧化碳浓度或 $PetCO_2$,尤其在术中一旦发现静脉出血,或观察到血管腔内有气体冒出,应及时提醒麻醉医师注意患者呼吸循环系统及麻醉参数变化;④尽量保持经肛操作空间气压稳定,采用恒压气腹机将有助于维持空间压力稳定。

(三) 直肠穿孔

taTME 术中直肠穿孔主要指在经肛全直肠系膜切除过程中出现肠壁破裂或穿孔导致肠内容物漏出的情况。根据挪威的一项调查研究显示,110 例病例中有 7 例发生了直肠穿孔。虽然在其他文献中少见此类并发症发生,但在开展 taTME 初期仍需警惕直肠穿孔的发生。

1. 原因 taTME 经肛操作初始关键步骤主要是从肠壁黏膜层切开,进入黏膜下层、肌层及浆膜层,然后进入直肠周围间隙。发生术中肠壁穿孔往往是由于游离层面过浅引起。另一个可能的原因则是进行荷包缝合时缝合过深,导致环形切开肠壁时容易进入错误的层面,且容易切开荷包缝合线导致肠内容物漏出。

2. 症状 环形切开肠壁过程中如果进入错误的层面,一方面由于黏膜及黏膜下层血管相对丰富(图 7-4-5),容易引起出血,导致视野欠清晰;另一方面容易引起直肠穿孔,术中可见肠黏膜外翻,可能有肠内容物漏出。由于肠腔内进入气体,此时经腹腔镜可能看到近端结肠积气扩张。

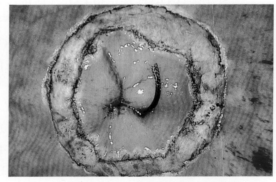

图 7-4-5 环形切开肠壁黏膜层可见黏膜下层环形肌肉及毛细血管

3. 处理 术中如出现直肠穿孔,根据无菌无瘤原则,应及时对穿孔部位进行修补闭合,然后用消毒液进行创面冲洗。创面止血清洁后再向外侧切开重新寻找正确平面。

4. 预防 在手术开始进行第一个荷包缝合的过程中,进针不宜过深,将黏膜及黏膜下层缝合起来即可,太深的进针一方面可能导致缝合过多组织造成荷包缝合不紧,另一方面是在游离的过程中容易导致缝线断开,使肿瘤隔离失败。另外一个关键的步骤是要准确识别从肠壁黏膜及黏膜下层切开到肠壁全层过程的重要解剖标志(图 7-4-6)。环形切开黏膜下层后,进入直肠固有肌层平面,此时继续向外侧切开环形肌,可见到放射状的纵行肌,将纵行肌切断后即可进入正确的操作层面。在切开肠壁的过程中,最好采用螺旋式环形切开的方法。如果采用隧道式方法,因为气体压力的原因,会将已游离组织推向尚未切开的对侧,增加手术难度。

在荷包闭合肠管的情况下,联合纵肌呈现出放射状的肌束,该纵行肌束由直肠固有肌层外层、肛提肌部分肌束及外括约肌深部部分肌束组成,是经肛手术中极为重要的解剖学标记(图 7-4-7)。联合纵肌在肛管正后方集合形成 Hiatal 韧带,而在直肠正前方则形成直肠尿道肌。在经肛全层切开过程中,联合纵肌具有灯塔般的指向作用。此时从截石位 3 点或 9 点位置开始游离最好,因为侧方外侧为肛提肌,即使层面稍深,也不至于产生严重的后果,而且在游离过程中,除了侧方纵行肌纤维与肛提肌纤维方向不一致,更利于分清层面外,还因为联合纵肌为非随意肌,肌纤维主要由平滑肌纤维组成,而肛提肌纤维为随意肌,肌纤维由骨骼肌纤维组成,故在电刀切开纵行肌时不会出现肌束的收缩,而进入骨骼肌层面则会导致肌束收缩,这提供了一个非常明显的辨识标记,利于在操作过程中及时修正解剖层面,保证手术的顺利进行。

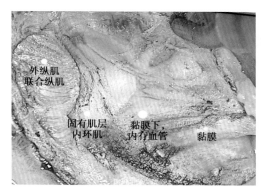

图 7-4-6　肠壁结构在经肛视野下的识别

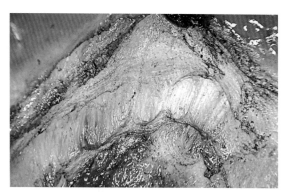

图 7-4-7　联合纵肌是 taTME 手术过程中重要的解剖标记

(四)阴道损伤

taTME 过程中,前壁的操作对于初学者而言具有一定的困难。对于女性患者,尤其是有分娩史的患者,直肠前壁与阴道之间关系密切,分离时尤其要注意避免损伤阴道。

1. **症状**　在经肛游离直肠前方时,如出现阴道损伤,可在视野下见到阴道黏膜,同时会有气体泄漏至阴道内,经阴道内指检可见漏口。

2. **原因**　在正前方,男性患者在前列腺下缘与直肠之间有直肠尿道肌存在,镜下呈白色环形分布的肌束样结构,小心切开后,可看到前列腺包膜下方呈网状分布的前列腺血管,以此为指引,在包膜后方自下而上游离。而对于女性患者,由于阴道壁相对质软,无明显支撑,直肠壁与阴道壁之间的直肠尿道肌常常不明显(图 7-4-8)。直肠深筋膜与阴道壁之间仅有薄层的纤维结缔组织间隙。在经肛视野下,由于操作角度问题,如果向前上方切除过深则容易引起阴道损伤。

3. **处理**　术中阴道损伤一般来说不会引起严重的后果,用倒刺线或可吸收线经阴道缝合漏口即可,但需要警惕术中隐匿性阴道损伤的可能。

4. **预防**　直肠固有肌层与阴道壁之间虽然仅有薄层的间隙,但直肠系膜的微小血管走行与阴道壁毛细血管不同,此时可将阴道壁内镜下呈现蓝色的网状血管作为标志,在阴道后方进行游离(图 7-4-9)。前方确定平面后,即可进入疏松的迪氏筋膜间隙。经肛腔镜游离过程中前方是最为重要的一环,分离平面过浅,容易导致直肠穿孔;分离平面过深,轻则误伤前方前列腺或阴道的血管,出血影响继续按层面游离,重则损伤尿道或阴道。进入正确层面后,分别在前方、两侧、后方按螺旋式分离方法继续向近端拓展平面,此时尤其要注意两侧前方的神经血管束分布区域,以及有时出现在两侧侧韧带中由髂内动脉发出的直肠中动脉分支,避免分离过于靠外侧而损伤盆丛神经。

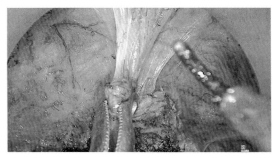

图 7-4-8　女性患者直肠尿道肌

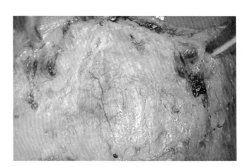

图 7-4-9　阴道后壁蓝色血管网

如果术中对于前方层面的判断有困难,可以通过阴道内指检的方法来进行指引,以确定阴道壁的位置,避免损伤阴道。

二、术后并发症

(一) 直肠癌术后吻合口漏

吻合口漏是直肠癌手术术后常见的并发症之一。腹腔镜直肠癌手术吻合口漏发生率为5%~30%。既往研究表明,引起腹腔镜直肠癌手术术后吻合口漏的高危因素有男性、吸烟、肿瘤位置低、术前新辅助放化疗、手术时间长、多次使用切割闭合器等。

taTME与传统经腹TME相比,仅仅是手术入路不同,吻合方式无显著差异,taTME能更好地确定远切缘,且能减少切割闭合器的使用。因此,理论上taTME能更好地保证吻合口的安全性。根据国际taTME登记研究协作组报道的1 594例taTME患者中,总的直肠癌术后吻合口漏发生率为15.7%,其中术后30天内直肠癌术后吻合口漏发生率为7.8%,术后30天后吻合口延迟性漏发生率为2.0%,盆腔脓肿发生率为4.7%,吻合口瘘发生率为0.8%,慢性窦道形成发生率为0.9%,吻合口狭窄发生率为3.6%。国内taTME登记研究数据显示,563例手术患者中,直肠癌术后吻合口漏发生率为7.6%,其中B、C级吻合口漏发生率占65%,与国际报道数据基本一致。

1. **原因** 根据目前国内外文献报道,引起taTME直肠癌术后吻合口漏的高危因素有肿瘤较大、肥胖男性、吸烟、手工吻合等,taTME并不是引起直肠癌术后吻合口漏的独立危险因素。taTME术后总体吻合口漏发生率与既往腹腔镜手术无显著差异,说明吻合张力及血供仍然是影响吻合口愈合的关键因素。

2. **症状** 直肠癌术后吻合口漏发生后,最常见的临床表现为盆腔引流管出现气体或粪水样引流物。根据漏口大小及漏口位置,患者可能会出现一些腹部症状,如腹痛、腹胀,伴或不伴有体温升高。如腹膜炎严重则表现为腹肌紧张,压痛、反跳痛明显,甚至出现"板状腹",严重的感染可能导致感染性休克。血液分析结果常表现为白细胞计数或中性粒细胞比例升高,但严重感染时有可能出现白细胞、血小板计数反而降低,需引起临床高度重视。影像学检查方面,盆腔CT可表现为吻合口周围积气及肠壁不连续,吻合口周围有积液。消化道造影可见对比剂从漏口外漏或从引流管流出。

3. **处理措施** 临床上根据直肠癌术后吻合口漏发生的严重程度进行相应的处理。如果为微小吻合口漏,患者无明显腹部体征,仅有影像学表现,则可以考虑抗感染、保持引流通畅等保守治疗。如果患者有轻微腹部体征,表现为局部腹膜炎症状,白细胞计数或中性粒细胞比例轻度升高,可考虑在抗感染、保持引流通畅的前提下密切观察患者腹部体征及血常规变化。根据笔者经验,可利用负压吸引管及经肛门放置引流管进行对口冲洗引流,必要时可经肛门放置带充气气囊的引流管于吻合口上方约10cm处进行粪便转流。如经上述保守治疗效果欠佳,则需要考虑进行二次手术干预,常选择腹腔镜下回肠末端造口及远端结肠灌洗。

4. **预防措施** 目前临床上暂无明确的方法能完全避免直肠癌术后吻合口漏的发生,只能根据直肠癌术后吻合口漏发生的高危因素进行相应的预防。如肿瘤较大的患者提前进行新辅助治疗,术前改善患者营养状况,消化道重建时尽量采用吻合器。目前认为对于直肠吻合口而言,最关键的仍然是在手术过程中保证吻合口无张力及良好的血供。由于国内taTME大多数采用经肛拖出标本的方式,因此术者应根据术中情况适当游离近端结肠以保证足够的拖出长度,必要时需要游离结肠左曲。关于taTME手术过程中是否需要保留左结肠动脉,目前尚无明确结论。笔者认为应根据术中实际情况判断,如果左结肠分支距离肠系膜下动脉(inferior mesenteric artery,IMA)根部较近,或老年患者合并糖尿病等情况可考虑保留左结肠血管。常规情况下从IMA根部结扎延长了近端拖出肠管的长度,降低了吻合口张力,有利于减少直肠癌术后吻合口漏的发生,另外,有研究表明IMA根部结扎相对于低位结扎,盆腔自主神经损伤风险更低,是结扎安全点,且操作相对简单。

（二）直肠癌术后吻合口狭窄

直肠癌术后吻合口狭窄是直肠癌，尤其是中低位直肠癌手术后常见的并发症之一。既往文献报道吻合口狭窄发生率为 3%~30%。吻合口狭窄发生率报道差异较大，主要是由于吻合口狭窄定义不同引起。有学者认为吻合口直径<20mm 为吻合口狭窄，也有专家认为吻合口直径<原有肠腔直径的 1/3 为吻合口狭窄。Truong 等以内镜下测量吻合口直径 10mm、5mm 为界线，将吻合直径分为 3 级（1 级：直径 10~20mm，偶有腹部痉挛；2 级：直径 5~9mm，频繁腹部痉挛；3 级：直径<5mm，出现临床梗阻症状）。由于内镜下测量具有较大不确定性，部分专家提出将吻合口狭窄分为膜状狭窄及管状狭窄。管状狭窄定义为：①吻合口肠壁增厚、瘢痕狭窄长度>1cm 且 12mm 直径的结肠镜不能通过的吻合口；②患者常伴有排气、排便时腹部胀痛，排便次数增多，粪便变细，排便困难等症状；③肛门指检、结肠镜、经肛门造影、直肠 MRI 等检查提示吻合口狭窄。

1. 原因　目前导致直肠癌术后吻合口狭窄形成的危险因素及病理生理机制尚未完全明确，其可能与以下因素有关：①直肠癌术后吻合口漏，吻合口漏二期愈合时瘢痕形成；②吻合口缺血，术中血管损伤导致的缺血；③炎症导致吻合口周围组织纤维化；④肥胖、糖尿病；⑤术前及术后放化疗导致吻合口周围组织的炎症反应可促进吻合口纤维化；⑥吻合器的使用，吻合口挤压过紧或钉合不全，导致吻合口纤维过度增生，更易形成瘢痕；⑦盆腔感染；⑧低位吻合。吻合口狭窄不仅导致患者出现腹胀、腹痛等肠梗阻症状，影响患者生活质量，也会影响患者的长期生存。

2. 处理措施　根据相关文献报道，目前对直肠癌术后吻合口狭窄的治疗方式有很多，但多效果欠佳。其中使用相对较多并且具有远期良好疗效的是经肛内镜下球囊扩张术，该治疗方式对大部分狭窄有效，此外还有经肛内镜下微创手术，如内镜下狭窄环切开、痔吻合器经肛切除狭窄瘢痕环等；但对于某些难治性吻合口狭窄则需采取狭窄处手术切除，对于上段直肠癌吻合口狭窄，可选择切除狭窄处，再行结直肠吻合术；对于中下段直肠癌吻合口狭窄，如狭窄切除困难风险大，可选用经直肠肌鞘结肠拖出术（Soave's 术），术后需定期扩张吻合口。以上手术方法，多需经过原直肠手术游离区域，即便吻合成功，亦多因局部炎症瘢痕形成，控便及排便功能存在较大障碍。

由于手术难度较大，既往报道较多采用开腹的手术方式。平均手术时间 200~400 分钟，围手术期并发症发生率为 20%~50%，约 20% 的患者因术中出血而需要输血，且容易造成膀胱、尿道、神经损伤。笔者所在团队采用经肛经腹联合腔镜的手术方式进行直肠狭窄切除重建，在经肛腔镜的视野下能更精细地进行手术操作，避免引起严重出血及邻近器官的损伤，能在一定程度上降低切除重建的手术难度，建议有熟练经肛操作的中心可尝试此方法。

3. 预防措施　鉴于目前大多数直肠癌术后吻合口狭窄由直肠癌术后吻合口漏引起，因此预防直肠癌术后吻合口狭窄的关键还是保证直肠吻合口无张力及良好的血供。对于直肠癌术后吻合口漏的高危人群应及早进行观察及检查发现早期吻合口漏，以便进行及时干预。轻、中度的直肠癌术后吻合口狭窄可通过扩肛或内镜扩张的方法取得不错的疗效，因此建议 taTME 患者术后及时随访进行直肠指检。

（三）盆底功能障碍

越来越多的证据表明，taTME 在近期肿瘤学及并发症方面与经腹腔镜 TME 相仿，是安全、可行的。两种术式在淋巴结清扫数目、肿瘤远切缘长度和切缘阳性率等方面差异无统计学意义，但与后者相比，taTME 具有手术时间短、环周切缘阳性率低及系膜切除完整度高等优点。随着 taTME 临床研究的深入，有学者担心该术式可能更易损伤盆底功能。

低位前切除综合征（low anterior resection syndrome，LARS）是目前描述直肠术后排便功能障碍的常用指标，LARS 通常包括排气失禁、稀粪失禁、排便密集、排便急迫及次数改变等五大症状。据文献报道，直肠手术后排便功能障碍发生率高达 60%~90%。直肠癌保肛术后排尿功能障碍发生率为 0~30%，男性勃起功能障碍发生率为 11%~88%，男性射精功能障碍发生率为 0.7%~83%。关于 taTME 术后盆底功能的报道较少。目前研究表明 taTME 术后 LARS 发生率为 50%~80%。短时间内（小于 6 个月）taTME 患者术后肛门功能差于腹腔镜 TME 组,但长期(超过 12 个月)肛门功能两者差异无统计学意义,排尿功能方面两组无显著差异,但性功能保护方面 taTME 组优于腹腔镜组。

1. **原因** 盆底功能障碍是直肠癌手术术后常见的并发症。taTME 术后短期内肛门功能较差可能与以下因素有关:① taTME 术中长时间扩张肛门可能导致肛门括约肌损伤;② taTME 多数为低位或超低位吻合,可能切断部分肛门内括约肌;③经肛入路与传统经腹入路操作方法差异较大,且属于单孔操作,操作空间狭小,难度较高,特别是在学习曲线期间,容易损伤肛周结构及支配盆腔脏器功能的盆丛神经。笔者团队通过研究对比 taTME 及腹腔镜 TME 两组 LARS 的各项评分发现,术后中位随访 17.2 个月,taTME 组患者除了发生排便后 1 小时内排便(簇状排便)比例较高外,排气失禁、稀粪失禁、排便频率及排便急迫等方面情况均与腹腔镜 TME 组相近。这提示,随着时间的延长,患者的肠道功能可能在一定程度上得到恢复。通过多因素分析,笔者团队发现接受术前放疗和吻合口高度较低是术后发生重度 LARS 的独立危险因素,而重度 LARS 的发生与手术入路无关。笔者认为 taTME 在术后肠道功能方面与腹腔镜 TME 并无明显差异,说明 taTME 本身不会影响患者术后的肠道功能。但尚需更多的多中心临床随机对照研究以提供高级别的证据支持。

2. **治疗措施** 目前对于盆底功能障碍主要依赖生物反馈、康复理疗等物理治疗手段,治疗效果尚有待进一步研究探讨。

3. **预防措施** 目前尚无明确措施可以预防术后盆底功能障碍。对于 taTME 这一新术式,初学者难以掌握准确的解剖层面,容易引起神经及周围器官损伤。因此需要熟悉其逆向解剖标志、层面和盆腔神经走行,才能保证该术式的安全实施和实现器官功能保护。根据笔者经验,术前及术后及时进行盆底功能评估,以便早期进行盆底康复干预能在一定程度上改善患者术后盆底功能障碍。

(康 亮)

第五节 经肛门内镜微创手术相关并发症

20 世纪 80 年代初,德国 Gerhard Buess 教授研发出一套独特的手术用直肠镜系统,即经肛门内镜微创手术(transanal endoscopic microsurgery,TEM)技术。TEM 技术通过其巧妙、精细的设计,使术者可在扩张的肠道内,通过双目镜所带来的放大、清晰、三维立体视觉效果或内镜成像系统显示器画面,运用精细的器械实现腔镜手术中的各种操作。该技术显著提高了直肠局部切除手术的质量,具有手术风险低、创伤小、住院时间短、医疗费用低等优势。在直肠肿瘤的微创治疗方面,TEM 技术具有良好的应用前景和广阔的发展空间。

TEM 常见并发症主要包括感染、创面出血、创面裂开、肠穿孔、直肠阴道瘘、直肠狭窄、直肠梗阻、肛门控制排便差、尿潴留、肛裂等。

1. **感染** 可分为局部感染与全身感染,局部感染常见原因为创面裂开,与创口张力过大或缝合技术缺陷有关。表现为术后肛门排出脓血性液体,常伴发热,直肠指检或肠镜检查可确诊,多数抗感染治疗后症状缓解,不需要手术处理。部分患者长期慢性感染可形成肛周脓肿或肛瘘,需行手术治疗,根据病情可行挂线术、切开术、切开挂线术等,术后可每日用 1:5 000 高锰酸钾热水坐浴,并更换敷料,一般术后 10 日左右皮筋可勒开肛瘘,2~3 周创口可愈合。TEM 所致全身感染较为少见,笔者所在中心曾出现一例 TEM 术后脓毒症伴急性呼吸窘迫综合征,给予抗感染、改善循环、胸腔置管引流等对症抢救措施处理后,患者病情好转(图 7-5-1)。可能原因为 TEM 术中解剖游离操作产生的创面直接导致肠黏膜屏障功能完整性的相对受损;术中能量设备(如电刀、超声刀等)的使用继发肠屏障组织的热副损伤,这一定程度上也增加了肠道细菌易位发生的可能。因此在术前口服泄剂进行肠道准备的基础上可口服抗菌药物。术后若出现全身感染,可积极进行血培养及药敏试验,并全身应用抗菌药物。

2. **创面出血** 多因术中止血不彻底或术后血痂脱落引起,表现为鲜血便。少量出血可以观察保守处理,必要时可局部使用止血药或直肠内填塞止血敷料和纱布压迫。保守治疗无效也可以再次行 TEM 下缝合止血处理。

3. **创面裂开** 多发生于术后 7 天内,表现为肛门下坠感,直肠指检多可确定诊断,如果没有出血,多数情况下可以保守治疗,创面填平后自然愈合,时间需要 2~3 个月。在TEM 创面的处理时尽可能采用间断缝合技术完成,若线结脱开不至于创面全部裂开。

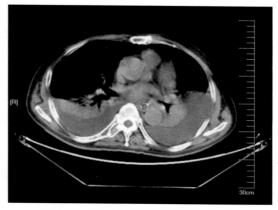

图 7-5-1 TEM 术后脓毒症伴急性呼吸窘迫综合征患者胸部 CT

4. **肠穿孔** 多发生在直肠上段或腹膜反折以上前壁直肠病变,对于术中发生的穿孔可以及时行 TEM 镜下修补或腹腔镜下修补,目前也不认为是术中并发症,重要的是术后高位病变发生裂开穿孔,可能会为处理带来不方便,需行近端肠管造瘘,待穿孔愈合后二期行造口还纳手术。另外,应重视置入内镜时的穿孔,尤其对曾行痔上黏膜环切术(procedure for prolapse and hemorrhoids,PPH)患者,注意吻合环处瘢痕形成,术前应了解直肠的情况防止误伤。

5. **直肠阴道瘘** 多发生在直肠前壁肿瘤,由于病变浸润深度或没有分辨清楚直肠阴道间隙,造成手术误伤或术中未能发现的阴道损伤。术中发现损伤阴道可以直接修补。术后直肠阴道瘘发生后早期、瘘口较小、炎症较轻患者可以采用保守治疗,包括局部冲洗与坐浴、给予少渣或无渣饮食、肠外营养、有效抗生素等。效果不好或漏口较大则需行手术治疗。手术可采用再次 TEM 下切除瘘管并适当游离瘘管周围组织后,分别无张力缝合直肠前壁和阴道后壁,分层缝合并实现解剖对位。也可采用 TEM 下直肠黏膜推进瓣修补中低位直肠阴道瘘,将基底部游离的直肠黏膜瓣覆盖在瘘的内口上,封闭瘘口在直肠侧的高压端,黏膜瓣的基底部宽度应至少为顶端的 2 倍,其延伸到内口近端的距离不低于 4cm,以达到无张力缝合和良好的血供。如经保守治疗及 TEM 瘘口仍不能愈合的患者可考虑行转流性造口,待愈合后二期还纳。

6. **直肠狭窄** 直肠肿瘤切除后创面需行横向缝合。创面缝合操作不当或肿瘤体积巨大导致创面深大、瘢痕组织收缩等均可引起肠腔狭窄,导致排便困难、大便变细(图 7-5-2、图 7-5-3)。对于大于 3/4 周病变术后可口服糖皮质激素泼尼松龙预防狭窄,术后第 3 天开始口服,起始剂量为 30mg/d,之后每周递减5mg。若术后已形成直肠狭窄可再次通过 TEM 行直肠狭窄松解扩张术,可反复多次,直至排便困难缓解。

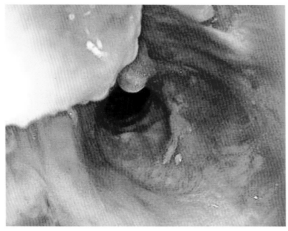

图 7-5-2 直肠狭窄肠镜下表现

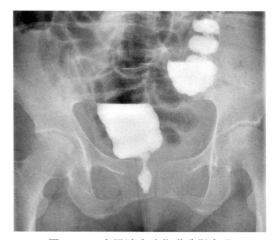

图 7-5-3 直肠狭窄消化道造影表现

7. **直肠梗阻**　手术切除病变后创面缝合关闭时要防止将对侧肠黏膜错误地与切除创面缝合造成人为肠腔关闭,形成肠梗阻。因此创面重建后要检查肠腔的通畅程度。

8. **肛门控制排便差**　常为 TEM 内镜直径较大,手术时造成肛门括约肌松弛所致。多数患者术后7~10 天症状缓解。

9. **尿潴留**　多为术后短期发生,给予留置导尿后可于一周左右自行恢复。

10. **肛裂**　多为放置 TEM 套筒时肛管皮肤全层裂开所致,急性早期肛裂可采取保守治疗,保持排便通畅,局部应用镇痛药及促进溃疡愈合药物,如形成慢性肛裂伴肛门狭窄者应手术治疗。

（夏立建）

第六节　内镜治疗相关并发症

一、大肠病变内镜黏膜切除术相关并发症及处理

大肠病变包括大肠腔内黏膜的良恶性肿瘤、炎性肠病及缺血性肠炎等疾病。其中良性肿瘤主要指息肉。从结肠直肠黏膜表面突出到肠腔的息肉状病变,在未确定病理性质前均称为息肉。息肉是起源于上皮组织非黏膜下肿瘤的隆起。

传统意义上的息肉,从病理上可分为:①腺瘤性息肉,包括管状腺瘤、绒毛状腺瘤及管状绒毛状腺瘤;②锯齿状病变,包括增生性息肉、广基的锯齿状腺瘤/息肉、传统的锯齿状腺瘤;③错构瘤,包括考登综合征（Cowden syndrome）相关性息肉、幼年性息肉、黑斑息肉综合征（Peutz-Jeghers syndrome,PJS）。

根据内镜下形态学特征,结直肠息肉可进行巴黎/日本的形态学分类,分为以下几类:①隆起型（Ⅰ型）,有蒂型（Ⅰp型）、无蒂型（Ⅰs型）、亚蒂型（Ⅰsp型）;②平坦型（Ⅱ型）,表面隆起型（Ⅱa型、Ⅱa+Ⅱc型）、表面平坦型（Ⅱb型）、表面凹陷型（Ⅱc型、Ⅱc+Ⅱa型）。

在纤维内镜问世以前,直肠、部分乙状结肠息肉可在硬管乙状结肠镜下切除,其他消化道息肉均需要做剖腹手术治疗。手术治疗患者创伤大、痛苦多、花费较高。随着内镜技术的发展,可通过内镜下对息肉进行切除治疗。内镜下息肉切除与手术相比,具有创伤小、痛苦少、花费低的特点,越来越多地被医师和患者广泛接受。目前常见的内镜下息肉切除术主要有高频电切法、氩等离子体凝固术、内镜黏膜切除术（endoscopic mucosal resection,EMR）、分片切除法（piecemeal EMR,EPMR）及内镜黏膜下剥离术（endoscopic submucosal dissection,ESD）等。

（一）适应证及禁忌证

1. **适应证**

（1）获取组织标本,用于常规活检未能明确病理学诊断的消化道病变。

（2）切除消化道息肉、早期癌和部分来源于黏膜肌层和黏膜下层的肿瘤。理论上,没有淋巴结转移、浸润程度较浅及采用内镜手术可以安全、完整切除的消化道局部病变,都是内镜黏膜切除术的适应证,但具体应根据临床实际情况区别对待。

2. **禁忌证**

（1）有肠镜检查的禁忌证。

（2）凝血功能障碍,有出血倾向。

（3）病变表面有明显溃疡或瘢痕。

（4）起源于固有肌层的黏膜下肿瘤,浸润至黏膜下深层的早期癌。

（二）术前准备

1. **一般情况** 详细询问病史,了解患者的一般情况,包括:全身重要脏器功能,有无心肺功能不全及肝肾功能障碍,有无高血压和糖尿病史,有无哮喘和外科手术史,有无凝血功能障碍,术前有无应用抗凝血药史。应进行血常规、肝肾功能和出凝血时间检查,同时进行心电图检查。

2. **肠道准备** 肠道息肉电切前需进行肠道准备,准备方法同一般肠镜检查前准备。结肠镜诊断的准确性和治疗的安全性很大程度上取决于肠道准备的质量。《中国早期结直肠癌筛查及内镜诊治指南(2014)》推荐服用 2~3L 聚乙二醇电解质等渗溶液(polyethylene glycol,PEG),采用分次给药的方式进行肠道准备。理想的清洁肠道时间不应超过 24 小时,内镜诊疗最好于口服清洁剂结束后 4 小时内进行,对于不能获得充分肠道清洁的患者,可以清洁灌肠或第 2 天再次进行加强的肠道准备。有条件的单位可在肠道准备时给予祛泡剂口服。

3. **知情同意** 消化道息肉切除术前应向患者及其家属说明切除消化道息肉的必要性和切除过程,切除可能出现的并发症(如出血、穿孔等)以及可以采取的预防和处理并发症的措施,在取得患方的充分理解、同意并签字后方可进行消化道息肉内镜下切除术。

（三）操作方法

消化道息肉切除前先做常规内镜检查,肠镜检查必须检查至盲肠,了解全结肠的情况,在退镜时行息肉切除。息肉切除前必须将息肉调整于内镜视野的最佳位置,不要急于电切。根据息肉的大小、形态,决定治疗方法并选择合适的器械。

1. **有蒂息肉的操作方法** 较小的有蒂息肉可采用直接圈套的方法治疗(图 7-6-1)。大的息肉有时无法观察到息肉的蒂部,这时可用肠镜头部或活检钳推动息肉,显露息肉的蒂部,也可通过改变体位、调节肠腔内气体量使息肉的蒂部显露。在未看清息肉蒂部之前切忌盲目圈套,因为圈套套住息肉后不易松开,而且造成出血会影响术野,影响进一步治疗。

在息肉电切前,应调整好术野,充分显露息肉,并牵拉息肉,使其远离肠壁(图 7-6-2),避免息肉紧贴肠壁造成异常电流而引起肠黏膜的灼伤。

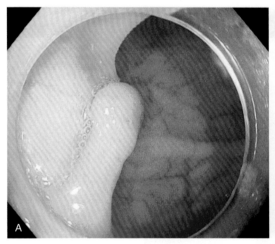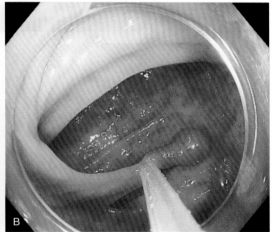

图 7-6-1 有蒂息肉圈套电切
A. 显露息肉蒂部;B. 圈套电切息肉。

息肉蒂部较长时,应保留 0.5~1cm 长的蒂部,息肉蒂部特别长的,先用圈套器套入息肉,再慢慢调整圈套器至息肉蒂部近肠壁 0.5~1cm 处,进行电切(图 7-6-3),保留一定长度的蒂部可保证充分的电凝以避免出血,同时可预防穿孔。如果息肉蒂部较短,圈套时应尽可能靠近息肉蒂部的息肉侧(图 7-6-4),不要怕残留息肉蒂部会引起息肉的复发,因为息肉的蒂部是由于息肉的存在牵拉正常黏膜形成的,并非肿瘤组织。

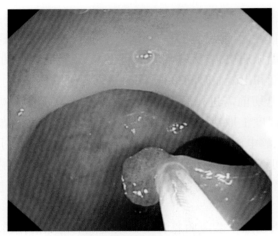

图 7-6-2 息肉远离肠壁

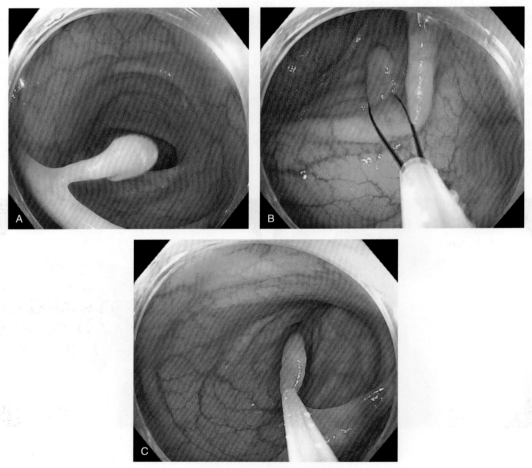

图 7-6-3 长蒂息肉高频电切

A. 长蒂息肉;B. 调整圈套息肉;C. 保留部分息肉蒂部进行电切。

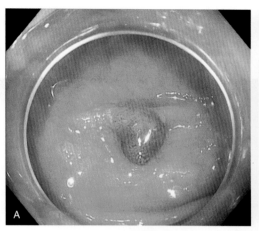
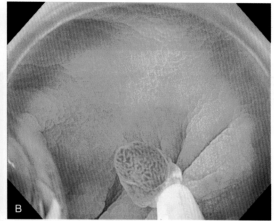
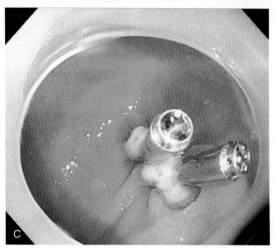

图7-6-4　短蒂息肉高频电切
A. 短蒂息肉；B. 圈套电切；C. 创面夹闭。

　　如果蒂部较粗、较宽或疑有粗大血管，担心息肉电切后出血，可先用尼龙绳圈套结扎息肉蒂部（图7-6-5）或金属夹夹闭息肉蒂部（图7-6-6），再行高频电切，电切后可再使用金属夹钳夹息肉蒂部进行止血或预防出血。有蒂息肉体积较大者，可选择大的圈套器。如有蒂息肉头端巨大，圈套器反复不易套取，笔者往往采用特殊内镜下切除方法，即带蒂息肉高频电刀辅助切除术（knife assisted polypectomy，KAP）治疗。具体方法为：当息肉头端巨大，不易圈套时，可予蒂根部进行黏膜下注射，使息肉蒂部抬举，用高频电刀的刀柄紧贴抬举的息肉蒂部，从息肉蒂部一端逐步回拉式剥离至另一端，直至息肉完整剥离，创面金属夹夹闭（图7-6-7）。此方法的优点在于直接息肉蒂部操作，避免息肉头端过大圈套器反复不易套取，缩短手术时间，同时内镜下直视化操作，逐步剥离切除的过程中，可及时止血处理，降低息肉残留的发生率，大大减少并发症的发生。此方法可进一步扩展应用至所有带蒂结直肠息肉的治疗中（图7-6-8）。

　　2. 直径<0.5cm 息肉的操作方法　直径<0.5cm的息肉大多数为无蒂息肉，可直接采用咬除术（图7-6-9）、圈套冷切（图7-6-10）及热活检咬除、氩等离子体凝固术（argon plasma coagulation，APC）（图7-6-11）等方法治疗。在通电前一定要提起息肉，避免电凝造成肠壁深层的灼伤。切除的组织应常规送病理检查。

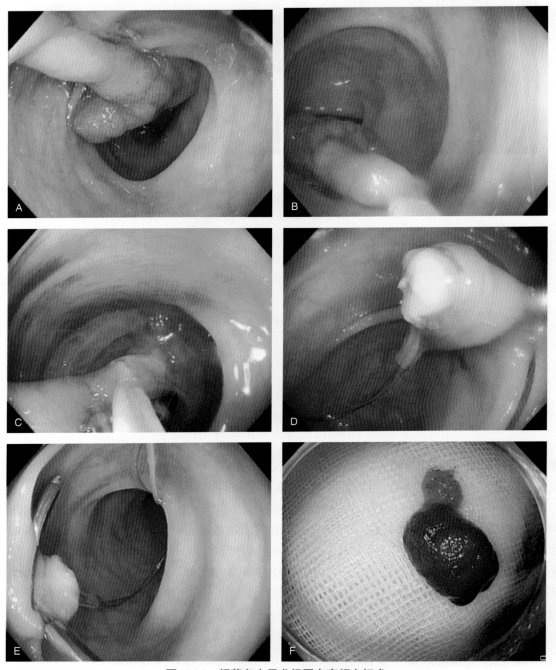

图 7-6-5 粗蒂息肉尼龙绳圈套高频电切术
A. 粗蒂息肉；B. 尼龙绳结扎息肉蒂部；C. 在尼龙绳上方圈套电切息肉；D. 电切后的息肉残端；
E. 金属夹夹闭息肉残蒂；F. 切除标本送病理。

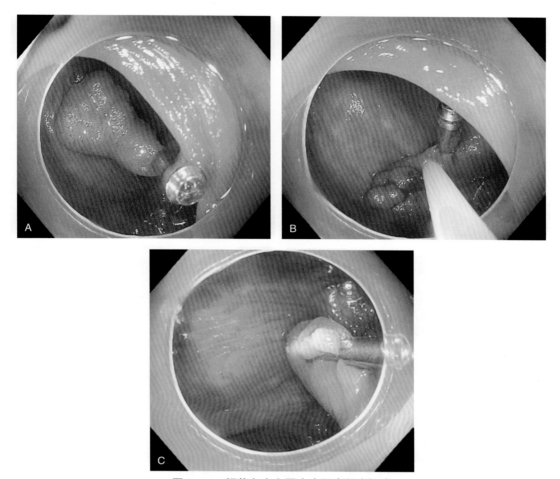

图 7-6-6　粗蒂息肉金属夹夹闭高频电切术
A. 金属夹夹闭粗蒂息肉蒂部；B. 在金属夹上方圈套电切息肉；C. 高频电切后创面。

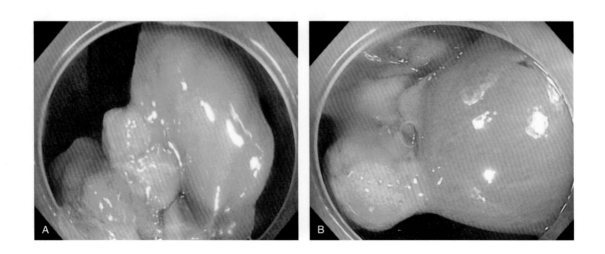

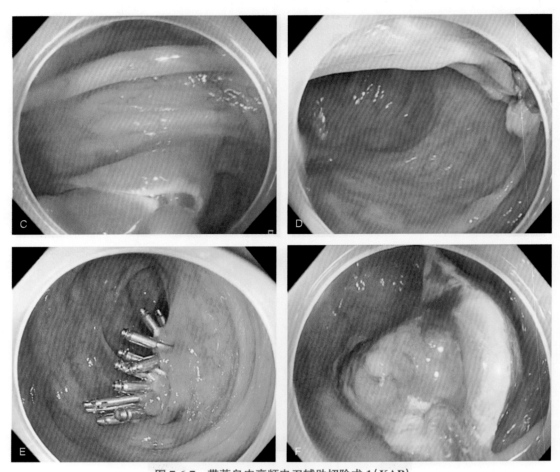

图 7-6-7　带蒂息肉高频电刀辅助切除术 1（KAP）
A. 带蒂息肉头端较大,不易套取;B. 蒂根部进行黏膜下注射;C. 高频电刀回拉式电切息肉;
D. 完整切除息肉,处理创面;E. 创面金属夹夹闭;F. 切除标本送病理。

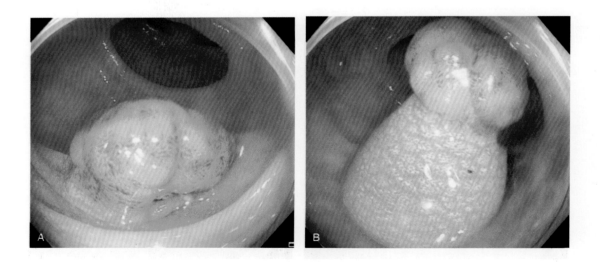

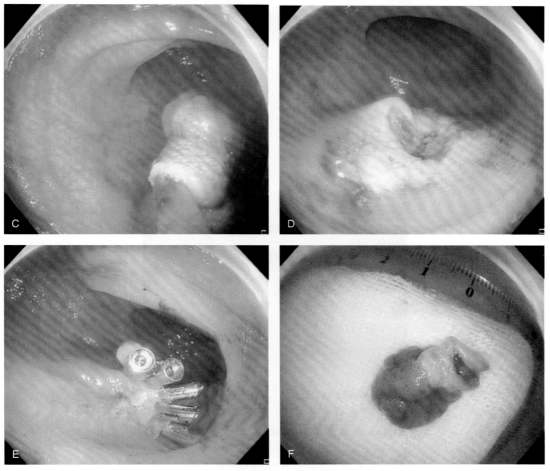

图 7-6-8　带蒂息肉高频电刀辅助切除术 2（KAP）

A. 带蒂息肉；B. 蒂根部进行黏膜下注射；C. 高频电刀回拉式电切息肉；D. 完整切除息肉，处理创面；

E. 创面金属夹夹闭；F. 切除标本送病理。

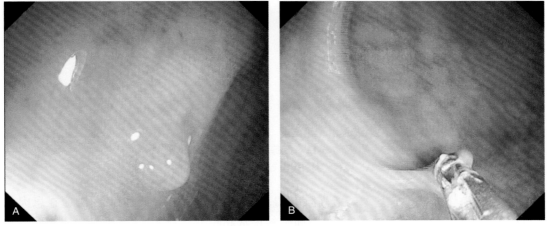

图 7-6-9　咬除术

A. 无蒂息肉；B. 活检钳咬除。

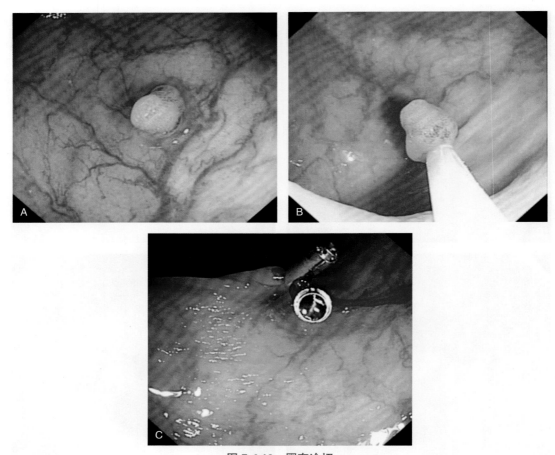

图 7-6-10　圈套冷切
A. 无蒂息肉；B. 圈套器圈套息肉，冷切除；C. 创面金属夹夹闭。

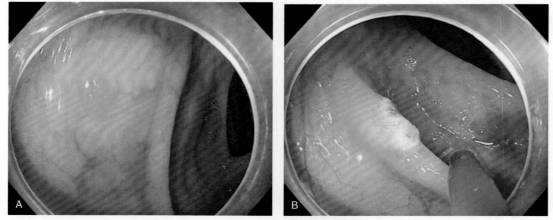

图 7-6-11　氩等离子体凝固术
A. 无蒂息肉；B. 氩等离子体凝固灼除。

3. **广基息肉的操作方法**　广基息肉的高频电切，治疗不当容易引起出血和穿孔，应在息肉基底部的稍上方进行圈套电切，切忌圈套太深，勿将息肉周围的正常黏膜一起套入，这样极易造成穿孔。采用先电凝后高频电切的方法，避免过度电凝造成管壁深层灼伤而引起穿孔，同时也要避免怕发生穿孔而电凝不足引起的出血。

广基息肉高频电切术较为安全的方法是先进行黏膜下注射生理盐水，形成液体垫，使息肉隆起，再行高频电切。较大的息肉也可采用分块电切的方法进行治疗,一次治疗不能完全切除时也可采用分期、分块高频电切的方法,这样相对较为安全(图 7-6-12)。

目前对于较大的基底部较广的息肉一般建议采用 EMR 治疗或 ESD 治疗。

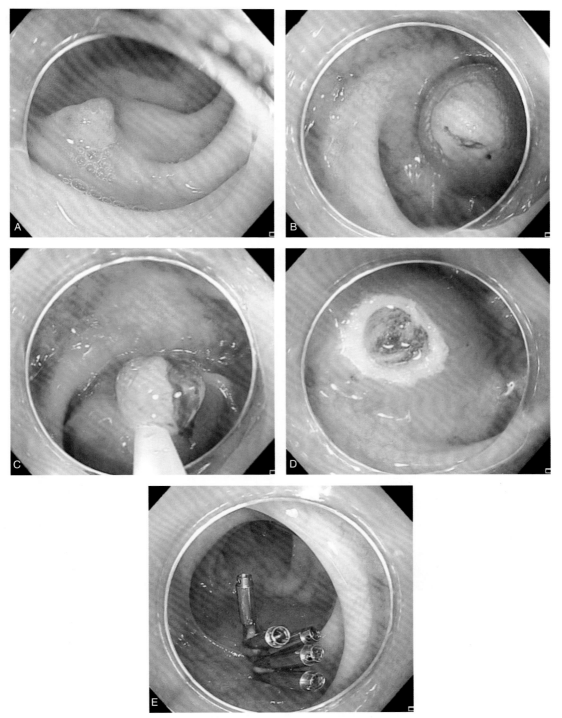

图 7-6-12　广基息肉内镜黏膜切除术
A. 广基息肉;B. 黏膜下注射;C. 圈套电切;D. 创面处理;E. 金属夹夹闭创面。

4. 术后处理　消化道息肉进行高频电切术后一般不需要特殊处理,术后即可进食,以进冷食、软食为主。如息肉较大,应留院观察。对于门诊患者,如出现腹痛、呕血、便血、发热等情况时应立即就诊。术后

1周内应注意休息,避免重体力劳动,避免烟酒及刺激性食物。

消化道息肉的治疗不能仅仅满足于息肉的切除,而必须明确其病理类型。摘除的息肉应做病理检查,明确其病理类型,是否有癌变,如果证实有癌变,必须详细了解其癌变部位、浸润深度、分化程度、切缘是否有累及等情况,以便决定进一步治疗方案。对于有蒂的腺瘤性息肉发生癌变,且在内镜下完整切除、蒂部无累及者,应定期进行内镜检查,并严格随访;而分化差及有血管、淋巴管浸润者,应追加根治性手术。

(四) 常见并发症的处理

结直肠病变内镜下切除虽然属于微创手术,但仍存在一定的并发症发生率,主要包括出血、穿孔、电凝综合征等。

1. **出血** 术中出血指术中需要止血治疗(如电凝或止血夹止血)的局部创面出血;术后出血指术后2周内需急诊留观、住院或干预处理(再次肠镜、血管造影栓塞或外科手术)的出血,多发生在术后48小时内。术中出血多为自限性,少量渗血可电凝处理,喷射性出血可使用金属夹止血。出血的主要原因往往是因为电凝不足,尤其是蒂部较粗的息肉,由于其中央的血管未得到充分的电凝而引起出血。圈套器收得太快及机械切割息肉时也会引起出血。在收紧圈套时切忌用力过猛,尤其是蒂部较细的息肉,收紧过快,在没有充分电凝的情况下,机械性切割息肉会引起出血。电凝过度,使组织损伤较深,焦痂脱落后形成较深的溃疡也可引起迟发性出血。因此,掌握圈套收紧的力度及合理使用电凝、电切是防止出血的关键。

息肉高频电切后出现的少量渗血,一般不需要特殊处理,出血很快会自行停止,如高频电切部位出现持续渗血或搏动性出血,则应及时处理。

大多数术后出血也是自限性的,迟发性出血不常见。若术后2~3天出血,如果出血量较少,可继续观察,出血量较多时,应再次行内镜检查,根据出血的情况,在内镜下做相应的止血治疗。术后1周内出血量一般较少,注意适当休息即可(图7-6-13)。

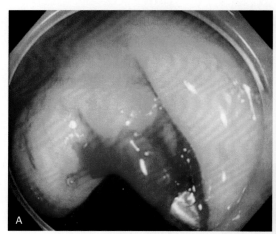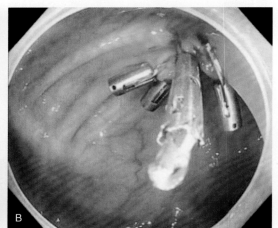

图 7-6-13 术后出血止血治疗
A.息肉切除术后出血;B.内镜下止血治疗。

2. **穿孔** 术中穿孔多能即刻发现,而操作结束后腹部X线片发现膈下游离气体、CT发现腹腔游离气体等,应考虑为术后穿孔。防止穿孔发生的关键是高频电切时不要太靠近息肉的基底部以及不要过度电凝。高频电切、电凝后局部的温度相当高,如果残留的息肉蒂部明显发白,则局部可能出现坏死、穿孔。如果太靠近管壁将蒂部完全切除,也有穿孔的可能。视野不清的情况下盲目地高频电切是发生穿孔的主要原因,有时甚至将息肉蒂部周围的正常黏膜一起套入。有蒂的息肉不易发生穿孔,而基底部较广的息肉治疗不当极易发生穿孔(图7-6-14)。基底部注射后进行高频电切及分期、分块进行高频电切,可有效预防穿孔的发生。高频电切后如发现创面较深且有可能发生穿孔者,可应用金属夹进行夹闭,并留置肠腔内减压管减压处理,留院观察,以便尽早发现穿孔并及时处理。

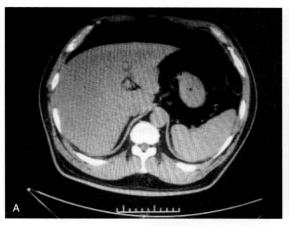
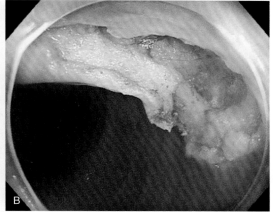
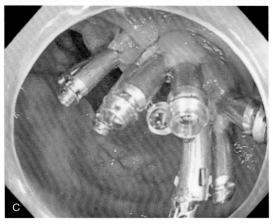

图 7-6-14　穿孔夹闭

A. CT 发现腹腔游离气体,考虑穿孔;B. 穿孔创面;C. 金属夹夹闭穿孔。

　　胃、肠穿孔可表现为弥漫性腹膜炎,X 线片可见膈下游离气体,诊断并不困难。但直肠中、下段及降结肠、升结肠后壁的穿孔因在腹膜外,症状出现较晚,而且不会出现游离气体,早期不易明确诊断,X 线片可发现腹膜后积气。一旦发现穿孔,应根据症状和体征决定是否进行外科手术治疗。穿孔早期发现后如肠道准备良好、无肠内容物漏入腹腔应立即行内镜下夹闭,同时可行腹腔穿刺排气减压,结合术后留置肠腔内引流管减压引流处理(图 7-6-15),这样能提高内镜修补的成功率,降低再手术风险。关于放置引流管引流的时间,考虑术后肠道功能恢复所需要的时间,一般控制在 24~72 小时,并根据引流情况及患者恢复情况适当缩短或延长。如创面有效夹闭且无弥漫性腹膜炎者,可保守治疗。早期内镜修复和使用二氧化碳气体可降低外科手术率。腹膜后穿孔可考虑保守治疗,一旦脓肿形成则应及时引流。临床怀疑穿孔者在影像学确诊前即可立即开始经验性治疗,怀疑和确诊穿孔的患者须密切监护生命体征,补液、静脉应用广谱抗生素。外科手术的适应证是内镜修补困难或失败,持续肠内容物漏出所致腹膜炎,一般穿孔超过 4 小时而未行内镜下夹闭处理的患者,建议外科手术治疗。笔者所在中心自 2002 年以来,约有 160 余例患者穿孔后转外科手术,均成功腹腔镜下修补,达到 Ⅰ 期治愈,避免造瘘、人工肛门给患者带来的生理、心理创伤及经济负担,也大大减少医疗纠纷的发生。

　　3. 电凝综合征　电凝综合征又称息肉切除术后综合征或透壁综合征,表现为结肠镜病变高频电切除后出现的局限性腹痛、发热、白细胞计数升高、腹膜炎,而无明显穿孔征象。研究表明,高血压、病变较大、形态平坦是电凝综合征的独立危险因素。直肠及乙状结肠病变术后电凝综合征发生风险较低,而位于其他肠段及直径>30mm 的病变术后需密切观察。对于电凝综合征的患者一般采取静脉补液,使用广谱抗生素,禁食直至症状消失,通常能获得良好预后。

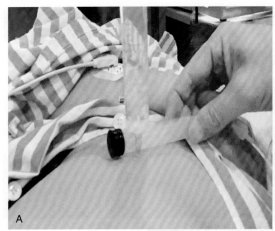
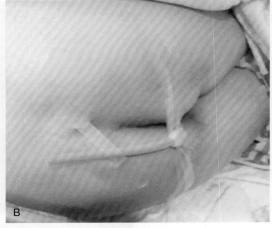
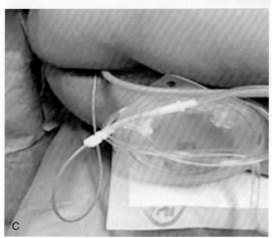

图 7-6-15 穿孔后穿刺减压、引流处理
A. 腹腔穿刺减压；B. 肛管减压引流；C. 鼻胆管联合肛管减压引流。

二、大肠病变内镜黏膜下剥离术相关并发症及处理

发现与切除消化道早期癌与癌前病变，一直是内镜医师关注的焦点。在内镜治疗早癌开展之前，消化道早期癌和无远处转移的进展期癌一般通过外科手术治疗达到根治的目的，对于不能行手术者仅予全身化疗以延长生命。随着消化内镜治疗的广泛开展，部分早期癌患者因高龄及心、肺功能不全不能耐受手术，经过内镜治疗也可达到根治目的，而不能手术的进展期癌可在内镜下进行姑息性治疗，以减少全身化疗带来的不良反应。

虽然 EMR 治疗消化道早期病变疗效确切，术后患者生活质量高，但是对于直径＞2cm 的扁平病变，EMR 只能通过分块切除的方法进行，容易导致病变遗漏，肿瘤很快复发，局部复发率可高达 20%。由于切除的病变破碎，不能进行准确的病理检验。获得完整病理标本的优点是有利于明确肿瘤浸润深度、分化程度、血管和淋巴浸润情况，评估患者预后，并决定是否需要追加外科手术。1994 年日本学者开发出一种尖端带陶瓷绝缘头的新型电刀（IT 刀），可以一次性完整切除直径＞2cm 的早期癌病灶，切除深度可包括黏膜全层、黏膜肌层及大部分黏膜下层，这一手术被称为内镜黏膜下剥离术（endoscopic submucosal dissection，ESD），可明显降低肿瘤的残留与复发率。ESD 是在 EMR 基础上发展起来的，对不同部位、大小、浸润深度的病变，在进行黏膜下注射后使用特殊电刀，如 IT 刀、Hook 刀等，逐渐分离黏膜层与固有肌层之间的组织，将病变黏膜及黏膜下层完整剥离的新技术。

（一）适应证及禁忌证

大肠的解剖结构和生理特点与其他消化道部位相比，具有特殊性。首先，大肠肠壁非常薄，肠管走向

变异度大,位置不固定,并且存在弯曲、结肠袋、蠕动及逆向蠕动等特点,使大肠病变 ESD 的操作难度高。其次,由于大肠内的细菌量和毒力比胃部的多而强,一旦发生穿孔,容易导致严重的腹膜炎,可能需开腹手术进行修补,甚至是进行造口,也就是说发生并发症后的后果比较严重。但是,大肠相比较胃部的 ESD,也具有一定优势,如黏膜下层血管较少,易于控制;可以通过变换体位,利用重力来改善操作条件;黏膜较薄易于切开,黏膜下层疏松易于剥离等。

1. **适应证**　对于没有淋巴结、血行转移的消化道局部病变,理论上都可以进行 ESD 切除,虽然目前对于 ESD 治疗的指征仍有争议,但一般认为只要没有固有肌层浸润、无淋巴结和血行转移,不论位置病变及大小,ESD 均能切除。现在认为以下情况适用于 ESD 治疗。

(1)消化道巨大平坦息肉:如直径>2cm 的息肉推荐 ESD 治疗,可一次完整切除病变。

(2)早期癌:可结合染色内镜、放大内镜、超声内镜检查,确定早期癌的浸润范围和深度,局限于黏膜层和没有淋巴结转移的黏膜下层早期癌,ESD 治疗可以达到外科手术同样的根治效果。

(3)黏膜下肿瘤:超声内镜确定来源于黏膜肌层和黏膜下层的肿瘤,通过 ESD 治疗可以完整剥离病变;对于来源于固有肌层的肿瘤,可采用 ESD 进行内镜黏膜下肿物挖除术(endoscopic submucosal excavation,ESE)及内镜黏膜下肿瘤全层切除术(endoscopic full-thickness resection,EFTR),但必须由有丰富内镜治疗经验的医师尝试运用。

2. **禁忌证**

(1)术前判断发生黏膜下深度浸润、固有肌层侵犯、淋巴结转移,甚至远处转移。

(2)美国麻醉医师协会(ASA)分级 Ⅱ级及以上经评估无法耐受内镜手术。

(3)无法行肠道准备(如肠梗阻等)。

(4)有其他肠镜检查禁忌证。

其他一些情况,可考虑择期内镜治疗:伴血液病、凝血功能障碍及服用抗凝血药的患者,凝血功能尚未纠正;肠道急性炎症活动期,如活动性溃疡性结肠炎患者;高热、衰弱、严重腹痛、低血压患者;肠道准备不良、不配合者。

(二)术前准备

1. **评估病情**　所有符合适应证的患者术前需完善血常规、生化、凝血功能、心电图检查,必要时完善动态心电图、超声心动图、肺功能检查等,排除严重心肺及肝肾功能障碍等禁忌证,了解患者的过敏史,患者术前必须行凝血功能检查,如异常应予以纠正后再行治疗。对服用抗凝血药的患者,酌情停药 5~7 天,必要时请相关学科协助处理,原发病高危风险患者需经专科医师评估酌情停药并参考相关指南。术前应充分行肠道准备。充分的肠道准备可确保术野清晰,而且一旦发生穿孔,也可降低腹腔感染的概率。

2. **知情同意**　向患者及家属详细讲述内镜切除治疗的相关事项,签署知情同意书。内镜医师应让患者及家属了解内镜治疗的原因、治疗的方法及治疗时可能面临的风险。应告知患者,医师会尽职尽责、全心全意地进行检查和治疗,患者在检查和治疗过程中以及检查或治疗后可能发生下列并发症和事先可能难以预料的情况,甚至生命危险,如麻醉意外、下颌关节脱位、黏膜损伤与感染、术中或术后出血(必要时可能需手术干预)、消化道穿孔(必要时可能需手术干预)、病灶切除不完全或基底部有恶变(必要时需进一步行根治性手术等治疗)、术中及术后会发生心、肺、肝、肾等重要脏器损害、心搏骤停等意外,以及其他难以预料的情况。患者及患者家属对上述 ESD 治疗过程中可能出现的并发症或难以预料的危险情况表示完全理解后,内镜医师方可进行 ESD 治疗。

(三)操作方法

ESD 具体操作方法

(1)确定病变范围、性质和浸润深度:通常采用内镜下黏膜染色技术加放大内镜观察腺管开口类型,有条件的医院可以采用窄带成像(narrow band imaging,NBI)加放大内镜的方法,初步判断是否为肿瘤上皮及肿瘤的浸润深度。为了预防发生结直肠穿孔时肠内容物漏至肠管外腹腔内,应在施行 ESD 之前吸尽肠腔内多余的肠液,同时改变患者体位,促使肠液向病变相反方向流动。这种体位变换方法对于利用病变重力进行的 ESD 而言也极为有益。

(2)标记:在明确了病变范围、性质和浸润深度,确定可以进行 ESD 治疗时,由于大肠病变一般边界较为清晰,可直接应用高频切开刀距病灶边缘约 0.5cm 处进行一圈电凝标记,必要时在 NBI 或普通靛洋红染色技术的辅助指引下,明确标记范围。对于直肠中上段以上的病变,为防止标记时导致损伤,可采用 APC 进行标记,或病变与正常黏膜界线清楚时,亦可不做标记(图 7-6-16)。

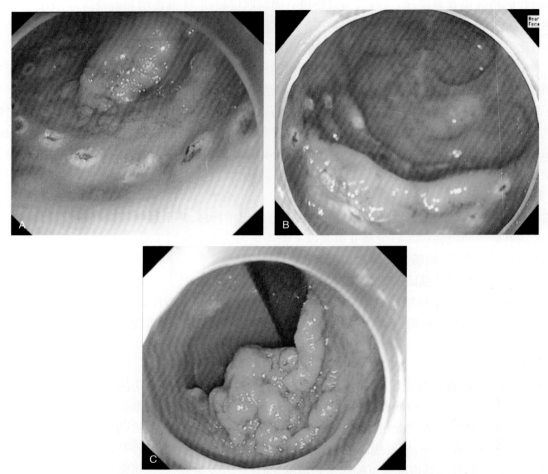

图 7-6-16　电凝标记病变(病变与正常黏膜界线清楚时,亦可不做标记)
A. 电凝标记病变(病例 1);B. 电凝标记病变(病例 2);C. 病变与正常黏膜界线清楚,不做标记(病例 3)。

(3)黏膜下注射:由于大肠壁比胃壁薄而柔软,因此,ESD 穿孔风险较高,不易安全实施 ESD 剥离,但可通过局部注射抬举病变在一定程度上降低风险。目前临床可供黏膜下注射的液体有生理盐水、甘油果糖、透明质酸等。注射液中加入少量靛洋红和肾上腺素可以显著提高注射效果及作用,其中靛洋红可使黏膜下注射的区域更清晰,使黏膜下层和肌层很好地分离;而肾上腺素可以收缩小血管,减少术中出血(图 7-6-17)。

(4)切开病变周围黏膜:顺利预切开病变周围黏膜是 ESD 治疗成功的关键步骤。在大肠病变时,由于正常黏膜与病变黏膜厚度不同,进行局部黏膜下注射后,病变与正常黏膜的分界更加清晰。充分完成局部注射后,准备切开前再次确认所选择的切开线是否有利于下一步的内镜操作。一般切开线选择由口侧开始,顺时针方向沿标记点外侧缘使用高频切开刀或设定切开刀尖端 1~2mm,完全接触黏膜状态下切开。切开中应注意保证看见切开刀尖端处于安全状态下进行操作。通常状况下,一般不对黏膜做整圈切开,而是切开至可以一气呵成的剥离范围,完成这一范围病变的剥离后再逐次切开黏膜进行剥离。特别是治疗

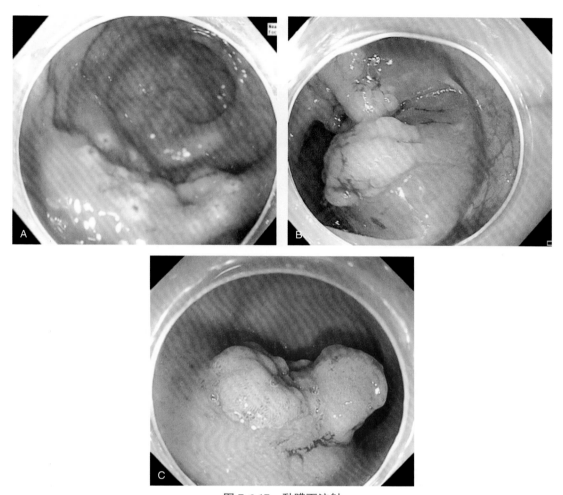

图 7-6-17　黏膜下注射
A. 病例 1;B. 病例 2;C. 病例 3。

时间较长的大型病变和伴有瘢痕病变时,如一周切开后即使追加黏膜下局部注射,注射液仍会自切开的创口漏出,无法形成隆起,不能确保手术安全。因此,第 1 阶段不可做一周切开。切开过程一旦发生出血,冲洗创面明确出血点后,用切开刀直接电凝出血点,或应用热活检钳钳夹出血点电凝止血(图 7-6-18)。

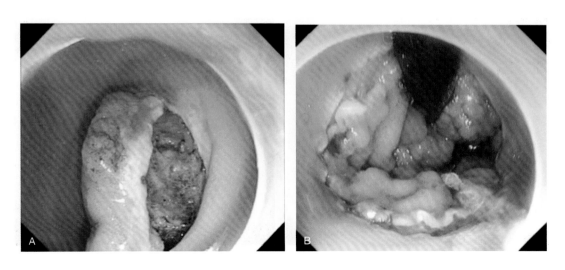

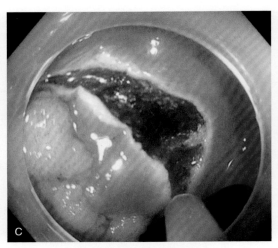

图 7-6-18　病变边缘切开
A. 病例 1；B. 病例 2；C. 病例 3。

(5) 剥离：可以根据病变不同部位和术者操作习惯,选择应用 Hook 刀、Dual 刀或黏膜切开刀等刀具沿黏膜下层剥离病变(图 7-6-19)。开始剥离时,应把剥离刀贴于切开边缘内侧(肿瘤侧),反复小幅度地进行剥离。完成一定范围的剥离后,再逐次切开黏膜进行剥离。进一步进行剥离时,内镜尖端透明帽可以整个伸入黏膜下层形成的空间,这样不仅可以保证黏膜下层良好的视野,同时还能适度牵动、推拉黏膜下层的纤维,使之易于剥离。对于治疗时间较长的病变,剥离过程中需反复黏膜下注射,始终保持剥离层次在黏膜下层。在完成一定程度剥离时,可通过变换体位来利用重力剥离并卷起肿瘤,以便于进一步剥离(图7-6-20)。剥离中可以通过拉镜或旋镜沿病变基底切线方向进行剥离。对于皱襞及弯曲部的病变及大型病变,可以利用透明帽和体位变换进行剥离。对于病变不能充分显露时,可采用牙线辅助牵引,使病变充分显露,内镜下直视化操作,可降低出血、穿孔发生率,提高剥离效率。对于低位直肠病变,往往需要采用胃镜或肠镜倒镜进行剥离。

剥离过程中必须有意识地预防出血。对于较小的黏膜下血管,可应用切开刀直接电凝止血；而对于较粗的血管,可用热活检钳钳夹后电凝血管。黏膜剥离过程中一旦发生出血,应用生理盐水冲洗创面,明确出血点后应用切开刀直接电凝止血或热活检钳钳夹出血点电凝止血,如上述方法不能成功止血,亦可以采用金属止血夹夹闭出血点,但此方法往往影响后续的黏膜下剥离操作,故较少应用。

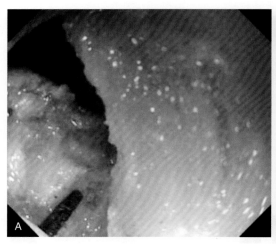
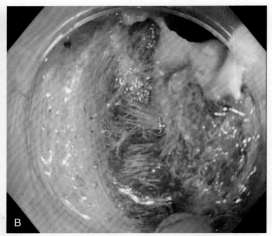

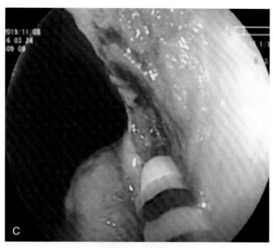

图 7-6-19 逐步剥离病变
A. 病例 1；B. 病例 2；C. 病例 3。

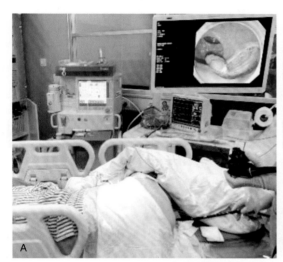

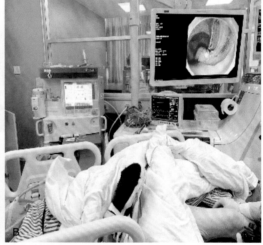

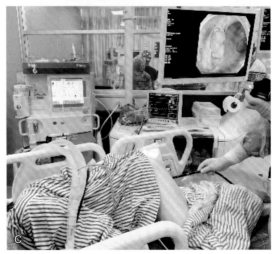

图 7-6-20 体位变换在剥离中的应用
A. 左侧卧位；B. 仰卧位；C. 右侧卧位。

术中一旦发生穿孔,可应用金属止血夹自穿孔两侧向中央缝合裂口后继续剥离病变,或应用金属夹联合尼龙绳荷包缝合裂口;也可先将病变剥离再缝合裂口。由于 ESD 操作时间较长,消化道内积聚大量气体,气压较高,有时较小的肌层裂伤也会造成穿孔。因此,ESD 过程中必须时刻注意抽吸消化道内气体。

(6)创面处理:病变剥离后创面及创缘经常可见裸露的小血管或在剥离过程中未能彻底处理的出血点,可应用切开刀、热活检钳或 APC 进行电凝,以预防术后出血。必要时应用止血夹夹闭血管,预防迟发性出血。对于局部剥离较深、肌层有裂隙者,金属夹缝合裂隙当属必要。对于较大创面,笔者常规留置引流管减压引流处理,如直乙结肠病变创面附近可留置肛管减压引流,对于靠近右半结肠、升结肠处病变,可留置鼻胆管越过创面减压引流,从一定程度上降低了局部肠腔压力,大大降低术后迟发性穿孔及出血的发生率(图 7-6-21~图 7-6-24)。

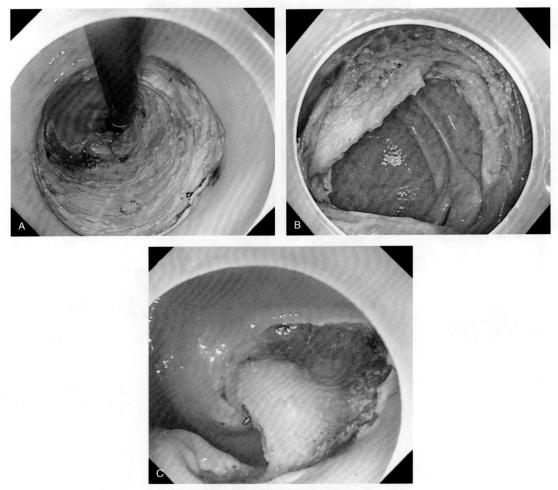

图 7-6-21　创面烧灼止血处理
A.病例 1;B.病例 2;C.病例 3。

(7)切除标本的组织学处理:为提高病理学诊断的准确性,在将标本浸泡于 4% 甲醛液前须展平,并用细针固定标本的四周(黏膜的下层面紧贴于固定板上),测量病变大小。以 2mm 间隔连续平行切片,然后对完整切除的标本进行详尽的病理学检查,确定其浸润深度、病变基底和切缘有无肿瘤累及,有否淋巴管、血管浸润等,根据病理诊断结果判断是否需追加外科手术(图 7-6-25)。

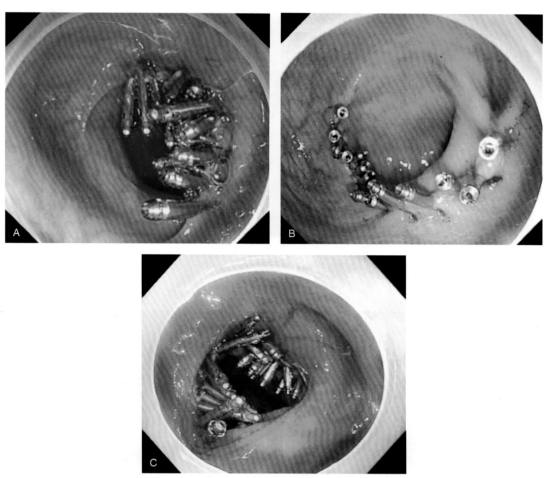

图 7-6-22　创面金属夹夹闭处理
A. 病例 1；B. 病例 2；C. 病例 3。

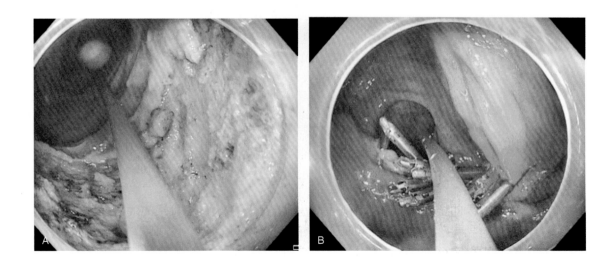

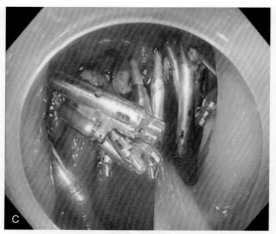

图 7-6-23　创面留置鼻胆管减压引流处理
A. 病例 1 ;B. 病例 2 ;C. 病例 3。

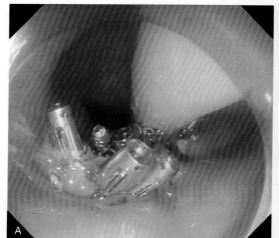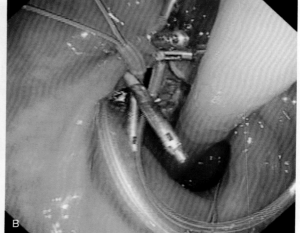

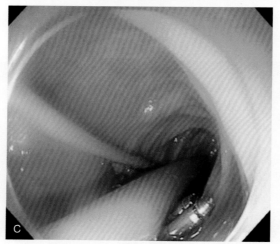

图 7-6-24　创面留置肛管减压引流处理
A. 病例 1 ;B. 病例 2 ;C. 病例 3。

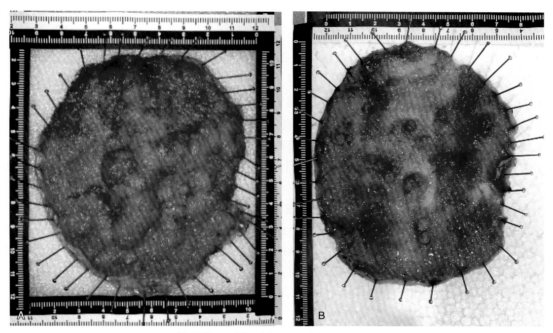

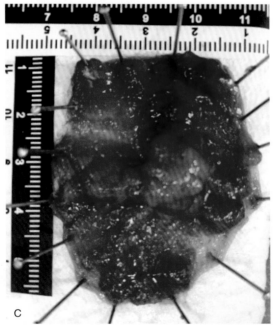

图 7-6-25　标本固定送病理学检查
A. 病例 1；B. 病例 2；C. 病例 3。

（8）术后处理：术后第 1 天禁食；密切观察血压、脉搏、呼吸等生命体征的变化,进行必要的实验室检查,如临床表现及相关检查无异常,术后第 2 天进食流质或软食。术后用药:对于术前评估切除范围大、操作时间长、肠道准备差、穿孔风险高者,可以考虑预防性使用抗生素,选用第二代或三代头孢菌素,可加用硝基咪唑类药物。术后用药总时间一般不超过 72 小时,但可酌情延长。评估认为出血风险较大者,可酌情使用止血药。

术后根据病理类型决定进一步治疗方案,如是否有癌变。如果证实有癌变,必须详细了解其癌变部位、浸润深度、分化程度、切缘是否有累及等情况,以便决定进一步治疗方案。对于未有癌变,内镜下完整切除、切缘无累及者,应定期进行内镜检查,并严格随访;而对于分化差及有血管、淋巴管浸润等情况的患者,应追加根治性手术。

（四）常见并发症的处理

1. **穿孔**　术中穿孔多能即刻发现,而操作结束后腹部 X 线片发现膈下游离气体、CT 发现腹腔游离气体或查体见明显广泛腹膜刺激征等,应考虑为术后穿孔。复杂 ESD 是穿孔的高危因素,LST 病变、肿瘤较大和病变纤维化是 ESD 穿孔的危险因素,操作过程中注意抽吸肠道内的气体,可能有利于预防穿孔发生。国内外均有研究报道,在施行结直肠 ESD 时灌注二氧化碳替代通常的空气送气,由于二氧化碳比普通空气更易于被肠管吸收,故而能减轻 ESD 术中和术后患者的腹胀感,而且能将发生穿孔所致的气腹及纵隔气肿抑制在最低限度。但严禁用于慢性阻塞性肺疾病患者及重度心功能不全患者。

（1）术中穿孔:结直肠穿孔时肠管内容物漏入腹腔内,引发严重腹膜炎的危险性极高,一旦发生结直肠穿孔,必须迅速处理。由于初始的穿孔大多仅为小穿孔,此时不要盲目急于切除病灶,应首先选择金属夹夹闭穿孔部位,腹腔穿刺排气,不需要紧急转至外科手术治疗,可考虑先行保守治疗并严密观察病情。此时应注意的是,为了不影响之后施行的 ESD,可先行一定程度的剥离,而后再行夹闭缝缝处理。由于术前进行过肠道准备,内镜治疗中发生的穿孔一般较小,穿孔所致的腹痛往往较轻,也较局限;术中穿孔能及时发现,应用止血夹也能夹闭缝合穿孔;对于穿孔部位较大,单独使用金属夹完全缝缝过于费时,内镜下荷包缝合术是一种能在短时间内缝合、夹闭创面的有效措施。结合术后禁食、静脉使用抗生素,保守治疗一般均能成功。应该指出,术后出现的腹部局限性压痛和腹腔游离气体不是外科手术指征,随访观察中只要全身一般状况较好、生命体征平稳、腹痛程度无加剧、腹痛范围无扩大、腹肌无紧张,可以继续随访观察腹部体征,必要时再次内镜下评估处理。一旦气腹加重,出现严重的腹胀和腹膜炎体征,应及时外科手术,以免延误治疗时机。

内镜下荷包缝合术是一种能在短时间内缝合、夹闭创面的有效措施。手术器械使用双通道内镜、尼龙绳和金属夹。使尼龙绳稍稍露出内镜一钳道口,另一钳道口从溃疡面对准口侧的正常黏膜进行,用金属夹夹住尼龙绳的一边,对肛侧的正常黏膜也同样进行。对用金属夹固定着的尼龙绳行荷包状缝合,拉拢口侧和肛侧的正常黏膜,闭锁溃疡面。而后继续对边缘部位追加金属夹即可完全缝缝。溃疡面较大时,可在 2 处行荷包缝合,使溃疡面进一步缩小后再用金属夹完整缝缝。固定尼龙绳的位置一般距离创面边缘 5~10mm 为宜。若距离过远,缝合则不充分(图 7-6-26~ 图 7-6-28)。

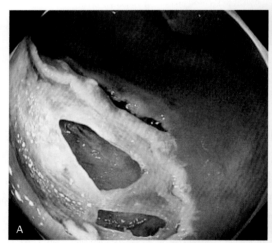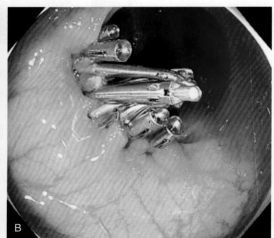

图 7-6-26　穿孔金属夹缝合
A. 穿孔创面;B. 金属夹夹闭穿孔。

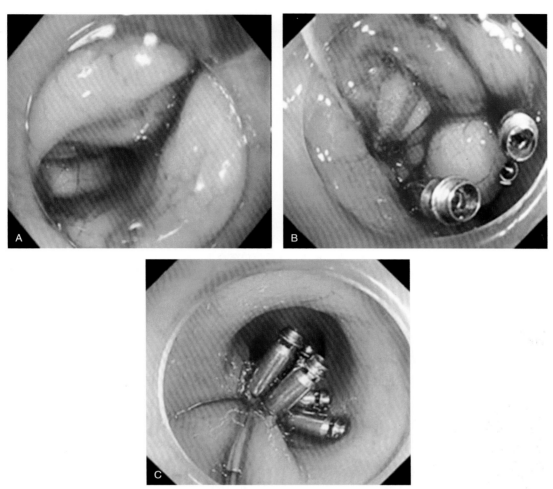

图 7-6-27 穿孔荷包缝合 1
A. 穿孔创面;B. 金属夹联合尼龙绳荷包缝合;C. 缝合创面。

同时,对于胃、肠道穿孔,笔者中心在内镜缝合技术上,除了应用金属夹夹闭、尼龙绳联合金属夹缝合,还应用新型的镍钛记忆合金闭合器械(over the scope clip,OTSC)及内镜缝合锁边系统缝合穿孔创面,均可达到较好效果。

OTSC:将 OTSC 装置预先安装在内镜的前端,透明帽对准病灶,利用配套的双臂钳抓取创面旁的黏膜,给予充分的负压吸引后将创面连同周围的组织一起吸入透明帽内,通过旋转扳机系统释放 OTSC,OTSC 在脱离套帽后可以迅速恢复原对合状态,从而闭合创面(图 7-6-29)。

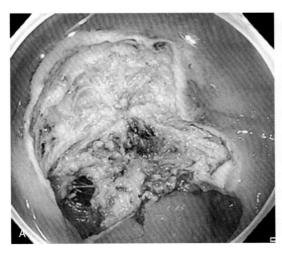
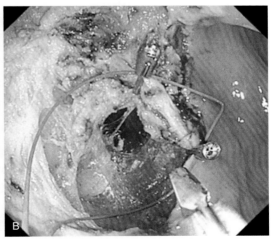

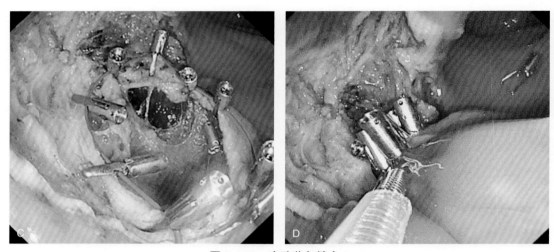

图 7-6-28 穿孔荷包缝合 2
A. 局部穿孔创面；B. 金属夹联合尼龙绳荷包缝合；C. 金属夹联合尼龙绳荷包缝合；D. 穿孔创面荷包缝合。

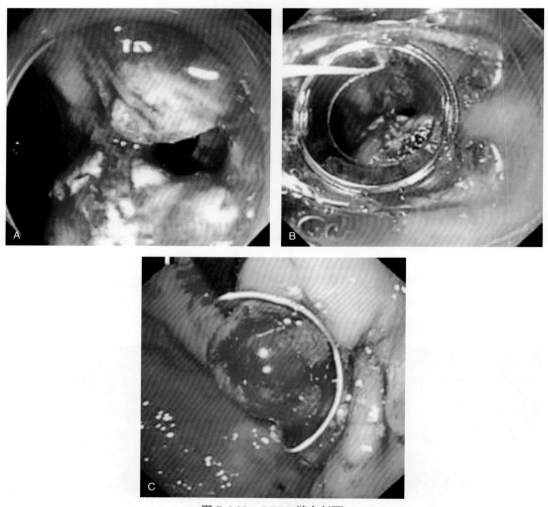

图 7-6-29 OTSC 缝合创面
A. 穿孔创面；B. OTSC 释放过程；C. OTSC 缝合创面。

　　内镜缝合锁边系统：OverStitch 系统使用时安装在双钳道内镜上，由外接的手柄控制针帽的活动，双钳道上的旋钮分别控制组织螺旋钩及固定交换臂，术者通过固定交换臂不间断地拆装针帽至持针器上，达到类似外科缝合的效果（图 7-6-30）。

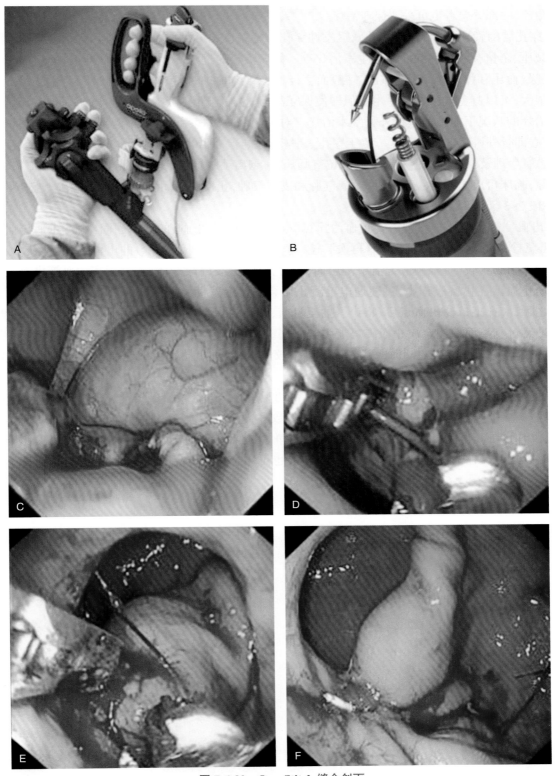

图 7-6-30　OverStitch 缝合创面

A、B. OverStitch 系统；C. 穿孔创面；D、E. OverStitch 缝合过程；F. OverStitch 缝合创面。

（2）迟发性穿孔：据文献报道，施行 ESD 引发的迟发性穿孔一般发生在 3 天之内，患者自诉腹胀、腹痛和腹部不适感。多见于以下情况：①肿瘤剥离后的溃疡底较深，能观察到肌层存在裂痕或创面菲薄；②剥离标本上附有肌层；③剥离病变时的通电时间较长。术中一旦发现上述情况，可用金属夹预防性夹闭创面或采用上述荷包缝合术进行创面闭锁，以预防施行 ESD 引发的迟发性穿孔。大多数迟发性穿孔病例需进行外科治疗，一部分患者也可采取保守治疗。

（3）穿孔后的管理：对于术中穿孔及迟发性穿孔的患者首先可以采取保守治疗，予卧床休息、禁食、肠道引流减压、全量补液及静脉使用抗生素治疗等。保守治疗的过程中，需密切观察患者的生命体征（包括脉搏、呼吸、血压和体温等）、腹部体征，一般而言，经过 24 小时的观察，病情没有加重，则保守治疗成功的可能性很大，可以避免外科修补手术。但即使保守治疗，也应与外科医师紧密合作，确保一旦出现不能继续保守治疗的状况下能及时进行外科手术治疗。对于经保守治疗无效，腹部体征加重或生命体征不稳的患者，应立即行外科手术修补穿孔。鉴于穿孔一般较小，结合穿孔的部位，手术可首先考虑腹腔镜手术，以减少对患者生理及心理上的创伤。对于低位直肠病变，剥离至肌层或更深时，肠腔内高压力的气体进入后腹膜间隙，临床可以出现后腹膜气肿、阴囊气肿和皮下气肿，止血夹夹闭创面后经保守治疗气肿可以很快消退（一般 2~3 天）。

2. **出血**　术中出血指术中需要止血治疗（如电凝或止血夹止血）的局部创面出血；术后出血指术后 2 周内需急诊留观、住院或干预处理（再次肠镜、血管造影栓塞或外科手术）的出血，多发生在术后 48 小时内。因大肠肠壁较薄，术中应分清解剖层面，细心操作，必要时改变体位，发现较大血管出血时及时电凝或夹闭止血。在止血过程中，过度通电电凝止血会导致迟发性穿孔，非常危险。因此，使用止血钳通电凝固之际，应在把持住出血点后，将钳子抽至身前，一边考虑到对肌层的热损伤降低至最小限度，一边通电。虽然对剥离面使用金属止血夹可能引起肌层破裂，但使用金属止血夹的过程中由于负压吸引，夹闭组织往往较多，所以当发生出血，尤其是出血量较多时，使用金属止血夹止血仍然是积极、有效、安全的止血方法。

术后当天应禁食、输液、静脉滴注止血药，并密切观察腹部体征及排便情况。如出现便血，量较少时，可密切观察，继续上述保守治疗；如便血量较多，次数多，色鲜红，则需及时行肠镜检查；如发现有活动性渗血，应及时止血。止血前先将肠腔及创面冲洗干净，用热活检钳电凝止血。电凝过程中，夹住出血点后应将组织稍微上提，防止灼伤正常肠壁，导致穿孔，也可用金属钛夹夹闭出血部位，必要时配合尼龙绳套扎，均能成功止血（图 7-6-31~ 图 7-6-33）。

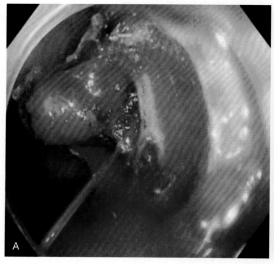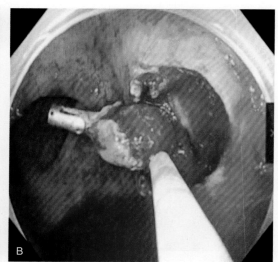

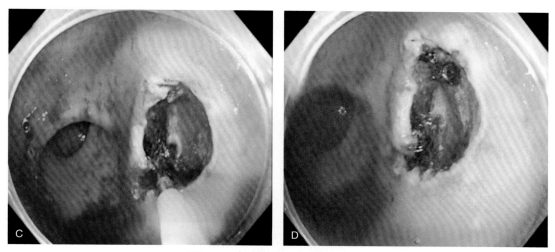

图 7-6-31　术中出血电凝止血治疗
A. 术中创面出血;B. 切除病灶,显露创面;C. 电凝止血;D. 止血后创面。

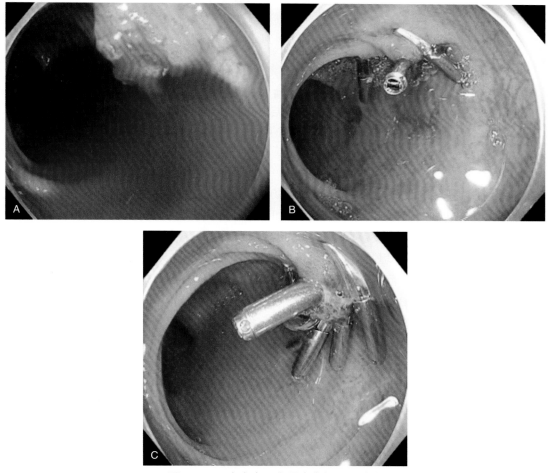

图 7-6-32　术中出血金属夹夹闭止血治疗
A. 术中创面出血;B. 金属夹逐步夹闭止血;C. 止血后创面。

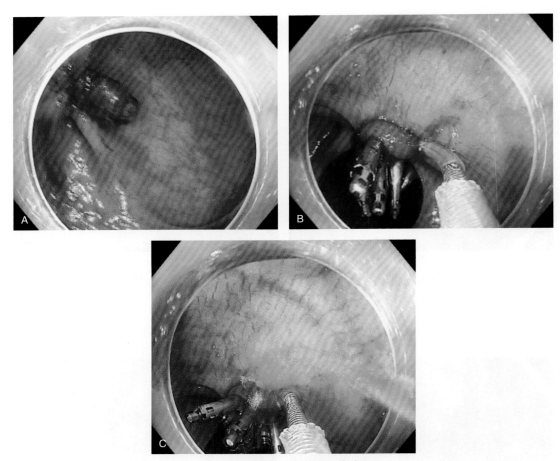

图 7-6-33 术后出血止血治疗
A. 术后创面出血;B. 金属夹联合尼龙绳套扎止血;C. 止血后创面。

3. 电凝综合征 多见于大肠内镜术后患者,因肠壁较薄,术中即使未见明显穿孔,但切除层次达到固有肌层,同时存在术中止血,电凝时间过长,术者未加注意,未行合理的预防修补措施等情况下,术后可发生部分肌束烫伤、迟发性坏死,甚至小穿孔,患者常出现腹痛、腹胀,甚至腹膜炎体征,伴发热等迟发性穿孔症状。高血压、病变较大、形态平坦是电凝综合征的独立危险因素,但一般并无影像学阳性表现。该类患者即使有部分肠壁穿孔,但一般范围较小,肌层收缩后穿孔处可以得到封闭,一般经禁食、胃肠减压、抗生素使用,辅以芒硝腹部外敷,经 3~5 天,均能缓解,一般不需要手术修补。

4. 术后狭窄 内镜术后狭窄多见于食管病变术后,结直肠病变发生狭窄的可能性较低。一般在术后 1 个月发生,主要发生在病变范围较广、累及范围大于 1/2 肠周的患者。狭窄患者出现的主诉多不典型,一般以便秘、腹痛为主,多数患者在使用导泻剂后症状可以缓解。部分术后较短时间内发生的狭窄可能是由于黏膜充血水肿尚未消除,或者黏膜修复仍未完成引起,若患者症状较轻,可以继续观察 1~2 个月,狭窄能自行缓解。部分狭窄是由于损伤部分肌层引起,多出现在病变范围较大、切除程度较深的患者中,此类狭窄是由于瘢痕组织形成引起,需要球囊扩张治疗。需要警惕的是,术后复发也是狭窄可能因素,在行二次肠镜检查时要注意观察,必要时取活检以明确诊断(图 7-6-34)。

与上消化道相比,结直肠肠壁更薄,肠腔存在弯曲部,操作空间小,内镜治疗尤其是 ESD 难度更高,手术时间更长,并发症发生率更高,对操作者的技术要求较高。因此对于结直肠巨大平坦病变,目前仍多主张有丰富内镜治疗经验和较高内镜治疗技巧的医师可以尝试采用 ESD 方法切除病变。

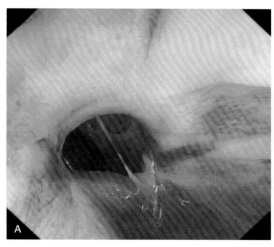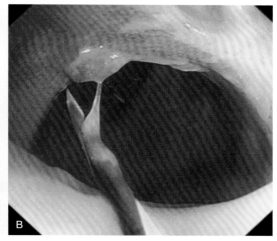

图 7-6-34　术后狭窄扩张治疗
A. 直肠（距肛门 6cm 处）环周黏膜病变 ESD 术后，距肛门 6cm 处，可见狭窄环，内镜通过阻力大；
B. 狭窄处予以球囊扩张治疗后，狭窄改善。

（钟芸诗　贺东黎　姚礼庆）

第七节　直肠肿瘤侧方淋巴结清扫术相关并发症

中低位直肠癌侧方淋巴结转移率为 15%~25%，侧方淋巴结清扫术已经被证实能有效降低中低位直肠癌侧方型复发的发生。低位（腹膜反折下）、局部 T_3~T_4、低分化癌等为直肠癌侧方淋巴结清扫术的适应证。但侧方区域内血管变异较大，转移淋巴结与其相互关系紧密复杂，导致侧方清扫术难度高，创伤较大，手术并发症也较多。尽管诸多研究显示，腹腔镜、机器人等微创手术方式可以降低侧方淋巴结清扫术术后并发症的发生，保留盆丛神经可以显著降低术后泌尿生殖功能障碍发生率，但根据目前文献统计，直肠癌侧方淋巴结清扫术相关并发症发生率依然有 7%~41%，其中严重并发症（major complication，Clavin-Dindo 分级 ≥3）发生率为 3.3%~22%。因此，了解侧方淋巴结清扫术术后并发症的发生机制及防治原则对于减少术后并发症的发生和及时有效管理并发症至关重要。本节将围绕侧方淋巴结清扫术相关常见并发症的发生机制及其防治原则进行阐述。

一、排尿功能障碍

1. **定义**　既往文献对于术后排尿功能障碍的定义不够统一，常常混淆排尿功能障碍（urinary dysfunction）和尿潴留（urinary retention）。目前衡量术后排尿功能障碍的最常用方法是术后膀胱残余尿量（图 7-7-1），通常于术后 3~5 天拔除尿管后进行检查。排尿功能障碍通常指膀胱残余尿量 ≥50ml（部分研究为 ≥100ml 或 ≥150ml），或拔除尿管后患者不能自行排尿需要再次安插尿管的情况。而尿潴留特指患者拔除尿管后无法自行排尿且需要再次安插尿管的情况，患者术后残余尿量大多 ≥500ml。

2. **发生机制**　膀胱壁的感觉神经和支配膀胱平滑肌的运动神经元多汇聚于下腹下丛（inferior hypogastric plexus），即盆丛（pelvic plexus）。术中盆丛的切除或损伤是患者术后发生泌尿功能障碍的主要原因之一。20 世纪 80 年代以前，日本联合盆丛神经切除的扩大侧方淋巴结清扫术（extended lymphadenectomy）所导致的术后泌尿功能障碍发生率为 30%~70%，包括膀胱感觉和排尿功能的丧失。而

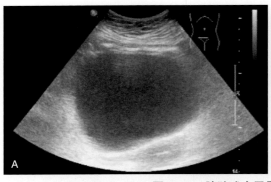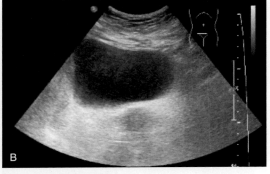

图 7-7-1 膀胱残余尿量检测（膀胱查见残余尿）
A. 排尿前；B. 排尿后。

随着保留自主神经的术式的广泛开展，术后膀胱功能障碍发生率也显著下降。但根据日本 JCOG 数据及笔者前瞻性队列研究显示，按照残余尿量 ≥50ml 衡量，依然有 50% 患者会发生术后排尿功能障碍。而无法自行排尿或需要再次安插尿管的情况并不多见，为 2.2%~7.8%。除了下腹下丛损伤的影响，对膀胱血供的切断也可能是影响术后膀胱功能恢复的因素。有研究报道，双侧膀胱下动脉切除后膀胱功能障碍发生率要显著高于单侧膀胱下动脉切除。而 JCOG 研究也显示术中出血 ≥500ml 是术后泌尿功能障碍的独立危险因素，提示止血过程中可能损伤下腹下丛或过多结扎膀胱下血管。此外，有 2.4%~4.5% 患者术后出现短暂性尿失禁。

3. **防治原则** ①在清扫髂内血管远端淋巴结时，应尽可能优先显露膀胱腹下筋膜（vesicohypogastric fascia，或称盆脏筋膜，visceral pelvic fascia）及输尿管腹下筋膜（ureterohypogastric fascia），在两层筋膜平面的指引下确定髂内血管内脏支血管周围清扫的远端边界，避免偏外导致残留淋巴结、偏内导致下腹下丛损伤；②处理髂内血管远端分支时应仔细操作，以减少意外出血，以及继而发生的神经损伤的概率；③应尽可能保护下腹下丛，若一侧下腹下丛因受累需要切除时，应尽量保留对侧神经及膀胱上、下动脉；④双侧侧方淋巴结清扫时，在不影响侧方清扫彻底性的同时应尽可能保留一侧膀胱上、下动脉，以维持膀胱的良好血供；⑤术后一般 3~5 天拔除尿管，应及时行膀胱残余尿量检测。当患者膀胱残余尿量 ≥50ml 时，若患者可以自行排尿，无明显腹胀等不适，可不予特殊处理，也可热敷或针灸治疗，可能帮助部分患者自行排尿。若膀胱残余尿量 ≥150ml 或自行排尿困难，需要再次留置尿管，2~3 周后再拔除并再次复查膀胱残余尿量。绝大多数患者可以在术后 1 个月内拔除尿管自行排尿。对于切除了下腹下丛或双侧膀胱动脉的患者，可考虑延长首次尿管留置时间。拔除尿管前，间断夹闭尿管，观察患者是否有排尿感觉。对于高龄及术前接受过新辅助放化疗的患者，术前应行膀胱残余尿量检查评估膀胱排尿功能。对合并前列腺增生患者，术后应给予坦洛新等药物治疗。患者出院后应当使用国际前列腺症状评分（IPSS）等量表对患者泌尿功能进行密切随访和评价，若发现问题，应及时干预处理。

二、性功能障碍

1. **定义** 目前对于直肠癌侧方淋巴结清扫术后的性功能障碍（sexual dysfunction）的研究主要集中于男性患者，指术前勃起及射精功能正常，而术后发生不同程度的勃起和 / 或射精功能障碍的临床综合征。目前对男性性功能评价多采用国际勃起功能指数问卷表 -5（international index of erectile function-5，IIEF-5），根据得分不同，将性功能障碍分为五个维度：重度（1~7 分），中度（8~11 分），轻中度（12~16 分），轻度（17~21 分），无（22~25 分）。

2. **发生机制** 与泌尿功能相似，男性勃起及射精功能也依靠下腹下丛的副交感神经支配。既往研究表明，术中盆丛的损伤程度与术后性功能恢复密切相关。盆丛切除后有 80%~100% 的患者会发生性功能障碍。在保留盆丛的手术开展后,性功能障碍发生率大大降低,但依然有 13%~37% 的勃起功能障碍及 33%~47% 的射精功能障碍发生率。《临床肿瘤学杂志》(*Journal of Clinical Oncology*,JCOG)研究证明,侧方淋巴结清扫并不会显著增加术后男性性功能障碍发生率,而年龄,即术前性功能水平是术后性功能障碍的危险因素。侧方淋巴结清扫术术中切除髂内血管内脏分支后,是否会因阴茎海绵体血供减弱而影响性功能,暂时还没有定论。有研究显示,术前放疗是影响直肠癌术后女性患者性功能的危险因素。但目前关于侧方淋巴结清扫对女性性功能影响的研究较少,可能是因为对女性性功能的评价较为困难,缺乏统一的评价标准。

3. **防治原则**　为有效评估手术对患者性功能的影响,所有患者术前均应评估性功能。术后每隔 3 个月应评估一次。术中应尽量保护盆丛,特别是在行双侧侧方淋巴结清扫时。对术后 1 年仍存在性功能障碍的男性患者,可给予西地那非治疗。研究显示,应用西地那非后 70% 男性患者的性功能得以改善,但对于盆丛部分或全部切除,没有晨勃现象的患者,疗效有限。

三、淋巴囊肿 / 血清肿

1. **定义**　淋巴囊肿 / 血清肿(lymphatic cyst/seroma)指侧方淋巴结清扫术术后侧方间隙出现以淋巴液为主的囊实性包块(图 7-7-2A)。多发生于侧方引流管拔除以后。

2. **发生机制**　有研究显示,发生淋巴囊肿组检获的侧方淋巴结显著多于无淋巴囊肿组,提示淋巴囊肿的发生与术中淋巴管的创伤有关。此外,淋巴囊肿的发生也与术后留下的巨大死腔,术前放化疗,是否关闭盆腹膜,以及是否建立闭孔与 TME 术野之间的通道、高龄及高 BMI 相关。既往文献报道,侧方淋巴结清扫术后淋巴囊肿的发生率为 4%~30.6%,其中约 70% 患者无明显症状。部分患者会出现严重的下肢麻木、疼痛等症状。出现症状的程度主要与淋巴囊肿积液的体积及囊腔张力有关。有研究显示,有症状的淋巴囊肿体积明显大于无症状的囊肿体积(77.3ml vs. 12.2ml),中位诊断时间为术后 95 天,诊断手段主要依靠 CT,表现为盆侧壁新发的、光滑薄壁的囊实性结构,无明显间隔。平扫相 CT 值多低于 10,是鉴别侧方血肿、囊肿的重要手段。

3. **防治原则**　术中对侧方手术创面充分烧灼止血非常重要,包括使用双极电凝、血管夹等设备及器材。术中应在侧方间隙最远端连通 TME 术野,并安置引流管。关闭侧盆壁腹膜可能是导致淋巴囊肿的高危因素,但该措施可降低小肠坠入闭孔的概率,对于关闭盆壁腹膜的利弊目前尚无相关研究。对于无症状患者,可不予特殊处理,多数会自行吸收。对合并下肢麻木、疼痛、下肢静脉血栓患者,在 CT 或超声引导下穿刺引流,可迅速改善症状,引流管留置通常 2~4 周,多数患者安置引流后囊液可以充分引流和吸收(图 7-7-2B)。囊肿压迫输尿管导致的输尿管扩张和肾盂积水多数可以在穿刺引流后缓解,若压迫持续存在,应及时行输尿管支架置入术(图 7-7-3)。若穿刺引流失败或效果不好,可行腹腔镜下囊肿开窗引流术。

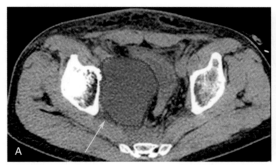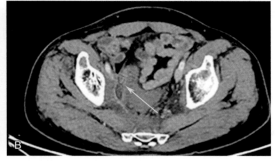

图 7-7-2　淋巴囊肿
A. 穿刺引流前,患者剧烈疼痛;B. 穿刺引流后。

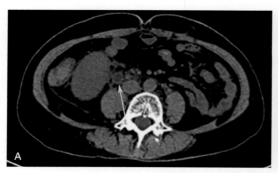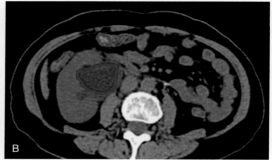

图 7-7-3　淋巴囊肿压迫输尿管引起并发症
A. 输尿管扩张；B. 肾盂积水。

四、闭孔神经麻痹

1. **定义**　闭孔神经麻痹（obturator nerve palsy）为闭孔神经受到损伤或压迫而使其所支配的后肢内收肌丧失功能的一种临床综合征。

2. **发生机制**　术中闭孔神经损伤并不多见，发生率为 2%~8%，常见于清扫闭孔淋巴结时能量设备的灼伤或被转移淋巴结累及时切除，抑或见于术后侧方积液压迫及感染刺激。大多数患者症状轻微，或只表现为下肢的麻木或轻微疼痛，症状可以持续数月至一年，大多可以自行恢复。只有极少数患者表现为运动功能障碍。

3. **防治原则**　为避免闭孔神经损伤，清扫闭孔淋巴结时，应沿腰大肌、闭孔内肌筋膜表面清扫至远端，在闭孔出口最容易找到该神经，再由远及近，找到近端神经干，裸化神经。患者术后若出现下肢疼痛、麻木、大腿内收障碍等症状，可给予神经营养药物治疗，并积极排查侧方积液等其他可能合并症。

五、盆侧壁感染

1. **发生机制**　盆侧壁感染（lateral pelvic infection/abscess formation）发生率为 1.1%~3.74%，患者出现下腹及下肢疼痛等症状，少数患者合并发热及脓肿形成。通常与引流不够通畅、术中污染、止血不彻底及抗生素使用不规范等有关。多数患者感染较为局限，脓肿形成时应注意与淋巴囊肿相鉴别。两者均可以表现为下腹盆腔及下肢疼痛和回流障碍，但淋巴囊肿较少合并发热等全身感染症状，可以根据引流液的性质鉴别，且脓肿平扫相 CT 值更高，多为 30 以上（图 7-7-4）。

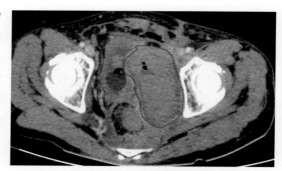

图 7-7-4　侧盆腔脓肿形成

2. **防治原则**　盆侧壁感染多发生于术后 1 个月内，多数患者使用抗生素可以控制，少数患者需要穿刺引流。若侧方腹膜没有关闭，感染播散至盆腔，可以出现腹膜炎体征。可以腹腔镜下行腹腔脓肿冲洗并放置引流管。为减少盆腔感染的发生，围手术期应合理使用抗生素，盆腔侧壁放置引流管充分引流，应常规关闭侧方腹膜。

六、侧盆壁出血

1. **发生机制**　侧方淋巴结清扫术后侧盆壁出血（lateral pelvic/intraluminal bleeding）的发生率为 0.7%~2.8%，主要由于术中血管损伤、创面止血不够彻底或血管夹脱落所致。侧方出血可以从引流管发现，部分患者形成血肿后可有明显的疼痛症状，CT 检查可发现闭孔区域有 CT 值为 55~60 的积液区域。

2. **防治原则**　术中应小心规范使用电刀、超声刀等能量设备,合理使用血管夹。关闭盆侧壁腹膜前应仔细检查手术创面,确保无明显活动性出血。血管夹应当夹持在安全距离。侧方区域应常规放置引流管。侧方出血应根据出血速度决定处理方法,缓慢发生的出血,可用止血药、输血、补液等处理措施。对于较凶险的出血,有条件时应优先考虑急诊行血管介入检查治疗,发现出血部位可根据情况采用覆膜支架、弹簧圈等方法实现止血。不具备条件行介入治疗时,应果断再次手术止血。

七、术中出血

术中出血(intraoperative bleeding)通常来自髂内动、静脉远端,出血量大时,难以控制。笔者提出的筋膜导向预断髂内内脏支的三平面清扫术式可有效预防和控制侧方大出血。一方面,对于选择性单侧侧方淋巴结清扫,常规切除内脏血管分支,不仅可实现更彻底地清扫、联合放疗对侧复发的概率较低,而且简化了手术流程,避免逐次裸化每一根血管带来的更高的出血风险。另一方面,预防术中大出血的措施是沿骶丛神经和梨状肌筋膜表明显露髂内血管远端主干的全长,之后再处理内脏分支的起点,这样可有效降低出血的风险(图7-7-5)。降低出血概率的关键在于优先显露各分离平面,如输尿管腹下筋膜、膀胱腹下筋膜(盆脏筋膜)、壁层盆筋膜(即各肌肉表面筋膜),再处理血管。对于动脉性出血,由于动脉分支通常较靠近头侧,采用合成夹和钛夹常常能及时止血,但应注意出血部位后方有无静脉,不要慌乱中损伤静脉。对静脉表面的小出血,通常是滋养血管出血,不要用能量设备止血,纱布或止血纱压迫通常可有效止血。对于静脉壁损伤导致的大出血,钳夹有困难时,应采用纱布填塞压迫,再从外侧入路沿闭孔内肌及骶丛表面,显露清楚髂内血管主干,甚至控制臀下、阴部内血管后,再对出血部位进行止血。当止血困难或出血凶险或经验不足时,应在纱布填塞压迫止血的情况下,快速中转开腹手术止血,对于严重的出血,常常需要切除髂内血管才能实现止血。对非髂内血管主干的出血,且周围无重要结构时,LigaSure等电凝设备常常可实现有效止血。

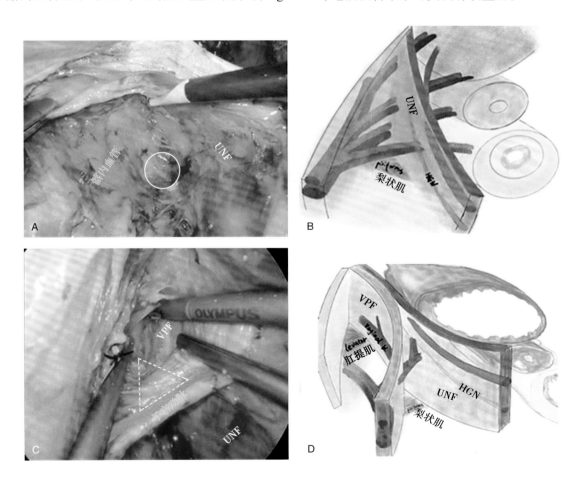

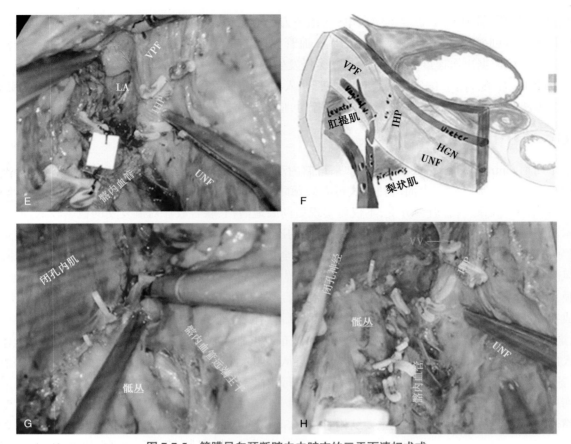

图 7-7-5 筋膜导向预断髂内内脏支的三平面清扫术式

A、B. 分离输尿管腹下筋膜,白圈为梨状肌筋膜;C、D. 分离盆脏筋膜,三角形为内脏血管蒂;E、F. 预先切断内脏血管;G. 沿骶丛分离显露髂内血管主干全长,有利于减少、控制出血;H. 清扫完情况。
HGN. 腹下神经;UNF. 输尿管腹下筋膜;VPF. 盆脏筋膜;IHP. 下腹下丛;LA. 肛提肌;VV. 阴道静脉。

八、臀大肌坏死

臀大肌坏死(gluteus maximus necrosis)发生率极低(约 1%),见于术中大出血和联合臀上动脉切除患者。术中应尽量保留髂内后干即臀上动脉,可有效避免该并发症的发生。若发生臀大肌坏死,应联合多学科诊治,必要时手术干预。

九、区域静脉回流障碍

区域(臀部、会阴区、生殖器官等)静脉回流障碍(venous reflux disorder)常见于髂内静脉主干切除术后。在保证彻底清扫的同时,应尽量保留髂内静脉主干,以减少术后会阴区静脉回流障碍的发生。多数静脉回流障碍可自行缓解。

十、内疝形成

1. **定义** 小肠掉入侧方间隙形成嵌顿,伴或不伴有梗阻及缺血表现的临床综合征。

2. **发生机制** 侧方淋巴结清扫术术后盆侧壁发生内疝嵌顿较为罕见,偶有案例报道,偶见于侧方淋巴结清扫术术后腹膜裂孔未关闭的患者。常于术后 2 个月 ~4 年发生。患者常因出现腹痛、恶心、呕吐等肠梗阻症状而就诊,可以通过 CT 确诊。在保留髂血管主干及内脏支的侧方淋巴结清扫的患者中更为凶险,因小肠会卡压在髂血管间隙导致缺血坏死,需要给予及时外科干预。

3. 防治原则　侧方清扫时应注意保护泌尿生殖筋膜及膀胱腹下筋膜的完整性,清扫完成后应关闭盆壁腹膜裂孔。内疝嵌顿一经确诊,应及时给予外科手术干预,解除梗阻,切除坏死小肠。在保留髂血管的侧方清扫中,可能需要联合髂血管切除,并关闭腹膜裂孔。

十一、输尿管损伤及缺血

输尿管损伤发生率极低,约为1%。清扫时首先显露输尿管,沿输尿管外侧面清扫。若不慎损伤输尿管,应及时行输尿管支架置入术。输尿管缺血偶见于接受大剂量放化疗及手术时同时切除髂内血管内脏分支的患者,缺血通常发生在输尿管近膀胱段。其发生可能与放疗后部分小血管闭塞有关,同时切除内脏分支远端时,不应过度靠近输尿管入膀胱处,以避免损伤膀胱上、下动脉向输尿管的分支。同时分离输尿管时应适当保留输尿管周围的脂肪结缔组织,以更好地保留其血供。输尿管损伤或缺血时可根据情况采用输尿管修补加支架、输尿管膀胱再植、膀胱翻瓣等方法,通常可获得满意重建。当输尿管被肿瘤累及切除过长时(近端位于髂外血管头侧),通常需要行输尿管小肠流出道手术。

(王自强)

第八节　联合脏器切除手术相关并发症

局部进展期结直肠癌(locally advanced colorectal cancer)侵犯的邻近组织器官往往由肿瘤的解剖部位决定。除术后常见并发症外,联合脏器切除的并发症主要涉及受累组织或器官切除手术所致的特殊并发症。本节按照肿瘤可能侵犯的不同组织或器官分别探讨围手术期注意事项及可能出现的典型并发症的防治。

一、联合肝脏切除

结直肠癌联合肝脏切除的常见情况为肝转移灶的同期 R_0 切除。对局限于肝脏一叶的孤立转移灶可考虑联合切除,而全肝广泛转移者不宜手术治疗。肝切除量由肝内胆管系统和转移癌的体积决定。此外,术中射频消融亦是较常用的肝转移治疗手段。由于局部晚期右半结肠癌可直接浸润肝包膜和实质,此时可行联合受侵肝组织的局部切除术。

(一)术前评估

术前应对结直肠癌肝转移患者充分检查并纳入多学科协作组讨论。对于肿瘤原发灶及转移灶的大小、数目、位置和可切除性,可以通过肠镜、腹部 CT、肝 MRI 等检查来评估。判断是否存在肝外转移灶,可以通过胸部 CT、PET/CT 或肿瘤代谢显像等检查。对于局部晚期右半结肠癌浸润肝脏者应尽可能通过术前评估发现,并作出针对性的手术预案。对于术前无法明确判断,术中发现侵及肝脏者,应仔细分离,避免损伤重要血管和胆管,同时注意创面止血和胆管的结扎。

(二)术后并发症及处理

由于肝脏自身血供及功能的特殊性,往往导致术后可能出现创面、胆管系统及肝脏整体功能等多方面问题。联合肝脏切除的术后并发症包括胸腔积液、膈下积液、膈下感染、重度肝功能不全、肝脓肿、胆瘘、吻合口漏、出血、顽固性腹水、血栓形成等。以下就典型并发症处理予以说明。

1. 胸腔积液

(1)病因:胸腔积液为肝脏术后的常见并发症,发生率为17.6%~43%,以右侧胸腔积液最为常见。胸腔积液的发生可能与以下病因有关:低蛋白血症(肝功能不全所致)、膈肌缺陷(肝Ⅶ段、Ⅷ段病变侵犯膈肌而联合切除者)、炎性反应、淋巴引流障碍等。

(2)症状:胸腔积液量较少时一般无症状,或仅有低热、轻微胸闷、胸部呼吸运动受限、体位变动时出现干咳等症状。但当积液量较多时,患者会出现明显的胸闷、气急,甚至危及生命。

(3)治疗:①常规胸腔积液的治疗。对于少量无症状的胸腔积液(后肋膈窦以下),1~2个月可自行吸收,一般无须特殊处理。胸腔积液量较多时采用包括保肝治疗、提高血浆胶体渗透压、利尿和维持水电解质平衡等的综合治疗方案,可适量抽放胸腔积液。胸腔积液的量可通过B超测量,对积液≥3cm且有临床症状的患者,一般需行穿刺引流治疗。②顽固性胸腔积液的治疗。对于极少数的顽固性胸腔积液(病程超3个月)应积极分析病因。若排除低蛋白血症的影响,则须采用特殊治疗方案。对于术后并发膈下积液或肝脓肿形成时产生的顽固性胸腔积液,除进行胸腔穿刺引流改善肺容积外,更应注重原发病的治疗,积极消除膈下及肝内的原发感染灶。

2. 胆瘘

(1)病因:胆瘘是肝部分切除术术后的严重并发症。胆瘘常常继发腹腔感染,严重时可致脓毒血症、肝功能衰竭,甚至死亡。胆瘘发生的主要原因包括肝内外胆管电灼伤、迷走胆管损伤、术中出血量较大、手术时间过长等。此外,肝部分切除术的手术方式及切除范围也会影响胆瘘的发生。

(2)预防及治疗:减少术后胆瘘的发生,关键在于术中的精细操作。肝断面缝扎后,应用干净纱布检查,以便发现胆瘘及时缝扎。术后应密切观察引流及患者病情变化。对于长时间的胆瘘,持续每日引流>100ml者,应行经皮穿刺胆道引流及早期经内镜放置内支架等治疗。对于胆瘘引起严重腹腔感染者,要尽早二次手术以清除感染灶,术后应放置引流管。

3. 肝功能不全与腹水

(1)病因:联合肝脏切除手术的创伤较大、出血量较多、麻醉时间较长,术后容易出现肝功能不全,甚至可以导致顽固性腹水。目前,多数患者表现为术后一过性肝功能不全,术后发生重度肝功能不全的比例并不高。

(2)预防及治疗

1)术前准备:预防肝功能衰竭,关键在于术前对肝功能的准确评估、对手术适应证的严格把握。肝功能评估一般包括如下要点:①血清总胆红素,不超过正常值2倍;②白蛋白,一般≥35g/L;③凝血酶原时间,不超过正常值3秒。此外,术前应加强保肝治疗,注意纠正凝血功能的异常。

2)术中操作:术中应尽量缩短肝门的阻断时间,减轻肝组织的缺血再灌注损伤。此外,应注意术中精细操作,仔细辨识解剖结构,创面确切止血等。

3)术后治疗:术后密切监测肝功能,加强保肝治疗和营养支持治疗,使用广谱抗生素和抑酸药物等对症治疗,一过性肝功能不全一般均可治愈。对于严重肝功能不全及伴发腹水患者,应采取积极的综合治疗和多学科诊疗模式。治疗中注意加强保肝治疗,利尿,纠正水、电解质代谢紊乱,补充蛋白和预防感染等。

4. 出血

(1)病因:肝部分切除术术中出血往往由重要血管损伤、肿瘤巨大或与周围组织器官广泛粘连、肿瘤破裂及凝血功能障碍等所致。

(2)预防及治疗:术中注意充分显露术野,充分游离肝脏。注意轻柔操作,游离肝脏时尽量减少挤压肿瘤。一旦发生血管损伤,应在直视下积极缝扎和修补,不建议用血管钳进行盲目钳夹,以避免破口越夹越大。此外,术中应严密止血,对于重要血管和肝断面的出血点必须仔细缝扎,并确保结扎牢靠、无活动性出血或渗血。

二、联合胰十二指肠切除

局部晚期的右半结肠癌可能侵犯胰腺及十二指肠,此时需考虑行右半结肠切除术联合胰十二指肠切除术。该术式风险极高,必须有明确的适应证时才考虑开展。局部晚期的左半结肠癌可能侵犯胰体尾,可考虑单纯联合胰体尾切除,但更常用的术式是联合脾脏+胰体尾整块切除。右半结肠癌单纯侵犯十二指肠的情况临床上较为少见,需根据具体情况来决策。

(一)术前评估

1. 明确病理诊断,对于淋巴瘤、间质瘤是否需要进行这种大范围的手术需要结合病情讨论,谨慎处理。

2. 准确评估病理分期,既不能进行没有意义的扩大手术,也不能因未行胰十二指肠切除术而导致肿瘤残留。实际工作中,有时因术前评估不足,术中才发现胰腺或十二指肠受侵。此时,因准备不足或技术不足等原因,不能施行胰十二指肠切除术导致肿瘤残留。

3. 若新辅助化疗能有效缩小肿瘤,实现降期,可考虑施行新辅助化疗。

4. 若患者已经发生远处转移,则无必要施行胰十二指肠切除术。

(二)术后并发症及处理

常见并发症包括胰瘘、胆瘘、十二指肠瘘、结肠术后吻合口漏、腹腔感染、出血、胃轻瘫及糖尿病。不同于胰十二指肠区域的原发肿瘤,局部晚期右半结肠癌侵犯胰十二指肠时,胆总管和主胰管一般组织健康,无扩张水肿,因而会降低并发症的发生率,但手术技巧要求更高。此外,术后患者胰腺内外分泌功能明显减弱,须重视血糖调控和胰酶补充。以下就典型并发症及处理予以说明。

1. 胰瘘

(1)诊断:胰十二指肠切除术术后的常见严重并发症为胰瘘,其发生率可为15%~30%。胰瘘若未及时发现并尽早处理,可能导致病情恶化,将引发其他更严重的并发症,最终会导致多器官功能衰竭,甚至死亡。目前诊断主要参考的是2016年国际胰腺外科小组推荐的胰瘘诊断及分级标准(表7-8-1)。

表 7-8-1　2016 年国际胰腺外科小组推荐的胰瘘诊断及分级标准

分级	积液或引流液淀粉酶≥血清正常淀粉酶上限3倍	临床治疗进程改变	器官功能衰竭	胰瘘相关二次手术	胰瘘相关死亡
生化漏(非胰瘘)	是	否	否	否	否
B级胰瘘	是	是	否	否	否
C级胰瘘	是	是	是	是	是

(2)预防

1)术前准备:术前充分评估各脏器功能,改善患者营养状况,控制合并症。此外,注重术前沟通和心理疏导,以减轻患者精神负担,减少精神应激反应的影响。

2)术中操作:术中避免非必要操作,避免过度治疗,选择更熟悉的吻合方式以减少出血和缩短手术时间。对于胰管空肠吻合口,可用带蒂的大网膜包绕,在吻合口周围应放置引流管以便早期发现术后胰瘘。胰腺吻合方式应根据外科医师的经验及胰管直径、胰腺质地来选择。

3)术后康复:条件允许的情况下,术后将患者送入ICU以加强监护及治疗,同时加强营养支持治疗,密切关注病情变化。目前胰十二指肠切除术后加速康复医学的理念在降低患者术后并发症发生率、缩短住院时间、降低住院费用方面逐渐得到肯定。此外,生长抑素能减少胰酶分泌,减轻组织水肿,可用于促进瘘口愈合。

(3)治疗

1)确诊胰瘘后,除给予支持治疗(加强营养、使用生长抑素等)外,应注意通畅引流,避免胰液的腹腔内积聚。必要时,可施行双套管持续冲洗及负压引流,避免引起更严重的并发症。

2)若引流不充分,已形成腹腔感染和积脓,应在积极抗感染治疗的同时,行超声或CT引导下的穿刺引流。若胰瘘发生后,胰周血管被腐蚀导致腹腔或消化道出血,可以选择放射介入治疗或内镜下治疗止血,注意避免胰瘘由 B 级向 C 级进展。

3)保守治疗无效者,应二次手术。对于一般情况较差、术中出现循环不稳定的患者,应尽可能缩短手术时间,并建立充分的外引流。对于一般情况尚可的患者,则应根据胰肠吻合口的组织情况再次行胰肠吻合或胰胃吻合,并建立充分的外引流。

4)胰瘘时往往合并胰液和小肠液的混合漏出,导致病情重、预后差。若发生 C 级胰瘘,多数已合并器官功能衰竭。此时需转入 ICU,加强监护治疗并积极维持器官功能。

2. 胃轻瘫

(1)病因:胰十二指肠切除术术后胃轻瘫的发生率为 11.2%~44.5%,往往是多因素合并作用所致,可能与手术创伤、术中切断迷走神经及胃肠道神经、异常的胃肠激素和肽类或精神应激反应作用有关,或者与术中广泛性淋巴结清扫、术后血糖水平及腹腔感染、胰瘘有关。

(2)诊断:参考 2007 年国际胰腺外科研究小组推荐的诊断标准进行诊断,在排除机械性梗阻前提下,术后第 1 周内未能恢复正常进食,需延长鼻胃管放置时间或重新置入鼻胃管。

(3)预防及治疗

1)预防:充分术前评估,改善器官功能,加强营养支持;术中避免血管及神经过度脉络化,辨别不清的血管或神经不可盲目切断;术后康复治疗及管理应规范化。

2)治疗:尚无规范疗法,一般经保守治疗后可以好转,不建议早期手术治疗。一般治疗包括禁食、胃肠减压、肠内营养支持等,同时合理应用促胃动力药。此外,中医针灸或中药治疗亦可有一定效果。

三、联合脾脏切除

结直肠癌联合脾脏切除一般见于结肠左曲癌侵犯脾下极可 R_0 切除者,比胃底体大弯侧肿瘤因直接浸润或脾门淋巴结转移而联合脾脏切除的病例少见。

(一)常见并发症

1. 感染:术后体温>38℃,伴白细胞计数升高或影像学检查证实有膈下、胸腔积液或腹水。

2. 出血:术后腹腔引流血性液体>200ml/24h。

3. 脾热:术后持续发热 2~3 周,体温<38.5℃。

4. 胰腺损伤:包括胰尾损伤和术后胰腺炎,根据引流液性状、淀粉酶指标、影像学检查证实。

5. 门静脉系统血栓栓塞。

(二)脾切除后凶险性感染

脾切除后凶险性感染(overwhelming postsplenectomy infection,OPSI)是一种脾切除后进展性、暴发性感染,一般具有以下特征。

1. 发生于全脾切除后,脾功能低下或其他原因导致的无脾。

2. 临床上起病突然、凶猛,病情进展迅速,短期即可发生休克。

3. 病程变化中可发生弥散性血管内凝血(disseminated intravascular coagulation,DIC)和肾上腺皮质出血。

4. 血液细菌培养阳性。

5. 无局灶性、化脓性感染灶。

(三)并发症防治

术前完善影像学评估,术中注意精细操作,避免损伤胰尾。注意脾床引流管的留置及管理,术后合理使用抗生素,密切监测体温变化,及早发现感染和进行正规治疗。OPSI 尽管发生率低,但病死率较高,因此应早期诊断,临床常用的检查指标包括降钙素原、C 反应蛋白和红细胞沉降率等。有条件的单位应将患者转入 ICU,进行积极的抗感染治疗,采用经验用药联合细菌培养、药敏试验选择用药的方法选取抗生素,注意营养支持等对症治疗。

四、联合小肠切除

进展期结直肠肿瘤亦可发生与邻近小肠袢的炎性粘连或肿瘤浸润,若原发病灶可切除则需联合受累小肠的肠段切除,一般以回肠常见。有时孤立种植瘤致小肠肠腔缩窄,预期出现恶性肠梗阻者,亦需考虑在姑息性切除下联合受累小肠的肠段切除。

并发症防治:术中发现回肠系膜血管受累,行联合小肠切除后,需重视吻合口血供情况,避免因缺血导致的小肠吻合口漏。术后密切观察引流变化,一旦怀疑小肠吻合口漏应进行积极的抗感染治疗和负压冲洗引流,无效者考虑二次手术进行保护性肠造口和腹腔冲洗引流。

五、联合泌尿系统器官切除

据文献报道,结直肠肿瘤对泌尿系统器官的侵犯以膀胱穹顶部、膀胱基底部和输尿管下段最为常见,而膀胱三角区和肾脏侵犯则相对少见。

（一）术前评估

1. 临床表现　泌尿系统器官受侵时可出现特定的泌尿系统症状、盆腔神经根性疼痛、左髂窝肿块或直肠指检可触及固定的膀胱。单独的泌尿系统症状并不能判断有膀胱浸润,可能归因于良性泌尿系统疾病。若已有泌尿系统受侵,则临床表现有助于区分恶性浸润和炎性粘连。

2. 辅助检查　CT 作为常规检查有助于输尿管定位和双侧肾功能确认。MRI 对盆底、梨状肌或骶骨侵犯的诊断灵敏度和特异度优于 CT,但直肠 MRI 可能受部分因素干扰而无法施行于所有患者。静脉尿路造影(intravenous urography,IVU)作用不大,在大多数情况下已被 CT 所取代。膀胱镜检查找到恶性直肠膀胱瘘的膀胱开口可以提高对需行盆腔切除术以达根治患者的识别率。当其他术前检查提示膀胱壁缺损或外部压迫时,术前膀胱镜检查是有意义的。然而,术前 CT、MRI 等检查预判结直肠肿瘤是否浸润膀胱尚存一定困难,尤其不易准确区分两者间是炎性粘连还是直接浸润。术中肉眼常仅能判断肿瘤与膀胱的解剖关系,只有术后病理才能准确判断二者间是否为肿瘤浸润。

（二）并发症防治

结直肠肿瘤联合泌尿系统器官切除的手术病死率较低,但术后并发症发生率较高,对术后机体的恢复和生活质量的改善有较大影响。常见并发症为:①感染相关并发症,包括切口、腹腔、呼吸系统和泌尿系统感染等;②膀胱功能受损,包括排尿困难、膀胱容量降低等;③吻合口漏,包括输尿管回肠、结直肠吻合口漏;④其他并发症,包括下肢深静脉血栓、心脑血管事件、肠梗阻等。以下就典型并发症防治进行简要介绍。

1. 感染相关并发症　术前充分评估双侧肾功能及泌尿系统器官受侵情况,制订好手术方案。术中注意精细操作,严格遵守无菌原则。术后加强患者管理,着重观察生命体征、出入量、各引流管引流量、电解质平衡、血清白蛋白水平、胃肠道恢复情况等方面的指标,及时给予对症支持治疗。对于泌尿系统感染,应做好足量、足疗程的抗感染治疗,一般经规范治疗可治愈。

2. 膀胱功能受损　施行膀胱部分切除术的患者,应对膀胱残余容积进行合理评估。术中注意精细操作及盆腔自主神经保护。术后应留置导尿管,以帮助患者逐步恢复膀胱功能。有前列腺增生病史的男性患者,可通过药物控制治疗以减少术后排尿困难的发生。同时,对于留置导尿管时间较长者,应注意保持会阴清洁,以预防逆行尿路感染。

3. 输尿管回肠吻合口漏　回肠原位新膀胱术后尿漏的发生与吻合口近远端的血供不良、吻合口张力大、吻合器使用不当及合并有重度贫血、低蛋白血症等有关。输尿管回肠吻合口漏经牵引、引流、支持治疗可治愈,而出现腹腔内漏尿、肠道内漏尿者需及时选用相应手术方法行干预治疗。

六、联合生殖系器官切除

在女性患者中,结直肠肿瘤侵犯生殖器官不容忽视。文献报道结直肠肿瘤卵巢转移率为 3%~12%,

侵犯子宫者占 12.9%。目前,结直肠肿瘤卵巢转移预后常不佳,其 3 年存活率为 44.4%,5 年存活率为 19%~38%;而直肠癌侵及子宫或阴道术后 5 年存活率可达 54.8%。男性局部晚期直肠癌患者,若前列腺、精囊受累及,可酌情行双侧精囊 + 部分前列腺联合切除,或精囊、前列腺、膀胱联合切除,即全盆腔廓清。

并发症防治:目前,结直肠肿瘤联合子宫或附件切除术术后并发症的研究报道较少,常见的是吻合口阴道瘘、阴道残端出血、激素撤退相关症状,一般可行保守治疗。其中,有研究指出在直肠癌联合阴道后壁切除术中,利用子宫带蒂肌瓣修复阴道后壁,可以降低术后因腹压增高导致阴道前壁或子宫颈膨出的风险。对于联合前列腺、精囊切除,术中不易处理的出血是最常见问题,需要术前充分准备,熟悉解剖界线,并注意术中精细操作。

七、联合盆腔脏器切除

局部晚期 / 局部复发的直肠癌往往侵犯邻近盆腔脏器,此时需根据病情考虑行盆腔脏器切除术。全盆腔廓清术(total pelvic exenteration,TPE)需整块切除乙状结肠远端、直肠、膀胱、后尿道和输尿管远端,男性的前列腺、精囊或女性的子宫、阴道,盆腔淋巴结、盆腹膜及肛提肌,必要时需切除会阴受累组织。联合盆腔脏器切除术可以提高根治程度和淋巴结清扫效果,但往往因创伤巨大、会阴缺损闭合困难、并发症发生率及病死率高、技术条件要求较高等因素而开展困难。因此,开展盆腔廓清术需要谨慎决策。

(一)手术条件选择

TPE 适用于肿瘤浸润深度为 T_3 及以上的原发及复发直肠癌患者,肿瘤侵犯邻近盆腔脏器,在男性患者中侵犯前列腺、精囊及膀胱三角,在女性患者中侵犯子宫、阴道及膀胱三角,淋巴结转移局限于盆腔内,且无远处转移。患者一般状态、营养状况应良好,无腹水,无心、肺等重要脏器功能障碍。此外,由于子宫和阴道具有屏障作用,使得女性患者的局部晚期直肠癌很少累及膀胱,多数患者可接受后盆腔廓清术(posterior pelvic exenteration)。

TPE 的绝对禁忌证为:一侧下肢疼痛或一侧盆腔神经受侵;一侧下肢水肿或一侧髂血管受侵或其固定范围超过 3 面;骶骨侵犯已累及 S_2 及以上;无法切除的盆腔外病变。

(二)并发症防治

常见并发症包括切口感染、盆腔积液 / 盆腔脓肿、腹腔感染、泌尿系统感染、尿漏和尿瘘等。远期并发症包括切口、盆腔或会阴区疝,肾功能不全,下肢深静脉血栓形成和肺栓塞,坠积性肺炎和压疮等。以下就典型并发症防治予以介绍。

1. 感染性并发症和疝防治 术后感染是常见并发症之一。通过术中严格无菌操作、术后充分引流、加强会阴护理、合理使用抗生素等方法可以防治。此外,应注意切口的加固缝合,盆腔或会阴的巨大缺损可使用带蒂肌肉皮瓣(pedicle myocutaneous flap,PMF)修补等手段来预防切口疝的发生。

2. 尿漏或尿瘘

(1)病因及症状:尿漏的发生主要与新膀胱重建过程的吻合技术、尿液排出受阻、患者年龄、尿路感染、医源性损伤及并发其他基础疾病等相关,表现为尿频、尿急、尿痛,大腿内侧及外阴潮红、皮肤湿疹等。

(2)预防和治疗:为预防尿漏发生,术后 3 周应持续通畅引流尿液。若尿漏已经发生,应充分引流漏出的尿液,加强抗感染治疗和营养支持,一般经保守治疗后多能愈合。漏尿处经久不愈可形成尿瘘,切口处有大量淡黄色液体渗出或耻骨后引流管引出大量淡黄色液体时应考虑尿瘘形成;导尿管或尿流改道后引流处的尿液突然减少,也可诊断为尿瘘。一旦发生尿瘘,在积极保守治疗的同时应考虑二次手术治疗。

(王贵玉 王春敬)

第八章

腹壁和疝相关并发症

第一节 切口裂开

一、病因

切口裂开是患者全身情况及切口局部情况共同作用的结果,常见原因包括切口愈合不良、腹压增加、缝合技术欠缺。

1. **切口愈合不良** 切口感染是切口愈合不良的常见原因。另外,高龄、营养不良、糖尿病及恶性肿瘤患者组织愈合能力较差,术后切口裂开风险较大。

2. **腹压增高** 常见于老年且患有慢性阻塞性肺疾病者;肠麻痹肠梗阻患者;气管插管及留置胃管对咽喉及气管的刺激作用,导致术后咳嗽;术后呕吐、呃逆,都可使腹压增高。

3. **缝合技术欠缺** 切口裂开与切口缝合技术密切相关。腹壁深筋膜,如腹白线、腹直肌鞘是腹部切口的受力层,此层缝合不佳,切口必然裂开。常见的缝合技术问题有:针距过宽,腹腔内容物容易突出;针距过窄,影响组织血供;结扎过松,不利于组织对合;结扎过紧,容易撕裂筋膜,导致组织受压缺血。此外,操作粗暴、牵拉过度、大块结扎及频繁使用电刀都可能引起大片组织损害,加剧渗出,延长切口愈合。术中良好的肌肉松弛对手术操作过程同样极其重要。

二、临床表现

大多数腹部切口裂开发生在术后 5~7 天,典型表现是剧烈咳嗽或腹部突然用力后出现切口疼痛并流出淡血性液体。查体可见腹腔内容物外露,腹壁全层裂开,切口皮肤层未裂开者,按压刀口有空虚感,部分患者发病隐匿,仅在换药时见切口有淡血色渗液,或切口皮下引流量增多,部分患者拆线后才发现切口已裂开(图 8-1-1)。

三、治疗

一旦发现腹部切口裂开,不论完全裂开还是部分裂开,均应立即手术缝合切口,一般不宜采取保守治疗。一是腹壁肌肉向两侧回缩较长时间,可导致肌肉筋膜挛缩,腹壁顺应性下降,增加再次缝合难度;二是即便皮肤能愈合,也将形成切口疝,仍需再次手术。

在腹壁切口无法一期关闭,如存在感染与大量坏死组织、腹腔高压等情况下,应先进行暂时性关腹(temporary abdominal closure,TAC)。腹壁创面的准备与感染控制是腹壁重建成功的关键因素,可使用各种敷料、合成或生物补片及采用负压封闭引流(vacuum sealing drainage,VSD)技术帮助进行暂时性腹腔关闭,然后可在粘连的腹腔内器官表面进行植皮或分期进行确定性腹壁缺损的修复重建术。VSD技术在暂时性腹腔关闭中起重要作用,可起到隔绝腹腔、保温、保湿、维持腹压等作用,对于控制感染、减轻组织水肿及促进组织新生血管的形成具有重要意义,故尤其适合于伴严重污染或感染的腹壁切口的处理及作为过渡期治疗应用于不适合即刻腹腔关闭的创面(图8-1-2)。腹部切口裂开处理流程见图8-1-3。

对于新发生的切口裂开,由于腹壁层次清楚,可以行分层缝合,根据患者腹部张力情况决定是否加做减张缝合。对于裂开时间较长者,随着裂开时间的延长,腹壁筋膜层多伴有明显的炎性水肿,回缩明显,分层缝合非常困难,尤其是纵向切口,此时应行全层间断缝合为宜。

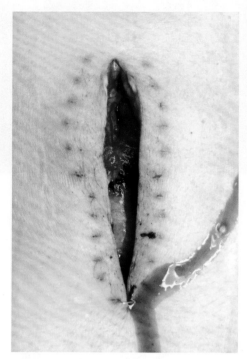

图 8-1-1 切口裂开

剧烈咳嗽后刀口渗液,刀口空虚感,拆除皮肤缝线后可见筋膜层裂开,深面为肠管,黄色液体为碘附。

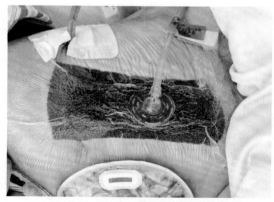

图 8-1-2 VSD 用于腹部切口裂开

四、预防

腹部切口裂开是多种因素共同作用的结果,其诊断和治疗不难,重在预防。外科医师必须充分认识到切口裂开的危险因素贯穿于整个围手术期,包括术前、术中、术后。因此,必须有针对性地做好每一个环节,包括预防感染、重视围术期处理、提高缝合技术,这样才可能将切口裂开的发生率降至最低。

在切口缝合时一般遵循以下原则:①注意选择切口位置和方法,避免过度损伤主要神经和血管;②操作必须轻柔,防止过度牵拉,以保护组织的活力;③注意保护切口勿受污染,腹腔引流管尽可能避开原切口;④彻底止血,防止血肿形成;⑤仔细缝合,层次不乱,松紧适度,既不太松使切口内形成死腔,也勿太紧而影响切口血供;⑥选择合适的缝合材料;⑦注意术中麻醉的方式及配合,保证术中及复苏时腹壁松弛;⑧防止术后腹壁张力过高,必要时可加用减张缝线。

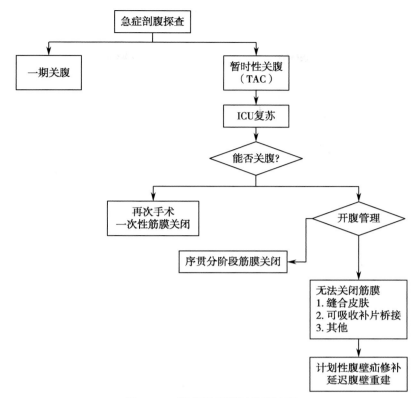

图 8-1-3　腹部切口裂开处理流程

切口缝合可采用间断或连续缝合技术。实验结果显示,连续缝合可允许沿缝线均匀地调整张力,具有抗爆裂张力强度大,增加组织对合的严密性、抑制渗血和节约时间等优点。但在采用连续缝合时,一根缝线贯穿整个切口,部分切口感染愈合不良时可致整个切口缝线松脱。因此,在患者切口炎症水肿明显、组织抓持力较差时倾向于采用间断缝合。

切口缝合可分为全层和分层缝合。腹壁的全层缝合目前是一种趋势,动物实验和临床实践显示,切口愈合时切口系由一个整体的致密瘢痕组织形成连接。缝合所起的作用只是将切口边缘对合,在致密瘢痕组织形成过程中起保护作用。临床实践中也证实全层缝合优于分层缝合。在分层缝合时一定要使各层次一一对应,不能发生对位紊乱。

在采用全层缝合关闭上腹正中切口时,可不缝合腹膜,只缝合白线和皮肤两层,这样既缩短了关腹时间,又减少了缝线的异物刺激,由于腹膜敞开使切口内不易积液,减少了感染的机会,不增加切口粘连和裂开的机会。由于脐下腹白线很窄,切开白线时,腹直肌往往显露,因此,切口在脐下部分缝合时,应包括腹膜和前后鞘,进针要有足够的宽度和厚度,以保证缝合足量的组织。

全层连续缝合是目前腹壁切口缝合的最佳选择。正确的方法是:①用较粗的不可吸收或缓慢可吸收缝线(如 0 号 PDS),离切缘 1~1.5cm 处进针,穿过筋膜、肌肉及腹膜,针距 1cm。缝合线离边缘太近易发生组织撕脱,使切口愈合不良。②缝线长度与切口长度之比以 4∶1 为宜(如切口为 10cm,缝线的长度最小应为 40cm)。拉拢切口时不宜过紧,太紧则组织缺血坏死妨碍愈合,太松则留有空隙也会愈合不良。足够长的缝线可容许切口在腹压增高的情况下延长 1/3,使张力均匀分布于连续缝线上(图 8-1-4)。

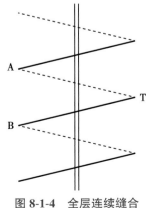

图 8-1-4　全层连续缝合

五、缝线选择

切口在愈合的炎症阶段最易发生感染。除细菌污染引起感染外,切口内存在坏死组织和异物是主要诱因。缝线的高张力引起的组织坏死,也是伤口感染不可忽视的一个原因。由于缝合材料的强度不足而引起的切口裂开是很少见的;为了减少切割,应选用足够粗的缝线以对抗切口张力,但不是越粗越好。现代外科对缝线的要求越来越高。缝线的选择原则有以下方面。

(一)根据切口张力选择缝线

1. 选用不可吸收缝线或缓慢可吸收缝线缝合愈合缓慢的组织(如皮肤、筋膜、肌腱等)及张力大的切口。

2. 选用可吸收缝线缝合愈合较快、张力小的组织(如腹膜、胃肠、膀胱等)。

(二)根据发生感染的可能性选择缝线

缝合污染切口组织,或组织内存有异物而具有潜在感染可能时,应选用单股缝线或可吸收缝线。避免使用多股编织缝线,特别是不可吸收的编织缝线。

（姜金波　戴　勇）

第二节　切　口　感　染

切口感染是结直肠肿瘤手术最常见的并发症,具体的发生率各个中心报道不一。近年来腹腔镜结直肠手术逐渐增多,切口感染率有所下降,国外学者研究表明,腹腔镜切口感染率为1.8%,明显低于开放组的7.6%~17%;池畔教授所在中心的腹腔镜组与开放组的切口感染率分别约为5.5%、14.1%。随着新辅助放化疗、经肛门括约肌间切除术(intersphincteric resection,ISR)和taTME的开展,保肛率越来越高,但经腹会阴直肠切除术的开展仍有一定比例,会阴切口感染率较高。国外研究表明,经腹会阴直肠切除术(miles operation)术后会阴切口感染发生率因感染程度不同而表现有差异,切口坏疽、脓肿及全层裂开需要手术干预的切口感染发生率约为7%,切口表层裂开、脓性积液及蜂窝织炎需要局部治疗的发生率约为22%,总体发生较高。此外,低位直肠癌行预防性回肠造口的比例近年来有所增加,回肠造口还纳术术后并发症发生率为10%~33%,其中切口感染与肠梗阻发生率最高。陈鸿源等研究表明,回肠造口还纳手术总并发症发生率为12.4%,切口感染占首位,为9.2%。

一、病因

1. **致病菌与感染途径**　结直肠肿瘤手术切口为清洁-污染切口,大多数切口感染致病菌来源于患者体内细菌污染,致病菌多为大肠埃希菌,外部细菌导致术后感染并不常见。

2. **患者因素**　结直肠肿瘤患者因多存在消化道症状,故许多患者存在营养不良、免疫力下降,增加了切口感染的发生率。患者高龄、合并基础疾病、肥胖、抽烟、COPD均对切口感染有影响。此外,近年来结直肠肿瘤患者接受新辅助放疗的比例越来越高,新辅助放化疗会影响切口愈合,且放疗是切口迁延不愈的主要原因。

3. **手术相关因素**　手术时间延长、输血、肠内容物外溢、缝合技术不规范等都会增加手术切口感染发生率。此外,术中各种设备因素、手术室洁净程度、手术室内人数也会影响切口感染发生率。

二、预防

切口感染会延长患者住院天数、增加住院费用。切口感染重在预防,欧美国家相继发布并更新了预防手术部位感染的指南,如:1999 年美国疾病控制与预防中心(Center for Disease Control and Prevention,CDC)发布手术部位感染(surgical site infection,SSI)预防指南并在 2017 年进行了更新;2008 年,英国国家卫生与临床优化研究所(National Institute for Health and Clinical Excellence,NICE)发布了 SSI 预防与治疗的指南;2014 年,美国医疗保健流行病学学会(Society for Healthcare Epidemiology of America,SHEA)更新了 2008 年其发布的指南;2016 年,WHO 发布了预防 SSI 的全球指南;我国卫生部也在 2010 年发布了《外科手术部位感染预防与控制技术指南(试行)》;2019 年中华医学会外科学分会外科感染与重症医学学组、中国医师协会外科医师分会肠瘘外科医师专业委员会制订了《中国手术部位感染预防指南》。本节所述的切口感染预防措施借鉴及遵循上述指南,并结合了笔者日常工作实际情况。

(一)术前预防措施

1. **改善营养状态** 结直肠肿瘤患者多有便血、腹泻、腹痛等消化道症状,甚至有的患者存在不完全性肠梗阻,营养不良发生率较高。研究表明,营养不良影响患者的免疫状态,增加患者对感染的易感性,笔者建议所有结直肠肿瘤患者术前均应进行营养风险筛查,笔者常用的是 NRS 2002。2015 年中国抗癌协会肿瘤营养与支持治疗专业委员会推荐:肿瘤患者的营养诊断应该分三级实施,即一级诊断——营养筛查(nutrition screening),二级诊断——营养评估(nutrition assessment),三级诊断——综合评价(comprehensive investigation)。对于存在营养不良的患者可进行营养支持,营养支持方式可采用肠内或肠外营养。中华医学会外科学分会外科感染与重症医学学组推荐,大手术、低体质量的患者可术前给予富含多种营养素配方的营养液。日常工作中,经常遇到结直肠肿瘤合并出血、梗阻、穿孔的患者,这部分患者往往需要急症手术治疗,而这些患者多存在严重营养不良,如何改善这部分患者的营养状态仍是日常工作的难题。

2. **术前沐浴** 各指南均推荐术前一晚患者沐浴,目前我国大多数医院具备术前沐浴的实施条件,是否应用抗菌清洁剂对切口感染率没有影响。

3. **机械性肠道准备与口服抗生素** 肠道准备联合口服抗生素可减轻肠道内的细菌负荷,但相关指南没有推荐给予口服抗生素的剂量及种类,笔者建议术前给予非胃肠道吸收抗生素。相关指南也没有对口服泻药的时间及剂量给予推荐,可以借鉴中国医师协会内镜医师分会消化内镜专业委员会肠道准备推荐:2L 聚乙二醇(polyethylene glycol,PEG)方案,在术前一夜,每 10~15 分钟服用 250ml,2 小时内服完;3L PEG 方案,采用分次服用,即术前 1 天 20 时服用 1L,术前 4~6 小时服用 2L,但应注意麻醉禁食时间。

4. **术前备皮** 相关研究表明,术前备皮不能降低切口感染概率,但毛发的存在可能影响术野,此时应采用剪刀备皮。相关研究表明,剪刀较剃刀可明显降低切口感染发生率。

5. **围手术期血糖控制及戒烟** 由于手术应激,无论糖尿病还是非糖尿病患者,围手术期均易出现血糖升高,高血糖患者容易发生切口感染已成为共识,故围手术期应注意监测及控制血糖。中华医学会外科学分会外科感染与重症医学学组推荐:无论是否患有糖尿病,都应控制患者围手术期血糖,血糖控制的目标可设定为 6.1~8.3mmol/L,但特殊人群的控制目标应综合判定,可行 MDT 讨论后决定血糖控制目标。吸烟是影响切口愈合的独立因素,吸烟患者术前应该戒烟。

6. **预防性应用抗生素** 术前预防性应用抗生素可降低切口感染发生率,应用抗生素的时机至关重要,切皮前组织及血清中达到有效血药浓度可以抑制及杀灭污染细菌,从而降低切口感染发生率。预防性应用抗生素时应考虑药代动力学及药物半衰期。

(二)术中、术后预防措施

1. **严格掌握无菌技术** 全部的外科手术人员均应严格执行无菌操作原则,遵循外科手消毒,定期净化手术室空气,检查消毒设备及器械、敷料的灭菌情况。

2. **手术贴膜、切口保护套的应用** 目前各类指南均不推荐应用手术贴膜降低切口感染率,但对于结直肠肿瘤的急症手术,笔者仍常规应用手术贴膜,贴膜两侧的收纳袋可收纳手术渗液,避免污染手术区域。

切口保护套有不同型号,可有效隔绝切口与周围组织,防止血液、体液、冲洗液渗透,降低手术切口感染率,减少手术对切口组织的过分牵拉及破坏,可降低切口感染风险,还可以降低切口肿瘤种植风险。

3. 围手术期维持正常体温　术中、术后的低体温会减缓切口愈合,术前应设定好手术室内温度,笔者中心多将手术室温度设定为23~24℃,术中可应用保护设施,如电热毯、电吹风等维持体温,术中应用温盐水冲洗腹腔,尤其是腹腔污染较重的急症患者。

4. 手术技术　良好手术技术是预防手术切口感染的重要措施,手术操作应轻柔,避免大块结扎和残留死腔;要彻底止血,减少切口渗血及渗出;避免高热量电刀长久烧灼脂肪,以减少切口脂肪液化的发生。

缝合技术及缝线的选择是影响切口感染发生率的关键因素,笔者中心切口缝合技术及缝合材料选择遵循欧洲疝学会关腹指南及中华医学会外科学分会发布的《腹壁切口缝合技术与缝合材料选择中国专家共识(2018版)》:对于结肠肿瘤患者及不需要预防性回肠造口的直肠肿瘤患者多选择腹部正中切口,需要预防性回肠造口的患者选择右侧麦氏点斜切口;缝合材料选择缓慢可吸收的抗菌缝线,筋膜层弓状线以上的切口采取单层连续缝合,弓状线以下正中切口及斜切口采取分层连续缝合;缝线切口比为4:1,与切缘距离约10mm,针距约20mm;不单独缝合皮下脂肪,不应用钉皮器,缝皮时皮下不留死腔。

随着结直肠癌腹腔镜手术比例的升高及切口保护套的应用,结直肠肿瘤术后腹部切口感染发生率越来越低,但经腹会阴直肠切除术术后会阴切口感染发生率仍不容乐观,会阴切口多采用Ⅰ期缝合,会阴切口感染(图8-2-1)与多种因素有关,如:肛门为消化道的末端,即使严格的无菌条件下,创面仍有40%细菌生长,且这些细菌大多耐药;更重要的是由于解剖位置的特殊性,术后骶前间隙内会有大量积液,积液为血液、组织渗液及坏死组织,这些积液如不能及时排出容易造成切口感染,故骶前及会阴残腔积液的有效引流是预防会阴切口感染的重要措施。Silen等研究表明,直肠切除术术后盆底腹膜下降、泌尿生殖器官向后下移位脱垂、臀部软组织向上生长移位在会阴切口愈合的过程中起重要作用,由于上述作用,骶前间隙会进一步被分为以精囊、前列腺为上界的骶骨前间隙和以精囊、前列腺为下界的会阴上间隙,仅仅引流骶前间隙积液切口感染发生率较高,故周备胜、黄平设计了骶前分开适形引流以降低切口感染发生率(即骶前间隙和会阴上间隙分开适形引流),笔者中心采用此种引流方式后切口感染发生率明显下降,可见该种方法可以推广。

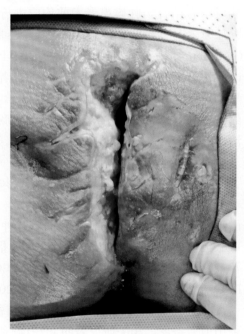

图8-2-1　会阴切口感染

切口感染是回肠造口还纳术的最主要的并发症,现切口缝合方式主要有切口Ⅰ期缝合加皮下留置创腔引流管,以及切口改良Ⅱ期缝合(荷包缝合皮肤),应用这两种方法的切口感染发生率都会明显下降,亦各有利弊。前者术后瘢痕较大,切口两端有猫耳朵,但切口不易裂开;后者切口愈合后瘢痕较小,但切口张力较大,术后有切口裂开的可能。临床医师可根据实际情况选择缝合方式,笔者中心对荷包缝合皮肤进行改良,应用双半荷包缝合皮肤,可降低切口缝合张力。

相关研究表明,预防性切口负压治疗可降低切口感染发生率,有条件的中心可实施,此外,术后应用碘伏溶液冲洗可降低切口感染发生率,而应用抗生素溶液冲洗无法降低切口感染发生率。

三、切口感染分类

外科手术部位感染分为切口浅部组织感染、切口深部组织感染、器官/腔隙感染。切口浅部组织包括皮肤和皮下脂肪层组织,深部组织包括筋膜和肌肉组织。

（一）切口浅部组织感染

切口浅部组织感染指术后30天内发生的仅累及切口皮肤或皮下组织的感染,并符合下列条件之一。

1. 切口浅部组织有化脓性液体。

2. 从切口浅部组织的液体或组织中培养出病原体。

3. 有感染症状或体征,包括局部发红、肿胀、发热、疼痛和触痛。

下列情形也列入切口浅部组织感染:针眼处脓点(仅限于缝线通过处的轻微炎症和少许分泌物);外阴切开术或包皮环切术部位或肛门周围手术部位感染;感染的烧伤创面,以及溶痂的Ⅱ度、Ⅲ度烧伤创面。

(二)切口深部组织感染

切口深部组织感染指无植入物者术后 30 天内、有植入物者术后 1 年内发生的累及深部软组织(如筋膜和肌层)的感染,并符合下列条件之一。

1. 从切口深部引流或穿刺出脓液,但脓液不是来自器官/腔隙部分。

2. 切口深部组织自行裂开或由外科医师开放的切口。同时,患者有感染症状或体征,包括局部发热、肿胀及疼痛。

经直接检查、再次手术探查、病理学或影像学检查,发现切口深部组织脓肿或其他感染证据。同时累及切口浅部组织和深部组织的感染归为切口深部组织感染;经切口引流所致器官/腔隙感染,无须再次手术归为深部组织感染。

四、诊断及治疗

切口感染的诊断主要依靠临床症状及体征,感染的部位及深度不同,临床表现也不同,在切口溢出脓液前早期的切口感染可能仅表现为局部切口发硬或典型的感染征象,如局部切口红、肿、热、痛及活动受限等,伴或不伴发热、白细胞计数升高、降钙素原升高。深部组织感染可仅有轻度的皮肤红肿,但触痛范围大于水肿的范围。切口疼痛多可在术后 24 小时减轻或消失,如术后 3 天后仍有切口疼痛或切口疼痛消失后再次出现,应警惕切口感染的发生,主管医师应进行仔细查体。美国医疗机构评审联合委员会切口感染的诊断依据有:①切口有明显的脓性引流液溢出;②切口自行裂开、有化脓性液体引出;③切口引流液细菌培养阳性;④临床医师发现切口红肿、渗出或诊断切口感染并敞开切口。

发现切口感染后应积极治疗,无论是浅部组织切口感染还是深部组织切口感染,处理原则均是充分引流,避免切口裂开致肠管外露,避免换药时副损伤,如伤及肠管。切口引流可以敞开切口、留置引流条及留置引流管,笔者所在中心多采用皮下留置引流管,可减少换药次数,减少患者花费及避免二次缝合。发现切口溢液后应仔细观察溢出物的性质,从而鉴别切口感染及切口裂开。切口换药时动作应轻柔,清理坏死组织时仔细鉴别,避免损伤腹腔内脏器。

如切口迁延不愈应考虑以下可能:①瘘管形成与腹腔内脏器相通;②死腔形成、异物存留;③特殊病原体感染。

(戴 勇 张 翔)

第三节 切 口 瘢 痕

术后不可避免会留下瘢痕。过度增生的手术瘢痕不但影响美观,还伴有瘙痒、疼痛等明显不适,严重者甚至影响腹壁功能。

一、手术瘢痕的形成原因

1. **皮肤张力** 包括皮肤组织缺损程度引起的外张力和皮肤组织本身固有张力。张力大、活动多的部位容易发生增生性瘢痕。

2. **年龄**　年轻人容易发生皮肤瘢痕,10~20 岁发生增生性瘢痕比例最高,主要因为青春发育期组织生长旺盛,创伤后反应性增强,并且皮肤张力大所致。

3. **皮肤色素**　皮肤色素细胞较多的人,容易出现瘢痕增生;垂体生理活跃期,如青春期、妊娠期容易出现瘢痕增生。

4. **感染**　切口感染、创面外露、肉芽组织过度增生,容易发生增生性瘢痕。

5. **异物**　皮肤污物、皮屑、滑石粉、纤维及毛发残留于切口内均可引起组织炎症反应,导致瘢痕增生。

6. **其他因素**　切口与皮肤的角度:垂直于皮肤切开,愈合后瘢痕最细;倾斜的角度越大,真皮的瘢痕就越宽,皮肤畸形就越明显。另外,创面的深度和创面的愈合时间也影响手术瘢痕的形成。

二、临床表现

术后遗留下的瘢痕为继发性瘢痕,表现为:皮肤切口部位出现瘢痕硬结增生、增厚,边缘不规则,如打过"补丁"或像"蜈蚣"的形状,并会向正常皮肤扩展,多伴有色素沉着。有的瘢痕伴有明显的不适症状,如奇痒、灼热、疼痛或表面溃疡。

三、手术瘢痕的治疗

1. **一般处理**　轻度瘢痕在临床上多采用局部药物封闭、手术切除植皮、抗体注射、放疗、激光治疗、激素疗法、硅酮类疗法等。

2. **美容整形手术**　术后瘢痕要等到瘢痕形成 3~6 个月,即瘢痕组织逐渐趋于稳定后才能进行整形美容手术,效果最好;也可以通过药物治疗让瘢痕尽快稳定后再进行瘢痕美容手术。如果出现功能障碍或瘢痕增生过重,则要尽早到医院接受专业整形的治疗。

四、手术瘢痕的预防

1. **手术切口的选择**　选择好的手术切口不仅有利于医师进行手术,更能最大限度地减少皮肤损伤和手术瘢痕的形成。理想的切口应具备:接近和容易显露手术部位、皮肤松弛、有完美的几何形态、长短适宜、切开和关闭便捷、创伤小、出血少。

2. **确保切口一期愈合**　切口一期愈合是减少瘢痕增生的前提,可减少切口内肉芽组织的生成、缩短瘢痕形成的时间,使形成的瘢痕较小而软。如果因为切口的感染、裂开或愈合不良等导致切口二期愈合,则瘢痕愈合的时间延长,最后的瘢痕也较明显。

3. **降低切口张力**　切口张力是影响瘢痕形成的重要因素。应用切口免缝胶带拉拢切口周围的组织,以降低切口的张力,从而减少瘢痕形成。

4. **局部应用抗瘢痕药**　抗瘢痕药具有减少瘢痕形成的作用。主要成分是硅凝胶,外贴或外涂于伤口后,为其提供一个密闭而湿润的环境,保证切口的正常愈合,进而减少瘢痕性愈合。一般拆线后 7 天开始使用,持续使用 12 周以上。注意不要在开放性伤口或未愈合的伤口上使用。

（姜金波　戴　勇）

第四节　切口出血

手术切口出血可以发生于切口各层,按出血后血液流至的部位不同,又可分为外出血和内出血两种。当组织受损后,血液由切口流到体外时称为外出血。外出血分为动脉出血、静脉出血和毛细血管出血。动脉出血的特点是颜色鲜红,血流较快,常呈喷射状;静脉出血的特点是颜色暗红,血流较缓;毛细血管出血,血液缓慢渗出。如果血液未流到体外,而是积聚在组织内或体腔中,称为内出血,内出血在身体表面见不到血,但出血部位可以有肿胀、瘀斑等。有时内出血和外出血可同时出现。

一、原因

术中止血不彻底,创面渗血未完全控制;痉挛的小血管开放;血管断端结扎止血不确实,结扎线松脱;未结扎血管中的血栓脱落,如血压增高;未结扎血管中的血栓溶解,如局部感染或使用某些药物;粗暴地更换敷料或填塞,损伤血管;剧烈咳嗽;凝血功能障碍;术后使用抗凝血药。

二、临床表现

术后切口外出血可表现为切口部位不适、肿胀、边缘隆起、变色、血液从缝线外渗,局部渗血多,并逐渐形成皮肤瘀斑及皮下血肿。如为内出血,则可见引流管或引流管孔流出较多鲜血;出血量大时可出现低血压、心动过速,严重者可以出现休克。如果经输血、补液处理,休克不见好转,甚至加重,表示内出血量较大。

三、治疗

渗出切口外的出血多会逐渐减少,也可以加压包扎切口,一般在48~72小时渗血会停止。切口出血速度较快,局部压迫无效者,或形成皮下血肿者,可拆除缝线、取出血块,找到出血点止血。内出血时局部外观症状不明显,但严重时患者会出现血压下降、窦性心动过速等早期休克症状,应及时纠正休克并手术止血。凝血功能障碍引起出血者,立即停用抗凝血药,根据检查结果补充新鲜血浆、血小板、冷沉淀等,同时可加用止血药治疗。

（姜金波　戴　勇）

第五节　切口种植

恶性肿瘤的种植转移是脱落的肿瘤细胞在适宜的切口环境中生长发展的结果,恶性程度高、分期晚的肿瘤较易发生切口种植转移。

一、病因

恶性肿瘤术后切口种植转移的原因,既有肿瘤细胞的生物学特性及全身免疫功能低下的内因,也有外科医师忽视了无瘤操作技术引起的医源性因素。前者难以避免,而后者则可以通过外科医师严格的无瘤操作得以避免。具体分析其原因,可能有以下方面。

1. 探查时未对腹壁切口加以保护。
2. 对已累及浆膜的肿瘤未加以局部隔离。
3. 术中肿瘤组织破碎或显露于术野。
4. 手套、纱布、缝线器械等被脱落的肿瘤细胞污染时,未予以及时更换或清洗。
5. 标本取出时瘤体与切口直接接触而发生种植转移。
6. 腹腔冲洗时含肿瘤细胞的冲洗水污染切口。
7. 腔镜手术时,"烟囱效应"是造成术后切口种植的原因之一,由于高压气流的作用,被电灼气化的肿瘤细胞相对集中地经套管旁间隙泄漏,从而发生种植。

二、治疗

切口种植转移的患者,大多数都是病程晚期,全身状况较差,治疗采用以局部切除肿瘤为主的综合治疗方法,不能轻易地放弃治疗。经检查无腹水及腹腔内复发及种植转移,应及时行腹壁肿物广泛切除术,用蒸馏水及抗癌药物溶液冲洗术野,腹壁缺损较大者可用补片修补,以防形成切口疝,术后辅以化疗(图8-5-1、图8-5-2)。

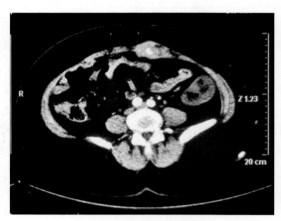

图 8-5-1　切口种植

乙状结肠癌术后左侧经腹直肌切口肿块,穿刺细胞学检查诊断为腺癌。

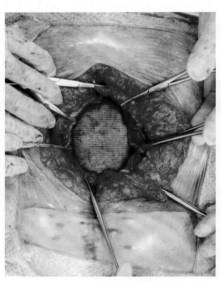

图 8-5-2　腹壁修复

腹壁转移癌切除后,缺损较大,使用补片修复腹壁。

三、预防

如前所述,术中忽视肿瘤细胞的种植是造成切口种植转移的主要原因,术中须严格执行无瘤原则。具体做法如下:腹腔肿瘤手术腹膜外翻固定,再覆以大纱布垫保护切口,或直接用切口保护圈保护切口,肿瘤部位用厚纱布垫覆盖,并防止胃肠液漏入腹腔;操作轻柔,避免肿瘤碎裂;关闭切口前用温热蒸馏水和有效抗癌药物溶液冲洗浸泡;肿瘤探查后及关闭切口前更换手套和操作器械;腹腔镜手术时,气腹压力不要过高,以避免套管旁漏气;避免盲目钳夹可疑部位;如切口较小,应将标本装入可靠的防护袋取出,避免强力挤压。

(姜金波　戴　勇)

第六节　皮下气肿

腹腔镜气腹手术皮下气肿的发生率为 2%~3%,大面积皮下气肿并伴有呼气末二氧化碳分压(partial pressure of end-tidal carbon dioxide, $PetCO_2$)异常升高者也不罕见,因此应该引起重视。

一、皮下气肿产生的原因

1. **皮下脂肪组织薄弱**　患者体重和皮下脂肪的厚度与皮下气肿的发生密切相关。营养不良及瘦弱患者皮下脂肪组织松弛,脂肪组织对气体的阻挡作用减弱,气体易于沿皮下迅速扩散,从而形成皮下气肿。

2. **穿刺因素**　建立气腹时,气腹针头未进入腹腔即注气,直接形成皮下气肿;气腹针反复、多处穿刺,造成腹膜多处破损;穿刺器方向偏差较大,过度牵拉并撕裂腹膜;穿刺器多次穿刺形成多处假道;注气时腹腔高压的 CO_2 溢出,进入腹膜外潜在的间隙,并沿着皮下间隙向周围扩散,甚至到达头颈部、上肢、阴囊等部位,形成皮下气肿。

3. **气腹压力**　CO_2 气腹压力越高,气体越容易外渗形成皮下气肿。

4. **手术时间**　手术操作时间长,频繁插拔穿刺器,也会增加皮下气肿发生率。

5. **膈肌损伤**　手术不慎造成医源性膈肌损伤,腹腔气体进入胸腔、纵隔、颈部皮下。气腹也可以沿着膈肌主动脉裂孔或食管裂孔进入纵隔,纵隔内的气体常向上沿着筋膜间隙逸散到颈部皮下,甚至向面部、胸腹部皮下扩散,发生皮下气肿。

二、皮下气肿的临床表现

通常皮下气肿对患者不会造成严重影响,可自行康复(无须特别处理,24~48 小时自行吸收)。严重的皮下气肿可以引起血液中的碳酸浓度升高,导致酸碱失衡。高碳酸血症可使血浆中儿茶酚胺含量上升 2~3 倍,引起交感神经兴奋,导致平均动脉压升高及心动过速。

三、皮下气肿的处理

1. **降低气腹压力**　一旦发现大面积皮下气肿并 $PetCO_2$ 极度升高,应立即降低气腹压力(10mmHg 以下),必要时应放弃腹腔镜手术,改行开腹手术。

2. **调整呼吸参数**　加大潮气量,增快呼吸频率(15~20 次 /min),适当做过度通气(10~15ml/kg)。

3. **更换钠石灰缓慢降低 CO_2**　及时行血气分析,注意保持 $PetCO_2$ 水平呈现缓慢下降,以免导致 CO_2 排出综合征。

4. **监测气道压**　皮下气肿可导致气道压力升高,气道压力过高可导致呼吸道及肺损伤。

5. **支持与对症治疗**　给予抗高血压药、抗心律失常药。对于高碳酸血症持续时间较长,酸碱平衡严重失调者,应根据情况纠正酸碱失衡。若并发心律失常,则应行相应治疗。

6. **谨慎拔管**　可联系 ICU 观察治疗,皮下气肿吸收缓慢,因此烦躁的患者可在镇静状态下予呼吸机支持数小时,待情况平稳后再拔除气管插管。

四、皮下气肿的预防

1. **降低气腹压力**　不要为了过度追求术中视野开阔,而设定过高的气腹压力。

2. **精准操作**　避免气腹针及穿刺器反复穿刺腹壁。

3. **密切监测**　麻醉医师要检查额周及颈部皮肤是否形成气肿,密切关注 $PetCO_2$ 是否有异常升高。

腹腔镜手术导致的广泛皮下气肿不多见,对皮下气肿的预防及治疗应有所了解。

（姜金波　戴　勇）

第七节 切　口　疝

腹壁切口疝是开腹手术最常见的远期并发症之一。腹壁切口疝是由于腹壁切口的筋膜和/或肌层未能完全愈合,在腹压的作用下形成的疝,其疝囊可有完整或不完整的腹膜上皮。在查体时可触及或影像学检查中发现腹壁存在缺损,甚至在与之无关的腹腔镜探查中偶然发现原手术切口处存在疝囊结构。腹壁切口疝的发生率为2%~11%,其中,中线切口疝的发生率为11%~20%,而感染切口的切口疝发生率为23%。60%的切口疝患者可以没有任何症状,部分患者是由于发生肠管嵌顿,甚至肠绞窄才发现为切口疝并行急诊手术。

一、腹壁切口疝的病因及预防

(一)病因

1. 局部因素包括术后出现切口感染、血肿、皮下脂肪液化、无菌性坏死和继发性感染等。局部因素中切口感染是切口疝发生的首要原因。大宗病例调查提示,腹部大型手术后切口感染者发生切口疝的比例是未感染者的5倍。

2. 全身创伤、愈合功能障碍、年老体弱、营养不良、过度肥胖、使用肾上腺皮质激素、代谢性疾病等均可能阻碍切口的愈合过程。而切口部位的筋膜由于血供较差,其愈合不佳直接导致切口疝的发生。

3. 术后早期持续的腹胀和腹压突然增高,如炎性肠麻痹和剧烈咳嗽。

4. 使用不当的切口缝合技术和缝合材料。

(二)预防

理想的切口缝合不仅要保证充分的抗张强度,也要保证充分的术后腹壁顺应性。缝合技术是预防术后切口疝的最重要因素,特别强调连续缝合的重要性。几乎所有的荟萃分析都认为腹部正中切口用连续、不可吸收缝线缝合可以显著降低切口疝的发生率,而快速可吸收缝线(14~21天即被吸收)可以导致术后切口疝发生率增加。对于不可吸收与缓慢可吸收缝线,二者对术后切口疝发生率的影响差异无统计学意义,但不可吸收缝线的缺点在于术后线结反应偏多。

标准的腹部切口缝合方法为:使用不可吸收缝线或缓慢可吸收缝线做连续缝合,针脚距切缘1cm,每针间距1cm,这样使用的缝线长度大概是切口长度的4倍;最好用全层缝合,建议不用分层缝合,虽然全层缝合与分层缝合的预后没有显著区别,但全层缝合的优点在于简易、快速(图8-7-1)。

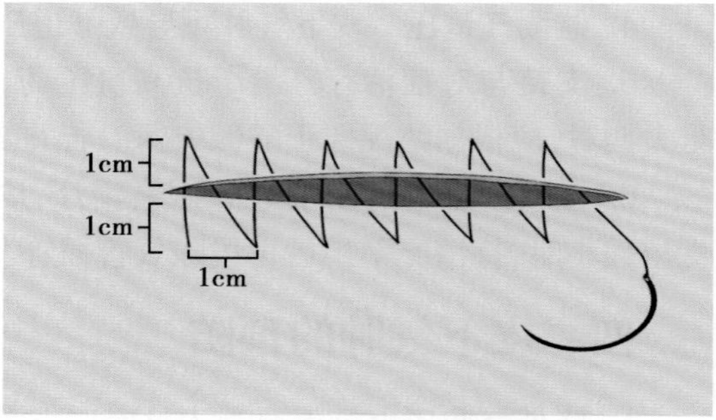

另外,在腹膜炎导致的急诊手术关腹时松解腹直肌前鞘,并没有显著增加切口并发症,但却通过增加切口抗张力、降低腹壁张力,进而显著降低术后筋膜裂开及切口疝的发生率。

图8-7-1　缝线与切口长度示意图
缝线长度与切口长度之比为4:1,针脚距切缘1cm,
每针间距1cm。

最后,在切口选择上,腹壁纵向切口可能损伤支配腹壁肌的神经,造成神经营养作用丧失和腹壁肌失用性萎缩;缝线横向切割腱膜纤维,可造成该部位缝线张力的下降。尽管正中切口的好处在于入腹简便、易于延长,但横向切口同样可以达到完全、有效的显露,术后早期并发症发生率更低,术后切口疝发生率显著低于纵向切口。

二、分类

按中华医学会外科学分会疝与腹壁外科学组制定的《腹壁切口疝诊断和治疗指南(2018年版)》,切口疝从以下三方面进行分类。

1. 依据腹壁缺损大小分类

(1)小切口疝：腹壁缺损长径<4cm。

(2)中切口疝：腹壁缺损长径4~8cm。

(3)大切口疝：腹壁缺损长径>8~12cm。

(4)巨大切口疝：腹壁缺损长径>12cm,或疝囊容积与腹腔容积的比值>20%(不论其腹壁缺损最大距离为多少)。

2. 依据腹壁缺损部位分类　①前腹壁中央区域(中线或近中线处)切口疝[包括脐上、下切口疝,经(绕)脐上下切口疝];②前腹壁边缘区域切口疝(剑突下、耻骨上、肋缘下和近腹股沟区切口疝等);③侧腹壁和背部切口疝(肋髂间和腰部切口疝)。

3. 依据是否为疝的复发分类　初发切口疝和复发切口疝。

三、腹壁切口疝的治疗

腹壁切口疝修补的成功与否主要取决于以下4个因素:患者病情和其他因素(如缺损大小、肥胖、胶原纤维代谢、腹腔内脏器的粘连情况等);修补材料的选择和尺寸大小;手术方法的选择;外科医师的经验和技术。

一个成功的外科修补手术需做好以下几点:①缺损区域和补片放置区域的分离,即补片放置区域的分离一定要足够大,超过缺损边缘5~8cm;②精确测量缺损的大小,即测量"真疝环"的尺寸;③选用的补片一定要足够大,超过缺损边缘3~5cm;④补片恰当放置和缝合固定;⑤术后补片与腹壁组织牢固融合,但不能与腹腔内脏器形成粘连。

1. 单纯缝合修补　单纯缝合修补适用于小切口疝。应该使用不可吸收缝线,以长期维持张力和强度。

根据腱膜缺损的形状及疝的位置决定手术切口,一般经原切口切除皮肤瘢痕,进而游离疝囊,然后选择相对安全区进腹探查;疝囊修剪后直接缝合或做重叠加强缝合。筋膜层缝合应该尽量避免张力,最好是用单丝不可吸收缝线,也可将筋膜边缘重叠做间断U形缝合(Mayo技术)。在缝合张力较高的情况下,可使用筋膜减张切口,Gibson减张切口是在两侧腹直肌前鞘上长的纵向切口,Clotteau Premont减张切口是在腹直肌前鞘上分2~3排每2~3cm行多个纵向短切口,但由于腹直肌后鞘的牵张,其减张作用十分有限。切口疝单纯缝合修补术后复发率为25%~55%,因此,目前直接缝合修补仅适用于缺损直径<3cm的小切口疝,或者缺损直径<5cm但直接缝合张力不高的病例。

2. 常规修补手术　即开放手术,推荐用于中或以上的切口疝患者。使用材料加强多以腹壁肌肉前放置(onlay/overlay)或腹壁肌肉后(或腹膜前间隙)放置(sublay)方法修补。

所谓使用材料加强修补是指在修补过程中,修补材料放置在缺损部位并超过两侧(3~5cm)以产生加强和维持腹壁张力的作用,腹壁缺损应尽量缝合关闭。不推荐未缝合关闭缺损,仅将补片横跨于腹壁缺损处,即所谓的"桥接(bridge)"修补。

依据修补材料在加强时所放置的层次,可分为:腹壁肌肉前放置(onlay/overlay);腹壁肌肉后(或腹膜前间隙)放置(sublay);腹膜腔内放置(IPOM),补片紧贴腹膜内侧放置。需要强调的是,采用IPOM这种方法修补时,补片材料朝向内脏面应具有防粘连特性,腹腔镜下的切口疝修补大多属这类方法(图8-7-2)。

由于肌鞘前修补和肌间修补方法补片的前方没有坚强的组织遮盖,当腹压升高、年龄增加、组织强度减小时,补片会被顶出或出现移位,复发率较高。因此,使用材料的加强修补多被建议应用在中、小型的缺损修补中(即缺损最大径≤8cm),其优点是特别适用于有腹腔内广泛粘连的患者,因为腹壁肌肉前放置技术最大限度地减少了修补材料与腹腔脏器接触的机会,对于肌筋膜后间隙难于分离的患者较为合适。腹壁肌肉后放置技术是目前应用最为广泛的人工材料置入方式。在疝环处,于腹膜与腹直肌后鞘之间向周围分离(正中切口疝在腹直肌后鞘前方分离至腹直肌外缘),建立肌筋膜后方间隙,修补材料应该在各个方向超越缺损边缘3~5cm,将网片边缘间断缝合固定于前方的肌筋膜层,全层缝合腹壁;如果张力大,尽量聚拢两侧缺损,将筋膜层边缘与下置补片缝合,或者联合使用上置技术行"三明治(sandwich)"修补。

使用人工合成生物材料修补,术后复发率为0~10%。常用的补片包括单丝编织聚丙烯(polypropylene)、膨体聚四氟乙烯(expanded polytetrafluoroethylene,e-PTFE)、聚酯(polyester)等。单丝编织聚丙烯网片柔软,异物反应适中,抗感染能力强,应用最为广泛。聚酯材料的炎症及异物反应最重,使用多丝编织聚酯材料网片与较高的肠瘘发生率、感染率、复发率相关,故应用较少。膨体聚四氟乙烯材料孔径约20nm,抗感染能力相对差,不利于纤维组织长入固定网片,一旦感染,必须进行手术去除。

3. 腹腔镜修补手术 使用材料加强多以IPOM方法。采用开放手术内置技术进行腹膜内修补术已少用,并逐渐为腹腔镜手术所取代。腹腔镜手术与开腹手术时间相似,复发率较低(0~11%),住院周期大大缩短,并发症相对较少(包括血肿、腹内或戳卡孔部位感染、切口疝、肠梗阻、疼痛、肠道损伤等)。

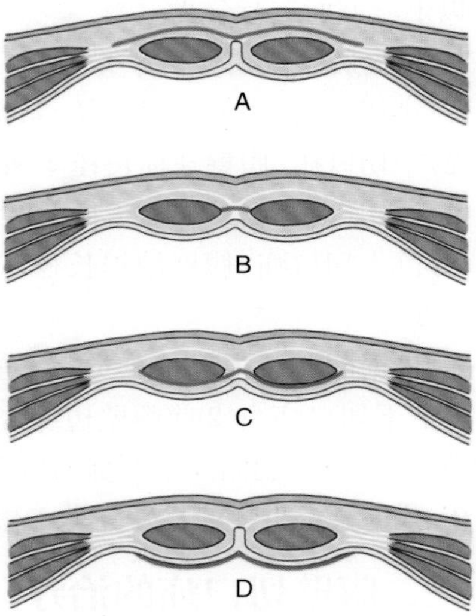

4. 杂交修补手术 以常规和腹腔镜技术相结合进行修补。

5. 生物材料修补 自体生物材料修补应用较多的是自体真皮组织修补、阔筋膜移植等,因为增加手术创伤且疗效不佳,应用不多。

图 8-7-2 切口疝修补的各层次
A.腹壁肌肉前放置(onlay/overlay);B.肌肉之间放置(inlay);C.腹壁肌肉后(或腹膜前间隙)放置(sublay);D.腹腔内放置(IPOM)。

6. 组织结构分离技术(component separation technique,CST) CST主要针对前腹壁中央区域缺损患者,使用这一技术的目的是使腹腔获得更大的空间和容积,在此基础上往往还需用修补材料进行加强修补(图8-7-3)。

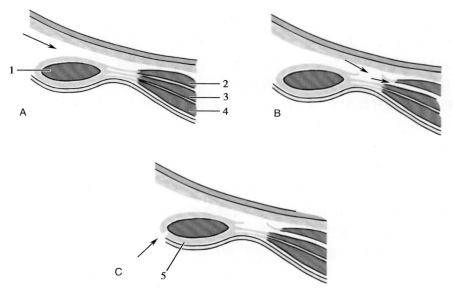

图 8-7-3 组织结构分离技术
A.先游离腹直肌前鞘前间隙,显露腹外斜肌腱膜;B.离断腹外斜肌腱膜,并沿腹外斜肌下方游离足够的距离;C.切开腹直肌前鞘与后鞘的交汇点。至此,腹直肌可向中线多移动5~10cm。
1.腹直肌;2.腹外斜肌;3.腹内斜肌;4.腹横肌;5.腹直肌后鞘。

综上所述,针对腹壁切口疝的病因,在消除全身因素的基础上,加强局部因素的控制、正确选择腹部切口、使用可靠材料、提高关腹技术等,将对减少腹壁切口疝的发生起到积极的作用;而选用适宜的人工材料与放置方法修补切口疝,可以获得日益满意的效果。

(李英儒　杨　斌　韩方海)

第八节　戳卡孔疝

自 Mourat 开展了第一台腹腔镜胆囊切除术以来,腔镜技术改变了外科的发展历程。但是新技术的出现,必定会带来新的并发症,戳卡孔疝就是其中之一。Fear 首次报道了腹腔镜妇科手术后戳卡孔疝的形成。在腹腔镜胆囊切除术后或腹腔镜胃肠手术后也逐渐有戳卡孔疝的个案报道。

一、分类

戳卡孔疝分三种类型(图 8-8-1):早发型,在术后早期发生,通常伴有肠梗阻(肠壁疝,Richter hernia);迟发型,一般术后几个月才发生,通常表现为腹壁局部隆起,无肠梗阻;特殊型,整个腹壁裂开,大网膜和/或肠管突出。

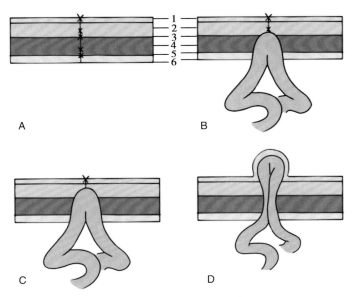

图 8-8-1　戳卡孔疝的分类

A. 正常关闭的戳卡孔;B. 早发型,腹膜及腹直肌前后鞘缺损;C. 迟发型,腹直肌前后鞘缺损,腹膜此时已构成疝囊的一部分;D. 特殊型,腹壁全层缺损,肠管或大网膜钻出腹壁。

1. 皮肤;2. 皮下组织;3. 腹直肌前鞘;4. 腹直肌;5. 腹直肌后鞘;6. 腹膜。

二、发生率

自 1968 年,Fear 首次报道腹腔镜妇科手术后的戳卡孔疝以来,在腔镜的其他专业领域也开始有相应报道。戳卡孔疝总体发生率不高,为 0.18%~2.8%。当然,其中可能有些无症状患者会漏诊。

三、戳卡孔疝发生的相关因素

1. **戳卡大小**　大戳卡是发生戳卡孔疝的重要诱因。约80%的戳卡孔疝都发生于直径>10mm的戳卡,因此,对于直径10mm以上的戳卡孔必须要强调关闭筋膜。

2. **筋膜是否关闭**　研究表明,戳卡孔筋膜的缺损与戳卡孔疝的发生相关,关闭戳卡孔部位筋膜可以减少或降低疝和肠梗阻的发生率。但是不正确地关闭筋膜还是会导致戳卡孔疝的发生。

3. **戳卡部位**　研究表明,腹正中线或脐部的戳卡孔疝最为常见。美国妇科腔镜医师协会调查了152例戳卡孔疝,发现75.7%发生于脐附近,23.7%发生于侧腹壁。

4. **是否延长切口取标本**　扩大脐部戳卡孔切口取标本也是导致戳卡孔疝的因素之一。

5. **患者因素**　伤口感染、糖尿病、肥胖、营养不良、年龄等都是戳卡孔疝发生的相关因素。

四、治疗

治疗原则与切口疝类似。对于直径<2cm的缺损,可以单纯缝合。对于直径>2cm的,推荐使用补片修补。修补的方式可选择开放手术或腔镜手术,具体操作方法可参照本章第七节。

五、预防

1. 对于所有直径>10mm的戳卡孔要常规进行筋膜的关闭。
2. 对于合并有危险因素,如肥胖、糖尿病等的患者,也建议关闭<10mm的戳卡孔。
3. 直视下关闭戳卡孔的筋膜缺损,也可以借用腹腔镜腹壁缝合器(endoclose)等工具关闭。
4. 缓慢释放CO_2,避免CO_2将大网膜或肠管推到戳卡孔,导致戳卡孔异物。
5. 有研究放置聚丙烯补片于脐部戳卡孔预防戳卡孔疝的发生,目前仍处于研究中,未做常规推荐。

（李英儒　杨　斌　韩方海）

第九节　会　阴　疝

经腹会阴直肠切除术术后会阴疝发生率很低,文献报道其发生率<1%,但影像学诊断率可达7%,因为很多患者无临床症状,不需要手术治疗。

一、病因

经腹会阴直肠切除术后,由于盆腔及会阴会形成缺损,而盆底腹膜并非常规关闭,如果小肠系膜较长,小肠将坠入盆腔,如同时合并腹压增大、盆底肌肉薄弱等因素,有可能导致会阴疝发生。由于ELAPE手术(直肠癌经肛提肌外腹会阴联合切除)一般不关闭盆底腹膜,且盆底缺损更大,如果没有使用生物补片、网膜移植或皮瓣重建等方法重建盆底,会阴疝更容易发生。

二、临床表现及诊断

临床症状包括会阴坠胀不适、包块突出,严重时影响患者日常活动,甚至出现排尿困难和小肠梗阻症状。诊断主要依靠查体和影像学检查:查体可发现会阴包块突出,质地软,平卧位可消失,触诊可扪及会阴薄弱区及疝环;腹盆腔CT或MRI可以明确疝内容物性质,一般为小肠,女性患者有可能合并子宫脱垂。

三、处理

保守治疗措施包括使用 T 形绷带或硬质内衣,如症状明显则需要手术治疗,修补方法包括直接缝合、生物补片重建、自体材料修补、肌皮瓣移植等,可以采用经腹、经会阴或经腹会阴联合途径;修补可以采用开放手术,也可以采用腹腔镜手术。

1. **直接缝合**　主要见于较早期的报道,随着无张力修补的兴起,逐渐被补片及皮瓣修补取代。如果局部缺损较小,组织较健康坚韧,局部游离后可以尝试直接缝合。优点是比较简单经济,缺点是复发率较高。

2. **补片重建**　方法比较简单,安全可靠,可以经腹、经会阴或经腹会阴联合修补;游离疝囊,将疝内容物还纳后,使用生物补片或合成补片与盆底坚韧组织,如肛提肌、盆底筋膜等妥善缝合。缺点是补片价格较贵,有时不易获得。

3. **自体材料修补**　一般经腹腔进行操作,将疝内容物还纳后,可以利用子宫(女性)或膀胱顶部腹膜(男性)封闭盆底缺损,安全可靠,无异物残留;缺点是经腹手术创伤较大,如合并膀胱脱垂或年轻女性、子宫脱垂则不适合。

4. **肌皮瓣移植**　与 ELAPE 术后使用皮瓣重建盆底一样,可以选择臀大肌皮瓣、腹直肌皮瓣、股薄肌皮瓣等,需要整形外科医师联合手术,效果可靠,但创伤较大,手术时间较长,有一定的并发症发生率。

四、预防

会阴疝的预防措施包括:①术中关闭盆底腹膜;②大网膜填塞盆底;③子宫填塞;④生物补片或防粘连补片重建盆底;⑤尽量保留非患侧肛提肌;⑥盆底缺损不大时直接缝合法关闭肛提肌,重建盆底;⑦缺损较大时肌皮瓣重建盆底;⑧术后尽量避免腹压增大,如慢性咳嗽、排尿困难、重体力劳动等。

(王延磊　戴　勇)

第十节　腹　内　疝

腹内疝是指腹内脏器自其原来的位置,经过腹腔内一个正常或异常的孔道或裂隙脱位到另一个异常的腔隙,疝内容物主要是胃和肠管。腹内疝在临床上较为少见,尚未出现症状的腹内疝临床上多难以确诊。腹内疝的严重后果是可造成胃肠道梗阻,如发生绞窄性梗阻,又不能及时诊断和处理,常可造成严重后果,甚至因肠坏死而危及生命。本病发病急骤、病程进展快、病情险恶,且早期临床表现不典型,故早期诊断较难,常导致延误治疗,造成严重后果,甚至死亡。凡临床有胃肠道梗阻症状者,特别是在某种手术或外伤后,在进行鉴别诊断时应考虑有腹内疝存在的可能。

一、分类

原发性腹内疝大致可分为六种类型(图 8-10-1):十二指肠旁疝(占腹内疝的 50%~55%),网膜孔(温斯洛孔,Winslow foramen)疝(占 6%~10%),经肠系膜疝(占 8%~10%),盲肠周围疝(占 10%~15%),乙状结肠间疝(占 4%~8%),膀胱旁疝(占 <4%)。

继发性腹内疝大多是因腹部器官手术后,留下的系膜间隙或异常的缝隙未彻底关闭造成的。常见的有胃大部切除术后胃空肠吻合后的缝隙、低位直肠癌根治术或 Miles 术后未关闭盆底腹膜、肠切除吻合后的系膜裂孔,或者腹腔引流管与侧腹壁之间的缝隙等。

二、临床表现

1. **腹痛**　原发性腹内疝一般表现慢性腹痛,反复发作。继发性腹内疝则表现为急性激烈腹痛,或者持续性腹痛伴阵发性加重。

2. **呕吐和便秘**　十二指肠旁疝、胃大部切除术后等高位腹内疝通常表现为频繁呕吐。下腹部乙状结肠旁疝、盲肠周围疝或盆底疝等非嵌顿性疝多表现为便秘。

3. **腹胀及包块**　低位肠管的嵌顿性腹内疝可引起腹胀。十二指肠旁疝偶尔可在上腹部形成包块及局限性腹胀,且叩诊呈鼓音,其他类型的腹内疝多不能触及包块。

4. **腹部手术后内疝**　多发生于肠功能恢复并开始进食时,可突发剧烈腹痛、呕吐、肛门停止排便排气,并有面色苍白、脉搏加快及四肢发凉等休克症状和腹膜刺激征。

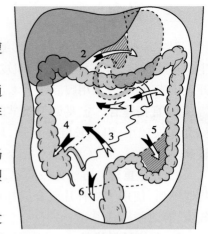

图 8-10-1　原发性腹内疝的类型
1. 十二指肠旁疝;2. 网膜孔疝;3. 经肠系膜疝;4. 盲肠周围疝;5. 乙状结肠间疝;6. 膀胱旁疝。

三、诊断

1. **病史**　要综合患者起病的轻重缓急、临床表现及既往手术史综合判断。

2. **辅助诊断**　CT 对于诊断腹内疝具有重要的意义,腹部 X 线片可判断是否合并肠梗阻,X 线钡剂造影有助于明确腹内疝的部位和类型。

3. **剖腹探查**　当考虑存在绞窄性肠梗阻时,需要及时行剖腹探查,明确是否为腹内疝及其部位和类型。

四、治疗

一旦明确诊断腹内疝时应进行手术治疗,对已诊断为急性绞窄性肠梗阻者更应在充分的术前准备的条件下及早进行剖腹探查。

1. 找到腹内疝后先设法将嵌顿的肠袢复位,然后缝闭疝环口,缝闭疝环口时注意勿伤及重要的血管。若疝入的肠管发生坏死则须予以切除。

2. 已找到腹内疝后,若疝囊颈部过紧不易复位,则应先设法将疝口或裂孔予以扩大,或将疝入的小肠在严密保护下进行穿刺减压,使小肠萎陷以利复位。疝囊颈部往往含有重要血管,不宜全部切开,可在疝囊前壁无血管区切开疝囊。

3. 若麻醉下进入腹腔后发现疝入的小肠已自行复位,应在腹内疝好发部位仔细寻找有无小的疝环口,设法将异常的裂孔或隐窝口予以缝闭,以防复发。

（李英儒　杨　斌　韩方海）

第九章

肠造口并发症

第一节　肠造口分类和并发症预防

　　肠造口是指因不同临床适应证和疾病状况(如结直肠肿瘤、外伤、炎症、先天性畸形等)的治疗需要,将肠道直接引出腹壁,用于临时性或永久性排泄粪尿。肠造口是一项具有200余年历史的古老医疗技术,最早期人们使用肠造口作为一项激进的治疗措施,来解除结直肠肿瘤、疝和肛门闭锁所致的肠梗阻,挽救生命。早在1711年,Littre即介绍了经腹壁肠造口的概念;1776年,Pillore描述了采用盲肠造口治疗肠梗阻;1783年,Dubois首次应用Littre提出的理念,为一例肛门闭锁的患儿施行肠造口术。其后,随着人们对解剖知识理解的进一步加深,加上外科、麻醉、抗菌技术的应用发展,造口术的应用范围越来越广泛。时至今日,造口术是外科最常施行的术式之一,往往是挽救和延续患者生命、改善患者生活质量的重要手段。据统计,美国每年接受造口术的患者约10万余例,意大利每年接受造口术的患者7万余例。目前,我国尚无国家性造口患者登记系统,估计至今累计有数百万例永久性肠造口患者。

　　尽管现代外科手术技术已有很大的进步,但造口术后仍然具有较高的并发症发生率,总体上为20%~70%。造口既是医疗问题,也是一个社会问题。造口位置选择不当、造口技术应用不当或护理技术不当时,可能引起各类造口相关的并发症,有些并发症甚至需要再次手术治疗,将长期影响患者日常生活和身心健康,给患者带来难以挽回的痛苦。因此,应当高度重视肠造口并发症的防治。

一、肠造口的分类

　　根据造口目的不同,分为排泄粪便的肠造口术和排泄尿液的肠造口术(尿路造口)。根据造口部位不同,分为回肠造口术和结肠造口术(主要包括盲肠造口术、横结肠造口术和乙状结肠造口术)。根据造口方式不同,分为袢式双腔造口术、双筒造口术、导管造口术和单腔造口术,此外,还有隐形肠袢结肠造口术,也称为埋藏式结肠造口术。根据造口是否具有控制性,又可分为可控性肠造口和非可控性肠造口。根据治疗目的不同,可分为暂时性肠造口术和永久性肠造口术。永久性结肠造口术常用于超低位直肠或肛管恶性肿瘤、严重的肛门周围炎性疾病、顽固性大便失禁等。临时性结肠或回肠造口术临床上更常用于保护远端的结直肠吻合口、远端结直肠吻合口漏、结直肠损伤的治疗,以及复杂的肛周、会阴疾病的手术治疗等。

二、造口并发症的原因

一般正常肠造口外观呈红色或粉红色,肠黏膜表面光滑、呈湿润透明状,肠造口高度为皮肤水平面1~2.5cm,周围的皮肤需平整无皱褶、无瘢痕,肠造口位置应远离骨隆突处。虽然肠造口可以使患者渡过难关,但如果造口位置设置不当、周围组织感染、黏膜血供不良或肠造口用具选用不当时,诸多的肠造口及周围皮肤并发症又使患者陷入烦恼之中,甚至再次受到生命威胁。因此,防治肠造口并发症十分重要。肠造口的外观如同人的样貌一样,没有两个是完全相同的,医师及造口治疗师要及时观察发现肠造口并发症,根据每个造口者的情况,为患者制订个体化治疗和护理方案,预防和/或减少并发症的发生,使患者减少痛苦,早日获得康复。造口并发症发生的危险因素多样,总体而言包括手术操作相关因素和患者个体相关因素。手术操作相关因素如术中损伤造口段肠管的边缘动脉、造口孔过小、缝合过紧及肠襻扭曲等因素影响肠壁的血供;造口段肠管游离不充分,提出腹壁时存在张力等。患者个体相关因素包括性别、肥胖、低蛋白血症、急诊手术、慢性咳嗽、造口类型、造口高度等,此外,合并肝肾功能障碍、长期服用免疫抑制剂和类固醇药物者,造口并发症的发生率亦显著提高。研究表明,当患者 BMI > 30kg/m^2 时,造口旁疝、造口回缩和造口周围皮肤并发症发生率显著升高。而女性患者的造口旁疝和造口回缩的发生率高于男性患者。急诊手术后造口早期并发症的发生率高于择期手术。行暂时性肠造口手术的患者,回肠襻式造口术后的造口脱垂和感染的发生率比结肠襻式造口低,且具有更佳的生活质量。

三、肠造口患者的术前准备

(一) 术前教育

术前教育是术前准备的重要组成部分。为患者进行肠造口术前,外科医师和造口治疗师应当采取有计划、有组织、有系统的方式,规范造口治疗工作,对患者进行全面且细致的健康教育,消除或减少影响健康的危险因素,让患者克服对造口的恐惧与焦虑感,增强接受造口手术的信心。健康教育可通过造口护理手册、健康教育光盘、网络平台等形式进行,内容包括造口术的重要性与必要性、术后预期的恢复过程、造口术可能对生活产生的影响、日常活动注意事项、造口基本护理方法和造口护理用品的使用方法等。另外,安排与患者年龄相仿、社会经济地位相似、已康复的肠造口人员进行交流,帮助患者正确认知自己的疾病,建立正确的造口生活观念。术前教育的过程,不仅利于建立良好的医患或护患关系,使患者产生安全感和信任感,而且对于保证手术顺利进行、加速术后康复、减少术后并发症也具有重要意义。

(二) 造口定位

术前造口位置的标记通常由该患者的手术医师、造口专科护士和患者三方一同完成。在急症情况下,所有可能参与肠造口术的医师都应该掌握肠造口部位的选择原则。造口位置的选择应根据患者的体形、原发疾病、造口类型、造口目的及个人习惯等综合考虑,满足安全、方便和可接受度高的要求。肠造口术前定位标记应在多个不同的体位下评估患者的腹部情况,同时遵从以患者为中心的服务流程,尊重患者及家庭的价值观、生活习惯和信息需求选择最佳的肠造口位置,以便于患者术后自我护理。多项研究表明,由训练有素的临床医师或造口专科护士进行术前造口定位能够显著降低造口并发症发生率(20% vs. 42.9%)。此外,需要强调的是,在强烈推荐术前进行肠造口定位的同时,还应认识到最终的造口部位由手术医师在进入腹腔、明确肠道病情后作出选择。肠造口术术前定位标记时需要考虑的几个关键问题。

1. **是否位于腹直肌范围内(经腹直肌造口)** 避免造口位置过低(近腹股沟)、过外(近髂前上棘)、过高(近肋缘)、过内(近手术切口)。

2. **体位问题** 躯体各种体位、姿势的变换,应不影响造口袋粘贴的稳固性。

3. **躯体因素** 肥胖患者膨隆或下垂的腹部、腹部皱褶、瘢痕/缝线、腹直肌、腰线、髂嵴、下垂的乳房等因素。

4. **患者因素** 疾病诊断、年龄、职业、造口史及对造口位置的偏好等。

5. **手术因素**　外科医师的偏好、手术方式及造口类型、计划使用的肠段、是非可控性肠造口还是可控性的置管转流。

6. **多个造口**　如果已经存在或计划行尿路造口,则肠造口和尿路造口应标记在不同的平面/水平线上,以方便佩戴造口袋。

（三）肠造口定位的方法

1. 准备皮肤标记笔和造口底盘。向患者解释造口定位的目的和方法,让患者参与定位过程。

2. 造口定位时,在不同的体位下(如站立位、卧位、坐立向前弯曲)检查患者腹部,评估和确认最佳造口位置,选择平坦的部位造口,注意避开皱褶、凹陷、瘢痕等。患者仰卧位时,辨认腹直肌并找到外边界。也可以让患者仰卧位用力抬头,或者做咳嗽动作来辨认。在患者视野范围内、腹直肌界线内的腹壁皮肤上做造口标记,在腹直肌内造口有助于防止造口旁疝或造口脱垂。通常情况下,造口位置距离手术切口4~5cm,以便放置适当大小的造口袋。对于腹部膨隆患者,选择腹部轮廓的顶点,或者对于极度肥胖患者,选择上腹部标记造口位置时,应与手术医师协商共同确定造口位置。对于长期使用轮椅的患者,应让患者坐在自己的轮椅上,在身体处于自然状态下再进行标记。当急诊手术术前无法做到详细定位时,建议选择脐和髂前上棘连线的内1/3处进行造口。

（韩方海　杨　斌）

第二节　回肠造口术及并发症防治

回肠造口术的主要适应证包括:①某些疾病需要做永久性小肠造口术,如炎性肠病、家族性结肠息肉病须做全结肠切除,可选择性回肠永久性造口;②需要行临时性回肠造口情况,如超低位直肠肿瘤保肛手术后,保护远端的结直肠吻合口、远侧结直肠吻合口漏、严重的肛周感染、结直肠损伤、直肠阴道瘘、肛周及会阴复杂性手术等。

外科医师应当充分认识回肠造口并发症的诱因,注意外科手术操作的每一个环节,以避免术后并发症的发生。

一、回肠造口术操作

减少回肠造口术后相关并发症,应当做到:①无系膜扭转和血供障碍;②尽量降低感染并发症;③造口具有良好的外观(无造口旁疝、造口脱垂);④良好的排便功能(无造口梗阻);⑤可以安全而简单地关闭造口。不同的医师在手术操作时存在差异性,规范的手术操作是避免术后并发症发生的关键。术前准备的各项措施与小肠切除吻合术相同,术前需要确定造口位置。

1. **回肠造口部位**　通常推荐的造口部位在距离回盲瓣30~40cm的回肠,也有推荐距离回盲瓣10~15cm,从造口关闭手术操作的简便性和安全性,以及减少术后并发症方面而言,倾向于选择距离回盲部30~40cm的回肠造口。

2. **制作腹壁隧道**

（1）于造口部位切除相当于回肠肠袢大小的皮肤,圆形或直线型,直径通常1.5~2cm,根据肠管肠袢直径调整切口大小,适当去除皮下脂肪组织。

（2）切开筋膜的大小与拖出肠管及系膜的大小相当,通常两横指,可以十字切开或纵向切口,分离腹直肌,腹直肌后鞘开孔大小约两横指,避免损伤腹壁下动、静脉,最后切开腹膜层。筋膜开口过大时易导致造口旁疝的发生,而开口过小,则影响造口肠管的血供或术后出现肠梗阻。当患者术前有肠管水肿或肥胖时,要比正常情况下增大腹壁的开口。

3. 上提肠管的拖出 上提肠管可动性良好,没有张力,不要扭转影响肠系膜血供及静脉回流,避免肠管成角。外提肠管的长度约 5cm,造口高度 3~4cm 为宜。

4. 上提肠管和腹壁的缝合固定 上提回肠与腹壁的缝合固定可以减少造口凹陷、造口脱垂、造口旁疝的发生。相反,与腹膜和腹直肌后鞘缝合过密可能出现造口脱出或肠皮瘘,因此,部分外科医师在回肠造口部位肠管的底部,不缝合任何的肠管浆肌层。如果进行缝合固定,缝合 3~4 针,以促进造口肠管和腹壁的粘连愈合。缝合肠壁时,不要缝合肠壁全层,避免在肠管损伤的部位形成漏。

5. 造口形成 将远端肠袢横向切开,切开部位在肠袢顶点的远侧 1/2~3/4,切开 1/2~2/3 圈,注意切开部位黏膜下血管的止血。随后切开肠管断端的黏膜层外翻,与皮肤缝合固定。需要注意防止肠管黏膜和皮肤分离、血供不良,避免有过度的张力和张力不均匀。翻转时多半使用 Allis 钳或镊子。推荐使用可吸收缝线,肠壁全层与皮肤真皮层缝合,避免回肠造口与皮肤在同一水平,造口肠管高度 3~4cm,从远侧端向近侧端缝合,近端造口肠管高度应略高。

二、回肠造口并发症的外科治疗

回肠造口并发症治疗的外科手术适应证分为绝对手术适应证和相对手术适应证。相对手术适应证是由于造口引起的并发症,导致患者生存质量降低,引起造口管理困难。而绝对手术适应证是以挽救生命为目的,需要紧急手术治疗。

绝对手术适应证包括如下情况。

1. 合并腹膜炎 肠管嵌顿造口旁疝的疝囊内,发生坏死和穿孔;造口肠管颜色变黑,重度缺血坏死;造口肠管穿孔引起腹膜炎和败血症等。

2. 保守治疗无效的肠梗阻 造口旁疝嵌顿;腹壁筋膜开口过小引起的造口严重狭窄;腹腔内粘连和内疝等。

3. 存在肠管血供障碍 系膜血管损伤或系膜张力过大,或造口旁疝有肠管嵌顿发生肠管缺血坏死;造口肠管脱垂等原因引起的坏死,部分发生穿孔。

绝对手术适应证的术式为重新造口。此种情况下存在的主要问题是切除病变肠段;确定原位造口或造口移位;确定是否需要开腹手术。在原位重新造口时,应注意皮肤及皮下组织没有炎症和穿孔,以组织健康为前提。

相对手术适应证中,比较常见的并发症包括造口旁疝、造口脱垂、造口回缩和造口狭窄。回肠袢式造口多是暂时性的转流性造口,在发生不危及生命的上述并发症时,一般选择在造口关闭手术时同时进行处理。双腔回肠造口关闭术一般倾向于早期进行,目前多选择在术后 2~3 个月,在关闭造口前发生的此类并发症处理起来相对比较简单,但需要经过术前良好的评估后,确定手术治疗方案。

三、回肠造口关闭术

关闭袢式回肠造口时,主要应该考虑的问题是:①关闭造口的时机;②关闭造口的方法;③如何减少并发症。回肠造口关闭术后常见的并发症包括切口感染、肠梗阻、回肠吻合口漏、吻合口出血等。

造口对患者的生活质量存在较大的影响,回肠造口排出的碱性液体,使得造口周围皮炎和造口周围脓肿的发生率较高,造成护理困难。目前,回肠袢式转流性造口的关闭时间多为造口术后 2~3 个月。多项针对直肠癌术后预防性回肠袢式造口关闭时间的回顾性及 RCT 研究显示,术后早期(4 周内)和传统时间(8~12 周)进行造口关闭,直肠癌术后吻合口漏的发生差异无统计学意义。在其中的一项研究中,早期行回肠造口关闭(术后 8 天)可以取得更好的效果,肠梗阻等术后并发症的发生率更低,住院时间更短,患者的生活质量更高。因此,若患者初次手术恢复过程顺利,吻合口造影和 CT 等检查确认无结直肠吻合口漏,无全身感染表现,术后早期(2 周)行造口关闭是安全和可行的。此外,尚有部分患者需要延迟关闭造口,延迟的原因包括合并其他严重的疾病、需要进行术后辅助治疗、出现结直肠吻合口漏、下游的结直肠吻合口狭窄等。有学者报道接受回肠造口的患者当中,甚至有 1/4 的患者无法进行造口关闭。

关闭袢式回肠造口需要将造口周围环形切开,游离近、远端肠管后,切除造口肠管。更多的学者喜欢使用吻合器行侧侧或端侧吻合。使用吻合器吻合与手工缝合相比,二者住院时间差异无统计学意义,且术后回肠吻合口漏、出血、切口感染等的发生率相近,但使用吻合器行肠吻合操作简单,手术时间缩短。无论使用何种吻合方式,必须保证吻合口的通畅,避免术后肠梗阻的发生。

(韩方海 杨 斌)

第三节 结肠造口术及并发症防治

与回肠造口相比,应用结肠造口进行疾病治疗的历史更为久远,尤其是自 1908 年 Miles 首次完成并报道经腹会阴直肠切除术以来,结肠造口技术成功在临床实践中广泛运用。按照造口的部位分类,结肠造口可分为盲肠造口、横结肠造口和乙状结肠造口。其中盲肠造口效果欠佳,使用不当时,可能引起严重的并发症,目前在临床上已被其他转流性造口技术所取代。根据治疗目的不同,可分为暂时性造口和永久性造口。永久性结肠造口最常见的指征是超低位直肠或肛管恶性肿瘤,这类造口约占结肠造口患者总数的60%,此外,还包括严重的肛门周围炎性疾病、顽固性大便失禁等;暂时性结肠造口最常见的情况包括:超低位直肠肿瘤保肛手术后保护远端的结直肠吻合口、远侧结直肠吻合口漏、炎性肠病、乙状结肠扭转、肛门直肠外伤等。结肠造口患者的粪便较为成形,排便也较为有规律。按照造口的方式,可分为单腔端式造口和双腔袢式造口,通常选择的袢式造口部位是横结肠,具有以下功能:缓解由于原发或继发恶性肿瘤,或者放疗导致的急性肠梗阻;保护造口远端吻合口;用于远端肠管有放射性肠炎、穿孔或肠漏时的肠内容物的转流。端式造口常用于乙状结肠造口,最常见的适应证是直肠癌,其他适应证包括结肠憩室、炎性肠病、先天畸形、结直肠外伤等。

一、结肠造口术操作

虽然结肠造口术已被广为采用,手术成功率较高,但仍存在各种术后并发症,各类相关的造口术后并发症如前所述,包括造口缺血坏死、造口回缩、造口狭窄、造口旁疝等。文献报道其总体发生率甚至可高达 21%~70%,究其原因,与外科医师对造口相关因素的处理是否合理有关。外科医师必须充分认识到正确的结肠造口与患者术后康复及生活质量密不可分。

通常情况下,袢式造口极少出现造口缺血,造口局部坏死发生率也低于端式造口。但其早期因造口较大,护理困难,使周围皮肤粪水性皮炎发生率明显增高。后期因腹壁缺陷较大易出现造口旁疝,因而总体上袢式造口的并发症发生率高于端式造口。有报道结肠造口术术后造口旁疝和造口脱垂的发生率明显高于回肠造口,可能与结肠造口过程中筋膜的过多缺失有关。同时,体形消瘦者在造口坏死、造口感染、造口狭窄的发生率方面与正常体形者比较差异无统计学意义,但造口黏膜脱垂和造口旁疝的发生率明显上升,考虑与体形消瘦者腹壁薄弱有关。体形肥胖者造口局部坏死、皮肤刺激、回缩、造口旁疝的发生率高于正常体形者,其原因是肥胖者腹壁皮下脂肪堆积,增加感染的风险,而一旦发生造口感染,造口周围的脂肪液化,将使相关并发症的发生率显著增加。

正确的结肠造口的主要原则包括:①造口肠管经腹壁脱出应无张力;②造口肠管应穿经腹直肌拖出,以降低造口旁疝的风险;③避免过度修剪造口周围的脂肪及网膜组织,避免筋膜或浆肌层的假性缝合;④术前进行造口定位,若术中造口位置需变化挪动时应便于患者更换造口袋及护理;⑤肠管断端必须与皮肤缝合,减少狭窄;⑥确认造口肠管的血供良好。此外,还有学者建议应当缝合消除造口肠管与侧腹壁之间的间隙,以避免术后小肠扭转和疝形成,但目前不常被推荐应用。在遵循以上指导原则的情况下,可明显减少术后各种并发症的发生。

1. **横结肠造口**　横结肠袢式双腔造口是目前最为常用的临时性粪便转流手术之一。应用于远端结直肠癌梗阻、结直肠癌术后吻合口漏、炎症、外伤和先天畸形等。

(1)造口的位置:右上腹腹直肌处。术前先标记造口部位,以便于术后造口护理。

(2)切口的选择:通常在剑突和脐连线中点右侧腹直肌部位做一横向切口。

(3)将拟造口的横结肠经切口提出腹腔外,注意确认肠管无扭转。游离附着于横结肠的大网膜,确保外置的肠袢无张力,以免术后造口回缩。在横结肠系膜内的无血管区切开,将支撑棒穿过其内。切口两侧的腹膜稍缝数针,以免肠袢经此膨出;缝合不可过紧,以可在结肠旁插入一小指为宜,避免造口缺血或狭窄。将切口周围的腹膜与肠壁浆肌层及系膜缝合固定一圈,缝合勿穿透肠壁全层。沿外置肠管的对系膜缘的结肠带纵向切开,将肠管边缘与皮肤间断缝合固定。支撑棒通常在术后7~10天拔除。

横结肠解剖位置更靠近直肠,肠内容物经过横结肠时,大部分水分已经被吸收,横结肠造口的排泄物呈半固态,液体量较末端回肠明显减少,造成水、电解质代谢紊乱的概率较低。因此,制作良好的结肠袢式造口应当可以起到完全转流的作用,且易于管理。对于远端结肠癌或直肠癌引起的肠梗阻,选择行预防性造口时,若术中不能完全排空结肠内半固态粪便,末端回肠造口是不适合的,此时选择横结肠袢式造口有其优势。

预防性结肠双腔袢式造口不能充分转流的情况,通常由造口回缩、造口脱垂后变形或其他技术不当因素所致。此时,也可在切割闭合肠管后,将近、远端肠管断端分别经腹壁拖出,完成分离式结肠袢式造口,或直接切断结肠行横结肠单腔造口。

2. **乙状结肠造口**　乙状结肠造口可以是暂时性也可为永久性,其中暂时性造口多用双腔造口、永久性造口则多用单腔造口。乙状结肠造口最常见的适应证是直肠恶性肿瘤拟行经腹会阴直肠切除术或Hartmann术,其他适应证包括放射性肠炎、炎性肠病、先天性畸形、外伤等需要暂时性或永久性肠道转流。根据造口肠段在腹腔内或腹腔外,可分为腹膜内造口和腹膜外造口。腹腔内造口操作简单,但术后可能出现造口旁疝、梗阻、造口回缩等风险,因而多作为暂时性造口,便于后期进行造口回纳手术。腹膜外造口的造口肠段通过腹膜外隧道,有效加强了造口肠管的固定,同时减少了腹压对造口的直接作用,术后造口脱垂、旁疝、梗阻及造口周围皮炎等并发症的发生率降低,同时患者的控便能力也得到改善,是永久性乙状结肠单腔造口的理想术式。

与其他部位造口相比,乙状结肠造口更多地保留了结肠的功能,肠内容物已成形,造口护理方便。因此,乙状结肠造口在临床工作中应用最为广泛。

(1)造口的位置:通常选择脐与左侧髂前上棘连线的内侧1/3处,也可在脐水平下方3~5cm,距离腹正中线至少3cm以上的腹直肌内。注意结肠肠管应穿过腹直肌,以减少造口旁疝的发生。

(2)腹腔内造口术:根据具体术式切除或切断直肠及部分乙状结肠,游离结肠外侧腹膜,游离的程度应以近端乙状结肠可经腹壁无张力拖出为宜。

(3)腹膜外隧道造口术:提起预定造口部位处皮肤的中点,圆形切除皮肤及皮下组织,十字切开腹直肌前鞘,分离腹直肌,显露并十字切开腹直肌后鞘。切开大小以容纳两指为宜。在腹膜外向乙状结肠外侧腹膜切开处分离,在腹膜外形成可容纳造口肠管经过的隧道。缝合固定侧腹壁、腹膜和结肠,避免术后内疝形成。注意覆盖乙状结肠表面的腹膜要松弛,以免造成梗阻。

(4)造口形成:在侧腹膜外,将已游离的近端乙状结肠经此通道拖出腹壁造口处,注意肠管不要扭转。肠段应突出腹壁表面3~4cm。将乙状结肠的浆肌层与腹直肌后鞘及腹膜,间断缝合固定,勿损伤系膜内血管。待腹壁切口关闭后,再开放肠管断端,将肠壁断端全层与皮肤真皮层环周间断外翻缝合。

腹腔内结肠造口,是在切开造口位置下方的腹膜后,将结肠肠端经腹壁直接拖出完成造口,在腹腔内关闭乙状结肠旁沟,以免内疝发生。

由于结肠造口改变了原有的正常排便方式,给患者身心带来巨大负面影响,明显影响其生活质量。因此,对部分无法切除而又尚未引起梗阻,且评估近期内不会造成梗阻的远端结肠癌或直肠癌患者,可将乙状结肠肠管埋藏于皮下而不切开,出口处不应过紧,以容术后肠内容物顺利通过,完成埋藏式乙状结肠祥式造口。一旦发生直肠梗阻时,埋藏的乙状结肠明显突出于腹壁,为解除梗阻,可在局部麻醉下将皮肤连同肠管一同切开,避免进行剖腹探查手术。

3. **腹腔镜结肠造口**　长期以来,肠造口术一直都采用开放手术来进行。随着腹腔镜技术在结直肠外科中的快速发展应用,采用腹腔镜技术行肠造口也逐步成熟和得到推广。腹腔镜肠造口的手术指征与开腹手术一致。结肠造口和回肠造口均是腹腔镜手术良好的适应证。有研究结果显示,腹腔镜造口术具有疼痛轻、术后恢复快、并发症发生率低、肠蠕动恢复快等优点,尤其是需要游离结肠左曲时,避免了腹部的长切口,减少手术创伤,获得比开腹手术更优的效果。此外,腹腔镜手术时可以完整探查整个腹腔,迅速获得组织活检标本。同时,可以精确选择肠造口的位置。对于无法切除肿瘤的结直肠癌患者,可及时终止手术,降低整体手术创伤,为其他治疗提供条件。

二、结肠造口关闭术

关于造口还纳的最佳时间目前仍存在很大的争议,主要集中于早期还纳还是晚期还纳的争议,各类文献报道存在很大差异(距前次造口手术 3 个月至 1 年不等),目前尚缺乏高级别的循证医学证据支持。有学者指出,Hartmann 术术后二期(造口)还纳术,至少应在初次手术后等待 3 个月,待腹腔内粘连程度减轻后再行结肠造口还纳术。然而也有学者认为,腹腔内粘连、盆腔炎症、水肿等情况需术后 6 个月才能缓解,建议至少 6 个月后行造口还纳。一项大样本调查研究发现,Hartmann 术术后造口还纳等待时间小于 6 个月时,二次造口率为 5%,当等待超过 12 个月时,二次造口率将升至 12.5%。

通常情况下,选择传统的开腹手术还纳结肠造口。近年来,随着腹腔镜技术的不断发展,越来越多的患者接受腹腔镜造口还纳手术。以 Hartmann 术为例,腔镜 Hartmann 术术后造口还纳是结直肠外科具有挑战性的手术之一,有报道,其中转开腹率为 0~50%(平均 16.1%),主要原因是盆腹腔粘连、直肠残端的识别失败和损伤。随着手术经验的不断积累,与开腹手术相比,多数的研究报道腹腔镜结肠造口还纳术后总体并发症发生率明显降低,伤口感染及术后肠梗阻的发生率更低,住院时间缩短。

应用腹腔镜进行 Hartmann 术术后结肠造口还纳术时,首先游离腹腔内粘连,动作应轻柔,注意避免损伤肠管,必要时应当果断中转传统的开腹手术。寻找原直肠或远侧乙状结肠残端,肠管残端通常靠近输尿管和髂血管,与盆侧壁粘连,另外也可能与膀胱或女性生殖器官形成致密粘连。应当注意,转流之后直肠在数月内处于旷置状态,肠管发生失用性萎缩,肠管壁脆,此时经肛门置入吻合器操作会比较困难。吻合应在无张力的情况下进行,必要时游离结肠左曲,在确认可以进行吻合操作后,游离造口,注意减少系膜内血管的损伤。吻合方式可以根据具体情况,选择端端吻合或端侧吻合。

（韩方海　杨　斌）

第四节　肠造口术术后并发症

按发生时间可分为早期与晚期并发症两大类。目前,关于早、晚期并发症还没有统一的时间定义。通常将在术后 4~6 周所发生的并发症称为早期并发症。早期常见的并发症主要包括:①感染性并发症,如造口周围皮肤炎、造口周围脓肿;②血供障碍性并发症,如造口缺血、坏死;③造口高度异常,造口凹陷与回缩;④造口皮肤黏膜分离;⑤造口水肿,肠梗阻;⑥造口高排量。相关研究报道的各类造口术术后早期并发症发生率差异较大,其中皮肤黏膜分离的发生率为4.8%~42.6%,造口肠管坏死的发生率为1.5%~15%,造口肠管回缩、凹陷的发生率为0~32%,周围皮肤炎的发生率为12%~54.3%,造口周围脓肿的发生率为2.2%~5.9%。肠造口术术后晚期并发症主要包括:①造口位置异常(造口旁疝、造口脱垂);②造口狭窄;③感染性合并症,如造口周围皮肤炎、皮肤损害等。其发生率在不同的研究中差异较大,与手术医师的操作技术及造口术术后护理差异有关。

一、造口高排量

在正常情况下,消化食物中约90%的营养成分经由屈氏韧带以下约1.5m的空肠吸收。每日9~10L的内生液体进入小肠,其中包含唾液(约1L)、胆汁(约1L)、胃液和胰液(共1.5~3L)。空肠和回肠分别吸收约6L和2.5L的肠内容物,每日约1.5L肠内容物进入结肠。回肠造口通常在术后24小时内即有液体排出,不同个体每日回肠造口的液体排出量差异较大,通常为500~2 000ml,部分人的每日排出量可持续小于500ml,而另一部分人每日排出量在100~1 000ml,但也可无任何并发症,这与进食量、种类和胃肠道分泌物有关。每日回肠造口排出量<1 000ml时,很少引起生理或代谢不良反应。当每日造口液体排出量超过1 500ml时,称为造口高排量(high-output stoma),即造口腹泻。当每日高排量>2 000ml时,具有临床意义。部分高排量是术后机体自我应激的结果,可不做特殊处理。约有20%患者发生严重腹泻,引起液体和电解质代谢紊乱等相关并发症,常发生在术后3~7天。应当积极寻找诱因,如高龄(大于65岁)、饮食因素、克罗恩病、腹腔感染、乳糖不耐受、细菌/病毒/放射性肠炎、利尿药、胃肠动力药物、突然停用类固醇或阿片类药物、小肠切除过长或在非常近端的位置造口(如空肠造口)等。当患者经口摄入或静脉输入不足时,进一步加重脱水和水、电解质代谢紊乱。长期回肠造口的患者,往往存在维生素B$_{12}$和叶酸摄入不足,肾结石和胆道结石的发生率增高。胆道结石的发生率在回肠造口术术后5年为10%,术后15年为25%,超过15年者甚至可达50%。胆道结石形成的原因可能与胆汁酸的丢失增加和胆盐池减少有关,因而降低了胆固醇的可溶解性。泌尿系结石的发生率为0.7%~12%,与患者血清中尿酸水平增高有关。研究表明,回肠造口排出液中含有高浓度的钠盐,并且患者血浆中醛固酮浓度增高,提示存在机体代偿机制。而长期的高醛固酮血症又可引起低钾血症和低镁血症。脱水是造口患者术后再入院的重要原因之一。

因此,术后应当密切监测患者体重、液体平衡、血生化、电解质、必需脂肪酸等,消除引起脱水的原因,合理应用营养支持、静脉补液,及时补充人体所需微量元素;及早纠正体内水、电解质代谢紊乱及酸碱失衡,预防及治疗并发症;限制摄入低渗饮品,如茶、咖啡和果汁;口服葡萄糖电解质溶液、口服止泻药或减少肠蠕动药物,如洛哌丁胺、质子泵抑制剂、可待因、考来烯胺和生长抑素类似物,以减少胃肠液的分泌。

二、造口水肿

肠造口水肿(stoma oedema)是指肠造口黏膜的水肿,是肠造口术术后最常见的并发症,术后近期和远期均可发生。肠造口手术初期,造口黏膜均可发生不同程度的水肿,于术后6~8周可自然消退,通常不会对患者造成损害。但一些严重的水肿可能会引发肠造口嵌顿,需予以高度重视。

(一)病因

1. 手术因素　导致肠造口水肿的常见原因包括手术过程中牵拉肠管、锐性剥离导致肠管受到创伤而发生充血水肿。

2. 肠道应激反应　肠造口术术后肠黏膜外露,改变了其正常的生理环境。外界环境与腹腔内大不相同,肠管对外界环境刺激不耐受而出现水肿,是一种应激反应。

3. 低蛋白血症　当血液中蛋白质含量过低时,血液中的水分会渗透进入组织间隙,进而引发肠造口水肿。

4. 各种原因导致的肠管血液循环不畅和淋巴回流受阻　常见于术前发生肠梗阻的患者。肠道梗阻时肠腔压力增大,影响了肠管的血液循环和淋巴回流,术后可发生肠黏膜水肿。还可见于肠造口周围组织感染导致二期愈合后瘢痕组织增生、肿瘤复发等因素使肠管受到压迫,进而影响肠造口的血液和淋巴回流而导致肠黏膜水肿。

（二）临床表现

1. **轻度肠造口水肿**　主要表现为肠造口黏膜肿胀、皱褶消失,颜色正常,肠造口排气排便正常（图9-4-1）。

2. **重度肠造口水肿**　表现为肠黏膜肿胀明显,肠造口体积明显增大,肠黏膜细胞间隙中组织液较多,肠黏膜颜色较正常偏浅呈粉红色（图9-4-2）,肿胀严重者会影响造口的排气和排便功能,甚至造成肠管嵌顿、坏死。

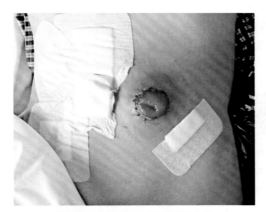

图 9-4-1　肠造口术后轻度水肿

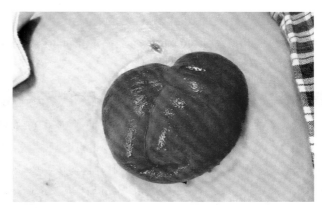

图 9-4-2　肠造口术后重度水肿

（三）评估

1. **全身评估**　评估患者的手术时间、肠道功能、有无肠梗阻症状、影像学检查及实验室生化检查结果,分析水肿的发生原因。

2. **局部评估**

（1）肠造口评估:水肿发生的时间、肠造口黏膜颜色、肠造口直径及其水肿程度的变化趋势。

（2）肠造口周围皮肤评估:肠造口周围皮肤是否完整、是否有粪便浸渍的现象。

（3）评估肠造口用品及护理方法:水肿的肠造口直径较大,需要评估患者使用的造口底盘直径是否适合、底盘剪孔大小是否合适、底盘孔径边缘对造口黏膜是否有摩擦。

（四）处理原则

1. **轻度肠造口水肿**　术后初期轻度的造口水肿6~8周会自行消退,通常不会对患者造成损害,不需要特殊处理。

2. **重度肠造口水肿**

（1）积极治疗原发病:如肠造口黏膜水肿是由于营养不良、肝肾功能不良或肿瘤复发等因素所致,或者患者已经存在肠道梗阻症状时,应及时针对病因进行医疗干预。

（2）造口局部护理:①肠黏膜因水肿而变得非常薄,在清洁肠造口时动作宜轻柔,以防止损伤黏膜。②保护造口周围皮肤。水肿的肠造口往往冠部较大而底部并不大,因此底盘剪孔大小要适宜。底盘剪孔过大,造口周围皮肤显露过多,粪便易浸渍到皮肤导致刺激性皮炎,同时可选用造口护理辅助用品保护周围皮肤。造口袋内壁可涂润滑油,防止造口袋与肠黏膜摩擦引起黏膜损伤。③局部湿敷。使用10%高渗盐水或50%硫酸镁等高渗药液浸湿纱布持续湿敷于水肿的肠造口黏膜表面,如果患者排便污染纱布应及时更换。④造口袋的选择。根据水肿的肠造口直径来选择相应的足够大直径的造口底盘,宜选用两件式造口底盘和造口袋以方便更换高渗药液纱布,保证高渗药液持续湿敷的效果（图9-4-3~图9-4-10）。

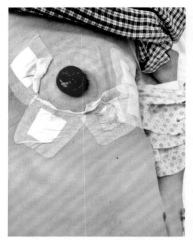

图 9-4-3　肠造口术后中度水肿

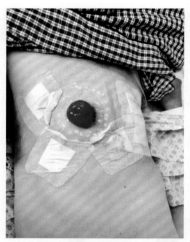

图 9-4-4　造口护肤粉可吸收皮肤
上面的水分

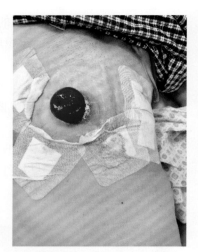

图 9-4-5　涂匀造口护肤粉

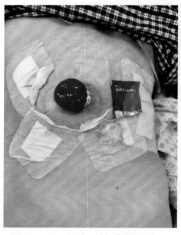

图 9-4-6　皮肤保护膜隔离水分

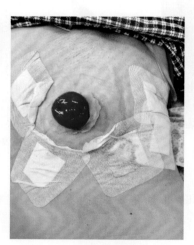

图 9-4-7　防漏膏保护周围皮肤

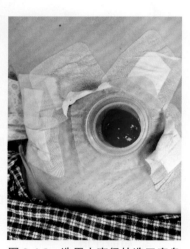

图 9-4-8　选用大直径的造口底盘

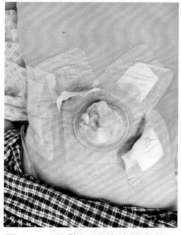

图 9-4-9　外敷 10% 高渗盐水敷料

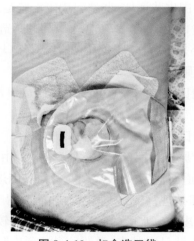

图 9-4-10　扣合造口袋

（3）患者教育：指导患者肠造口护理技巧、防止肠黏膜损伤的措施及肠造口周围皮肤的保护方法。指导患者观察排泄情况、肠黏膜颜色及水肿转归趋势，如果水肿较前严重或伴有肠梗阻症状应及时就诊。

（4）心理护理：加强对患者的心理疏导，减轻因肠造口水肿给患者带来的恐惧。

（五）预防

1. 术中尽量减少对肠管的牵拉和损伤。

2. 针对病因采取积极的治疗措施,改善患者的全身情况,从而预防重度肠造口水肿的发生。

3. 对于肠梗阻患者积极采取措施解除梗阻,减轻肠管压力,改善肠管的血供和淋巴回流状况。根据患者的疾病情况,有条件的患者在解除梗阻后可恢复一段时间加强营养,调整身体状况后再进行手术,这样可减轻术后肠造口水肿的程度。

三、肠梗阻

造口术后的肠梗阻可发生在回肠和结肠造口,但以回肠造口术后梗阻更为常见。梗阻的原因可分为肠腔内因素和肠外因素。肠腔内因素包括:食物团块、粪块等堵塞所致。肠外因素包括:①粘连与粘连带的压迫。腹部手术后的腹腔粘连可引起肠折叠、扭转,因而造成梗阻。②回肠袢式造口时,上提肠管屈曲,扭转成角。③原发疾病复发,肠外肿瘤或腹部肿块的压迫。④小肠钻入肠管系膜与腹壁之间的缺损,形成内疝。⑤造口时腹壁切口开口过小或缝合过紧,压迫上提肠管和肠系膜。肠梗阻的治疗应该根据梗阻病因、性质、部位及全身情况选择保守方式或手术治疗。

四、造口出血

造口出血(stoma bleeding)通常发生在术后 72 小时内,是指从肠造口黏膜或肠腔流出血性液体。肠造口外翻后,肠黏膜暴露于外界环境,黏膜下层分布有大量血管、淋巴管。造口出血多数为造口部位的肠黏膜下毛细血管少量渗血,此外也可发生在合并凝血功能障碍等全身疾病的患者;少数大量的出血,甚至可危及生命。应重视肠造口出血的预防和护理。

（一）病因

1. **手术因素** 造口时止血不充分、结扎线脱落等原因所致。出血部位可位于黏膜、肠系膜或腹壁肠造口处的小血管。

2. **创伤**

(1)造口底盘大小不合适或使用不当容易损伤肠造口黏膜或损伤黏膜与皮肤连接处的小血管而导致出血。

(2)使用粗糙的用具清洗肠造口或清洁动作过于粗鲁、应用灌洗锥头或管道等过于用力、近身运动等都会损伤肠造口而引发出血。

3. **动脉外露于肠造口边缘** 手术过程中误将动脉外露于肠造口边缘,患者进行肠造口护理时损伤外露动脉而出血。

4. **门静脉高压** 门静脉高压主要由肝硬化引起。少数患者继发于门静脉主干或肝静脉回流受阻及一些原因不明的因素。门静脉高压导致胃肠道静脉扩张,扩张的血管受侵蚀而发生出血,同样可以引起肠造口出血。

5. **疾病及全身用药**

(1)复发性肠炎、息肉、憩室性疾病或肿瘤复发均能导致肠造口出血。

(2)可能影响血小板聚集及凝血机制的药物,如阿司匹林、华法林等。

(3)患者凝血机制差、有高血压或糖尿病等危险因素、血管弹性差等。

(4)化疗后引起血小板减少等。

6. **其他** 肿瘤复发、肠管内毛细血管破裂、严重腹泻、放疗、化疗导致肠道菌群失调时,均可引起造口出血,一般发生在疾病晚期。此外,造口出血应当注意与应激性消化道出血等疾病相鉴别。

（二）临床表现

肠造口黏膜与皮肤缝合处的细小血管持续出血,或造口周围缝线开裂导致的出血,往往从造口袋收集到血性液体而被发现。肠造口黏膜表面的渗血,往往伴有肠黏膜的损伤(图9-4-11)。

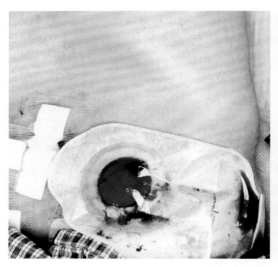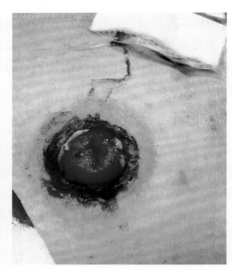

图 9-4-11　肠造口出血

（三）处理原则

1. **密切注意观察**　评估患者目前疾病及治疗情况,当前使用的药物、造口用品及使用方法是否正确等。一旦发生出血,应揭除造口袋,评估出血原因和出血位置,注意观察出血量和出血部位(肠造口腔外或肠腔内)。

2. **浅表出血的处理**　可使用柔软的纸巾或棉球、纱布稍加压迫即可止血。若该方法止血效果欠佳,可撒涂少许皮肤保护粉并使用藻酸盐敷料再进行按压。若出血较多较频繁,还可应用浸有1‰肾上腺素溶液的纱布压迫、云南白药粉外敷等处理后用纱布压迫止血或硝酸银笔烧灼止血。

3. **创伤引起的出血**　需要评估创伤原因及肠造口患者自我护理能力。对于自我护理能力不足者,应指导其学习肠造口护理技能。

4. **血肿处理**　对于肠造口黏膜上较大的血肿,可使用注射器抽吸。

5. **大量或反复出血**　应查明出血原因,针对不同原因予以不同的处理措施。

(1)如因术中止血不充分而出血者,可能需再次手术。

(2)因门静脉高压而出血者,需针对病因进行相应治疗。

(3)因外露于肠造口边缘动脉损伤出血者,应拆除出血处皮肤与黏膜连接的缝线,找到出血动脉分支,结扎或电凝止血。

6. **凝血功能监测**　掌握患者的凝血功能监测指标,及时发现异常并遵医嘱给予治疗。

（四）预防

1. **改善护理流程**　避免用力擦洗肠造口,清洗造口时水温要低,并且使用软质材料清洗,造口底盘的裁剪要合适,底盘裁剪的孔径大小一般比肠造口大 2~3mm。底盘中心孔内圈裁剪光滑,防止摩擦出血。

2. **避免创伤**　肠造口灌洗时,灌洗锥头或管道置入肠造口时避免过度用力;患者置身于人多拥挤的环境或参与两人以上的运动前,应采取措施保护肠造口,避免碰撞;剃除肠造口周围的毛发时注意避免损伤到造口黏膜。

3. **纠正凝血功能**　术前注意监测患者凝血功能,如果有异常情况及时纠正。

4. **使用造口护肤粉**　肠造口黏膜水肿时,可涂造口护肤粉保护肠黏膜,防止因摩擦导致黏膜破溃出血。

五、造口缺血坏死

肠造口缺血坏死(stoma necrosis)是造口肠段血液循环障碍导致的肠黏膜组织缺血坏死,是肠造口手术严重的早期并发症,通常发生在术后24~48小时。

（一）病因

造口缺血坏死通常是由造口肠管的张力过大和血供不良引起,主要包括以下因素。

1. 术中损伤肠系膜血管,或过度解剖造口肠管周围肠系膜内边缘动脉弓。

2. 将肠管拉出腹壁造口时,肠系膜牵拉张力过大,或发生扭曲,造成肠系膜血管受压。

3. 造口时腹壁切口过小或缝合过紧导致造口狭窄,压迫肠系膜血管。

4. 造口底盘的孔径裁剪过小,造口黏膜长时间被底盘紧箍,致使血液循环不良。

5. 腹腔感染、低灌注、高凝状态、脱水、术中长时间夹闭肠系膜血管等因素,均可能引起肠系膜血管血栓形成。

（二）临床表现

肠造口缺血坏死主要表现为造口肠黏膜色泽由粉红色逐步变紫或黑色,造口失去应有的光泽,黏膜局部或完全变干、发暗,甚至出现腐肉,产生强烈异味,可伴有造口回缩或狭窄(图9-4-12)。

（三）评估

1. 评估内容　肠造口黏膜局部或全部坏死,若局部坏死应评估坏死所在的具体位置。明确肠造口缺血坏死是单纯局限于外露肠管,还是超过外露部分;肠造口黏膜是否湿润;肠造口是否水肿。

2. 评估方法　常见评估方法是对外露肠造口黏膜采用手电筒光照射,观察黏膜颜色、有无透光。如肠造口外露部分肠管完全坏死时,需观察腹壁内的肠黏膜血供情况。判断方法为将光滑的玻璃试管润滑后从肠造口插入,采用手电筒直接照射,若肠造口黏膜尚未坏死会呈现透光状(图9-4-13)。此外,还可通过软式内镜观察腹壁下肠黏膜的颜色改变。

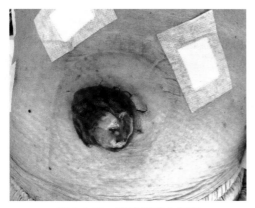

图9-4-12　肠造口缺血坏死

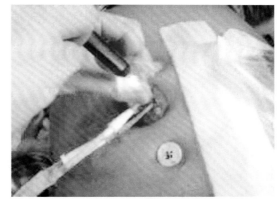

图9-4-13　玻璃试管插入肠造口内手电筒照射

3. 评估缺血坏死程度　正常肠造口黏膜外观为牛肉红色或粉红色,表面光滑且湿润,用手电筒侧照时呈透光状。肠造口缺血坏死程度分为轻度、中度、重度。

（1）轻度:造口黏膜边缘暗红色和微黑色,范围不超过造口黏膜的外1/3,一般在肠段的对系膜缘,无分泌物增多,无异常臭味,造口周围皮肤没有改变。

（2）中度:造口黏膜外中2/3呈紫黑色,有分泌物和异常臭味,造口中央黏膜仍呈淡红色或红色,用力摩擦可见黏膜出血,造口缺血坏死部位在腹壁筋膜上。

（3）重度:黏膜全部呈漆黑色,有大量异常臭味的分泌物,摩擦黏膜没有出血,造口肠段坏死在筋膜下,肠内容物可渗透至腹腔内,引起粪性腹膜炎。

4. **鉴别诊断**　便秘长期服用泻剂的患者常见结肠黏膜色素沉着,肠黏膜呈暗黑色(黑变病)。对于有结肠黑变病的患者,用手电筒照射造口黏膜时肉眼能观察到肠黏膜透亮、呈豹纹状;而造口黏膜重度缺血坏死用手电筒照射检查,造口黏膜不透亮。

（四）处理原则

1. 严密观察造口黏膜的颜色变化,避免或去除可能加重造口缺血坏死的因素;避免造口底盘的硬环影响局部血液循环(可以使用非机械性扣合方式的两件式产品);选用透明的一件式开口造口袋,以便于观察。如因肠造口边缘缝线结扎太紧而引致肠造口黏膜局部缺血变紫,可将缺血区域缝线拆除1~2针,并密切观察肠造口血供恢复情况。

2. 当造口肠段的正常和坏死部分的黏膜组织出现明确界线后,采用外科清创方法消除坏死组织。

3. 重度缺血坏死,应行急诊手术,切除坏死肠段,重新造口。是否重做造口可根据造口坏死的程度在腹壁上的平面来判断,如果坏死表浅,则无须重新造口。如果缺血肠段局限于筋膜层以上,暂不考虑手术而予以密切观察。但缺血肠段超过腹壁筋膜层1~2cm时,为防止进一步坏死,建议早期手术。如果缺血肠段已经到达腹膜层或以下,则需要急诊手术,重新造口,以防止肠管穿孔及腹膜炎发生。

六、造口皮肤黏膜分离

肠造口皮肤黏膜分离(mucocutaneous separation)是指肠造口黏膜与腹壁皮肤缝合处愈合不良,黏膜与皮肤分离形成的开放性腔隙,常发生在术后1~3周,是肠造口术后早期常见的并发症,总体发生率为3.7%~9.7%。皮肤与黏膜分离处的伤口愈合后,由于瘢痕收缩会引起肠造口狭窄。由于造口肠管通常已与腹壁形成粘连,因此较少发生造口回缩。但严重的造口皮肤黏膜分离也可能会导致造口回缩。对于炎性肠病的患者,由于伤口愈合时间延长,造口与筋膜应缝合固定良好,拆线时间延迟。

（一）病因

造口皮肤黏膜分离的原因包括以下方面。

1. 造口粘膜缺血坏死致皮肤黏膜愈合不良造成皮肤黏膜分离(图9-4-14)。

2. 造口周围皮下组织切除过多或脂肪液化形成腔隙,导致了皮肤黏膜分离(图9-4-15)。

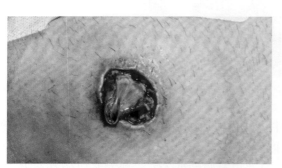
图9-4-14　肠黏膜坏死导致的皮肤黏膜分离

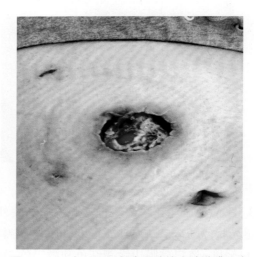
图9-4-15　皮下组织积液导致的皮肤黏膜分离

3. 肠造口黏膜缝线脱落。

4. 患者自身原因致组织愈合能力差,如合并糖尿病、营养不良、长期摄入皮质激素、免疫抑制剂等影响组织愈合药物等。

5. 肠造口处黏膜与腹壁皮肤缝合处感染。

（二）临床表现

皮肤与黏膜分离致使皮肤与黏膜之间裂开形成开放性伤口。Butler 根据分离的形状和深度将其分为部分缺陷型或圆周缺陷型、浅缺陷型和深缺陷型。Chandler 等根据分离累及区域分为浅表分离、中央分离和深分离三种类型，分别累及浅表皮肤、真皮层和脂肪层。皮肤黏膜分离的类型不同，伤口创面大小、创面基底颜色、渗液量也有所不同。出院后的患者常因发现皮肤黏膜之间有裂隙或伤口渗液较多导致造口底盘粘贴不牢而就诊。

（三）局部评估

1. 使用钟面法评估皮肤黏膜分离的部位并记录。

2. 评估皮肤黏膜分离类型，明确严重程度以便采取相应的治疗措施。

3. 伤口评估。测量伤口长度、宽度及深度，探查是否存在窦道或潜行并明确是否与腹腔相通；评估伤口基底颜色、渗液的颜色、量及气味；检查伤口是否有粪便污染，并指检探查造口下段肠管是否合并肠瘘；评估伤口周围皮肤有无红、肿、热、痛等感染迹象。

4. 造口评估。评估肠造口位置、类型、大小、排便性状、肠黏膜颜色、肠黏膜高度、造口周围皮肤性状、皮肤形态等，以帮助患者选择合适的造口护理用品。

（四）处理原则

1. **表浅分离的治疗**　使用生理盐水清洁创面后，首先拆除皮肤黏膜分离处的无效缝线，然后创面上涂撒造口护肤粉后使用造口防漏用品遮盖创面，最后根据肠造口大小、排便性状、肠黏膜高度及周围皮肤情况，选择合适的造口护理用品防止粪便渗漏到创面上，以利于创面愈合。

2. **中央分离和深分离的治疗**

（1）清洗伤口：拆除皮肤黏膜分离处的无效缝线，使用生理盐水纱球清洗伤口（图 9-4-16）。如果伤口较深且伤口床间隙较窄，棉球不易清洗到基底部位，应使用空针和软硅胶管将生理盐水注入较深的伤口基底反复冲洗，以便将伤口床冲洗干净。

（2）清创：剪除松动的坏死组织，使用吸收性较强的敷料，如藻酸盐敷料填充伤口腔隙、窦道或潜行。藻酸盐敷料不但可有效吸收渗液，还可起到自溶性清创的作用。填充藻酸盐敷料不要过紧，以免影响肉芽组织生长，填充高度与皮肤平齐即可（图 9-4-17）。

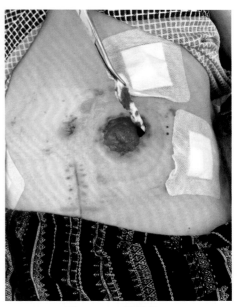

图 9-4-16　清洗伤口

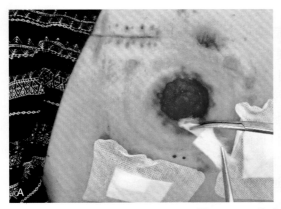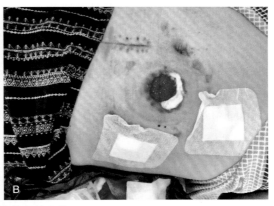

图 9-4-17　藻酸盐敷料填充伤口

A. 伤口的潜行填充藻酸盐敷料；B. 藻酸盐敷料填充高度与皮肤平齐。

（3）遮盖创面：根据创面大小选择防漏膏或水胶体敷料覆盖创面，防止粪便污染伤口。遮盖创面不但可给伤口提供湿性愈合环境，利于伤口愈合，也可为创面提供一个粘贴的平面，便于粘贴造口底盘（图9-4-18）。

（4）选择造口用品：造口皮肤黏膜深度分离患者的肠造口黏膜常常低于皮肤，因此应根据患者肠造口大小、黏膜高度及周围皮肤的形态来选择合适的造口用品及附件用品，有效收集粪便，防止粪便污染伤口（图9-4-19、图9-4-20）。

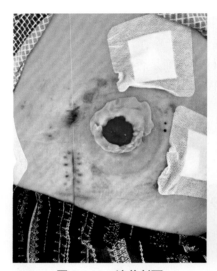

图 9-4-18　遮盖创面

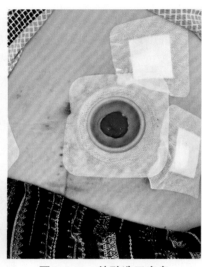

图 9-4-19　粘贴造口底盘

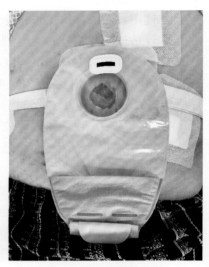

图 9-4-20　佩戴造口袋

（5）把握换药时机：伤口内填充的藻酸盐敷料吸收饱和时需及时给予换药，以保持伤口适宜的温湿度；粪便渗漏导致造口底盘粘贴不牢时需及时换药，防止粪便流入伤口，影响伤口愈合。

（6）如果局部感染较重或存在全身感染症状时，遵医嘱酌情应用抗生素治疗。

（7）指导扩肛：深度皮肤黏膜分离伤口愈合后，由于瘢痕组织挛缩会导致肠造口狭窄，因此应告知患者每周自行检查一次，及时发现造口狭窄迹象，及时扩肛，同时教会患者自查和扩肛方法。

七、造口回缩

通常情况下，回肠造口应当突出皮肤表面至少2cm，结肠造口至少突出1cm。造口回缩（stoma retraction）是指造口黏膜的高度低于皮肤平面，常发生在术后早期，可继发造口皮肤黏膜分离等并发症，严重时排泄物渗漏可导致肠造口周围感染，甚至引起腹腔内感染（图9-4-21）。后期可因周围组织皮肤或肉芽组织增生，导致造口狭窄、梗阻，多见于肥胖患者。有研究显示，患者 BMI>30kg/m^2 时，造口回缩、造口旁疝和造口周围皮肤相关并发症的发生率显著增加。造口回缩常继发于肠造口周围组织感染和肠造口缺血坏死，缺血后造口回缩和狭窄往往同时存在。报道的结肠造口回缩发生率为 1%~6%，而回肠造口回缩发生率为 3%~17%。英国的一项大型研究结果显示，无论回肠造口还是结肠造口，如果术后 48 小时内造口肠段高度<1cm，术后并发症发生率可达 35%。推荐回肠造口端离皮肤的高度约

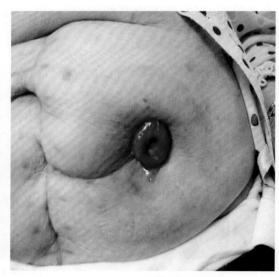

图 9-4-21　肠造口回缩

为2.5cm,以避免出现造口回缩等相关并发症。研究表明,袢式造口时使用造口支撑棒并不能降低造口回缩的发生率,反而增加了坏死、感染、皮炎等并发症发生率。建议使用弹性造口支撑棒,当造口存在张力时,可用刚性支撑棒。也有学者推荐对造口两侧皮肤进行桥接,替代支撑棒。

（一）病因

1. 造口肠管游离不充分,外翻肠管长度不够,肠系膜过短,外置的造口结肠有张力。

2. 袢式肠造口支架管过早拔除;造口周围肠段与腹壁缝合固定不牢或局部感染等因素引起造口周围组织愈合不良,造口周围存在较大空隙。

3. 腹腔感染,术后高度腹胀,腹腔内高压。

4. 体重较前明显增加,腹壁增厚,使造口肠段相对缩短。

5. 继发于造口的缺血坏死和皮肤黏膜分离。

（二）治疗原则

造口回缩的治疗方法取决于回缩的程度,包括如下。

1. 对造口回缩患者进行及时评估、对因处理和对症处理。

2. 发生在术后早期的部分回缩,且造口肠端开口尚位于筋膜以上,密切注意观察有无继续回缩,注意造口局部创面的护理。伴有肠造口周围皮炎者,可应用皮肤保护粉、无痛皮肤保护膜、水胶体敷料等。

3. 若继续回缩,或回缩已达到腹腔内,出现腹膜炎征象,应尽快手术治疗。造口术后远期回缩者,如果造口肠段不易提出,则需行剖腹术游离腹腔内肠段后再行造口术。再次手术时应充分游离肠管,确保肠管无张力,血供无障碍。对于乙状结肠造口,必要时需游离结肠左曲。若肠管存在张力,或局部污染严重,肠管或系膜提出困难时,可另选位置重新造口。回肠造口术后的回缩,可环形切开肠造口周围皮肤黏膜结合处,逐步深达腹膜水平,将造口肠段原位提起后重新缝合固定。结肠造口有时不容易再次提出,往往需要开腹或腹腔镜下游离腹腔内肠段后再行造口重建。存在腹壁肌肉筋膜缺损过大所致的造口回缩的手术处理方式与造口疝的处理原则相似,将造口移位或应用补片修补,可取得满意的修复效果。

4. 造口时宜选用垫高式造口用具,如凸面底盘配合腰带,加压于肠造口周围皮肤,使肠造口基部膨出,以利于排泄物排出;如造口位置不佳不适宜使用凸面底盘者可在局部使用防漏条、防漏膏、防漏贴环等垫高;可配合使用造口弹力腹带或腰带,增加造口基部的压力,增加造口底盘与皮肤的黏合力。肠造口回缩导致造口排泄物出现渗漏的风险增大,故要增加底盘的更换频率,确保渗漏前进行更换,以减少皮肤的浸渍。需特别注意:肝硬化、腹水患者不可使用垫高式造口用具,此类患者常因门静脉压力过高造成腹部微血管静脉曲张,曲张的微血管及皮肤非常脆弱,而凸面造口底盘的压环对肠造口周围皮肤的压力过大,易造成皮肤损伤,故应选用一件式平面造口袋。

八、造口脱垂

造口脱垂(stoma prolapse)是肠造口术后的远期并发症之一,是指造口的肠管套叠由造口内向外全层脱出。造口脱垂常伴有皮肤刺激症状,造口水肿,黏膜溃疡形成并出血,少数情况下,脱垂可引起肠梗阻,甚至出现肠扭转、嵌顿和绞窄情况。不同类型造口,脱垂发生率不一样,回肠造口脱垂的发生率为2%~3%,而结肠造口脱垂的发生率为2%~10%。袢式造口脱垂的发生率高于端式造口,由于袢式造口远端肠管的去功能化导致肠壁萎缩,脱出的部分常常是造口的远端肠袢。各类型脱垂中,横结肠袢式造口术后脱垂的发生率甚至有报道可达30%。

造口脱垂分为固定性造口脱垂和滑动性造口脱垂。固定性造口脱垂是指造口固定高出腹壁皮肤超过5cm,与手术操作有关,不易发生嵌顿,但易发生出血、造口周围皮肤炎等。滑动性造口脱垂指造口部位肠管来回滑动,间隙性突出,与肠系膜过长、筋膜切开过大、腹压升高等因素有关,易发生嵌顿、绞窄。

（一）病因

1. **外科手术相关因素** 造口位置选择不当(腹直肌外造口)、造口的腹壁开口过大、肠壁外翻过多、造口部位的肠管冗长、乙状结肠造口时保留过多的结肠,以及腹壁和造口之间的间隙过大等。

2. **腹压增高**　腹壁造口术后腹腔内压力平衡被打破,长期从事重体力活动致腹压增高,可促使肠管沿薄弱处脱出。高龄患者腹壁肌肉薄弱,若合并肥胖、长期咳嗽、前列腺增生等疾病使腹压长期增高,易发生肠造口脱垂。

（二）治疗原则

造口脱垂的治疗方式应依据脱垂时间、肠管血供情况及造口方式进行选择。

1. 轻度脱垂、血供良好时可选择保守治疗。嘱患者平卧,脱垂的肠管可随着肠蠕动自行回缩至腹腔(图 9-4-22、图 9-4-23)。指导患者避免增加腹压的动作,如提重物、咳嗽、用力排便等。

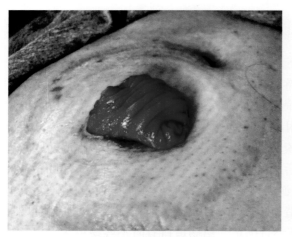

图 9-4-22　轻度脱垂

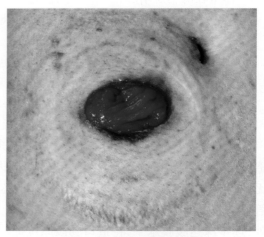

图 9-4-23　平卧后自行还纳

肠造口脱出较长(图 9-4-24)、脱垂发生时间较长未及时治疗、平卧不能自行回缩的情况下,应采用手法复位。缓慢将脱垂的肠黏膜顺肠腔方向推回至腹腔内。难复性造口脱垂伴水肿时,可应用 3% 盐水纱布覆盖在脱垂造口黏膜部位 15~30 分钟,减轻肠管水肿有利于还纳。在使用高渗盐水湿敷的同时使用干纱布垫在外露肠管底部造口周边皮肤上,防止高渗盐水刺激周围皮肤。有报道可以采用蔗糖的渗透压疗法,30 分钟后再行手法复位。

2. 脱垂肠段局部护理。肠黏膜出现糜烂、渗血情况(图 9-4-25)应使用生理盐水或 37℃温水局部清洁,然后局部喷撒造口护肤粉,每日 2 次,可起到止血和促进黏膜愈合的作用(图 9-4-26)。造口袋内壁可涂润滑油以保护肠黏膜,减轻肠黏膜与造口袋的摩擦,防止和 / 或减轻肠黏膜的损伤。

3. 严重的造口脱垂,如伴有肠管血供障碍,甚至出现少见的坏疽等复杂情况时(图 9-4-27),存在由脱垂引起的功能不全时,脱垂肠管反复严重的出血或肠管损伤等情况时,脱垂肠管造成护理

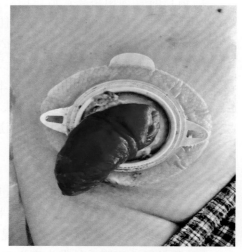

图 9-4-24　脱垂较长,不能自行还纳,
需手法还纳

困难时,均可考虑进行手术治疗。根据不同情况选择不同的术式,包括局部切除或开腹手术切除脱垂的多余肠管,以及原位或其他部位重建造口。传统的改良 Delorme 和 Altemeier 术式是常用的造口脱垂局部修复手术。近年来,随着微创技术的应用,越来越多的医师应用直线切割缝合器,甚至可在局部麻醉或静脉麻醉下完成修复。对于不伴有造口旁疝的脱垂患者通常情况下不需要开腹手术,如脱垂合并造口旁疝,必须进行造口重建。

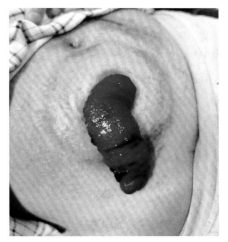

图 9-4-25　肠黏膜出血、溃疡

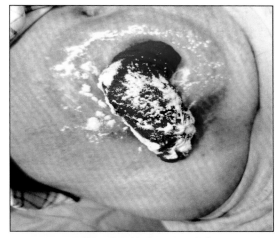

图 9-4-26　使用造口护肤粉对肠黏膜进行保护

（三）造口脱垂护理方法指导

1. **嘱患者长期使用无孔造口腹带**　肠造口脱垂往往是反复发生的，还纳后在增加腹压的情况下容易再次脱垂。因此，建议患者长期使用无孔的弹性腹带，根据自身的排便时间和排便的量定时打开腹带排便。既往频繁脱垂的患者打开腹带时应取平卧位，防止站立时腹压增加导致肠造口再次脱垂。使用腹带时注意松紧度适宜，防止损伤造口黏膜和影响呼吸。

2. **禁止使用带卡环的造口底盘**　脱垂严重的患者禁止使用带卡环的造口底盘，以防止卡环对肠管产生压迫和摩擦造成黏膜损伤。应选用柔软、顺应性好、透明的一件式造口袋，同时还便于观察肠黏膜的颜色。

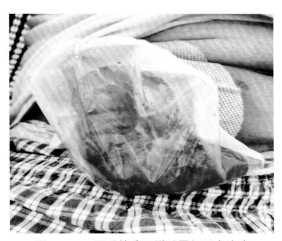

图 9-4-27　严重的造口脱垂需行手术治疗

教会患者佩戴和揭除造口袋的方法，防止暴力操作损伤肠黏膜。严重的肠造口脱垂，由于肠造口体积较大，佩戴和揭除造口袋较为困难。应指导患者佩戴造口袋时，在底盘的 3 点、9 点和 12 点钟位置上分别剪口，以增加底盘的扩张直径，方便佩戴。底盘套入造口后将底盘衬纸揭除，让底盘粘胶与皮肤粘贴在一起，剪口的缝隙可用防漏膏密封，增加底盘的粘贴效果，延长粘贴时间。揭除造口底盘时，脱垂的肠管明显大于底盘直径无法揭除时，可将底盘剪断后再揭除，防止揭除过程中刮伤肠黏膜。

3. **日常生活指导**　指导患者不做增加腹压的活动和运动，可选择散步等舒缓的方式进行活动和锻炼，避免提重物。指导患者观察肠黏膜颜色、是否有排便困难和腹痛症状，警惕肠梗阻发生并及时就诊。

4. **心理疏导**　肠造口脱垂加重了患者的自我形象紊乱，部分患者平卧自行还纳或手法还纳后担心再次脱垂而不敢进食、不敢活动。专科护士要教会患者护理方法，及时帮助患者解决生活中遇到的困难，根据疾病特点给予相应的心理疏导，减轻患者对肠造口脱垂的恐惧和焦虑。

九、造口狭窄

肠造口狭窄（stoma stenosis）是指造口缩窄或紧缩，是较为常见的并发症，可发生在造口手术后近期或远期，表现为造口指检时小指不能通过肠造口，肠管周围组织紧缩感。以单腔造口术后多见，可发生于术后数天甚至数年内。多因造口手术时皮肤层、腹壁筋膜、肌层开口过小所致或继发于造口感染、缺血、坏死、回缩。

（一）病因

1. **手术因素**　依据肠造口狭窄发生的部位分为浅度狭窄和深度狭窄。浅度的肠造口狭窄与手术时皮肤开口过小有关。深度的肠造口狭窄由腹直肌前鞘、后鞘开口过小或筋膜层缝合不恰当导致。

2. **肠造口水肿**　手术后早期严重的肠道水肿会导致肠管通道狭窄，影响肠道的排气、排便功能。

3. **肠造口周围组织瘢痕形成**　常见于深度皮肤黏膜分离伤口愈合后瘢痕组织增生导致肠造口狭窄（图9-4-28）。还可见于瘢痕体质人群，增生的瘢痕挛缩僵硬导致肠造口狭窄（图9-4-29）。

4. **其他**　克罗恩病或肿瘤复发时肠腔发生不同程度的狭窄，若发生在造口肠段时可引起肠造口狭窄。

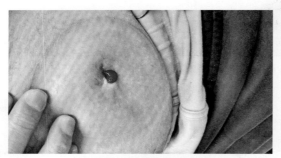
图9-4-28　皮肤黏膜深度分离后瘢痕愈合造成的狭窄

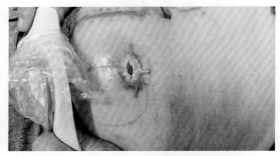
图9-4-29　瘢痕体质造成的狭窄

（二）临床表现

肠造口周径小于患者本人小手指前段且出现造口排便困难者，可诊断为肠造口狭窄。浅度狭窄的肠造口外观可见皮肤开口缩小和/或看不见肠黏膜。深度狭窄者肠造口外观正常，但指检时可感觉到明显的箍指感。患者可伴有造口排便费力、便条变细，排便时腹痛、腹胀，严重者可出现不完全性肠梗阻症状。

（三）评估

1. 狭窄发生时，首先应通过指检明确狭窄发生的部位。

2. **肠造口狭窄的严重程度**

（1）轻度：肠造口狭窄伴有排便费力但尚能排便。

（2）中度：肠造口狭窄伴有排便费力，需借助腹部按压或使用药物辅助才能排便。

（3）重度：肠造口狭窄伴有排便费力，借助腹部按压或使用药物等措施均无效，患者常自觉腹胀、腹痛，甚至出现不完全性肠梗阻的症状。

3. **患者自我护理情况**　评估患者的造口用品是否适合，护理方法是否正确，以及肠造口周围皮肤是否有粪便浸渍情况。

（四）处理原则

1. **轻、中度狭窄**　可通过肠造口扩张来减轻狭窄程度，改善排便状况。扩张方法：肠造口能容小手指或指尖通过时，宜选择小手指进行肠造口扩张。扩张时戴一次性手套，外涂润滑油。将小指轻轻插入肠造口至狭窄部位下方2cm。顺时针向周围扩张后停留5~10分钟。每日扩张1~2次。如果扩张效果好，箍指感较前明显松弛，这时可更换比小指略粗一点的手指进行扩张造口。注意动作轻柔，尤其是狭窄部位较浅的肠造口，不要造成造口周围皮肤撕裂伤和肠黏膜的损伤。

2. **重度狭窄**　小手指前端无法进入肠造口或患者出现反复肠梗阻症状时应考虑手术治疗。如果病情允许，同时行回肠或结肠造口关闭，即造口肠管关闭、还纳。若病情还需要继续转流造口时，则应重新进行造口。狭窄局限于皮肤和皮下组织的情况，切开或切除造口周围瘢痕组织，游离造口肠管，重新缝合造口，避免形成平坦型或凹陷型造口。狭窄超过筋膜层时，若局部手术无法获得足够长度的肠管，则需要游离腹腔内肠管，重建造口。合并造口回缩的狭窄也需要再次手术治疗。

十、造口旁疝

造口旁疝(peristomal hernia)是指腹腔内容物在造口过程中从形成的腹壁缺损处异常突出,是造口术后常见的远期并发症之一。由于判定方法和标准不一,造口旁疝的确切发生率难以明确,文献报道不一,为30%~50%,且随着时间的推移,其发生率还在不断上升。单腔结肠造口术后的造口旁疝发生率更高。腹膜外途径比经腹膜途径发生造口旁疝的概率低,补片的留置会加强腹壁的强度,对造口旁疝的发生起到预防性作用。造口旁疝发生的危险因素包括患者自身因素和手术相关因素。患者自身因素包括高龄、肥胖、营养不良、慢性咳嗽、伤口脓肿、长期激素治疗等,而手术相关因素包括造口部位的选择、肠袢引出途径、造口时腹壁肌肉筋膜切口大小等。

（一）临床表现

1. 造口旁疝初期患者多无自觉症状,或有轻微的腹部不适、腹壁缺损区域胀痛等,严重者可引起肠梗阻、肠坏死等并发症,影响患者术后的生活质量。目前造口旁疝尚无统一的诊断标准,体格检查仍是重要的诊断方式。对于疑似的患者,可见造口部位腹壁膨出,仰卧位时,嘱患者咳嗽,用力抬头绷紧腹肌,在造口部位可见突起或膨出。CT或超声检查可以协助进行诊断。

2. 重度造口旁疝可表现为肠造口周围腹壁明显膨出(图9-4-30A),患者取站立位或腹压增高时最明显(图9-4-30B)。除腹部外观的改变外,由于疝囊压迫腹部皮肤使其过度延伸,此类患者常伴有腹痛及腹部坠胀牵拉感。当突入疝环的肠管发生嵌顿绞窄时,则危及患者生命。

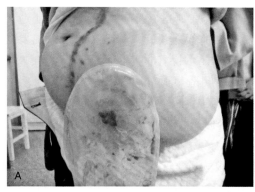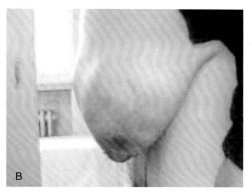

图9-4-30　造口旁疝
A.重度造口旁疝造口周围腹壁明显膨出;B.重度造口旁疝站立位时,膨出更为明显。

（二）造口旁疝的分型

造口旁疝的分型方法有多种,目前尚无一种分型方法被广泛接受。2013年欧洲疝学会提出一种新的造口旁疝分型方法,这种方法简单而且各亚型的界定明确,将有助于外科医师对造口旁疝进行全面正确的理解,对治疗方案的制订起到了决定性作用。该分型方法基于疝缺损的大小及是否合并切口疝,其中,疝缺损的大小定义为任何方向疝缺损的最大直径,无论是宽径、长径还是斜径,5cm被视为区分造口旁疝大小的分界值。同时,还应当记录是初发疝还是复发疝。具体分型如下:Ⅰ型,造口旁疝缺损≤5cm,无合并切口疝;Ⅱ型,造口旁疝缺损≤5cm,合并切口疝;Ⅲ型,造口旁疝缺损>5cm,无合并切口疝;Ⅳ型,造口旁疝缺损>5cm,合并切口疝;P代表初发造口旁疝,R代表复发造口旁疝。

（三）造口旁疝的预防

造口旁疝的预防具有重要的现实意义。近期研究结果显示在结肠单腔造口时,经腹腔造口与经腹膜外造口相比,经腹膜外造口术后造口旁疝和脱垂的发生率降低,值得进一步关注。还有少数回顾性研究发现,经腹直肌造口较腹直肌外侧造口术后的造口旁疝发生率低,但因为缺乏高级别循证医学证据,也还不能认为腹直肌造口确实优于腹直肌外侧造口。关于最理想的造口直径,目前没有确实的数据,但为尽量减少术后造口旁疝的发生,应在保证肠管血供的前提下,尽可能缩小筋膜开口的孔径,以刚好能通过肠管的大小为宜。建议造口孔径以通过两指为宜(2~3cm)。近年来,随着修补材料在疝手术中的普及应用,有学者逐步探索在永久性结肠造口部位预防性放置不可吸收的人工修复补片来预防造口旁疝的形成。多项研究结果显示,通过 Keyhole 或改良 Sugarbaker 等方法预防性放置补片后,不仅有效降低了造口旁疝的发生率,而且不增加造口部位并发症的发生风险,包括感染、造口肠管肠漏、狭窄等,开腹和腔镜造口手术时均适用。因此,欧洲疝学会在其最新的指南中指出,在择期永久性单腔结肠造口术中,预防性补片应用可以显著降低造口旁疝的发生率,强烈推荐使用不可吸收补片,而在回肠造口、双腔结肠造口、急诊行肠造口术时,不建议预防性使用补片,目前的证据暂不推荐使用生物补片。此外,相对于传统的经腹膜造口,经腹膜外隧道结肠造口的方法在预防造口旁疝方面可能具有优势。

(四) 治疗原则

外科手术是治愈造口旁疝的唯一方法,但术后的复发率高,是疝外科领域具有挑战性的疾病之一。目前没有任何一种手术方法适用于所有类型的造口旁疝。自补片应用于造口旁疝修补以来,已明显降低了造口旁疝术后的复发率,目前已成为造口旁疝修补的主流手术。

非手术治疗主要适用于疝环小、症状轻,非嵌顿性造口旁疝患者。如果患者全身情况差,合并全身重要脏器的严重器质性疾病,肿瘤分期较晚,也应选择非手术治疗。非手术治疗的方法包括改善全身状况,加强伤口、造口护理,去除造口旁疝的诱因。同时应用腹带或特制的造口腹带,以缓解腹腔内容物的进一步突出。需要强调的是,在等待观察的过程中,存在出现嵌顿需要急诊手术的风险,或造口旁疝进一步突出导致手术难度增大。因此,一定要充分权衡手术与非手术治疗的利弊。

对于需要接受手术治疗的造口旁疝患者,手术修补的原则是在不损伤肠管、保证造口肠管的血供、有效修补缺损的前提下,尽可能减少并发症的发生和降低复发率。修补的方式主要包括组织缝合修补术、造口移位术及补片修补术。传统的组织缝合修补术操作简单,但其远期的复发率明显较高(46%~76%),切口感染发生率也更高,现已不主张应用于择期造口旁疝手术中,对于造口旁疝并嵌顿、绞窄,甚至肠坏死穿孔等污染情况下,或腹壁缺损较小,拒绝使用补片修补的患者,可选择缝合修补。除因其他原因造口不得不移位外,目前也很少使用造口移位术修补。临床报道治疗造口旁疝的主要方法是应用人工合成补片进行修补,其中补片修补的原则与切口疝手术类似,根据补片放置于腹壁层次的不同又可分为腹壁肌肉前放置(onlay 修补法)、腹壁肌肉后(腹膜前)放置(sublay 修补法)和腹膜腔内放置(IPOM 修补法),IPOM 修补又分为 Keyhole 术、Sugarbaker 术和 Sandwich 术(图 9-4-31)。根据患者不同的病情,术式的不同及医师对技术的掌握情况,分别可选择不可吸收材料、可吸收材料、部分可吸收材料及无细胞的胶原基质材料。

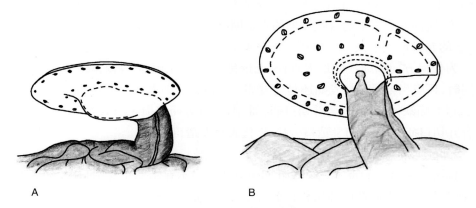

A   B

图 9-4-31 腹腔镜造口旁疝常用的两种术式
A. Sugarbaker 术,将造口端肠管往腹壁贴,保证补片的完整性;B. Keyhole 术,将补片剪个孔,刚好卡在肠管周围。

腹腔镜技术应用于造口旁疝修补具有创伤小、术野清晰、术后恢复快等优势,可在无菌条件下操作,发现并存的其他腹壁疝均可同时修补,与开放修补术相比,在术后复发及补片相关并发症发生率方面没有明显差异。目前推荐在腔镜下完成 IPOM,用以减少补片感染的发生。文献报道 Sugarbaker 术的复发率明显较 Keyhole 术低,腹腔镜修补手术中,推荐使用 Sugarbaker 术。近年来,也有学者提出结合开放造口原位重建的腹腔镜结肠造口旁疝补片修补术(Lap-re-Do 技术),该技术综合开腹与腹腔镜手术各自的优势,短期研究结果显示,可进一步降低感染和疝复发的风险,术后造口排粪功能明显改善,尚待大样本的随机对照研究及远期效果的随访结果。手术操作时需要注意以下几点。

1. 建立气腹,放置套管针时,应防止损伤肠管。

2. 游离腹腔粘连时应紧贴腹壁,采用锐性和钝性结合的方式游离,粘连致密时可切开腹膜,避免损伤肠管;如不能安全游离,应及时中转开腹手术。

3. 术中尽量缝合关闭疝环和腹壁组织缺损,缺损较大时可考虑应用腹壁组织结构分离技术(component separation technique,CST)。

4. 熟悉各类常用的补片材料的理化和生物学特性,根据术中测量的缺损大小决定使用补片的大小。必须使用防粘连补片,补片的放置必须考虑与正常腹壁组织有充分的重叠,在各个方向至少超过腹壁缺损 5cm,以免出现复发、梗阻,影响造口功能或补片损伤肠管后发生侵袭性肠漏等并发症。

5. 在腔镜下妥善缝合或钉合固定补片,根据不同的术式采用不同的固定补片方式,减少补片褶皱的发生及与造口肠管潜在间隙的形成。

6. 根据手术分离创面大小留置引流管。

十一、转流性结肠炎

转流性结肠炎是指回肠造口术后,由于肠腔内环境发生改变,在被转流的结肠出现的炎症性改变,1981 年由 Glotzer 首次在接受造口术后的患者中发现并报道。结肠镜下观察可见从孤立的炎性息肉到弥漫型黏膜结节样改变。组织学上黏膜滤泡淋巴组织增生,慢性淋巴浆细胞炎性及黏膜结构变形、活动性肠隐窝炎症、糜烂及溃疡形成等。临床上 1/3~1/2 的患者没有症状,其余患者可表现为腹痛、里急后重感、肛门异常排液等。临床症状与患者的年龄、术式、肠管的旷置时间无关。细菌培养无明确的特异性致病菌。

转流性结肠炎的发生与肠道菌群中厌氧菌和需氧菌的比例变化、厌氧菌产生的短链脂肪酸减少、结肠黏膜上皮的屏障功能减弱和黏膜免疫功能异常(短链脂肪酸与结肠黏膜细胞间质间桥形成)有关。短链脂肪酸可以提高肠管黏膜细胞的氧代谢,通过活性氧防止黏膜损伤。转流性造口炎的诊断需要与炎性肠病相鉴别。

治疗上可口服短链脂肪酸制剂,必要时使用柳氮磺吡啶、5- 氨基水杨酸和类固醇激素等药物。

十二、造口部位恶性肿瘤

肠造口部位的恶性肿瘤(stoma of tumor)是罕见的并发症,包括原发肿瘤的复发和造口部位的新发肿瘤(图 9-4-32),常伴有全身转移情况。

(一)病因

肠造口发生恶性肿瘤的原因包括肿瘤转移、肿瘤复发、手术切除时癌细胞的种植、溃疡性结肠炎及家族性腺瘤性息肉病恶变等。因家族性腺瘤性息肉病或炎性肠病接受全结肠切除的患者中,回肠造口癌变的发生率明显增加,病理类型包括腺癌、鳞癌、淋巴瘤

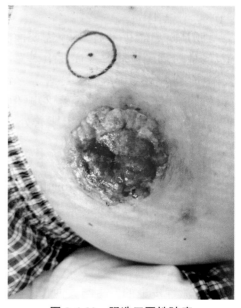

图 9-4-32　肠造口恶性肿瘤

或混合型神经内分泌腺癌,其发生可能与回肠黏膜呈现结肠化生和异型增生、长期佩戴不合适的造口器具所致的慢性刺激、严重的倒灌性回肠炎,以及末端回肠菌群的改变等因素有关。

(二)临床表现

肠造口处可见质硬、糜烂、易出血的新生物,呈无痛性、进行性生长,肿瘤破溃后伴有恶臭和大量渗液。佩戴造口袋困难,甚至引起造口部位出现梗阻性病变。

(三)处理原则

1. 癌肿创面护理

(1)创面气味的管理:①使用生理盐水冲洗创面去除坏死组织,减少细菌分解坏死组织产生的臭味。还可使用甲硝唑浸泡的纱布对创面进行湿敷或直接用甲硝唑溶液进行冲洗,甲硝唑能杀死厌氧菌,从而达到减轻臭味的作用。②选择有过滤片的造口袋,过滤片的活性炭可有效吸附臭味,避免臭味发散。③换药时可开窗通风,减少臭味聚集。

(2)创面出血的管理:冲洗创面后,用纱球蘸干,避免摩擦引起出血。造口护理时选用底盘柔软、大容量、一件式造口袋。造口底盘剪裁孔应大于肿瘤边缘1~2mm,边缘光滑,以减少摩擦。护理操作时动作轻柔,避免人为因素引起出血。若创面少量渗血,可局部喷洒云南白药止血,或覆盖藻酸盐敷料并进行压迫止血,如出血量较多需及时就医。

2. 肠造口周围皮肤的护理 由于癌肿渗液量较大,致使底盘粘贴不牢发生粪便渗漏,刺激造口周围皮肤。因此,造口周围皮肤的护理非常重要。可根据造口情况为患者选用适合的造口袋及防漏用品减少粪便渗漏的发生,同时配合使用造口护肤粉和皮肤保护膜加强对周围皮肤的保护。

3. 对可疑的病变部位及时行病理活检 对高度异型增生性病变,应取病理进行细胞学检查,若证实为恶性病变,且患者无手术禁忌证的情况下,应手术治疗,并另外选择部位进行造口,术后嘱患者按时复查。

(云 红　马得欣　张 怡　信 博)

第五节　肠造口周围护理相关并发症

肠造口患者手术后,不仅需要面临造口本身的并发症,还要面临肠造口周围的并发症。国内文献报道,肠造口周围皮肤并发症发生率为18%~60%。若肠造口周围皮肤时常受损,不仅增加造口护理的困难及经济负担,也会影响患者心理,甚至影响身心健康和生活质量。幸运的是,造口护理用品一直在日新月异的改良中,其材质已有显著进步,但肠造口周围皮肤的并发症仍是目前患者常见的问题之一。因此,正确选用造口用具,有效预防及妥善处理造口周围皮肤并发症,是肠造口护理十分重要的一个环节。

一、刺激性皮炎

刺激性皮炎(irritant dermatitis)是由于粪水长时间刺激造口周围皮肤而引起的皮肤溃疡。刺激性皮炎是肠造口术后常见的并发症之一,占造口周围皮肤炎症的22%。回肠造口因其排泄物稀薄、量大,且肠液中含有丰富的消化酶,一旦渗漏对周围皮肤具有强腐蚀性。因此,临床上回肠造口发生刺激性皮炎较多见(图9-5-1)。

(一)病因

刺激性皮炎的发生与粪便长时间浸渍皮肤有关。

1. 造口护理不当 底盘剪裁过大使皮肤暴露,遭受排泄物的侵蚀;粘贴底盘后按压时间短,底盘与皮肤未充分贴合引起粪便渗漏；底盘使用时间过长，未及时更换。

2. 造口周围皮肤不平整　老年患者皮肤松弛容易出现皱褶；患者变换体位后，造口周围皮肤形态发生变化，粪便渗漏浸渍皮肤。例如：患者平卧时造口周围皮肤平整，佩戴造口袋起身后取坐位时造口周围皮肤有皱褶，导致底盘与皮肤之间粘贴不紧密产生缝隙，粪便渗漏到皮肤上。

3. 造口位置不理想　肠造口位置距离髂前上棘、肋弓或手术切口过近，导致底盘粘贴困难。

4. 肠造口黏膜低平　造口黏膜高度平于或低于皮肤，导致粪便聚集在造口周围皮肤上，对皮肤产生刺激。

5. 合并造口并发症　如皮肤黏膜分离情况下，伤口渗液导致造口底盘粘贴不牢固致排泄物渗漏发生刺激性皮炎。

（二）临床表现

刺激性皮炎常表现为：造口底盘粘贴不牢；造口周围皮肤表面被粪便浸渍；造口周围皮肤发生不同程度的红斑、溃疡；造口周围疼痛，回肠造口患者尤为明显。

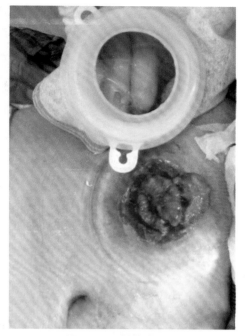

图 9-5-1　刺激性皮炎

（三）评估

1. 造口周围皮肤损伤程度评估　使用专业的造口周围皮肤评估工具来描述造口周围皮肤损伤的面积、深度以及性质。该工具可客观地记录治疗效果以及造口周围皮肤损伤的发展趋势。

2. 造口评估　造口的位置、类型、大小、黏膜颜色、排便口黏膜高度、排便性状、坐位时造口周围的腹壁形态、患者使用的造口护理用品及护理方法，通过以上评估来分析粪便渗漏的原因。

3. 全身评估

（1）使用数字分级评分法（numerical rating scales，NRS）进行疼痛程度的评估。

（2）评估肠道功能、饮食情况及排便性状。

（3）评估睡眠情况，分析影响睡眠的原因。

（4）评估心理状态，分析患者焦虑来源，给予针对性的心理疏导。

（四）处理

1. 刺激性皮炎的护理

（1）造口用品的选择：针对粪便渗漏的原因，选用凸面造口底盘、造口腰带、防漏用品和皮肤保护剂，以便有效收集排泄物，加强皮肤保护，防止粪便浸渍皮肤。

（2）局部皮肤护理：①局部涂抹少量造口护肤粉，吸收潮湿，保持造口周围皮肤干爽（图 9-5-2）。②喷洒无醇皮肤保护膜，起隔离潮湿的作用并减轻对创面的刺激（图 9-5-3）。③充分待干后使用水胶体敷料覆盖创面。水胶体敷料含有羧甲纤维素钠，能够吸收少量渗液，为创面提供湿性愈合环境，促进上皮爬行。如创面较大，渗液较多时，可在创面上覆盖吸收渗液作用较强的藻酸盐敷料，外层再覆盖水胶体敷料，同样可起到湿性愈合的作用，同时还可延长造口底盘的更换时间。④在造口黏膜与皮肤交界处环周使用防漏用品，增加严密性（图 9-5-4）。⑤粘贴造口袋时应首先测量造口大小，造口底盘剪裁孔径应大于造口根部1~2mm，粘贴底盘后充分按压使底盘与皮肤粘贴紧密，防止粪便渗漏（图 9-5-5）。⑥合理掌握更换造口底盘的时间，避免粘贴时间过长、粪便渗漏导致皮肤炎症。

2. 加强对患者和家属的护理操作指导　帮助其掌握造口护理方法，提高居家护理能力。

3. 饮食指导　结肠造口患者避免进食容易引起腹泻的食物；回肠造口患者根据肠道功能进食软食或普食，防止粪便过稀，以降低粪便浸渍皮肤的机会。

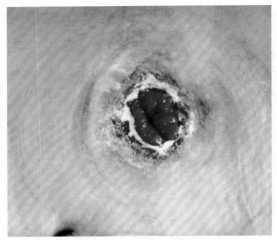

图 9-5-2　造口护肤粉吸收皮肤水分,保持皮肤干爽

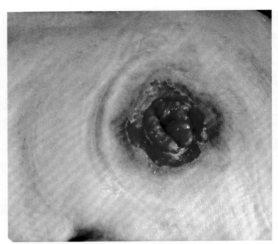

图 9-5-3　皮肤保护膜隔离潮湿

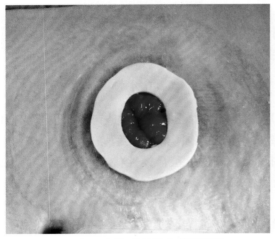

图 9-5-4　可塑贴环防止粪便渗漏

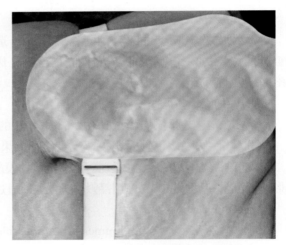

图 9-5-5　粘贴凸面造口底盘配合造口腰带

4. 心理护理　告知指导患者选择合适的造口护理用品、掌握正确的护理方法,帮助患者解决粪便渗漏问题,刺激性皮炎导致的皮肤损伤将会快速愈合。

5. 指导患者定期复查　刺激性皮炎愈合后需定期复诊,以便专科护士了解患者居家造口护理方法是否正确,防止刺激性皮炎再次发生。

(五) 预防措施

肠造口周围刺激性皮炎的发生,增加了护理困难,粪便频繁渗漏严重影响患者的生活质量,因此,预防胜于治疗。专科护士在术前需对患者进行造口定位;术后早期对造口及周围皮肤形态进行评估,帮助患者选择适当的造口用品;指导患者掌握正确的护理方法、提高护理技能;出院时指导患者定期到造口门诊复查,根据肠造口及周围皮肤形态的变化及时给予护理指导,防止粪便渗漏,从而预防刺激性皮炎的发生。

二、变应性接触性皮炎

肠造口周围皮肤变应性接触性皮炎(peristomal allergic contact dermatitis)是指由于肠造口周围皮肤对接触到的化学成分产生超敏反应而导致的皮肤炎症,为典型Ⅳ型超敏反应,发生率为造口周围皮肤并发症的 0.6%。接触物为致敏因子,本身并无刺激性或毒性,多数人接触后不发病,仅少数人接触后经过一定时间的潜伏期,接触部位皮肤黏膜发生超敏反应性炎症。变应性接触性皮炎分为急性和慢性,特点是有一定潜伏期,首次接触后不发生反应,经过 1~2 周后如再次接触同样致敏物才发病;皮损往往呈广泛性;皮肤斑贴试验阳性。

（一）病因

患者免疫功能缺陷，对造口用品的某种成分过敏。底盘、造口袋、防漏膏、护肤粉、封闭造口袋的夹子、造口腰带、皮肤清洗剂等均可成为过敏原。造口底盘粘胶过敏者多见；防漏膏中有酒精成分，酒精过敏者易过敏。

（二）临床表现

变应性接触性皮炎所致皮肤损伤的范围和形状与过敏原一致。

1. 急性变应性接触性皮炎起病急，皮损局限于接触部位。皮肤与过敏原接触后，短时间内出现红斑、丘疹、水肿、脱皮、水疱（图9-5-6），患者自觉皮肤瘙痒或灼痛。

2. 慢性变应性接触性皮炎为长期反复接触过敏原导致局部皮肤慢性损伤，表现为皮肤颜色改变或呈苔藓样变，伴或不伴有皮肤瘙痒感。

（三）评估

1. 皮损部位、形状，分析查找过敏原。

2. 皮损性质，如红斑、丘疹、水肿、脱皮或水疱，以及皮损的严重程度。

3. 过敏反应剧烈时，评估身体其他部位是否发生皮疹和/或瘙痒等过敏反应。

（四）处理

1. **去除过敏原**　询问过敏史，查找过敏原，发现对某种造口用品过敏时，应停止使用，防止过敏原的反复刺激加重皮肤损伤。

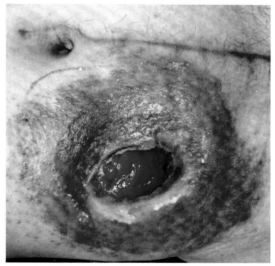

图9-5-6　变应性接触性皮炎

2. **治疗措施**　若为造口底盘粘胶过敏，可在更换造口底盘时，清洗、擦干肠造口周围皮肤后，涂类固醇药膏，局部涂搽10分钟左右待药物吸收后再用清水清洁造口周围皮肤，擦干水分后粘贴造口底盘。

3. **更换造口护理用品**

（1）对某一种造口底盘或造口袋无纺布过敏的患者应更换另一系列的造口底盘和造口袋使用。

（2）防漏膏含酒精成分，对防漏膏过敏者多为酒精过敏，应改用不含酒精成分的防漏膏。

（3）造口腰带过敏者，宜在腰带内缝制一层棉质布，隔绝腰带与皮肤的接触。

4. **斑贴试验明确过敏原**　斑贴试验是诊断外源性变应原的特异性检查方法，是诊断接触性皮炎最简单可靠的方法。试验方法为在患者腹壁粘贴一小块需要使用的造口护理产品，24小时和48小时分别评估1次，观察患者皮肤是否有红、肿、痒、烧灼感或其他变态反应的表现。虽然身体背部也可以进行测试，但腹壁皮肤的温度、厚度和造口产品接触部位的皮肤性质相似，因此更适宜作为试验部位。尽管术前已经做斑贴试验，但术后斑贴试验也同样重要。皮炎急性期不宜做斑贴试验，应在皮炎完全消退两周后进行斑贴试验；受试者如发生强烈反应，应及时去掉斑贴试物；试验期间禁止沐浴、饮酒、搔挠试验部位。

5. **结肠造口灌洗**　单腔的降结肠或乙状结肠造口患者，若排便正常，且对多种造口护理产品斑贴试验均呈阳性，可考虑进行结肠造口灌洗法排便。结肠造口灌洗需使用专业的灌洗器具，自肠造口灌入500~1 000ml温水洗肠，排空肠道粪便，灌洗后无须佩戴造口袋。但合并有造口旁疝、造口脱垂的患者不宜行结肠灌洗。

6. **转诊**　严重过敏者或治疗无效者应转诊皮肤科。

（五）预防

1. 肠造口术术前和使用造口护理用品前，应询问患者过敏史，并做斑贴试验。

2. 使用造口用品后，密切观察患者皮肤变化，及时发现变应性接触性皮炎，及时治疗干预，以减轻皮肤损伤。

三、毛囊炎

肠造口周围皮肤毛囊炎(peristomal folliculitis)是指肠造口周围皮肤的毛囊及其周边组织因受细菌感染而发生的炎症反应,常见致病菌包括金黄色葡萄球菌、链球菌及铜绿假单胞菌。尽管这类感染是表浅的,但若不及时治疗,可能会扩展至毛发的茎部。

(一)病因

1. 运用不正确的方式修剪肠造口周围皮肤上的毛发或修剪过于频繁损伤了皮肤和毛囊,当机体免疫力差时,毛囊感染发生率会增加。

2. 移除造口底盘时手法不当,或暴力撕除底盘造成肠造口周围皮肤损伤,受损皮肤容易并发毛囊炎。

(二)临床表现

1. **局限于毛囊口的化脓性炎症**　皮损初期表现为以毛囊为中心的红色丘疹样改变。若处理不当,数天内病情可恶化,皮损中央出现脓疱,周围有红晕。脓疱干涸或破溃后形成黄痂,痂皮脱落后一般不会留瘢痕。

2. **疼痛**　揭除造口底盘时,患者会有毛发被撕扯般的疼痛感。

(三)评估

1. 患者底盘粘贴处皮肤汗毛是否过重。

2. 造口底盘更换流程及方法,是否有暴力撕除底盘的情况。

3. 患者去除毛发的工具及方法。

4. 临床上应注意与疖、痈进行鉴别诊断。

(四)处理

1. **皮损初期(红色毛囊性丘疹)**　使用碘附消毒创面后,应用生理盐水将残留的碘剂清洗干净,选用藻酸盐或亲水性纤维敷料覆盖破损处后再粘贴水胶体敷料,最后粘贴造口底盘。如渗液少,也可以使用造口保护粉进行处理。

2. **皮损进展期(毛囊出现脓疱)**　毛囊感染出现脓疱时,应做细菌培养,有针对性地使用抗生素全身治疗。创面治疗宜先使用碘附,用棉签挤压出脓疱内的脓液,使用具有杀菌作用的银离子敷料,处理创面后再粘贴造口袋。注意排泄物的有效收集,以免污染创面而加重感染。

(五)预防

1. 指导患者掌握正确揭除造口底盘的方法,若造口底盘粘贴过紧,不易揭除时,可使用粘胶剥离剂协助揭除底盘。

2. 指导患者正确剃除肠造口周围皮肤的毛发。体毛较重的患者,宜选用电动剃须刀剃除或使用剪刀、指甲钳将毛发剪除,不宜使用手动剃毛刀剃除,避免伤及皮肤的毛囊。

3. 避免使用肥皂水清洗肠造口周围皮肤。另外,增强体质、提高机体免疫力也有一定的预防作用。

四、造口周围皮肤机械性损伤

造口周围皮肤机械性损伤(peristomal wound mechanical)是指造口底盘更换过程中粘胶从皮肤上揭除时用力过大或更换过于频繁等导致表皮撕脱,也叫撕脱性皮炎(图9-5-7)。

(一)病因

引起造口周围皮肤机械性损伤的主要原因有造口底盘黏性

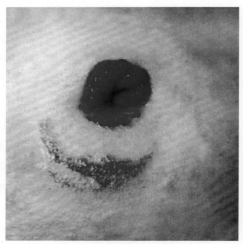

图 9-5-7　机械性损伤

较强,揭除困难,揭除造口底盘时过急或用力过大;频繁更换造口底盘;清洁造口周围皮肤时用力过度;造口周围皮肤常使用消毒液、碱性清洗液、药物或长期接触射线使皮肤脆性增加等。

（二）临床表现

底盘覆盖下皮肤出现形状不规则的损伤,伴有疼痛和少量渗液,以底盘边缘部位多见。

（三）评估

1. 肠造口局部评估　肠造口的类型、大小、位置;患者目前使用的造口用品;揭除底盘的手法是否正确;清洁造口周围皮肤的方法及更换造口底盘的频率。

2. 肠造口周围皮肤评估　皮肤性状、皮肤质量、皮损位置、皮损面积、渗液量及患者疼痛程度。

3. 评估患者全身治疗情况　若患者行放疗期间,皮肤脆性增加,应给予相应的皮肤保护措施。

（四）处理

1. 创面护理　揭除造口底盘时动作轻柔,一边揭除一边按压皮肤,当底盘粘胶粘贴过牢不易揭除时,可使用粘胶剥离喷剂帮助揭除造口底盘。揭除后用清水或生理盐水清洁造口及周围皮肤,避免使用碘附、乙醇等消毒液和碱性清洗液。使用柔软纸巾或棉质软布轻柔擦拭造口周围皮肤,避免因质地粗糙或用力过度造成皮肤损伤。皮损处可撒少量造口护肤粉以吸收创面渗液,喷洒无醇皮肤保护膜,加强皮肤保护。若皮损面积较大、渗液较多,可使用藻酸盐敷料敷于创面,可外层贴水胶体敷料,以促进创面愈合。

2. 造口用品的选择　根据患者皮肤性质选择黏性适中且容易揭除的造口底盘。

3. 护理操作指导　加强护理宣教和操作指导,让患者及家属掌握更换造口底盘的技巧和方法。告知更换频次,避免不当操作对皮肤的刺激和损伤。

（五）预防措施

帮助患者选择黏性适中的造口底盘,教会患者正确的操作方法,动作宜轻柔。加强对造口周围皮肤的评估与保护,对于皮肤脆弱者可在喷涂皮肤保护膜或粘贴水胶体敷料的基础上粘贴造口底盘,可预防皮肤的机械性损伤。

五、假疣性增生

假疣性增生(pseudoverrucous lesions)是指紧邻肠造口周围皮肤区域出现疣状突起(图 9-5-8),是造口周围皮肤长期受到排泄物刺激所致,是肠造口患者常见并发症之一。回肠造口排泄物稀薄,同尿路造口一样排泄物量大,容易渗漏刺激造口周围皮肤。因此,临床上以回肠造口和泌尿造口多见。

（一）病因

引起肠造口周围皮肤出现假疣性增生常见的原因包括:造口底盘裁剪孔径过大,造口周围皮肤外露过多,长期受到排泄物刺激;各种原因导致排泄物反复渗漏;更换造口袋不及时致排泄物长时间刺激造口周围皮肤;刺激性皮炎处理不当引起耐药菌株感染。

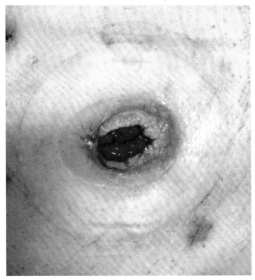

图 9-5-8　假疣性增生

（二）临床表现

造口周围皮肤表皮增厚,伴色素沉着,呈灰色或深棕色,伴瘙痒或疼痛。

（三）评估

1. 造口及周围皮肤的评估　造口的类型、大小、位置、排便性状;周围皮肤是否被排泄物浸渍,疣状突起的范围、高度、颜色,必要时行组织学检查,排除恶性皮肤病变。

2. 造口用品及护理方法的评估　评估患者造口用品选择是否适当,护理方法是否正确。

（四）处理

1. **局部护理**　揭开底盘后用温水或生理盐水清洁造口及周围皮肤,待干。增生部位皮肤涂抹少量造口护肤粉,吸收潮湿,保持皮肤干爽,喷洒无醇皮肤保护膜,起到隔离潮湿的作用。过度增生的组织可使用硝酸银烧灼或高频电烧灼,若过度增生的组织出现破溃,影响造口底盘粘贴,同时伴有持续疼痛,需行局部皮瓣覆盖或行游离植皮等手术治疗。

2. **造口用品的选择**　使用凸面造口底盘配合造口腰带对增生部位皮肤进行压迫,对治疗假疣性增生有很好的辅助效果。

3. **护理方法指导**　造口底盘剪裁孔径应大于造口根部 1~2mm,避免剪裁过大使皮肤受到排泄物的刺激,掌握正确的造口袋更换流程,合理把握造口底盘更换频次,避免因粘贴时间过长引起皮肤炎症。

4. **健康教育**

（1）饮食指导:指导患者规律饮食,避免进食容易引起腹泻的食物,减少稀便渗漏对皮肤造成刺激。

（2）定期复查和随访:嘱患者定期到造口门诊进行复查,专科护士根据造口恢复情况及时调整护理用品。按时随访,了解患者居家护理情况,及时指导和纠正护理错误,防止排泄物渗漏刺激皮肤。

（五）预防措施

住院期间教会患者和家属掌握正确的肠造口护理方法,提高其依从性。出院后及时随访,嘱患者按时复诊,及时解决居家护理困难。告知患者如有底盘粘贴时间短、粪便渗漏情况应及时就诊。

六、造口黏膜肉芽肿

造口黏膜肉芽肿（granulomas）是由巨噬细胞及其演化细胞的局部性浸润和增生所形成的边界清楚的结节状病灶,多发生于造口术后早期,是结肠造口常见的并发症,通常为良性组织。可以是一枚或多枚围绕造口边缘生长,也可发生于造口黏膜上。发生在造口黏膜边缘处的黏膜肉芽肿,不仅会产生疼痛、瘙痒,易伴随出血,而且会影响造口袋的粘贴,容易引起渗漏,导致造口周围皮炎的发生。

（一）病因

1. 造口周围可吸收缝线长时间未完全脱落,缝线刺激引起的造口黏膜炎性改变,组织细胞增生,产生造口黏膜肉芽肿。

2. 造口底盘裁剪过小或不整齐的毛边刺激纤维组织增生,产生造口黏膜肉芽肿。

3. 粪便渗漏,造口周围皮肤长期被粪便浸渍。

（二）临床表现

造口黏膜肉芽肿是发生在黏膜与皮肤交界处的增生突起,通常发生于黏膜与皮肤缝合处,围绕造口边缘生长,可见一粒或多粒菜花状或息肉样颗粒(图 9-5-9),红色、质脆,触碰易出血。

（三）评估

1. 评估肉芽肿部位是否有未脱落的缝线。

2. 评估伴随症状,询问患者清洁肠造口时,触碰肉芽肿后是否易出血,评估出血量。

3. 评估造口底盘裁剪的孔径是否合适;周围皮肤是否被粪便浸渍。

4. 注意与肠造口周围皮肤的假疣性增生相鉴别。

（四）处理

1. **肠造口局部护理**　如为缝线刺激导致的肉芽肿,则应拆除肠造口边缘缝线。造口周围使用防漏条,盖住肉芽组织,凸面造口底盘配合造口腰带,在造口根部增加压力,

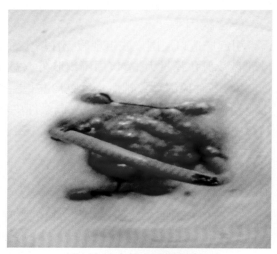

图 9-5-9　肠造口黏膜肉芽肿

防止粪便渗漏到周围皮肤上。这样可有效促使肉芽肿消退。

2. 指导患者正确测量造口大小　底盘裁剪孔径比造口直径大 2mm,避免底盘经常摩擦造口边缘。

3. 肉芽肿的治疗　小于 0.5cm 的肉芽肿可用剪刀或止血钳剪除,亦可用硝酸银烧灼,致使肉芽坏死脱落。治疗前应评估患者凝血功能是否正常,防止出血过多。有蒂的肉芽肿用丝线于肉芽肿根部结扎,使其缺血、坏死、脱落。大于 0.5cm 的肉芽肿可用高频电烧灼,必要时分次进行。

4. 组织活检　取少量组织使用 10% 中性甲醛缓冲液固定,送病理科检查。

从临床看,电灼治疗创面损伤大、愈合慢。硝酸银治疗相对安全、无痛,但需多次处理。因此在造口门诊可根据肉芽肿的大小、患者是否方便复诊等情况,选择适当的处理方法,以达到满意的治疗效果。

（五）预防

1. 指导患者正确护理造口　造口底盘材质不能过硬,剪裁孔径不宜过小,底盘剪孔边缘应光滑,以减少皮肤黏膜边缘被底盘摩擦。

2. 及时拆除缝线　可吸收缝线若术后 1 个月还未完全脱落,应及时拆除,预防肉芽肿发生。

3. 指导患者日常护理　注意观察肠造口周围是否有缝线长时间未自行脱落,观察造口周围皮肤是否有红肿,发现异常及时就诊。

七、肠造口周围静脉曲张

在门静脉高压患者中,除食管胃底静脉曲张外,还可引起直肠肛管、后腹膜等部位的异常静脉曲张。当高压的门静脉系统通过低压的体静脉系统的腹壁下血管形成侧支吻合时,在造口的黏膜和皮肤交界周围形成扩张和高压的大量团块状曲张血管,外观类似"海蛇头"样改变,即肠造口周围静脉曲张（peristomal varices）,为造口周围皮肤少见的并发症,可引起造口周围反复发作的曲张静脉大量出血。

肠造口静脉曲张出血由 Resnik 在 1968 年首次报道,发病率极低,但具有潜在的致死性。常见于原发性硬化性胆管炎和肝硬化引起的门静脉高压患者,70% 的出血发生在回肠造口。此外,造口袋的硬质底板压迫、磨损及造口周围排泄物的腐蚀刺激,也是静脉曲张出血的诱因。

（一）病因

引起肠造口周围静脉曲张的原因包括门静脉高压（门静脉高压引起造口旁门静脉系统的肠系膜静脉与体循环的皮下静脉之间发生门体静脉分流,从而形成造口旁静脉曲张）、原发性硬化性胆管炎、肿瘤肝转移、肝硬化等疾病。

（二）临床表现

既往由于对本病认识不足,常被误认为是其他原因引起的下消化道出血而延迟诊治。造口周围皮肤的视诊是诊断本病最直观简便的方法,内镜和超声检查对本病的诊断价值不大。造口周围皮肤呈紫蓝色,皮肤变薄,肠造口周围出现以造口为中心呈放射状分布的曲张静脉,典型的外观表现呈"水母头"或"海蛇头"样。造口处反复、无痛性大量出血是其典型特点。但应当注意并非所有患者均具有典型的临床特征,有报道称,应用选择性肠系膜血管造影在静脉期可发现静脉曲张血管的存在,是一种可靠的确诊手段。此外,MRI 对于评估门静脉高压患者的门静脉侧支循环的存在和范围,具有一定的意义。

（三）评估

1. 全身评估

（1）评估实验室检查结果：明确肝功能情况及血红蛋白、凝血功能等。

（2）评估排便情况：指导患者调整饮食,保持大便通畅。

（3）评估患者每日活动量：指导其适当活动,避免因活动剧烈引起门静脉压力增高。

（4）评估患者心理状态：给予有针对性的心理疏导,为患者树立信心。

2. 造口及周围皮肤评估　肠造口黏膜颜色、大小,肠造口周围皮肤的颜色、曲张静脉的分布、有无皮肤损伤引起出血等。必要时行肠系膜血管造影检查评估肠造口深部肠黏膜有无静脉曲张。

（四）处理

肠造口周围静脉曲张出血的治疗较为困难。大多数的急性出血可以通过非手术局部措施治疗，包括用蘸有 1‰ 肾上腺素的纱布加压包扎、缝扎造口处的曲张静脉、局部注射硬化剂或电凝止血等，但以上措施往往是临时性的，由于门静脉高压的存在，局部治疗后的再出血率可高达 85%。手术治疗的方法包括造口翻修、造口移位重建、皮肤黏膜分离或造口环周缝合，但再出血率仍可高达 81%。门体静脉分流术可将术后造口周围曲张静脉的再出血率明显降低，但手术本身存在较高的并发症发生率和病死率。经颈静脉肝内门体分流术（transjugular interhepatic portosystemic stent-shunt，TIPS）作为治疗肝硬化门静脉高压及其并发症的微创介入技术，能显著降低门静脉压力，并具有安全、微创的优势，近年来越来越多的报道 TIPS 应用于治疗肠造口静脉曲张出血，结果显示其止血效果确切，再出血发生率低，值得临床进一步的研究关注。此外，对局部治疗无效又无法行分流手术者，经皮行结肠右曲曲张静脉栓塞在一定程度上可以缓解出血，该方法的并发症发生率低，主要不良反应是造口周围皮肤溃疡。上述所有治疗方法失败后，可以考虑进行肝移植手术。其他的护理相关措施如下。

1. 造口护理

（1）局部护理：揭除造口底盘时动作轻柔，可配合使用粘胶剥离喷剂帮助揭除造口底盘，造口周围撒少量造口护肤粉以吸收潮湿，保持造口周围皮肤干爽，喷洒无醇皮肤保护膜，加强皮肤保护。避免选用凸面造口底盘，凸面造口底盘可导致造口周围皮肤压力过大，容易造成皮肤损伤从而引起出血，肠黏膜有静脉曲张时，造口袋内涂抹石蜡油以减少造口袋与肠黏膜之间的摩擦。选择合适的造口护理用品，防止大便渗漏浸渍皮肤引起皮肤破溃。

（2）患者及家属的护理指导：造口底盘开口剪裁光滑，减少底盘对肠黏膜的摩擦；避免使用防漏膏，以减少清除时引起皮肤损伤和出血；避免频繁更换造口袋，减少对皮肤的刺激。

2. 局部出血的护理

（1）出血时需指导患者取平卧位，降低门静脉压力，以减轻出血。

（2）立即揭除造口袋，评估出血原因，严密观察出血位置及出血量。少量出血可采用局部压迫止血，局部喷洒造口护肤粉按压止血，必要时使用云南白药粉喷洒局部按压止血或使用 1‰ 肾上腺素浸泡的纱布直接对出血点进行局部压迫，也可以使用硝酸银棒烧灼止血。还可以对造口处曲张静脉进行缝扎、栓塞或局部注射硬化剂进行止血，但容易复发。严重出血时可行门体静脉分流术、造口移位等手术治疗。

（3）对于出血量较多的患者应严密观察生命体征的变化，及时查看实验室检查结果。

3. 全身护理

（1）饮食指导：指导患者均衡饮食，进软食，保持大便呈软便或糊状便，防止粪便排出时与造口黏膜摩擦引起出血。

（2）活动指导：避免剧烈活动，减少长时间站立，活动时避免造口受压、摩擦和碰撞。

（3）原发病的治疗：局部治疗虽然能有效控制出血，但终究是一种姑息性的处理措施，降低门静脉压力才是防止出血复发的有效措施。遵医嘱使用保肝药物，定期复查肝功能、凝血功能。

（4）心理护理：告知患者不必恐慌，指导患者及家属掌握局部出血的处理方法，若出血较多时，及时就医。

（五）预防措施

若患者合并肝病，如门静脉高压、肝硬化等，护理人员需警惕肠造口周围静脉曲张的发生。指导患者定期门诊复诊，若居家护理时发现造口周围皮肤出现以肠造口为中心的放射状紫色改变时及时就诊。

八、肠造口旁瘘

肠造口旁瘘（parastomal fistula）是指肠造口肠段侧壁出现瘘口，排泄物从瘘口处流入造口周围组织，常引起周围组织感染。临床上较为少见，发生率为 0.41%。

（一）病因

1. **手术相关**　术中固定肠管时缝合线穿透肠壁全层,造成肠壁穿孔。

2. **肠梗阻**　当发生肠梗阻时,肠管内压力增大,在肠壁薄弱处可出现瘘口。

3. **周围组织感染**　肠造口周围组织发生感染时邻近的肠管受到侵蚀,可出现瘘口。

4. **操作不当**　扩张肠造口时操作者动作粗暴,导致肠壁损伤穿孔。

（二）临床表现

排泄物从肠壁瘘口流出,腐蚀肠造口周围组织,可出现局部脓肿感染,局部皮肤出现红、肿、热、痛等炎症反应。严重感染时表皮常有破溃,自破溃处探查伤口可发现潜行或窦道与造口肠段肠腔相通。

（三）评估

1. **全身评估**

(1)评估营养状况:通过实验室检查,如白蛋白、血红蛋白等明确患者营养状况。

(2)评估既往病史:如放化疗史、是否合并糖尿病、有无长期服用类固醇药物史等,明确影响伤口愈合的因素。

(3)评估患者是否有发热症状,抽血化验感染相关指标。

(4)评估疼痛程度和部位。

(5)评估肠道功能和饮食情况。

(6)行 CT 检查明确是否存在肠瘘及肠瘘与周围组织的关系。

2. **伤口评估**

(1)评估造口周围组织是否出现红、肿、热、痛等症状,判断是否存在周围组织感染。

(2)评估伤口基底颜色,渗液的量、颜色及气味;探查伤口深度及范围,明确是否存在窦道或潜行,以及是否与腹腔相通。

3. **造口评估**　评估肠造口的类型,黏膜颜色、高度、大小,造口周围腹壁形态等帮助患者选择合适的造口底盘和造口辅助用品。

（四）处理

1. **全身护理**　避免粪水从瘘口处流入创面是控制感染、促进瘘口愈合和伤口愈合的关键环节。除遵医嘱使用抗生素控制感染外,还应严格控制饮食,减少排便,避免粪便污染伤口,以控制感染、促进伤口愈合。发生结肠造口旁瘘的患者宜进食高蛋白、富含粗纤维的食物,促使粪便成形,降低粪便经瘘口排出的机会。对于回肠造口旁瘘患者,指导其禁食,给予肠内或肠外营养支持减少粪便的产生。禁食期间需定期监测生化指标,保持机体水、电解质、酸碱平衡。

2. **伤口局部护理**　用生理盐水彻底清洗伤口后,填塞银离子藻酸盐敷料或镁盐敷料清除坏死组织,控制感染,充分引流。随着感染的控制,遵循湿性愈合理论及伤口的具体情况选择适合的敷料进行换药处理,直至伤口愈合。对于长时间不能愈合的肠瘘,可待周围组织感染得到控制后,需要切除瘘口以上肠段并行肠造口重建手术。

3. **造口护理**　造口周围皮肤依次涂抹造口护肤粉、喷洒无醇皮肤保护膜,使用水胶体敷料或防漏膏对创面外口进行遮盖。造口底盘剪裁孔径大于造口根部 1~2mm,在造口黏膜与皮肤交界处涂抹防漏膏,增加严密性,以防粪水流入创面。根据患者造口和周围皮肤情况可选择两件式凸面造口底盘和透明造口袋,配合造口腰带使用,以减少粪便渗漏的可能性。

4. **心理护理**　鼓励患者积极配合治疗,保持良好的心态,适当运动,保证睡眠,以促进伤口愈合。

5. **随访**　肠造口周围脓肿愈合后易形成瘢痕,引起肠造口狭窄。嘱患者伤口愈合后定期进行造口指检,一旦发现有狭窄迹象,及时在专业人员的指导下进行扩肛。

（五）预防措施

术中固定造口段肠管时,缝针勿穿透黏膜层,以防造成肠壁穿孔;行造口指检、扩张造口或行结肠灌洗时动作轻柔、充分润滑,遇到阻力时可调整方向,避免因指甲过长或动作粗暴损伤造口段肠壁。

九、尿酸结晶

正常的尿液呈微酸性,pH 值为 5.5~6.5,而饮食中酸碱度的含量往往影响尿液的 pH 值,酸性尿液易形成尿酸与氨基酸结晶,在碱性尿液中形成的结晶多为磷酸盐、碳酸盐与草酸盐。当尿液呈碱性时,磷酸盐结晶易沉积在黏膜或周围皮肤上,形成白斑。尿酸结晶(urinary crystal)是泌尿造口最常见的并发症之一。

(一)病因

1. 由于细菌将碱性尿液内的尿酸分解成结晶,依附在造口及造口周围皮肤上。

2. 饮水量不足,尿液浓缩,碱性结晶聚集。

3. 尿酸结晶与饮食中摄取较多碱性食物有关。

4. 造口清洁不彻底。

(二)临床表现

尿酸结晶表现为磷酸盐沉积在肠造口黏膜及其周围皮肤形成片状褐色或灰色的沙砾状结晶附着(图 9-5-10)。患者可出现黏膜及皮肤轻微出血、血尿,肠造口有强烈尿味。

(三)评估

1. 评估尿酸结晶的严重程度、范围和发生原因,肠造口周围皮肤是否存在其他异常情况。

2. 评估患者的肠造口自我护理技巧是否正确,造口用品使用是否适合,相关知识的掌握程度及患者的饮食、饮水习惯等。

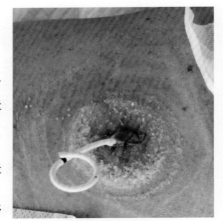

图 9-5-10　尿酸结晶

(四)处理

1. **结晶处理**　指导患者更换造口底盘时用柔软的毛巾蘸白醋水(醋与水的容积比例为 1∶3)清洗、去除肠造口及其周围的结晶。若结晶不易清洗干净,可先用配好的白醋水湿敷,再擦拭,然后再用清水清洗干净肠造口及其周围皮肤后再粘贴造口袋。

2. **出血处理**　压迫止血、硝酸银棒、高频电烧灼。

(五)预防

1. **饮食指导**　鼓励患者在饮食中注意食物酸碱性的合理搭配,多进食酸性食物,如蛋类、鱼类、瘦肉、燕麦、面包等。鼓励患者多饮水,每天 2 000~3 000ml。饮用富含维生素 C 的果汁或食用维生素 C 1 000mg/d,以稀释和酸化尿液,避免泌尿造口结晶形成。

2. **健康宣教**　指导患者使用有抗反流装置的泌尿造口袋,夜间接床边袋,指导患者正确的造口护理技巧,正确进行尿液管理。平时在更换泌尿造口袋时,可用弱酸性沐浴液将少许沉淀物清洗及擦拭干净。如出现造口黏膜及周围皮肤出血,可采用压迫止血,压迫止血无效时及时就诊。

十、造口黏膜移植

造口黏膜移植(mucosa transplantation)指肠黏膜移植至造口周围生长。由于黏膜有黏液分泌,使造口周围皮肤潮湿,容易导致底盘脱落。

(一)病因

1. 手术时将造口缝于表皮,而没有缝于真皮层。

2. 使用底盘较坚硬的造口袋,或底盘裁剪尺寸过小,造成造口边缘经常受压,黏膜随损伤部位向外扩展生长所致。

(二)临床表现

肠黏膜移植至造口周围生长,造口周围皮肤潮湿,皮肤变色、破损,疼痛明显(图 9-5-11)。

（三）评估

1. 肠黏膜移植至造口周围皮肤。

2. 黏膜有黏液分泌,使造口周围皮肤潮湿,引起底盘脱落。

3. 造口周围皮肤疼痛。

4. 造口袋粘贴困难,造口袋使用时间短。

5. 皮肤变色、溃疡、潮湿。

6. 易出血。

7. 大小不等增生。

（四）处理

1. 指导患者更换造口袋时动作要轻柔,避免加重造口损伤。

2. 重新测量造口外形及尺寸。

3. 对较细小的黏膜移位可用保护粉,严重者可用藻酸盐类敷料。

4. 硝酸银棒点状烧灼异位的黏膜(图 9-5-12)。

5. 手术切除,翻转皮瓣覆盖缺损。

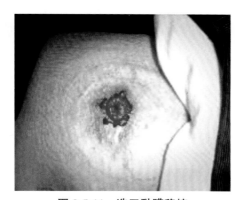

图 9-5-11　造口黏膜移植

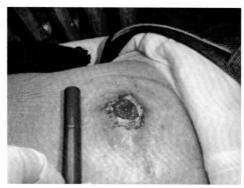

图 9-5-12　硝酸银棒点状烧灼异位的黏膜

（五）预防

1. 指导患者选用合适的底盘及辅助用品。

2. 指导患者造口底盘的裁剪技巧,指导其使用造口测量表或尺子测量造口的大小,用笔描记在造口底盘上。用剪刀沿记号进行裁剪(一般比测出的造口大 1~2mm),避免造口底盘裁剪过大或过小。底盘裁剪后用工具或手指磨平边缘至光滑,避免粗糙面损伤、刺激造口黏膜。确保患者掌握正确的造口自我护理技能,并建议 3~5 天更换造口底盘,不宜过长。特别要教会患者观察、判断底盘是否有渗漏,一旦发现有渗漏,需立即更换。

3. 揭除造口底盘及清洁造口时动作要轻柔,避免再次损伤造口。

十一、造口周围皮肤坏疽性脓皮病

坏疽性脓皮病(gangrenous pyoderma)是一种少见的,以复发性、疼痛性、坏死性溃疡为特点的炎症性疾病(图9-5-13),多发生于女性、高 BMI、合并造口旁疝、造口周围反复刺激、造口缺血等患者,常合并炎性肠病、风湿性疾病、恶性血液肿瘤等全身系统疾病。一项大型调查研究显示,造口术后患者坏疽性脓皮病的发生率为 0.6%。造口周围皮

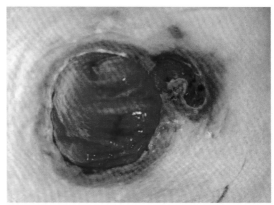

图 9-5-13　造口周围皮肤坏疽性脓皮病

肤坏疽性脓皮病占全部坏疽性脓皮病的 15%，其中 80% 的造口周围坏疽性脓皮病发生于炎性肠病的患者。平均发病时间在造口术后 2~3 个月，最近也有报道称发病时间为术后 1.5~7 个月。可发生在任何类型的肠造口，是造口周围顽固性溃疡的病因，具有治疗周期长、愈合缓慢、愈合后复发率高，甚至迁延不愈等特点。

（一）病因

目前病因尚不明确，可能与免疫功能异常有关。炎性肠病、自身免疫性疾病和机械性创伤均为该病潜在的病理生理因素。

（二）临床表现

疾病早期常表现为肠造口周围皮肤丘疹、水疱或脓疱，进而创面逐步扩大至皮下组织，形成坏死性和脓性溃疡，创面边缘呈紫红色改变或边界不清，且溃疡不断向周围扩展，溃疡可以是多发的，常伴有剧烈疼痛。周边基底组织呈潜行性破坏、化脓性改变，也可形成瘘管。镜下表现为皮肤内中性粒细胞为主的炎症细胞浸润。鉴别诊断包括细胞和真菌性感染、化学性皮炎、刺激性皮炎和过敏性接触性皮炎，必要时可行组织活检和微生物培养鉴别。

（三）评估

1. 全身评估

（1）评估实验室检查：查看患者的免疫指标，明确患者免疫功能是否正常；根据伤口细菌培养结果、血常规化验结果明确是否存在感染。

（2）评估疼痛程度：根据 NRS 疼痛评分法进行评估。

（3）评估心理状态：针对患者出现的心理问题，加强心理疏导。

2. 局部评估

（1）伤口评估：评估创面位置，创面大小、深度，创面基底颜色、渗液性质、渗液量及气味，创面是否被大便污染，伤口床周围皮肤颜色、温度及是否有压痛。

（2）造口评估：评估造口的种类、大小、位置、黏膜高度等以便帮助患者选择合适的造口用品。

（四）处理

本病的治疗方式应与病变的严重程度相匹配。需要长期应用多种治疗模式。基本的皮肤护理包括使用封闭、不粘创面敷料，使创面皮肤处于湿润、清洁环境中，促进其愈合。使用可吸收材料填塞创面，如海藻酸钠或凝胶纤维，以促进修护皮肤屏障。避免造口袋装置对创面的机械性损伤。

对于活动性肠道疾病，如炎性肠病患者，应当优化原发疾病的治疗方案。轻度造口周围坏疽性脓皮病患者，且无合并活动性的全身性疾病，仅需外用制剂治疗，必要时也可使用肾上腺皮质激素和钙调神经磷酸酶抑制剂（弱推荐）。病变严重或进展迅速者需要全身治疗，推荐使用肾上腺皮质激素、环孢素、氨苯砜等，使用这些药物的完全缓解率为 50%。甲硝唑、硫唑嘌呤、柳氮磺吡啶、他克莫司和静脉注射丙种球蛋白也可考虑作为替代治疗或辅助治疗方案。此外，最新的研究显示生物制剂类药物，包括英夫利西单抗和阿达木单抗也已成功应用于难治性患者。原则上不采用手术治疗，但如创面底部较多坏死组织，可行手术清除病灶坏死组织，以保持创面的清洁。造口关闭手术可以达到疾病有效的缓解，根据患者的不同情况，选择个体化的治疗方式。

1. 局部护理 遵循 TIME 原则：T，tissue assessment and the management of nonviable tissue or tissue deficits，即伤口组织的评价和组织坏死、组织缺损的处理；I，infection or inflammation control，即控制感染或炎症；M，maintenance of moisture balance，即保持伤口的湿润平衡；E，promotion of epithelial advancement of wound edges，即促进伤口边缘的上皮化进程。

（1）清除坏死组织：使用新型敷料进行自溶性清创，清除坏死组织，减少创面中病原微生物的数量，以减轻局部炎症反应。注意操作时动作轻柔，以减轻患者疼痛及避免引起出血。

（2）控制感染：根据细菌培养结果使用抗生素进行全身治疗，局部可配合使用高度吸收性的抗菌敷料，吸收渗液的同时控制感染。

（3）为伤口提供湿性愈合环境：高度吸收性的抗菌敷料吸收渗液后锁住水分，保持创面的湿性平衡，为伤口愈合提供湿性愈合环境（图9-5-14）。根据敷料饱和程度调整换药间隔。

（4）创面边缘的处理：创面上皮化阶段可在创面粘贴水胶体敷料，水胶体敷料吸收渗液后形成凝胶，可提供湿性愈合环境，促进上皮爬行，同时不粘连伤口。

2. 造口用品的选择　根据造口情况为患者选用合适的造口底盘及造口辅助用品，避免粪便渗漏污染伤口（图9-5-15、图9-5-16）。谨慎使用凸面造口底盘，尽可能避免伤口受压迫影响局部血液循环。

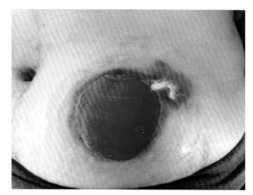 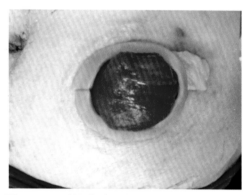

图 9-5-14　填塞藻酸盐敷料吸收渗液　　　　图 9-5-15　防漏膏遮盖创面，防止受到粪便污染

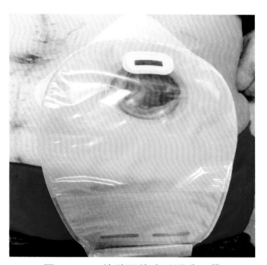

图 9-5-16　粘贴两件式透明造口袋

3. 全身护理

（1）局部换药处理配合全身使用糖皮质激素、免疫抑制剂治疗，多学科共同协作，为患者制订综合治疗方案，以促进患者康复。

（2）给予生活指导，嘱患者进食营养易消化的食物，补充维生素及蛋白质。加强营养的同时使粪便成形，减少对伤口的污染，同时保证良好的睡眠质量，使患者处于代谢最佳状态，从而促进伤口愈合。

4. 心理护理　患者与主管医师共同制订诊疗计划，使患者增强战胜疾病的信心，提高治疗的依从性。

（五）预防措施

该病与免疫系统功能异常相关，病情复杂，治疗难度大，处理局部伤口的同时需配合全身用药的治疗，只有这样才能取得较好的治疗效果，防止疾病复发。

肠造口周围并发症不仅造成皮肤受损，更增加了日后的护理困难、经济负担和心理负担，影响患者的身心恢复。造口治疗师不仅要掌握肠造口周围并发症的治疗方法,更要明确预防胜于治疗的重要性。教导患者及家属掌握正确的护理方法,为其提供延续性护理服务,及时解决患者的居家护理困难,是预防肠造口周围并发症、提高患者生活质量的重要措施。

(云 红　马得欣　张 怡　信 博　黄 婵　马 蕊)

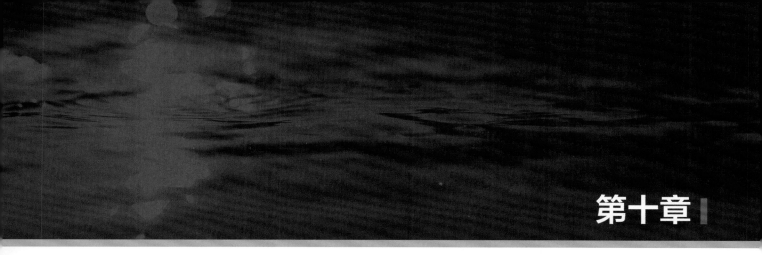

第十章

机械吻合和置入材料并发症

第一节　机械吻合相关并发症

　　机械吻合是在传统的吻合方法和理论基础上发展起来的技术,1826 年法国 Denaus 开始研发金属吻合器,1892 年美国 Murphy 开始在临床应用机械吻合,1951 年苏联研发的自动吻合器、缝合器,PSK-25 等则成为现代吻合器的雏形。随着科学技术的发展进步,机械吻合的器械研发在材料应用、制造工艺等方面与外科手术的发展紧密结合,不断推出各种先进产品,使机械吻合渐趋完善,逐渐满足了器械精密、灵巧,操作简便、快捷,吻合可靠、确切等临床需要。当今机械吻合所用的各种器械已经具备各种型号、各种功能,可以适合消化道的不同部位、不同吻合口径,可以进行各种形状的吻合操作,甚至有些传统观念中难以完成的操作都可通过机械吻合轻松完成。因此在外科的发展史上,吻合器的出现具有里程碑式的意义,它不仅使消化道的吻合由手工转变为机械化,使手术简化,缩短手术时间,减少组织损伤、出血和感染的风险,而且,它使原来很多不可能实现的外科手术变为可能,更是成为腹腔镜手术中不可缺少的组成部分,给患者和医师带来了极大的益处。虽然相对于传统的手工缝合,机械吻合有诸多优势,但是机械吻合也并不是万无一失的,它仍然会出现手工吻合可能导致的吻合口狭窄、出血、漏等并发症。并且,如果术者操作不当,会导致并发症发生率更高。因此,熟悉吻合器的工作原理,掌握机械吻合的操作规范在外科手术中是非常重要的。

一、病因

　　1. **患者因素**　包括全身性因素,如长期使用激素、高龄、贫血、营养不良、严重糖尿病、肝硬化等可导致组织愈合能力降低;也包括某些局部因素,如幽门梗阻、急性腹膜炎、接受过放化疗等;还包括如患者体形过于肥胖、操作空间狭窄及先天性畸形等个体因素。

　　2. **器械因素**　主要是指所用器械的设计、工艺质量等是否存在问题,也涉及器械有无损坏及维护保养等。

　　3. **医师的技术因素**　指术者在操作过程中是否遵循各种器械的操作规范,对各个操作细节的掌控能力,相关操作经验的积累,以及手术团队协作的默契、熟练程度等。技术因素是医师本身的问题,是可以改善、提高的因素,也是降低机械吻合相关并发症最重要的环节。

二、预防

机械吻合产生的并发症在临床表现上与手工吻合相同,主要包括吻合口或闭合断端的漏、出血、狭窄等,有些成因也与手工吻合相同,如来自肠管或系膜的纵向张力过大影响愈合等。但机械吻合在吻合操作的各个环节,甚至吻合方式上有异于手工吻合,所以机械吻合相关的并发症在其成因及预防等方面有其本身的特点。

机械吻合具有标准化与简单化等优点,可重复性强,操作简单,易于掌握。但进行机械操作时必须遵守操作规范,如果操作不当,受机械挤压、钉合的组织就会出现相应形式的改变,影响愈合,甚至造成严重后果。机械吻合操作不当最易出现的组织改变形式是组织损伤,拧紧或对合器械过程中动作粗暴,形成对组织的快速、猛力挤压,拧紧或对合动作完成后未进行预压迫或预压迫时间不足就急促击发等都可造成组织损伤。不同程度的组织损伤会导致相应的后果,轻度的组织挫伤会少量渗血、出血,但不一定出现临床症状。随着损伤程度的加重,尤其是组织层次撕裂、断裂等,临床上就会表现出相应的并发症。首先是出血,来自损伤或破裂的组织间血管,严重者需要临床干预。其次是结直肠术后吻合口漏,严重的组织断裂在术后早期(3天内)表现为消化道内容物外溢;黏膜、黏膜下层的严重损伤会直接影响愈合,甚至在愈合期内不愈而漏;组织损伤导致的组织间血肿也会形成感染引起继发性漏。另外,严重的组织损伤在愈合后也可出现瘢痕性收缩导致吻合口狭窄等。机械吻合操作不当的组织改变形式还有组织缺血,多由钉合过紧,即成钉高度低于组织厚度引起,也与近吻合口小肠系膜游离过多或预压迫时间过长有关,按组织缺血的程度,轻者不会引起临床症状,重者会导致吻合口或断端不愈而漏,也可因缺血坏死后引起出血,也可出现瘢痕性收缩导致吻合口狭窄。机械吻合操作不当组织改变形式还表现在组织出血,多由钉合过松,即成钉高度过度高于组织厚度引起,也可由近吻合口小肠系膜游离不足,嵌入吻合口的系膜受损后引起。按其程度,轻者也不会引起临床症状,重者需要术中缝合止血或术后进行相应的止血处理。组织出血也可因血肿等影响愈合而致漏,或者对出血处理不当导致狭窄等。

通常机械吻合操作不当造成的组织改变形式不是单一的,有时组织损伤与组织出血或缺血等形式并存。如使用圆形吻合器因径向张力过大完成吻合后,已固定成形的缝钉因吻合口回缩在组织间再次移位可有组织损伤,在已成形的缝钉内组织回缩会出现类似于钉合过松的组织出血。各种操作不当所导致的后果在临床上也可表现为几种并发症并存,如结直肠术后吻合口漏与出血、吻合口漏治愈后又出现狭窄等。

1. **术前预防措施**　临床上应针对胃肠手术机械吻合并发症发生的原因进行预防,应根据患者的情况充分做好术前准备,尽量纠正影响组织愈合的相关因素,如纠正营养不良、改善相关脏器功能等。针对器械因素,尽量使用一次性、工艺精良、性能稳定、型号适宜的吻合器,并优先选用性能熟悉、具备相关操作经验的器械。

2. **术中操作预防**　机械吻合的工作原理就像订书机一样,向组织提供交错排列的缝钉,以机械的方式将拟吻合的组织两端压榨钉合在一起。其物理原理与机械方式较易理解,但人体胃肠组织有其固有的特性,术者需要了解机械吻合的原理,按照操作规范进行机械吻合,这是降低机械吻合相关并发症最重要的环节。胃肠吻合操作的基本原则:在确切止血的同时保证充足的血供,避免吻合口有张力,有足够的管腔,轻柔操作,锐性分离,严格的无菌操作,等等。以机械吻合的方式进行操作同样应遵循这一原则,同时还需根据机械吻合的特点注意如下操作。

(1)应用吻合器前,要仔细检查器械有无异常,钉仓安装是否正确,钉仓应与吻合器牢固固定,砧板平面朝外,凹槽向内。

(2)保证无张力吻合,传统概念的无张力吻合通常指来自吻合口两端的消化道或相应系膜的纵向张力。充分游离拟行吻合的胃肠道,使相应系膜不会牵拉过紧,吻合后的胃肠道张力适度,既利于愈合又避免相应脏器受牵拉引起术后的不适症状。机械吻合时还应保持适宜的径向张力,胃肠道具有一定弹性,中心杆自拟行吻合的胃肠道中间穿出后,若过于用力牵拉套在吻合器器身外的胃肠道管腔,就会使拟行吻合的部位绷得过紧、变薄,导致径向张力过大。径向张力过大会使中心杆与其周围组织间的缝隙变大,严重者会使钉合的缝钉偏离组织,致钉合不全,影响愈合。更重要的是吻合完成后,原来绷紧的吻合口组织回缩,已经成形的缝钉在组织间移位,直接影响钉合的牢固性,易漏,易出血。同时,回缩的吻合口愈合后也会出现吻合口狭窄。对钉砧头一侧消化道牵拉过度也会出现类似现象。

(3)清除相应脏器拟吻合部位的系膜等邻近组织,充分显露浆膜层或外膜,显露的长度应适度,一般以2cm左右为宜,既不使邻近组织被夹,嵌入吻合口影响愈合,又不影响吻合口的血供。

(4)使用圆形吻合器操作时应选择适宜的管径,相对肠管直径偏大的吻合器不易插入肠管内或使肠管管壁过度紧张而撕裂,有时近端肠壁被牵拉嵌入吻合口也会导致吻合口狭窄;使用管径过小的吻合器操作,有时会出现吻合不全,致结直肠术后吻合口漏,也会因术后吻合口愈合后瘢痕形成导致狭窄等。

(5)根据不同组织的厚度选择适宜的成钉高度,既要保持一定的压榨程度,减少出血,又不致压榨过紧,使组织缺血,影响愈合等。一般来说,成钉高度在组织厚度的75%左右为宜。十二指肠和空肠属于薄组织,肠肠吻合的成钉高度一般选择1mm左右,胃肠吻合、食道胃吻合的成钉高度一般选择1~2mm。有特殊病变的组织,如慢性梗阻、炎症等,相应脏器的组织变厚,还应根据具体情况选择适宜的成钉高度。

(6)吻合时,需将相应脏器系膜理顺,以避免吻合口两端的胃肠道扭曲。将中心杆与钉砧头对合、旋紧时要保护好吻合口周围,以免邻近的组织嵌入。

(7)操作时均衡施压,压榨至理想厚度后,等待15秒左右再行击发。

(8)击发时动作要快捷准确,一次击发到底,不可左右摆动,以免发生黏膜损伤、出血或钉合不严等。

(9)规范地移除吻合器,减少对刚刚形成的吻合口的刮擦。将吻合器向右和向左两个方向分别旋转约90°,缓慢而轻柔地小心移除吻合器,一边旋转一边移除。

(10)取出吻合器后,需要详细检查切下的组织是否完整,是否为全层组织,吻合口钉合是否完整,吻合口是否存在出血、淤血等,必要时进行吻合口贯穿缝合或浆肌层缝合,确切止血或加固。

(11)完成吻合后,必要时还可通过注水注气试验(腹腔内注水淹没吻合口,暂时阻断吻合口近端肠管,经肛门从远端注气,观察吻合口有无漏气)、注入染料等方法检查吻合口是否牢固。术中内镜检查可以观察吻合口出血及吻合是否确切等情况。

(12)术中一旦发现吻合不全,应立即行手工缝合补救或切除原吻合口,重新在健康的相应部位进行消化道重建,万不可抱有侥幸心理。

外科医师只有熟悉吻合器的构件结构,掌握吻合器机械原理并正确使用,才能够充分利用机械吻合的方便、快捷、安全等优势,同时降低机械吻合术后并发症的发生率。

三、处理

对机械吻合并发症的处理与手工吻合相同,重在早期诊断,及时治疗。

1. 消化道吻合口漏及残端漏的处理　胃肠手术后消化道漏的特点与其解剖、生理特点有关,上消化道漏的消化液流出量大,腐蚀性强,不易局限,易引起周围组织的出血等,故应及早引流处理,临床表现主要与漏出消化液的量、涉及的脏器有关,若引流管与漏的位置较近,引流通畅,则最早的临床表现就是引流管内引流出消化液。若引流管与漏的位置较远,引流不通畅,则首先表现为高热、白细胞计数升高等。临床上通常以CT判断腹水的位置与量,一般应该结合临床所见综合判断是否再次行手术进腹引流。较小的漏,预置的引流管位置理想,引流通畅,腹腔无明显积液,全身症状不重,局部无明显腹膜刺激征等,可以在严密观察下采取保守治疗;下消化道漏的处理原则类似,手术进腹引流的同时可在吻合口近端肠管行断流术,其后的治疗原则为:维持内环境稳态平衡,控制感染,加强营养支持,充分引流是控制感染的主要手段。争取在全身状况好转,营养状况改善,感染逐渐局限,局部引流通畅并逐渐稳定,窦道形成并逐渐牢固后,逐步促进漏的内口愈合,再到窦道愈合,最后外口愈合。

2. **吻合口、残端出血的处理** 吻合口持续少量渗血可采取保守治疗。出血量较大者,应尽早进行内镜检查,并在内镜下施放止血夹或采用电凝止血。无内镜治疗条件或内镜治疗失败者,应尽早手术止血。必须强调的是,吻合口大出血的诊断一经明确,即应果断采取措施,彻底控制出血。

残端出血相对少见,残端缝合关闭后常规检查断端是否有出血,必要时应妥善缝扎止血。术后血便可行内镜检查诊断并治疗,十二指肠或空肠残端出血无特异性临床表现,需积极手术探查以确定诊断,并妥善缝扎止血。

3. **吻合口狭窄的处理** 术中发现吻合口显著狭窄时,应根据具体情况及时手术纠正。术后吻合口狭窄可施行内镜球囊扩张术,对于球囊扩张无效、症状严重者应考虑手术治疗。

4. **闭合困难或失败的处理** 直肠游离完成,在闭合前应充分游离肠管,做到无脂肪残留,这样才能保证使用尽量少的闭合器离断,降低直肠癌术后吻合口漏的风险。闭合困难多因为肿瘤位置太低、男性及肥胖患者盆腔空间狭小、肠管裸化不理想等。处理措施与肿瘤分离困难类似,包括游离技巧、团队配合、各种手术技术合理应用等。另外,应注意选择合适厚度的闭合器,如肠管较厚,建议选择成钉高度较高的绿钉或紫钉。如无法完成腔镜下的闭合,可行 taTME 或改行 APR,以避免造成严重后果。

5. **闭合器械应用不当的处理** 直肠癌手术中肠管成功离断是吻合的重要前提,如果闭合器使用不当导致闭合失败,后续补救工作非常困难,所以要求术者应提前掌握不同闭合器的使用方法,以及出现问题后的处理方法。如果出现无法打开、闭合不全的问题,应咨询专业人士或求助经验丰富的专家;撤除原闭合器后更换新闭合器再次闭合;必要时继续向远端游离,切除有问题肠管;肠管反复夹闭可能导致肠壁损伤,导致直肠癌术后吻合口漏发生,所以建议放宽预防性造口指征,降低术后漏的风险。如果出现闭合不完全、闭合线裂开,可予以腔镜下缝合修补,完成吻合口后行预防性造口。

6. **吻合失败的处理** 闭合器良好的闭合是吻合成功的前提。吻合失败的常见原因包括:①闭合线不牢固,置入吻合器后闭合线裂开;②裸化导致肠壁损伤,置入吻合器后直肠裂开;③吻合器使用不当,如厚度调节不合适、击发时动作幅度过大、撤出时用力过猛等。预防措施包括:①让有经验的医师进行操作,熟悉并合理使用吻合器;②吻合时应注意手法轻柔,原位击发;③条件允许时手术室安置多个显示器,使击发吻合器的医师有良好的视野。吻合完成后检查上下吻合环是否完整,行注水注气试验及亚甲蓝测压检查吻合口的质量;如吻合不满意应行预防性造口;如吻合失败,吻合口裂开,处理非常棘手。直肠残端如剩余较多,可考虑继续向远端游离后再次闭合;直肠残端如剩余较少,可考虑腔镜下缝合裂口,再重新吻合;技术条件允许也可经肛荷包缝合或完成手工吻合。改行 APR 也是可以选择的补救方法。

(李国立)

第二节 机械吻合术操作要点

吻合器的出现至今不足百年时间,推动了外科技术迅猛发展,传统结直肠癌手术吻合方式包括端侧或侧端吻合、端端吻合和功能性侧侧吻合、功能性端端吻合等吻合方式,随着腹腔镜技术的全面普及,可以在全腹腔镜下完成上述吻合方式。吻合相关并发症与患者个体因素、医师操作技巧、吻合方式的选择、器械自身的构造等多因素有关,笔者团队将消化道重建过程中出现的特殊意外情况进行总结,与各位同道分享,避免类似情况的出现。

一、闭合器、吻合器的选择

1. 吻合器、闭合器的合理使用,大大提高了消化道重建的质量、缩短了手术时间,但同时对外科医师提出了更高的要求。术者需掌握不同吻合器、闭合器的型号、工作原理及结构性能等,这样才会使术者在手术过程中显得更为从容不迫、有的放矢。

随着腹腔镜技术的不断发展,越来越多的医师尝试腹腔镜下消化道重建,主要应用的器械为直线切割闭合器,其钉仓长度包括 30mm、45mm、60mm 等规格,依据成钉高度钉仓分为白色(1.0mm)、蓝色(1.5mm)、金色(1.8mm)、绿色(2.0mm)、黑色(2.3mm)等型号,在腹腔镜手术中直线切割闭合器的选择要遵循一些原则:①根据组织的不同宽度及厚度选取不同长度的闭合器及钉仓,白色钉仓主要用于闭合血管、胆管等管道系统,蓝色钉仓主要应用于结直肠手术吻合,金色及绿色因成钉高度较高,可以用于肠管较肥厚或肠管水肿的患者。②在使用直线切割闭合器前一定要仔细了解机身构造,熟识各个操作按键的作用,必要时可以在有操作经验的人员的指导下使用。③在低位直肠癌手术中,尤其肥胖、男性、骨盆狭窄、吻合平面位置低的患者,一定要选用头端可弯曲的闭合器,尽量用一把闭合器完成肠管的切割闭合,如一把闭合器无法完成操作,需多把闭合器时,尽量保证闭合线在同一水平,避免出现闭合线成角(图 10-2-1)。笔者的经验是,闭合次数 ≥ 3次,低位直肠癌术后吻合口漏的发生率相应增高。④切割闭合线与肠管需成直角,避免影响肠管血供及后续操作。

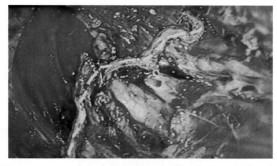

图 10-2-1 三次经直线切割闭合器闭合所形成的 Z 角

2. 消化道重建常用的环形吻合器,主要包括 25mm、28mm、29mm、31mm、33mm 等多种型号。术中根据肠管的不同口径,选取不同型号的吻合器。环形吻合器的使用具体需要掌握以下几点:①合理选择吻合型号,充分考虑多因素,如地域差异、性别、饮食生活习惯、术中的实际情况,切莫按习惯思维操作。分享一个真实的例子,笔者团队某次行 NOSES 演示时,现场及网络有数万人观看直播,患者病情较早,符合 NOSES Ⅳ 的手术指征,手术游离过程十分顺利。按照常规习惯,要求提供 29mm 环形吻合器,术中发现患者直肠管直径与一般人小肠相当,术中临时调整为 25mm 环形吻合器,患者直肠管径小,给标本经肛取出及吻合器机身进入肠腔完成吻合都带来了巨大难度。手术医师采取在保护套内对切除标本进行裁剪,顺利经肛取出标本并顺利完成吻合。术后笔者团队分析原因:由于南、北方生活、饮食习惯不同,北方地区气候寒冷,人们食肉多、食菜少、食量大,肥胖患者较多,因此北方人的肠管直径普遍偏大,在实际工作中极少用 25mm 环形吻合器完成直肠吻合,而南方地区气候炎热,人们饮食习惯清淡,喜餐前喝汤,食用蔬菜多、食量少,肥胖患者较少,因此肠管直径偏小。术后笔者与当地医院的医师进行交流得知,他们在直肠吻合中多采用 25mm 环形吻合器,也证实了此推论,一定要了解当地的饮食生活习惯,因地制宜,忌想当然,以免导致不可挽回的损失。②由于肠壁厚度个体差异较大,吻合器间距多为 1.5~2mm,抵钉座与钉座的松紧度是吻合成败的关键,如肠壁肥厚或水肿明显可适当放宽松紧度。③妥善裸化远近端肠管,在吻合两侧肠壁的 2cm 范围内仔细分离残留系膜组织或脂肪垂,防止嵌入钉合的两层肠壁之间,造成出血或钉合不严,但亦应注意分离过多可引起吻合口肠壁缺血坏死。④吻合前要确认系膜方向、血供、张力情况,击发吻合器时要一气呵成,击发后一般要保持击发状态 15~20 秒再放松。有报道,部分术后吻合口狭窄与管壁受器械过度挤压损伤有关。但亦有认为,压紧击发后稍做停顿再放松,有助于防止吻合口出血。⑤退出吻合器时缓慢旋转,使吻合钉与吻合器分离,以保护并防止吻合口处黏膜撕裂。⑥拔除吻合器机身时需缓慢,避免动作过快形成局部负压,牵拉吻合口。⑦取出吻合器后应立即检查两端环形肠壁组织是否完全(视频 4)。⑧必要时应进行肠腔内注水注气试验,检查吻合是否确实。

二、吻合方式自身导致的危险因素

1. 端端吻合"危险三角"的检查及处理 在消化道重建端端吻合时,肠管一端以直线或弧形切割闭合器闭合切断后所形成的一条直线或弧线与另一端环形吻合器抵钉座

视频 4 吻合后检查切缘

完成吻合后,在吻合口旁势必会出现一侧或两侧的环形吻合线与闭合直线或弧线的交角,而非完全的端端吻合,此交角因可能存在吻合钉的交叉重叠,吻合器必然对直肠闭合端造成二次切割吻合,是术后出血及直肠术后吻合口漏的好发部位,因此称为直肠癌保肛手术的"危险三角(danger triangle)"(图10-2-2),而端端吻合口旁形成类似憩室的结构,称为"狗耳朵(dog ears)"(图10-2-3)。图10-2-4、图10-2-5分别展示了腹腔镜下及经肛观察"危险三角"的结构。吻合后进行注水注气试验是检查端端吻合的一个主要方法。注水注气试验阳性主要表现为吻合部位可见明显气泡产生,经肛门注入碘附溶液,可见碘附溶液经吻合口渗漏(图10-2-6,视频5)。此时宜采用4-0的可吸收缝线,在吻合口处的两个"危险三角"或渗漏点处,进行8字缝合,之后再对吻合口进行环周加固(图10-2-7、图10-2-8)。在此过程中,助手经肛门注入碘附溶液,并向上推动肛门,利于术野的显露和术者的操作。加固完成后,再次进行注水注气试验,以证实吻合口通畅且确切。此外存在一种特殊情况,部分端端吻合(图10-2-9),多于NOSES及全腔镜吻合中出现:因吻合口远近端肠管口径、吻合器型号不同,导致吻合口部分端端吻合的情况,此类情况多见于全腔镜吻合中,吻合前后也需要注意上述相关事宜,以减少结直肠癌术后吻合口漏的发生。

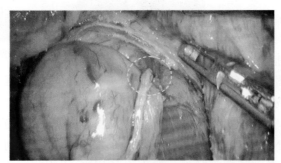

图 10-2-2 危险三角

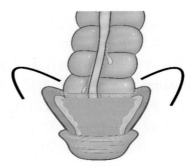

图 10-2-3 狗耳朵

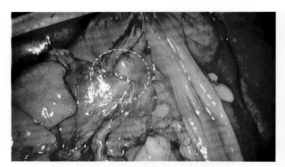

图 10-2-4 "危险三角"(腹腔镜下观)

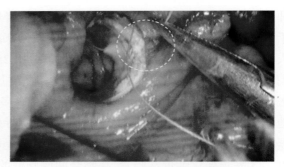

图 10-2-5 "危险三角"(经肛肠腔内面观)

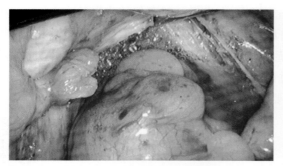

图 10-2-6 注水注气试验阳性

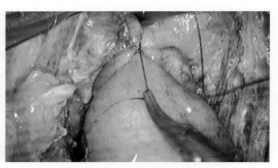

图 10-2-7 "危险三角"处进行加固缝合

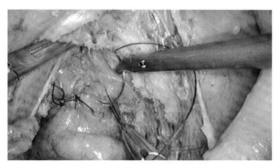

图 10-2-8　吻合口周围进行加固缝合

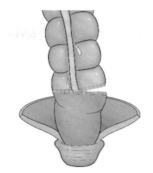

图 10-2-9　部分端端吻合示意图

2. 端侧吻合与侧端吻合

端侧吻合(图 10-2-10):近端肠管为端,远端肠管为侧,肠管闭合盲端位为远端肠管、闭合盲端为顺蠕动方向,符合生理功能,粪便不容易存在盲端,临床应用较多。操作技巧:在吻合及闭合盲端前认真确定血供、张力等情况,闭合远端肠管盲端时,选择适度的距离,推荐吻合口距盲端 1.5~2cm 较为适宜;盲端过短时,加固缝合后容易造成盲端堵塞吻合口,导致吻合口狭窄,进而出现肠梗阻可能;盲端过长时,存在粪便囤积在盲端,诱发盲端炎、盲端漏的可能。

视频 5　注水注气试验阳性及修补

侧端吻合(图 10-2-11):近端肠管为侧,远端肠管为端,肠管闭合盲端位为近端肠管、闭合盲端非顺蠕动方向。操作技巧:吻合基本注意事项与端侧吻合相同,但侧端吻合闭合盲端位于近端肠管,为非顺蠕动方向,非常规生理状态,增加粪便或食物残渣存积在盲端的可能,临床应用时需谨慎(图 10-2-12)。两种吻合方式在选管型吻合器时,一定考虑吻合器型号,以免吻合后狭窄的出现。上述两种吻合方式多用于开腹或常规腹腔镜手术,在 NOSES 中较少应用。

笔者团队曾收治一例患者,因外院行开腹降结肠癌根治术,术后出现腹痛、腹胀,无排气排便,经保守治疗无效,转入我科,急诊探查吻合口近端肠管扩张明显,检查吻合口完全不通,予以切除原有吻合口,重新进行吻合。术中剖开见肠管对侧黏膜闭合在吻合口内(图 10-2-13),导致吻合完全闭合形成完全性肠梗阻(图 10-2-14)。

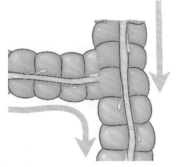

图 10-2-10　端侧吻合示意图

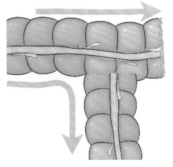

图 10-2-11　侧端吻合示意图

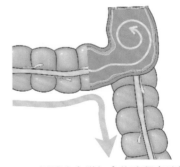

图 10-2-12　侧端吻合增加食物残留盲端的机会

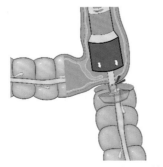

图 10-2-13　侧端吻合夹闭对侧肠管黏膜

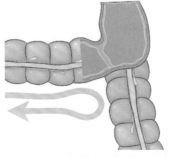

图 10-2-14　侧端吻合狭窄示意图

经验分享：端侧及侧端吻合是一种常见的吻合方式，笔者团队习惯在完成端侧或侧端吻合闭合盲端前，应用碘附纱条对吻合肠管进行消毒及检查，第一可以判断吻合通畅情况，第二可以检查吻合口是否有出血情况。在应用闭合器闭合盲端时一定要再次检查吻合口通畅情况，这样将有效避免上述情况的发生。

3. 功能性侧侧吻合及功能性端端吻合 这两种吻合方式在开腹手术中有悠久的历史，随着腹腔镜技术的发展和术者操作技巧的提高，逐步可在全腹腔镜下完成。笔者主要分享腹腔镜下两种吻合方式的操作方式、应用技巧及注意事项。

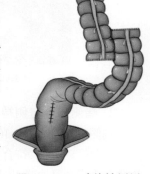

功能性侧侧吻合：为顺蠕动吻合方式，以腹腔镜左半结肠切除吻合为例（视频6，图10-2-15）。腹腔镜下完成肠管游离及系膜裁剪后，将远端结肠拉至上腹部与近端结肠平行摆放，在距远、近结肠残端各8cm处肠管应用缝合线缝合固定，判定两侧肠管血供及张力。先后于远、近结肠残端对系膜侧分别做小切口，用碘附纱布消毒肠腔。经术者主操作孔置入直线切割闭合器，于一侧肠腔内置入直线切割闭合器钉仓，暂时关闭钳口。术者和助手抓取另一侧肠腔，松开钳口，将肠管套上钉砧，进行必要的调整，确认无误后击发，完成结肠间侧侧吻合。

图10-2-15 功能性侧侧吻合（左半结肠切除吻合）

视频6 功能性侧侧吻合

再用碘附纱条擦拭肠腔，确认无出血后，在两侧肠管断端缺口两端应用缝合线各缝合1针固定，术者及助手分别牵拉缝线尾端，使肠管断端远离对侧肠壁并成直线，用直线切割闭合器闭合两侧肠管共同开口，完成功能性侧侧吻合。镜下浆肌层缝合吻合口结合处，以减轻吻合口张力。

功能性端端吻合：为逆蠕动吻合方式，以腹腔镜右半结肠切除吻合为例（视频7，图10-2-16）。腹腔镜下完成肠管游离及系膜裁剪后，将末端回肠拉至上腹部与横结肠平行摆放，判定两侧肠管血供及张力，将回肠末端一角做小切口，助手经右下腹12mm戳卡孔置入60mm直线切割闭合器，将钉座侧置入回肠肠腔内并含住。同样在横结肠断端一角做小切口，助手和术者将结肠提起，将直线切割闭合器钉仓套入结肠肠腔内，进行必要的调整，确认无误后击发，完成回肠横结肠侧侧吻合（逆蠕动）。确认无出血后更换钉仓，术者经左上腹12mm戳卡孔置入直线切割闭合器，横向切断闭合回肠及横结肠共同开口，完成吻合，切下的残端组织用取物袋经12mm主戳卡孔取出，镜下浆肌层缝合回肠横结肠吻合口结合处，以减轻吻合口张力，缝合加固吻合口（图10-2-17）。

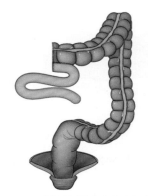

图10-2-16 功能性端端吻合（右半结肠切除吻合）

视频7 功能性端端吻合

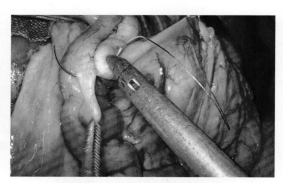

图10-2-17 加固缝合吻合口连接部

吻合操作技巧分享：①根据组织的不同宽度及厚度选取不同长度的闭合器及钉仓，腹腔镜下直线切割闭合器蓝色钉仓主要应用结直肠手术吻合，金色及绿色因成钉高度较高，可以用于肠管较肥厚或肠管水肿的患者；②开腹使用直线切割闭合器构成相对简单，易于操作，腹腔镜下直线切割闭合器样式多，构成相对复杂，在应用前一定要仔细了解机身构造，熟识各个操作按键的作用，必要时可以在有操作经验的人员指导下使用；③不同类型手术、术者习惯及吻合方式的不同，戳卡位置的选择也有很大差异，如笔者团队在腹腔镜右半结肠手术中,多采用回肠横结肠侧侧吻合(逆蠕动),此时需要在患者右下腹再放置一个 12mm 戳卡,方便助手吻合时操作;④全腹腔镜下吻合技术要求较高,手术团队术前需要熟练掌握操作流程,全程保证无菌无瘤;⑤吻合完成后建议对吻合口连接部及闭合端进行加固缝合,以达到减轻吻合口张力、止血的目的。

两种吻合方式的优势:①减少吻合口狭窄。吻合口径宽大,可以避免出现吻合口狭窄的发生,也可解决肠管两端管径粗细不均的问题。②操作方式简单快速,可缩短手术时间,降低手术难度,减少术中污染可能。③避免了端侧吻合形成的盲袋。

两种吻合方式的不足:①对团队配合和吻合技术要求高。②功能性侧侧吻合有时配合不好也会形成盲端。③对直线切割的钉仓选择不当可出现肠道黏膜完全被切断仅浆膜及肌层连续。存在吻合口出血风险。④功能性端端逆蠕动吻合存在逆蠕动,笔者观察自然河流也存在类似的流动特性,对逆蠕动是一种新的诠释(图 10-2-18)。

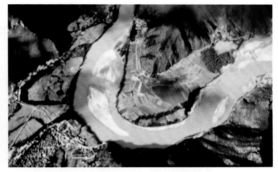

图 10-2-18　功能性端端吻合逆蠕动新认识

（王锡山　梁建伟　陈海鹏）

第三节　梗阻性结直肠肿瘤置入支架、肠梗阻导管及术中结肠灌洗相关并发症

肠梗阻作为晚期结直肠癌常见并发症,是造成患者营养不良、水电解质代谢紊乱、细菌易位感染、肠穿孔等不良事件的关键诱因之一。15%~20% 的结直肠癌患者合并肠梗阻,主要发生于左半结肠。积极治疗肠梗阻是改善患者预后的重要举措。对于 I ~ Ⅲ 期、可耐受手术患者,优先选择手术切除;对于Ⅳ期需术前转化、无法耐受手术患者,则应联合应用内科支持治疗及各类介入治疗措施改善梗阻症状。

一、置入支架相关并发症

(一)肠梗阻支架种类及应用

1. 肠梗阻支架的种类　自 20 世纪 90 年代初,自膨胀金属支架(self-expanding metal stent,SEMS)用于结直肠癌梗阻后,可供选择的结直肠肠梗阻支架越来越多。目前常规支架可分为自膨型、扩张型和新型的生物降解型。临床上常用自膨型金属支架,其具有良好的顺应性和收缩性,不影响肠道蠕动(图 10-3-1);扩张型支架因其形状固定,延展性差,间接影响肠道功能及血供;生物降解支架降解速度难以控制,且临床研究相对较少;因此,后两种类型支架临床应用较少。

对于 SEMS,目前已见报道的亚型达数十种,整体可分为覆膜型、部分覆膜型和非覆膜型三大类,其直径为 20~30mm,长度为 6~18cm,应按肿瘤位置及大小酌情选择。结直肠梗阻支架最优先选择的应为非覆膜型支架,因其放置系统简易、操作方便,且外形可塑性强,故发生支架移位风险低、安全性高。但如长期放置,肿瘤向支架内生长进而再次梗阻的风险更高,因此放置后应尽早手术治疗。覆膜型支架的最大优点为减少再梗阻发生率,但因其外表光滑、形状较固定,发生移位的风险较高。有研究报道了一种新型双层复合结构支架,内层覆膜阻止肿瘤向内生长,外层为裸露网状支架嵌入肿瘤实体中以避免移位,但其有效性仍待进一步研究。

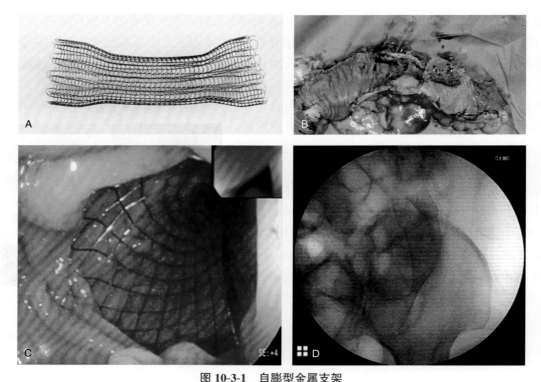

图 10-3-1 自膨型金属支架

A. 支架模式图；B. 手术标本中支架情况；C. 肠镜下支架置入后情况；D. 透视显示支架位置。

肠梗阻支架的放置途径主要有透视引导下放置和内镜下放置两种。前者创伤相对较小，但成功率较低；后者可实现直视下支架置入操作，成功率较高，但需内镜下操作，在内镜治疗存在禁忌时难以实现，且一般在支架置入后也需行透视明确支架位置。

2. 放置肠梗阻支架的适应证与禁忌证

（1）适应证：肠梗阻支架的应用，既能缓解恶性肠梗阻的相关症状，又能为后续手术治疗做前期准备。其具体适应证可分为以下方面。

1）对初始无法行肿瘤切除的肠梗阻患者，合并症较多、无法耐受手术治疗，或已发生转移、肿瘤无法完整切除的患者，肠梗阻支架已被证实是一种安全有效的替代方案。据国外文献报道，肠梗阻支架放置后72 小时症状缓解率可达 89.7%，半年有效率可达 81%。与一期手术相比，肠梗阻支架放置降低了患者转入ICU 和行肠造口术的概率。另外，肠梗阻支架放置还能为晚期结肠癌肠梗阻患者提供术前辅助治疗的机会，以实现肿瘤的转化治疗，赢得手术机会。

2）对于肿瘤初始可切除的患者，放置肠梗阻支架可推迟手术时间，以便更好地行术前准备，包括有效胃肠减压、肠道准备、营养状况调节等，降低手术风险，同时提高一期吻合的概率。有研究报道肠梗阻支架置入后手术中一期吻合的成功率为 65%~92%，而急诊手术一期吻合率多在 50% 以下，故放置支架对减少多次手术的风险有较大的意义。另外，对于部分初始评估可切除，而后决定暂不行手术治疗的患者，肠梗阻支架仍可留置一段时间以缓解症状。支架置入后至手术治疗的平均间隔时间应在 8~9 天，但目前认为30 天以内手术治疗均是安全有效的，而超过 30 天以上后再行手术治疗的安全性仍有待研究。

（2）禁忌证：目前研究认为，肠梗阻支架的绝对禁忌证包括已发生的肠穿孔、腹腔感染、肠管缺血、凝血功能异常。相对禁忌证包括：①梗阻段肠管管腔相对较宽，可能增加支架移位的风险；②梗阻位置较低（距肛提肌 3~4cm），会造成难以控制的大便失禁或明显疼痛感。

（二）相关并发症及处理

有研究认为，尽管肠梗阻支架为手术治疗提供机会，但其相关并发症的发生率高于直接手术的患者。

1. 支架放置过程中并发症

（1）支架放置失败：对于高位结肠梗阻、肿瘤体积巨大、肠道准备差、患者耐受不佳等情况，支架无法到达或通过狭窄段，可能导致放置失败。多次失败可考虑改行肠梗阻导管置入，如仍难以通过狭窄段，则考虑急诊手术治疗。

（2）术中穿孔：是支架放置过程中最主要的并发症，常因视野不清、肠腔狭窄严重、梗阻时间较长、局部肠壁薄弱所致。为避免穿孔的发生，可术中合理应用造影透视引导，尽量轻柔操作。一旦发生穿孔，应立即行急诊手术。

2. 支架置入后并发症

（1）直肠黏膜刺激征：一般发生于支架置入后早期，包括出血、肛门坠胀、疼痛、排便习惯改变等。多见于支架距肛门较近的患者，支架刺激直肠黏膜所致，一般经治疗后相应症状能在 1 周内缓解。对于有结直肠黏膜溃疡、肿瘤较大的患者，其症状持续时间可能延长。治疗方面以药物对症治疗为主，如症状长期无改善、患者耐受差，则考虑移除支架或提前手术治疗。

（2）梗阻不改善：支架置入后梗阻症状改善不明显或完全无改善，常见于肿瘤狭窄段难以完全穿过，梗阻段肠管较长，支架放置位置不佳，近端肠管内有术前未探及的肿瘤、粪块或钡剂，近端肠管黏膜脱垂等情况。术前充分评估并选用合适的支架类型、型号是保证支架放置成功的关键。如患者耐受可、梗阻程度轻，可考虑再次支架放置或行肠梗阻导管置入；如患者耐受差，梗阻程度重，则应行姑息性手术治疗。

（3）支架移位：依支架型号材质不同，其发生率为 30%~50%。早期移位一般发生于支架置入后 24 小时内，且常见于直肠肿瘤支架；晚期移位可能由肿瘤进展、浸润，或治疗后形状、大小改变所致（图 10-3-2）。临床表现上，疼痛常见于位置较低的结肠或直肠支架移位；如移位程度较大，可能导致狭窄处的再梗阻。为避免此类并发症发生，应尽量将支架置于狭窄段中间或偏上位置，并于近、远端各伸出 2~4cm 支架进入正常肠道内。如发生移位后造成疼痛或肛门刺激征，应行内镜下移除，支架移位导致再次梗阻的，可考虑再次放置支架，或行姑息性手术。

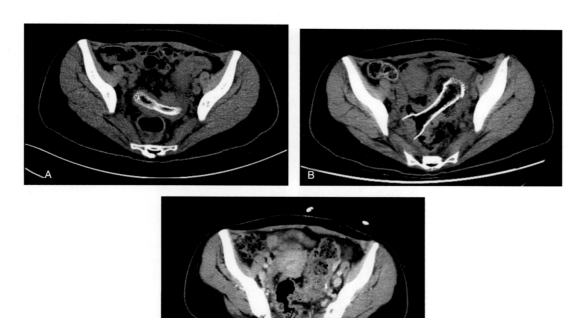

图 10-3-2 肠梗阻支架置入后移位

A. 支架置入后 1 天；B. 支架置入后 45 天；C. 支架置入后 90 天，化疗 6 周期后，支架脱落。

（4）穿孔：此为肠梗阻支架置入后最为严重的并发症，有报道称约 0.8% 的肠梗阻支架置入患者因此而死亡。穿孔常见于瘤体巨大、肠道水肿较重的患者，对于长期放置支架，或接受放化疗治疗的患者，其穿孔发生率会更高（图 10-3-3）。一旦发生穿孔，常造成较为严重的腹腔感染，应积极寻求手术治疗机会，切除破损段肠管。

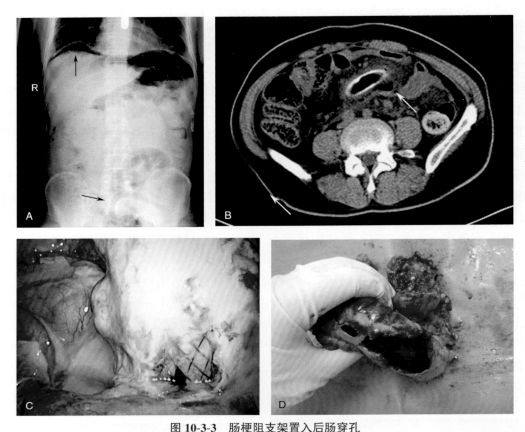

图 10-3-3 肠梗阻支架置入后肠穿孔

A. 穿孔后立位片，盆腔内可见支架影，膈下可见游离气体；B. 穿孔后 CT，支架旁局部肠壁薄弱，
周围可见气体影；C. 术中探查支架处肠管破裂；D. 手术切除病损肠管，见肠管破裂严重。

（5）再梗阻：因肿瘤的进一步生长所致的再梗阻是肠梗阻支架置入后最常见的长期并发症，其发生率约为 10%。因支架塌陷、破裂所致的再梗阻发生率较低（图 10-3-4）。补救措施包括介入治疗、手术切除及再次支架置入。一般而言，再次支架置入最为常用，如支架放置困难，则考虑行姑息切除或近端肠管造口。

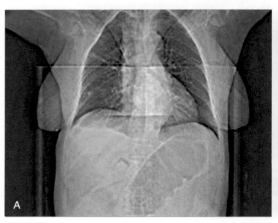
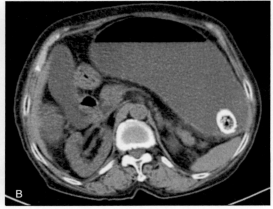

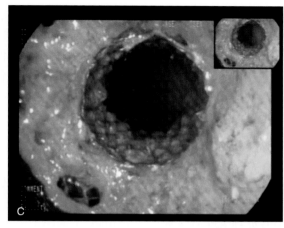
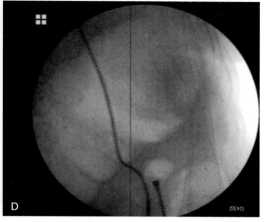

图 10-3-4　肠梗阻支架置入后再梗阻

A. 再梗阻后立位片,支架(降结肠内)近侧肠管明显扩张积气;B. 再梗阻后 CT,支架近侧肠管明显
积液积气;C. 再次支架置入,将新支架套入原支架内;D. 透视可见再梗阻段肠管内双层支架影。

3. 术中意外和处理　手术过程中,因支架形状、位置及大小在腹腔内难以明确,需保证足够的近、远
端切缘,以防止跨支架切割闭合。尤其对于直肠肿瘤患者,
确定远端切线需谨慎。为避免此类闭合意外,可术前行肠
镜标记远切线(图 10-3-5),或术中行直肠指检探查切线,或
行术中肠镜定位,明确肠管下切缘;完成切割闭合后应仔细
检查切割线有无支架成分,如有,则应再次探查远切线以远
肠管情况,必要时再次切除部分肠管后再评估。

二、肠梗阻导管相关并发症

(一)肠梗阻导管的适应证与禁忌证

经肛型肠梗阻导管是指在肠镜和 X 线透视引导下经肛
门插入不同规格的肠梗阻导管,到达结直肠梗阻部位近端
肠腔后进行肠减压的治疗(图 10-3-6)。一般用于评估结直
肠癌可切除的梗阻患者,经充分减压后可进行肠道准备,通
过灌洗减轻肠壁水肿,减少毒素吸收,并将急诊手术转为限

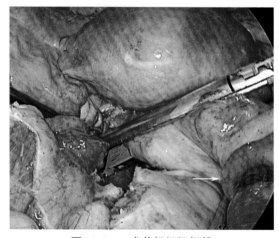

图 10-3-5　术前标记远切线

术前肠镜下纳米炭混悬注射标记支架远端,术中依
标记位置行切割闭合。

期手术,提高一期切除吻合率。其优势为价格相对低廉,放置方便,利用肠梗阻导管还可对近侧结肠进行
造影检查,有助于制订更合理的手术方案。缺点为一旦放置需持续冲洗,留置时间不能过长,患者活动不
便,引流缓慢,易发生堵管、脱落、折断等情况,对于已成形粪块,导管的引流效果较差。

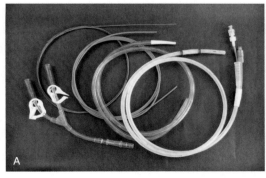
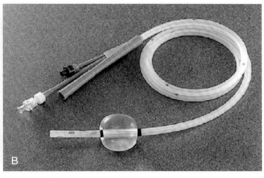

图 10-3-6　肠梗阻导管

A. 分解状态;B. 组合后状态。

放置肠梗阻导管与放置支架的适应证与禁忌证基本相同。肠梗阻导管多应用于肿瘤初始可切除的患者,充分肠道准备并推迟手术时间,对于中低位直肠及高位结肠癌肠梗阻的患者,导管相较于支架更适合。但是缺点是导管管腔较细,易发生堵塞,不宜长期留置。导管置入后常规应在 7 天后行手术治疗,但也需评估导管引流物的性状及患者的临床表现,手术时间一般不超过 14 天。放置肠梗阻导管的禁忌证包括已发生肠穿孔、腹腔感染、肠管缺血等。

（二）相关并发症及处理

肠梗阻导管的相关并发症严重程度较低,但发生率相对较高。

1. 导管置入术中相关并发症

（1）导管放置失败:常见于高位结肠梗阻、肿瘤体积巨大、肠道准备差、患者耐受不佳等情况,导管无法到达或通过狭窄段。此情况下应考虑行姑息性手术治疗。

（2）置入术中穿孔:导管置入术中穿孔的发生原因及处理方法与支架置入时相同,主要因视野不清、肠腔狭窄严重、梗阻时间较长、局部肠壁薄弱所致。术中合理应用造影透视引导,尽量轻柔操作。一旦发生穿孔,应立即行急诊手术。

2. 导管置入术后相关并发症

（1）梗阻不改善:见于肿瘤狭窄段难以穿过,梗阻段肠管较长,导管放置位置不佳,近端肠管内有术前未探及的肿瘤、粪块或钡剂,近端肠道黏膜脱垂等情况。补救措施以急诊手术治疗为首选。

（2）导管堵塞:见于近端肠内容物较多,引流不畅等情况。定期冲洗可预防此类情况,如发生堵塞,可先考虑冲洗或更换导管,如效果不佳则考虑更换为支架,或行手术治疗。

（3）导管脱落或断裂:导管脱落常见于肿瘤巨大致导管头端固定不确切、水囊破裂、水囊误排空等。处理方面首先考虑再次置管或放置支架,如置管或支架放置失败则行急诊手术治疗。导管断裂较罕见,见于导管受较大外力牵拉时。应注意导管的体外固定,避免导管受外力牵拉。一旦发生导管断裂,应积极内镜下尝试取出,如内镜处理失败则需急诊行手术治疗。

（4）穿孔:术后穿孔常因水球对肠壁的长期压迫所致。对于接受过放化疗的患者,其穿孔发生率会更高。轻度穿孔可考虑非手术治疗,如放置腹腔穿刺引流管等,重度穿孔应积极寻求手术治疗机会,避免造成严重腹腔感染。

三、术中结肠灌洗相关并发症

（一）结肠灌洗的适应证与禁忌证

术中结肠灌洗可提高一期吻合成功率,可以减少梗阻近端结肠内的压力,调节肠道细菌数,以达到可行一期吻合的肠道清洁度。相对于分期手术,术中充分结肠灌洗结合一期切除吻合,可以作为急诊手术的重要选择之一。但须注意结肠灌洗耗时较长,灌洗过程中也易造成术野污染,需慎重评估患者情况后使用。

结肠灌洗一般仅可在开腹手术中完成。明确肿瘤位置后,先行切除病变结肠段,将近侧小肠和结肠内容物按照由近至远的顺序挤压排除后,对近侧肠管行灌洗。切除阑尾后从阑尾残端将灌洗导管插入结肠,充分固定,夹住末端回肠以防灌洗液反流至小肠内,后予生理盐水充分灌洗引流,使灌洗液自结肠近侧断端流出。对于年龄较大或合并严重慢性疾病的患者,行结肠灌洗须谨慎。对于已发生肠穿孔、肠壁水肿严重、高位结肠梗阻的患者不宜行结肠灌洗。

（二）相关并发症及处理

术中结肠灌洗的主要并发症为因灌洗液外流所致的腹腔感染或切口感染,以及肿瘤的播散种植。可通过以下方式降低相关并发症的发生率。

1. 灌洗前应先行肿瘤切除。

2. 灌洗过程中注意肠管压力及冲洗液流速,严格避免冲洗液污染术野。

3. 结肠吻合前,对近、远端吻合肠管应充分进行碘伏擦洗。

4. 关闭腹腔前,使用蒸馏水进行腹腔浸泡冲洗。

（戴　勇　夏平钿　王延磊）

第四节　引流管相关并发症

结直肠癌根治手术后,一般常规放置引流管,引流管不仅可以引流出腹腔积气、积血、积液等手术创伤性渗液和淋巴液,同时可以通过观察引流物的颜色和量来评估有无腹腔内出血和结直肠癌术后吻合口漏等并发症,如果出现结直肠癌术后吻合口漏和腹腔积脓、腹水等,可通过引流管进行引流治疗。若引流管放置不当,常会引起引流管口出血、引流管内出血、引流管滑入腹腔、引流管折断、腹腔内感染等并发症,根据相关文献报道约 5% 的并发症与引流管有关,其中引流管相关感染发生率约 2.5%,引流管相关疝发生率约为 1%,引流管相关肠损伤发生率为 0.1%~0.5%,其他相关并发症发生率约为 1%。引流管相关并发症的发生会直接影响患者术后康复,甚至会因不能及时进一步治疗而影响患者预后,而引流管相关并发症重在预防,因此引流管的选择、放置部位及引流管穿透腹壁部位的固定、术后保持引流管通畅等极为重要。

一、引流管相关消化道漏

消化道漏是一种严重的术后并发症,若处理不当则会导致感染范围扩大、感染加重,甚至危及患者生命,引流管的放置能早期发现消化道漏,但若放置不当则会引起引流管相关消化道漏。

（一）病因

1. 引流管选择不当　结直肠癌术后常在肝肾隐窝或盆腔放置引流管,术后随着胃肠功能恢复,腹压变化,引流管移位致引流管与胃肠壁或吻合口紧密接触,如选择的引流管质地硬,则会将胃肠壁向胃腔内挤压,引起胃肠漏或结直肠癌术后吻合口漏。

2. 引流管使用不当　为了引流更通畅,常会使用负压吸引引流,若负压吸引的引力过大,使腹腔引流管与肠壁紧密接触,同时引流管质硬,常会引起肠壁局部水肿、缺血,进而引起肠壁溃破导致肠漏。

3. 患者自身因素　患者自身合并有低蛋白血症、贫血、糖尿病等基础疾病,肠道水肿及自身愈合能力欠佳均为消化道漏的危险因素。

（二）临床表现

引流管相关消化道漏临床表现为局限性腹痛,引流管常引出消化液、粪水样物。引流管相关消化道漏常形成局限性腹膜炎及局限性脓肿,患者可出现发热症状,查体可扪及边界不清的肿块,局部有触痛、肌紧张,血常规检查常见白细胞计数及中性粒细胞升高。行腹部 CT 及超声检查可见局部组织水肿明显,包裹性积液等。

（三）诊断及治疗

直接经腹腔引流管造影或消化道造影为最常用的诊断方法,当怀疑有消化道漏发生,但未形成瘘管,应首选消化道造影,若瘘管已形成则先行瘘管造影。若消化道造影不能满足诊断要求,则补充瘘管造影检查。

造影检查时常使用泛影葡胺进行判断相关消化道漏。因钡剂常会残留在腹腔或窦道内形成异物,导致剧烈的炎症反应,并且加重梗阻。若患者已有不完全性肠梗阻症状则可能因钡剂造影而加重梗阻,故不推荐采用钡剂造影。

引流管相关消化道漏常在漏后 2 周形成窦道,且此时腹腔炎症已局限,故如考虑引流管相关消化道漏则推荐在 14 天后进行引流管造影。

治疗：若患者无明显腹膜炎体征则考虑保守治疗，予患者肠外营养、持续冲洗穿孔部位，可自行愈合；若超声或 CT 检查提示局部脓肿形成，且脓肿体积较大，则需要行脓肿穿刺引流术；若腹膜炎体征明显，则需要及时行手术治疗。

二、引流管相关感染

结直肠癌根治术手术范围较大，创面渗出相对较多，通过引流管引流可降低术后感染发生率。但在临床工作中也常见到引流管管周感染或逆行感染。

（一）病因

若引流管留置时间过长或未保持引流管管周皮肤干洁，常会引起引流管管周皮肤感染；引流管放置过浅，管壁侧孔在腹膜外或肌层之间，可以导致腹膜外间隙和肌间感染。

留置引流管后应规律更换引流袋，但在更换引流袋时未按照无菌操作，而引流管又与腹腔相通，则可引起引流管逆行感染导致腹腔感染。

（二）临床表现

1. 引流管管周感染　主要表现为管周皮肤红肿、渗液、疼痛，甚至出现坏死。引流管引起的腹壁感染，管周一定范围可出现腹壁红、肿、压痛等表现。

2. 引流管逆行感染　主要症状为患者不明原因发热，若逆行感染严重则会出现腹膜炎症状，表现为腹胀、腹痛等，引流管引流液混浊，血常规检查常可见白细胞计数及中性粒细胞异常，C 反应蛋白、降钙素原会异常升高，引流液培养常见细菌阳性。

（三）诊断及治疗

引流管管周感染常较容易诊断。引流管口感染常局限，一般拔除引流管后可二期愈合。若暂不能拔除引流管则需保证引流管管周皮肤干洁，规律换药。

引流管相关逆行感染是一种特殊的医院感染，主要与护理措施不到位、引流管放置位置不合适及引流管堵塞等有关。若引流管内见脓性分泌物及引流管内引流液混浊，则提示有引流管逆行感染导致腹腔感染的可能，若能拔除引流管则及时拔除引流管，若需继续引流则应全身应用抗生素，以聚维酮碘稀释液冲洗引流管，同时对引流液进行细菌培养及药敏试验，根据培养和药敏试验结果针对性用药。

三、引流管相关肠梗阻

引流管相关肠梗阻常分为近期相关肠梗阻和远期相关肠梗阻。引流管近期相关肠梗阻多见于引流管放置位置不当且质地较硬，直接压迫肠管，或因引流管负压较大将小肠壁或系膜吸引进引流管孔，从而引起引流管相关肠梗阻症状；而远期相关肠梗阻则为粘连性肠梗阻，已有研究表明术中放置引流管是术后肠粘连发生的危险因素。以下将着重介绍引流管近期相关肠梗阻。

（一）病因

1. 引流管选择不当　结直肠癌术后放置引流管时不应选择过粗、过硬的引流管，否则容易压迫肠管从而引起肠梗阻。

2. 放置引流管时操作不当　术后放置引流管时常由戳卡孔引出，若由内向外抽拉引流管时，则可能将网膜等组织嵌入戳卡孔内，从而引起肠梗阻。

3. 多根引流管之间距离选择不当　结直肠癌术后常放置一条引流管，但因术中渗出较多或担心引流不充分等因素常会放置两根或两根以上引流管，若引流管未有效分开，常会引起大网膜跨越缠绕相邻引流管，从而引起梗阻症状。

4. 术后过度负压引流　若引流管侧孔剪制过大，术后使用过度负压引流，将大网膜、肠脂垂等吸入引流管孔，形成束带压迫肠管从而引起梗阻。

（二）临床表现

引流管相关肠梗阻常无固定出现时间，多见于患者胃肠功能恢复初期。患者无明显诱因出现腹痛、腹胀、恶心、呕吐，并且肛门停止排气排便等肠梗阻症状，常通过调整引流管方向、置入深度或拔除引流管后梗阻症状可缓解。但若网膜缠绕引流管则较难通过调整引流管解除梗阻症状。影像学检查呈现肠梗阻征象。

（三）诊断及治疗

若早期出现肠梗阻，则应考虑引流管相关肠梗阻，若通过拔除引流管或调整引流管位置后梗阻症状缓解常可加以诊断，若因引流管卡压、网膜或肠脂垂嵌入等引起，通过调整引流管即可解除相关梗阻。若保守治疗无效则需及时行手术治疗。

四、引流管相关出血

结直肠癌术后腹腔内出血多由于术中止血不彻底、血管结扎不确切或炎性创面渗出所致，引流管相关出血在临床上较少见。

（一）病因

术后出现引流管内出血的时间段不同其主要原因不同，术后24小时内引流管内出血常见原因为术中止血不够彻底或引流管负压过大加大了创面出血；若引流管放置时间过长则会出现肉芽组织长入引流管侧孔，患者活动时导致新鲜肉芽组织受损从而出血；若拔管后出现引流管隧道出血，常见于因大网膜嵌入引流管孔暴力拔管致大网膜血管破裂出血。

（二）临床表现

引流管内见持续血性液体引出，若出血量较大患者会伴随有失血性休克表现，血常规检查可见贫血征象。

（三）诊断及治疗

腹腔引流管内有持续性红色血性液体引出，若每小时引流量>100ml并持续3小时，患者可出现心源性血流动力学不稳定或休克表现，血红蛋白水平明显下降，床边B超检查示腹腔中等量以上积液，常提示腹腔大量出血。应积极准备手术探查。

若腹腔引流管引流出的新鲜血液逐渐减少，患者生命体征平稳，血红蛋白水平仅轻度下降，床边超声或CT检查提示腹腔少量积液，则可保守治疗。首先应减小引流管负压，同时给予患者补液、止血药、输血及抗休克治疗，若出血量得到控制则无须进一步处理，否则应及时行探查手术。

若因为新鲜肉芽组织受损引起出血，常不需要特殊处理。

五、引流管周围渗液

引流管周围渗液是较常见的并发症，引流管周围皮肤因渗液的刺激会出现局部红肿、溃烂，甚至坏死，引流管周围渗液不仅增加了管周皮肤感染的概率而且增加了患者术后不适感，同时也加大了医护人员的工作量。

（一）病因

1. **引流量多及腹压大**　患者术后引流量的多少与多种因素有关，包括术中止血、全身状况、营养状况、蛋白水平、肝肾功能等，如临床较为常见的肝硬化腹水；腹压过大时常会引起引流液从管周渗出。

2. **引流不通畅**　常因引流管受压、扭曲或引流管内有血凝块、坏死组织等堵塞引流管；或术中放置引流管时放置位置过高不能对盆腔积液进行有效引流。

3. **戳卡口径过大**　引流管常由腹壁戳卡处引出，应对引流管进行有效固定，防止因穿刺口径过大而导致管周渗液。

4. **拔管后穿刺隧道未愈合**　拔除引流管后其隧道常会自行闭合，若未有效愈合常见腹腔引流液渗出,不能保持敷料干洁。

（二）治疗

1. **减少引流量降低腹压**　除术中仔细操作外,术后应注意患者全身状况,尤其注意患者白蛋白水平;术后注意保持患者大小便通畅以降低腹压。

2. **保持引流管通畅**　因引流管中引出血凝块及坏死组织常易导致引流管堵塞,引流管堵塞后常通过旋转或推进引流管加以疏通,若引流管内堵塞物过多则可考虑注入一定浓度的尿激酶加以溶解或用"通条"加以疏通。

3. **戳卡口径过大**　放置引流管后应对戳卡口进行有效缝合,若术后考虑因引流管周围缝隙致管周渗液可再次加固缝合。

4. **拔管后渗液**　若拔除引流管后见较多渗液,可用凡士林纱布封堵引流管口,凡士林纱布除可封堵外还可以刺激新鲜肉芽组织生长,从而促进引流管隧道闭合,若封堵效果欠佳,可缝合引流管口。

六、引流管拔管困难

拔除引流管时,剪断固定线、常规用力不能拔除或拔除过程中患者明显疼痛不适,不能耐受拔除引流管时,考虑引流管拔管困难,禁止暴力拔管。

（一）病因

1. **引流管被周围组织包裹,组织嵌入引流管或引流管侧孔**　拔管困难最常见的原因为大网膜、腹膜、纤维带等嵌入引流管或引流管侧孔,从而导致引流管不能顺利拔除,加大拔管力度时患者常出现疼痛不适症状。

2. **腹壁戳卡孔过小**　为避免术后引流管周渗液,较多术者会选择"小戳卡孔",术后可见引流管处腹壁处皮肤明显凹陷,术后因腹肌痉挛及皮肤卡压常导致拔管困难。

3. **意外固定**　腹腔内或固定引流管时不慎将引流管缝住。

4. **引流管在腹腔成角**　为有效引流,放置引流管时应在腹腔内不打折、不弯曲,引出腹壁时不成角,否则引流管容易被纤维束带包裹,因引流管成角,拔管时用力方向常不能与引流管放置方向一致。

5. **拔管方法错误**　拔管时应让患者平卧,尽量放松腹壁,顺着引流管方向缓慢拔除,如果拔管时遇到阻力应旋转引流管后再缓慢拔除。

（二）治疗

1. 拔管时患者应平卧,保持腹肌放松,并将固定线彻底松解开来。若有负压需首先解除负压,沿引流管方向缓慢拔管。一般采用适度力度持续牵引、旋转引流管或小幅度抽拉引流管,常可将引流管周围的粘连松动,让嵌入引流管的组织松脱,进而将引流管拔除。

2. **重力牵引法**　一般牵引的重量以患者无疼痛或牵引时仅轻微牵扯感为度,可以250ml 袋装生理盐水为起始重量。若悬吊 6 小时后仍无进展可逐步增加重量,牵引时间为 2~3 天,一般在 500ml 生理盐水牵引下大多数困难拔管均可拔出。

3. **引流管内注入石蜡油**　可向引流管内注入无菌石蜡油 20~30ml,10~15 分钟后再行拔管,因石蜡油的润滑作用,拔管时更易将嵌入引流管的组织分离开。

4. **导尿管的应用**　根据引流管孔径的大小选择相应的导尿管,将导尿管插入引流管内,向气囊内注水或空气,通过扩张的气囊将嵌入引流管内的组织分离。

七、其他引流管相关并发症

（一）引流管断裂

引流管断裂常与引流管质量有关,尤其是橡胶引流管反复灭菌消毒后老化从而增加断裂风险;自制引流管时,侧孔孔径超过管径 1/3 及引流管侧孔数 >5 个均为引流管断裂危险因素;拔除引流管时,患者腹肌紧张、拔管者用力方向与引流管成角或用力过猛均有导致引流管断裂的风险。若引流管断裂,应首先安抚患者情绪,让患者保持平卧,若断裂引流管未完全滑入腹腔则可在床边取出,反之则建议腹腔镜下取出断裂导管。

(二)非计划拔管

非计划拔管的主要原因常有老年患者,意识不清,擅自拔出引流管;或因其他意外情况,如意外牵拉至引流管脱落;引流管未进行有效固定,自行脱落;引流管留置时间过长,固定缝线长时间切割皮肤,缝线脱离皮肤,引流管脱落。针对非计划拔管,首先应妥善固定引流管,术后加强医护合作,同时加强对患者及家属的宣教,若需长期留置引流管,需定期查看引流管部位皮肤,保持局部皮肤干洁,若有必要及时更换固定缝线。

(三)引流管相关疝

引流管孔疝多与患者高龄、体质差、腹壁肌肉薄弱、引流管留置时间长、并发糖尿病致组织愈合能力较差等多种因素有关。尽管常规情况下,对拔除引流管后的伤口无须特别处理,但笔者认为,对于有以上危险因素的患者,可于拔除引流管后,立即在局部麻醉下做引流管口腹壁组织全层缝合1~2针,或术中预留全层缝合线一根,暂不打结,待拔管时收紧缝线并打结,如此可预防引流管孔疝的发生。引流管孔疝的治疗原则与普通的腹壁切口疝相同。一旦发生,多不能自愈。一经发现即应早期手术治疗,一方面避免疝嵌顿或绞窄,另一方面避免疝环进一步增大、增加手术难度和复发率。在无感染情况下可在切口愈合后3~6个月行修补手术。一般而言,小引流管孔疝(疝环长径<3cm)直接缝合,中引流管孔疝(疝环长径3~5cm)可在缝合的基础上,视具体情况加用补片,疝环长径>5cm皆需要补片修补。手术方式既可以为开腹手术,亦可以为腹腔镜手术。一般而言,不需要补片者考虑开放缝合术,需要放置补片者可选择腹腔镜下腹腔内修补术,无腹腔镜手术条件者则考虑开放手术。

引流管的放置在结直肠癌手术治疗中具有重要意义,为尽量降低并发症发生率,放置引流管时应注意:①选择合适的引流管,包括引流管材质、粗细及引流管孔个数;②遵守低位、捷径原则;③通畅引流,保证通畅引流的前提下控制负压;④妥善固定;⑤医护配合,保持引流管口处干洁。

(钟　林　韩方海)

第五节　静脉导管相关并发症

一、静脉炎

静脉炎的症状和体征主要包括疼痛/触痛、红斑、发热、肿胀、硬化、化脓或可触及静脉条索(图10-5-1)。文献报道静脉炎的发生率为3.3%~65.1%。静脉炎主要有4种类型:化学性静脉炎、机械性静脉炎、细菌性静脉炎和血栓性静脉炎。静脉炎的发生不仅增加患者痛苦,延长患者住院时间,增加医疗费用,还会降低患者对护士的满意度,甚至会引起医疗纠纷。美国静脉输液护理学会(Infusion Nursing Society,INS)编写出版的《输液治疗实践标准》(2021版)指出:临床工作者评估血管通路部位静脉炎的体征和症状;确定是否需要干预和干预的类型;对患者和/或照顾者进行有关静脉炎、干预措施及随访的健康宣教;评估患者对治疗的反应。

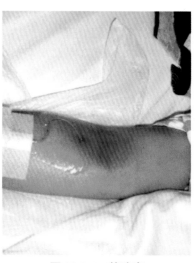

图 10-5-1　静脉炎

(一) 相关因素

1. 自身血管因素　静脉炎的发生与自身血管因素有很大关系。管径越大的静脉,血流速度越快,药物与血管壁的接触时间就越短,血管接受的刺激就越小,发生静脉炎的概率就越低。因此,应尽量选择弹性好、管径粗的血管进行静脉输液,并避开静脉瓣与关节部位。除上腔静脉压迫综合征外,应尽量避免在下肢静脉输液;乳腺癌术后因腋窝淋巴结清扫,血液回流受到影响,患肢禁止静脉输液;偏瘫侧肢体不建议进行静脉输液。

2. 导管因素　临床上,在不影响患者治疗的情况下,应选择型号最小的留置针。因为导管的管径越粗,对血管内膜的机械摩擦越大,血管内膜损伤就越严重,静脉炎的发生率就越高。另外,留置针的留置时间与静脉炎的发生也有直接关系。留置针留置时间越长,导管与血管壁接触时间越长,静脉炎的发生率越高,因此,留置针的留置时间应结合患者自身血管条件、疾病治疗需求及药物性质等因素综合考虑。在使用静脉留置针时还应考虑导管的材质,不同导管材质对血管内膜的刺激程度不同,也会影响静脉炎的发生。

3. 药物因素　输注液体的渗透压、酸碱度、浓度及输注时间是引起静脉炎发生的重要因素。输入高渗液体,使血浆渗透压升高,血管内皮细胞脱水可发生萎缩、坏死;输入低渗液体,使血浆渗透压降低,血管内皮细胞肿胀、破裂,均会导致血管内膜受损,发生静脉炎。药物过酸或过碱,引起血浆 pH 值改变,影响血管内膜的正常代谢功能从而导致静脉炎。此外,药物输注浓度过高、输注时间过长,超出了血管内膜对药物的缓和与应激能力,或者药物在局部堆积,都可导致血管内膜受刺激而发生静脉炎。

4. 输液器类型　输注液体中微粒的大小与数量也与静脉炎的发生相关。输液中微粒的来源包括玻璃碎屑、橡皮屑、各种结晶物质等,这些微粒进入血管后刺激血管内膜,使血管内膜受损,引起血小板聚集、黏附而诱发静脉炎。使用终端带有过滤装置的输液器是减少大微粒进入人体的有效方法。2014 年国家卫生和计划生育委员会发布的《静脉治疗护理技术操作规范》中明确规定:输注脂肪乳剂、化疗药物及中药制剂时宜使用精密过滤输液器。另多篇文献报道,中药注射剂微粒较多,建议使用精密输液器。

5. 无菌技术　导管置入、使用及维护过程中无菌操作不严格是导致细菌性静脉炎的主要原因。

(二) 静脉炎的分级

0 级:没有症状。

1 级:穿刺部位发红,伴或不伴疼痛。

2 级:穿刺部位疼痛伴发红和 / 或水肿。

3 级:穿刺部位疼痛伴发红;条索状物形成;可触摸到条索状的静脉。

4 级:穿刺部位疼痛伴发红;条索状物形成;可触摸到条索状的静脉,其长度>1in(约 2.54cm);脓液流出。

(三) 预防和处理

严格执行无菌技术及手卫生原则。

1. 首选上肢静脉输液。行乳房根治术、腋下淋巴结清扫术或偏瘫患者,应选择健侧肢体。尽量避免选择下肢静脉,病情需要在下肢静脉穿刺、输液时可抬高下肢 20°~30°。

2. 药物浓度高、刺激性强或连续输注时间超过 7 天时可首选中心静脉;中心静脉置管应选择能够满足治疗要求的最小规格的导管。

3. 推荐使用硅胶、聚氨酯类材料的导管,以降低静脉炎的发生风险。

4. 使用含有过滤器的输液器,以减少进入机体的各种输液微粒。

5. 妥善固定导管,每日评估穿刺部位及导管功能。若发生静脉炎,应立即拔除外周静脉留置针,可暂时保留 PICC,对症处理。

6. 静脉炎的局部处理。可使用具有消肿镇痛作用的软膏或中草药外涂或外敷,根据输液药物的性质局部使用冷敷或热敷及理疗也可促进静脉修复。此外,水凝胶、水胶体及软聚硅酮等敷料也可用于静脉炎的预防与治疗。

二、导管相关性血流感染

导管相关性血流感染（catheter-related blood-stream infection，CRBSI），是指带有血管内导管或拔除血管内导管 48 小时内的患者出现菌血症或真菌血症，并伴有发热（>38℃）、寒战或低血压等感染表现，除血管导管外没有其他明确的感染源。实验室微生物学检查显示，外周静脉血培养细菌或真菌阳性；或从导管段和外周血培养出相同种类、相同药敏试验结果的致病菌，并满足以下条件之一：①半定量培养>15CFU/导管段或定量培养>1 000CFU/导管段；②导管与外周血的菌落数比例>5∶1；③导管血培养比外周血培养阳性早 2 小时。

（一）相关因素

1. 患者因素　肿瘤患者抗肿瘤治疗期间自身免疫功能低下易引起感染。此外，患者年龄、营养状况、有无合并其他慢性基础疾病等均会影响 CRBSI 的发生。除改善患者的营养状况外，其他因素都是医务人员难以控制的。

2. 操作者因素　已有多项研究表明，医护人员的手是医院感染的重要传播途径，且最大化无菌屏障的建立可以明显降低 CRBSI 的发生率。因此，医护人员在操作过程中应正确洗手和严格执行无菌技术与管理措施。此外，操作不熟练的人员穿刺和维护导管也会增加 CRBSI 的发生率，应由接受过专业培训的人员进行操作，以减少导管相关性感染的发生，从而降低并发症和医疗成本。

3. 器材因素

（1）导管材质与设计：导管合成材料的不同是引起导管相关性感染发生的一个潜在因素。有研究显示，聚乙烯抵抗细菌附着的能力比聚氨酯、硅胶低。近年来也有报道使用葡萄糖酸盐氯己定或银离子作为管壁内涂层来预防细菌定植。此外，与单腔导管相比，多腔导管更易引起 CRBSI。美国疾病控制与预防中心推荐应根据患者需要尽量应用管腔较少的中心静脉导管。

（2）导管接头：被微生物污染的导管接头是 CRBSI 病原体的主要来源。微生物可通过污染的管道入口进入血液，细菌生物膜与管路系统的内侧壁接触从而产生 CRBSI。

（3）敷料：目前关于使用不同的敷料引起 CRBSI 的研究不尽相同。透明敷料具有固定牢靠、方便观察、防水等优点，但透气性不佳，长时间使用或易出汗体质的患者使用会引起局部潮湿，反而利于微生物的繁殖生长。纱布敷料密闭性差，也容易增加感染机会。

4. 药物因素　肠外营养、血液制品等十分适合细菌的繁殖。受污染的液体或药物经导管输注时，细菌就在导管内定植，且不易被人体的免疫系统清除，从而引起 CRBSI。此外，输注肠外营养等液体时导管内溶质含量高，易引起血栓性静脉炎，药物也沉积于导管壁导致管腔堵塞。血栓性静脉炎和管腔堵塞也使细菌感染更易发生。

5. 穿刺部位　穿刺部位菌落数的多少是导致 CRBSI 的主要危险因素。颈静脉置管感染风险高，因为颈部靠近毛发，细菌密度高，且颈部活动度大，敷料不易固定。股静脉靠近会阴，皮肤容易受到污染，细菌容易侵入定植；且下肢血流相对缓慢，长期活动减少容易引起血栓从而导致感染的危险增加。总之，导管穿刺部位的选择应综合考虑多方面因素，包括舒适度、安全性、无菌状态的维持、患者的特殊情况（双侧乳腺癌术后）等。

6. 留置时间　导管穿刺时间越长，感染发生率越高。此外，导管置入 24 小时后便有纤维蛋白鞘包绕导管周围，形成一层纤维膜，成为微生物良好的寄生场所，穿刺点局部皮肤微生物沿导管表面向体内迁移，可导致局部感染，甚至全身感染。

（二）预防和处理

1. 严格执行中心静脉导管集束化干预措施，包括手卫生、最大化无菌屏障、选择最理想的置管部位、皮肤消毒、每日评估导管的必要性五个措施。

2. 对所有进行导管穿刺、使用及维护的人员进行专业培训,建立专业的静脉治疗团队能够降低 CRBSI 的发生率。

3. 注重患者基础疾病的治疗,如糖尿病、恶病质、凝血功能异常等,保护和提高患者免疫力。

4. 每日观察血管通路装置相关性感染的症状和体征,包括红肿、疼痛、分泌物等,并记录。

5. 导管在使用过程中保持输液系统的密闭性。

6. 定期维护导管,PICC 至少每周维护 1 次。纱布敷料应每隔 48 小时更换 1 次,透明敷料每 7 天更换 1 次,当敷料出现潮湿、松动或有明显污染时需要及时更换。

7. 做好输液接头的保护。用药前使用酒精棉片用力旋转接头擦拭表面和侧面 15 秒并待干;当出现下列情况时需要更换接头:因为任何原因的移除,接头内有血液残留或残留物,在血管通路装置的血液培养取样之前,明确被污染时。

8. 向患者及家属提供有关感染风险、干预措施和随访等方面的健康教育,提高其导管自我护理的能力。

9. 可疑发生 CRBSI 时,应立即停止输液,拔除静脉留置针,暂时保留中心静脉通路,在开始抗菌治疗之前,从导管和外周静脉中采集血培养。

10. 一旦出现下列情况必须拔除导管,严重的败血症、脓毒血症、感染性休克;尽管抗菌治疗已超过 72 小时,仍存在血流感染、金黄色葡萄球菌、铜绿假单胞菌、真菌或分枝杆菌造成的感染。

三、导管相关性血栓

导管相关性血栓(catheter-related thrombosis,CRT),即输液导管相关静脉血栓形成,是指置入导管后,由于穿刺或导管直接损伤血管内膜及患者自身状态等因素,使导管所在的血管内壁及导管附壁形成血凝块的过程,是静脉留置导管的一种常见并发症,是静脉血栓栓塞(venous thromboembolism,VTE)的一种特殊类型,在病因方面与置入的导管密切相关,在处理方面需考虑导管的临床使用而存在特殊之处。

(一) 相关因素

1. **患者因素**　肿瘤是导管相关性血栓的重要危险因素,与非肿瘤患者相比,其 VTE 风险增加了 4 倍;若接受化疗,其 VTE 风险增加了 6.5 倍;接受手术,其 VTE 风险增加了 2~4 倍。同时,肿瘤患者往往白细胞计数减少及免疫力低下,导管相关性血流感染也是 VTE 形成的重要因素。此外,糖尿病、偏瘫、既往有深静脉血栓发生史、放疗等均为静脉血栓的风险因素,且同一患者往往存在多种危险因素的叠加。

2. **导管因素**

(1) 导管型号:导管在血管腔内所占据的空间影响血流速度,导管管径越大,管腔数目越多,发生血栓的概率越高。因此,在满足临床治疗需要的前提下优先选择径小、腔少的导管。

(2) 导管材质:导管材质与组织的相容性与血栓的发生密切相关。聚氨酯和硅胶材料导致静脉血管损伤和继发感染的比例低于聚氯乙烯、聚乙烯材料。

(3) 导管尖端位置:与血栓的形成有密切关系。导管尖端越接近右心房,其所在血管血流量越大,从而快速稀释药物,降低药物对血管内膜的损伤;也使经导管输入的药物液体量与原血流量比值更低,对局部血流动力学影响更小。因此,中心静脉导管尖端位于右心房与上腔静脉交界区血栓风险更低。

3. **药物因素**　药物对血管的直接刺激是导致血栓形成的重要因素。抗肿瘤药物如长春新碱、环磷酰胺等可引起血管的纤维化和血管内皮损伤,从而促进血栓的发生,同时抗肿瘤药物治疗后可引起患者疲乏、活动减少、卧床时间增加,使血流缓慢、血液淤滞,也促使血栓形成。抗肿瘤治疗过程中一些药物本身也有促进血栓的风险,如抗血管生成抑制剂、促红细胞生成素就是血栓的危险因素。

4. **操作者因素**　置管时反复多次穿刺失败、送管不顺利或粗暴送管,增加对血管内膜的损伤,导致血栓发生率增高。另外,不合适的导管型号、不合适的置管部位、不正确的冲封管操作也是导管相关性血栓发生率增加的重要因素。

（二）预防和处理

1. 开展相关培训，取得操作资质认证后方可进行导管的穿刺、使用和维护；组建多学科的静脉通路管理团队。

2. 置管前全面评估患者病情、治疗方案及血栓相关的风险因素，包括：深静脉血栓形成病史或家族史、高凝状态或凝血功能异常的疾病；有多次置入中心静脉通路装置的病史，特别是置入困难或损伤性置入，以及存在其他血管内置入装置（如起搏器）；已发生了其他导管相关并发症，如导管相关性血流感染、导管断裂、导管堵塞等。

3. 合理选择输液工具和穿刺部位。在满足治疗需求的前提下，选择管径最小、管腔数量最少的导管。

4. 中心静脉导管尖端位置应位于上腔静脉的下 1/3 或上腔静脉与右心房连接处。

5. 鼓励患者尽早开展置入导管侧肢体的锻炼，如反复地松、握拳动作，恢复日常生活的正常活动，补充足够的水分。指导患者掌握导管自我观察要点。

6. 正确使用冲封管技术，尤其在输注肠外营养、血制品及经导管抽取血液标本后；根据无针接头的类型，按正确的顺序进行导管夹闭和分离注射器，以减少回流到导管腔内的血液。

7. 导管相关性血流感染和导管相关性血栓可能同时发生，也可以互为因果。因此，对导管相关性血栓的患者，若有症状提示，应注意排除有无导管相关性血流感染。

8. 可疑导管相关性血栓形成时，应抬高患肢，急性期制动，避免热敷、按摩和受压。遵医嘱安排相关检查以明确诊断。

9. 导管相关性血栓形成后，遵医嘱积极处理。每日测量双侧肢体同一部位的臂/腿围，观察患者患侧肢体及颈肩部的肿胀、疼痛、皮肤温度及颜色，有无胸闷、出血及肢体运动障碍等情况并记录。

10. 发生导管相关性血栓，不推荐常规拔除导管。导管的保留与拔除应综合考虑患者病情、后续治疗对导管使用的依赖程度及重新建立静脉通路的可行性。不建议在导管相关性血栓急性期的初始阶段拔管，除非有立即拔除导管的其他原因，如合并导管相关性血流感染、不可复位的导管尖端异位等。

四、导管异位

导管异位是指导管尖端进入各种异常位置，包括不正常的血管内或血管外位置，可发生于导管置入或留置的任何时间内（图 10-5-2）。导管异位是中心静脉通路常见的并发症之一，同时也可明显增加其他并发症的发生，如血栓、液体渗漏等，也可发生一些特殊的危险。导管异位于右心房或右心室，轻者出现胸闷、气促等不适，严重者可导致心律失常、心脏压塞或心肌损伤；位于纵隔可导致渗出和外渗；位于胸膜可导致血胸或胸膜积液；位于腹膜可导致腹腔出血。

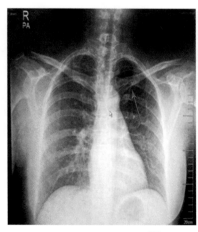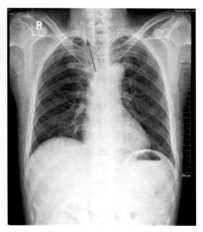

图 10-5-2　导管异位

（一）相关因素

1. 置入血管 选择不同的血管置入导管，异位率有明显差异，这是由置入血管的走向决定的。头静脉异位率最高，其次为肘正中静脉，贵要静脉的发生率最低。此外，血管变异也可导致置管过程中导管的异位。引起血管变异的原因包括外伤史、治疗史（手术、放疗等）、血管本身的病变等。

2. 置管长度的预测量 临床上常规通过患者体表的测量来确定导管的置入长度，置管到达测量长度后行胸部 X 线片定位。体外测量无法真实反映人体的血管结构，异位发生率高，导管置入过长则进入右心房或右心室，置入过短则位于锁骨下静脉、头臂静脉或上腔静脉的入口处。

3. 穿刺体位 穿刺体位与导管异位的发生也有一定关系。PICC 穿刺常规体位是患者平卧，手臂外展，这是最直的途径，预估导管尖端到达肩部时，嘱患者头转向穿刺侧肢体，下颌尽量靠近锁骨，以减小颈内静脉和锁骨下静脉的夹角，使导管顺利进入理想位置。

4. 胸腔压力 打喷嚏、咳嗽、呕吐、充血性心力衰竭、上肢剧烈运动、正压通气等可引起胸腔压力的增加，中心静脉的压力和血流也会随之发生改变，从而导致导管异位的发生。

5. 导管尖端定位技术 人体静脉系统有多个分支，加上个体在解剖学方面的差异，导管异位难免发生。目前，随着临床腔内心电图定位技术、超声技术的使用，已实现静脉通路置入中实时尖端位置的判断，大大降低了导管异位的发生率。

（二）预防和处理

1. 置管前充分评估患者静脉情况，选择合适的穿刺部位。

2. 置管前做好患者的健康教育，包括置管中的配合要点、置管后的带管注意事项等。

3. 综合应用现有的各种体外测量技术、中心静脉通路穿刺引导技术及尖端定位技术，有助于降低导管异位的发生。

4. 置管时应重视观察患者的症状和体征，如主诉颈部过水声、手臂/肩部疼痛、胸闷气促等；每次输液前，评估有无导管功能失常和相关并发症的症状与体征。

5. 导管异位的处理应综合考虑导管尖端的位置、输液治疗的持续需求及患者的敏感程度。

五、导管阻塞

导管阻塞是指导管部分或完全堵塞，使液体或药物的输注受阻或受限（图 10-5-3）。导管阻塞最常发生在导管留置期间，是导管长期留置最常见的非感染性并发症。导管阻塞会延误治疗，增加感染风险和治疗费用。

（一）相关因素

1. 机械性因素 造成导管阻塞的机械性因素常是外在的，如导管扭曲、受压、打折，导管移位导致尖端紧贴血管壁，导管体外部分被夹闭及患者体位改变等。

2. 血栓性因素 患者血液呈高凝状态或由于各种原因引起的血液反流从而形成导管腔内血栓，如咳嗽、呕吐导致胸腔压力增大致血液反流；输液过程中未及时更换药物、经导管采血后未正确冲封管、冲封管不及时或操作不当致血液逆流入导管。

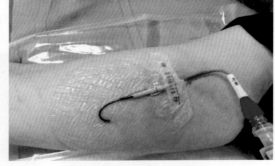

图 10-5-3 导管阻塞

3. 非血栓性因素 主要与药物沉淀有关，尤其是输注肠外营养、血液制品及输注有配伍禁忌的药物之间没有冲管等。此外，导管置入血管后，机体产生的纤维蛋白在导管末端形成"鞘"，也会导致导管出现部分阻塞。

（二）预防和处理

1. 正确固定导管，防止导管扭曲、受压、打折及异位，保持输液管路通畅。

2. 注意药物之间有无配伍禁忌,输注不同药物之间及时冲管。

3. 正确应用冲封管技术,间歇期按要求定期冲管。

4. 尽量减少可能导致胸腔压力增加的活动,告知患者居家期间发现导管内回血及时前往医院处理。

5. 发生导管阻塞时,及时分析阻塞原因及发生机制,选择合适的方式进行处理。

六、穿刺处渗液

穿刺处渗液是中心静脉导管留置的并发症之一,渗出液多为无色透明或淡黄色液体。穿刺处渗液时需要频繁更换敷料,增加工作量的同时也增加了感染机会。临床有患者因无法耐受由此带来的种种不便而提前拔管。

(一) 相关因素

1. 纤维蛋白鞘形成　纤维蛋白鞘部分包裹导管后导致输液时液体从导管尖端开始,沿着导管与纤维蛋白鞘之间的缝隙反流至穿刺点,从而导致穿刺处渗液。

2. 低蛋白血症　低蛋白血症患者血浆胶体渗透压低,液体向血管外渗出,形成皮下水肿,渗液可沿穿刺处渗出体外。

3. 导管破裂　血管内靠近穿刺处的导管破裂可导致输液时穿刺处渗液。

4. 穿刺操作因素　置管穿刺时损伤局部淋巴管,导致穿刺处淋巴液渗出。

5. 局部皮肤过敏也可导致穿刺处发生渗液。

(二) 预防和处理

1. 置管前充分评估患者情况,如年龄、自身疾病、营养状况及过敏史等。

2. 置管前仔细检查导管外观及功能,避免利器损伤导管。

3. 熟练掌握中心静脉通路穿刺技术,以减少对组织或血管的损伤。

4. 穿刺处渗液时,分析发生原因并采取适当的措施。纤维蛋白鞘形成时,可遵医嘱使用尿激酶溶解;低蛋白血症患者,遵医嘱补充白蛋白;体外导管破裂者,剪除破裂部分;靠近穿刺点的体内破裂部分可边冲管边缓慢拉出导管,找到破裂口后进行修剪;淋巴受损者给予加压包扎并勤换药,严重者给予拔管;皮肤过敏者可选用抗过敏敷料,必要时局部使用地塞米松软膏涂抹或遵医嘱口服抗过敏药物。

七、药物外渗

2014 年国家卫生和计划生育委员会发布的《静脉治疗护理技术操作规范》中,药物外渗的定义是指静脉输液过程中,腐蚀性药液进入静脉管腔以外的周围组织。抗肿瘤药物引起的渗漏会导致局部皮肤及软组织发生非特异性炎症,表现为红肿、疼痛、局部组织坏死、溃疡,严重者溃疡可深及肌腱及关节,不能自愈。

(一) 相关因素

1. 输注途径与工具　护士应根据患者的治疗计划、药物性质制订合理的血管通路计划,包括选择合适的输注途径与输注工具,以降低外渗的风险。避开手腕、下肢、淋巴结清扫术后或局部有血管病变的肢体等外渗风险更高的部位。静脉留置针一般用于短期静脉输液,避免用于腐蚀性药物的持续输注;中心静脉导管宜用于刺激性强的药物输注或外周静脉穿刺困难的患者。

2. 护士的培训　穿刺技术不熟练、对患者及药物性质评估不足、导管固定不当、输液巡视不足、患者教育不到位等因素均可导致药物外渗的发生。因此,需要加强护士专业培训,抗肿瘤药物必须由经过专业培训且获得给药资质的护士执行。

3. 患者教育　给药前护士要向患者及家属详细介绍药物的性质、外渗的风险及预后,强调要立即报告的症状和体征。同时向患者和家属告知输注刺激性药物选择中心静脉通路的优势。

（二）预防和处理

1. 预防

（1）抗肿瘤药物给药由经过专业培训的护士执行。

（2）外周静脉给药时应选择粗直且弹性好的血管。避免在关节部位、行淋巴结清扫术侧的肢体、24小时内被穿刺过的部位再次穿刺。

（3）除上腔静脉压迫综合征外,避免下肢给药。

（4）外周静脉穿刺困难,或输注刺激性或发疱性药物时,宜选择中心静脉通路。

（5）间歇性输液前每次均需评估血管通路的通畅性,连续性输液期间,定期评估血管通路的通畅性。评估的内容包括观察、触诊、倾听患者主诉、冲管或回抽液体等。

（6）外周静脉输注药物结束后,应给予生理盐水或5%葡萄糖溶液继续输注后方可拔针。

（7）护士应熟练掌握药物外渗的应急处理流程,一旦发生外渗,立即处理。

（8）对患者及家属进行相关内容的健康教育,以便早期发现并汇报药物外渗的症状和体征。

2. 应急处理流程 见图10-5-4。

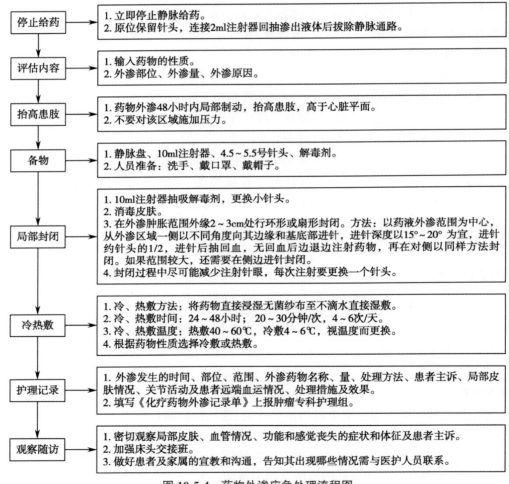

图 10-5-4 药物外渗应急处理流程图

（武丽桂）

第六节　输液港、静脉泵相关并发症

一、早期并发症

静脉输液港置入术后早期并发症并没有明确的概念,一般将手术结束后 30 天内发生的并发症归为早期并发症。早期并发症给予及时治疗,患者往往短时间内恢复,处理不及时则会延误治疗,损害身体,增加医疗费用。

(一) 囊袋血肿

建立囊袋是输液港置入的必要步骤。在囊袋建立过程中,由于需要分离皮下或筋膜后方组织,往往会出现皮下组织中的毛细血管及小动静脉撕裂出血,尤其在血供丰富的区域会更加明显,出血可积聚在囊袋内,也可顺着组织间隙向周围扩散。

1. 临床表现　患者主诉局部肿胀,压痛明显。查体可见囊袋周围皮肤组织肿胀,皮肤青紫,并逐渐向周围扩张,触诊局部有波动感,少数患者伤口可有持续渗血。如果触诊囊袋区域肿胀超过原有的设备尺寸时,应怀疑是否存在血肿,必要时可借助超声确诊。

2. 预防　囊袋血肿可能是术中或术后造成的。术中止血不彻底、结扎线滑脱、反复穿刺、囊袋大小与港座体积不符等可导致囊袋血肿。术后因素主要与患者应用抗凝血药有关,在置入输液港后接受肝素治疗的患者其形成血肿的风险是仅服用华法林患者的 5 倍,是未接受任何抗凝治疗患者的 10 倍。术后 6 小时或 24 小时后开始肝素治疗发生血肿的风险基本无差异。接受阿司匹林治疗并不影响血肿形成的风险。

3. 处理原则　一般保守治疗即可。如果患者局部肿胀疼痛明显且血肿范围不断扩大,或局部肿胀虽不明显,但范围已超过港座表面时,需手术清创止血。一旦出现血肿,应延迟输液港的使用,直至血肿吸收,以避免增加感染机会。

(二) 切口裂开

切口裂开是指埋置港座的皮肤软组织切口出现开裂(图 10-6-1)。常见的原因主要有技术因素、局部因素和全身因素。技术因素主要有缝线及打结技术欠佳、输液港直接埋于皮下、输液港型号选择不当及过早拆线等;伤口感染、水肿、皮下脂肪少或肥胖等局部因素也会引起切口裂开,其中局部感染已被证实是引起切口皮肤裂开最重要的危险因素;全身因素包括营养不良、贫血、糖尿病、血管疾病、吸烟等。此外,接受抗血管生成因子治疗的患者,切口裂开的发生率更高。肿瘤恶病质患者因局部皮下组织减少及皮肤张力增高也会导致后期伤口裂开。

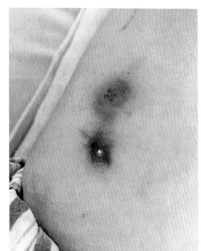

图 10-6-1　切口裂开

1. 临床表现　主要是缝合处断裂松开,甚至切口开裂,或拆线后切口处有淡血性渗液并伴有切口开裂。患者主诉局部有突然发生的疼痛或皮肤张力降低的感觉。

2. 预防　预防重于治疗。针对不同原因进行干预:置入过程加强缝合技术和止血,避免过早拆线;避免在接受过放疗的区域选择切口;皮下组织薄或预计后期恶病质可能性大的患者,港体位置可置入皮下深一些;为了降低抗血管生成因子药物对伤口愈合的影响,可适当停药一段时间后再置入输液港;加强患者健康宣教,如术后短期内避免剧烈肢体活动。

3. 处理原则　早期的切口裂开多数与缝合技术有关,如果是在置入输液港 6 小时内发生的切口裂开,可以重新清创缝合。延迟性裂开的处理要评估是否有导管相关性血流感染的风险,已有感染则需拔除输液港并进行抗感染治疗；若感染仅局限于切口，可通过局部加强护理或皮瓣移植进行补救。

（三）港座翻转

港座翻转指输液港港座发生一定程度的翻转（图 10-6-2）。主要原因为囊袋过大、港体固定不充分、术后肢体牵拉运动幅度过大等。临床中，港座发生 90° 翻转者比较少见，而翻转 180° 时患者往往无不适主观症状，在插无损伤针时才被发现。

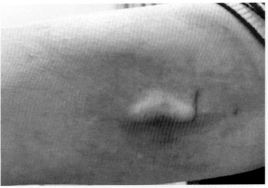

图 10-6-2　港座翻转

1. **临床表现**　港座触诊表面平坦，周边边界清晰，穿刺针无法刺入。港座发生翻转后一般患者没有任何不适，来医院维护或治疗需要使用时才由护士发现。也有患者会告知护士，自己在采取某些特殊体位或动作时输液港会发生变动，此时才确诊输液港翻转。

2. **预防**　输液港置入时囊袋不可过大，视港座大小建立；港座与周围组织要缝合牢固。

3. **处理原则**　港座发生翻转后，处理前首先需要判断导管与港体是否分离或有无折叠扭曲。确认导管正常后，可通过轻柔地旋转使港座复位，复位时一般往阻力小的方向旋转，当阻力过大时不可盲目复位，复位过程中避免损伤或加重导管的扭曲。

二、晚期并发症

晚期并发症是指静脉输液港置入术后＞30 天发生的并发症。晚期并发症的相关因素更多，需要控制的环节也更为复杂。

（一）感染

输液港相关感染包括隧道感染、囊袋感染及血流感染。相关的危险因素包括患者年龄、营养状况、自身疾病，手卫生与无菌技术，导管的材质与类型，穿刺部位及留置时间等。若感染发生在输液港置入后 1 周内，与置入操作相关性大，可能是术中污染所致；发生在 1 周后的感染，多与操作维护有关。

1. **临床表现**　囊袋感染表现为囊袋内有脓液，伴有局部的红、肿、热、痛或红疹，可伴或不伴有血流感染（图 10-6-3）；隧道感染表现为皮下隧道部位的红、肿、热、痛，伴或不伴有血流感染；血流感染，即导管相关性血流感染，患者表现为寒战、发热或低血压等，由于输液港的密闭性，其发生感染的风险相对于 PICC 或深静脉置管较低。

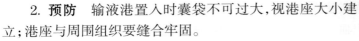

图 10-6-3　囊袋感染

2. **预防**　大多数的感染可以预防。加强医护人员的专业培训，在输液港的置入、使用及维护过程中严格执行无菌操作，落实操作规范；每日观察有无感染的症状和体征并记录；加强患者及家属的健康教育，有症状者及时汇报，早期发现。

3. **处理原则**　单纯的局部感染，不推荐应用全身抗感染治疗。怀疑有 CRBSI 时，暂停经输液港输液，在使用抗生素之前送检外周血及导管留置处血培养。最常见的病原菌为凝固酶阴性葡萄糖球菌、金黄色葡萄糖球菌、白念珠菌和肠革兰氏阴性杆菌。在留取血培养后可经验性使用广谱抗生素，当感染明确后，可根据药敏试验结果选择用药。

（二）导管阻塞

导管阻塞是由于机械性因素，如导管扭曲、打折等，或血液、药物等其他物质沉积于管腔，导致输液港输液与回抽血液受阻，与单纯的回抽障碍不同。

1. **临床表现**　临床输液滴速变慢、输液受阻或回抽血不畅、无法抽出回血。

2. 预防 正确固定导管,采用正确的冲封管技术,肿瘤患者建议输液港肝素封管液的浓度为 100U/ml。抗肿瘤治疗间歇期定期进行输液港维护。

3. 处理原则 首先排除输液港针位置错误或输液港针外连接部分闭塞等原因。怀疑输液港阻塞时,行胸部 X 线片确认导管位置,B 超检查排除血栓。体内机械性因素导致的阻塞,视输液港功能障碍决定是否需要拔除输液港。血液、药物或纤维蛋白鞘等因素导致的堵塞,根据原因使用不同的溶解剂进行导管再通处理。

（三）导管断裂

导管断裂虽不常见,却是严重的并发症。由于导管断裂难以预见,所以日常护理中应将此并发症牢记于心,特别是当无回血、血液回流或冲洗有阻力时。导管断裂最常见的原因为夹闭综合征,其他危险因素包括术中暴力钳夹导管、锁扣连接不当、长期使用和反复不当的操作,特别是快速注射、制造工艺存在缺陷、材料降解、血栓栓塞、纤维蛋白凝块或钙沉积在导管血管内部分、导管黏附于皮下隧道后难以移除、移除导管时的机械性损伤、感染性炎症、频繁出血和输液港置入部位不佳。

1. 临床表现 导管断裂最常见的部位有 4 个:输液港导管连接处、皮下隧道、导管穿入静脉系统、静脉内部分。血管外导管部分断裂,发生液体外渗,可引起局部肿胀、疼痛,管理不当也可能发生蜂窝织炎,如果是腐蚀性药物则会引起局部组织坏死。导管静脉内发生断裂,可抽到回血且输液不受阻,也可导致感染、血栓、肺脓肿、心律失常、上腔静脉综合征、肺动脉高压、右心房穿孔等严重并发症,甚至死亡。大多数患者静脉导管破裂是无症状的,因为破裂的导管碎片牢固地黏附于血管壁上,阻止了其迁移到其他位置。导管的微小破损需在 X 线透视下注射对比剂方能发现,胸片或 CT 可诊断导管完全断裂。

2. 预防 医师在术中注意锁扣的连接,导管皮下有无反折等;选择合适类型、质量有保证的产品,并确保置入时位置及角度合适;医护人员日常使用时应注重患者的主诉和相关体征,出现可疑症状时,行 X 线检查以便尽早发现导管断裂,防止严重并发症的发生。

3. 处理原则 一旦发现导管断裂,及时取出输液港。若断裂的导管片段已发生漂移,应及早通过介入手段取出,以防发生进一步严重的并发症。

（四）导管移位

患者体位变化、肢体运动幅度过大、剧烈咳嗽或频繁呕吐等因素均可导致导管移位,原本应位于上腔静脉的导管可漂移至锁骨下静脉或颈内静脉。

1. 临床表现 大部分情况下很难及时发现导管移位,常在输液港出现功能障碍时才被发现。可行 X 线检查明确导管移位。

2. 预防 输液港置入时严格掌握导管尖端位置,最佳的位置是在上腔静脉与右心房的连接处。对于有慢性咳嗽、肢体运动频繁的患者,定期行 X 线检查,排除有无导管移位的风险,在治疗结束后建议及时移除输液港。

3. 处理原则 无症状的导管移位,若不影响输液且输注非刺激性或非腐蚀性药物,可暂不予处理。少数患者在体位变化或适当活动后导管又自行回到上腔静脉。若输注刺激性或腐蚀性药物,可通过介入方法使导管复位。若移位的导管已发生堵管或血栓无法继续使用时,移除输液港。

（五）回血受阻

输液港在使用前回抽血时阻力大,甚至无法回抽,均称为回流受阻,是输液港常见的并发症之一。

1. 临床表现 一旦发现回血受阻,应行 X 线检查以排除导管打折、断裂、移位等问题。排除以上问题后,回血受阻多与间歇性或持续性导管阻塞有关。间歇性导管阻塞表现为回血受阻,但液体输注顺利,可能是由于回抽时导管尖端紧贴于静脉壁或尖端周围纤维组织形成单向活瓣;持续性导管阻塞多表现为回血及输注液体均受阻,一般是由于导管相关性血栓、药物等阻塞管腔。

2. 预防和处理 对于间歇性导管阻塞,安置患者处于头低足高位,应用生理盐水冲管再通;对于持续性导管阻塞,可根据阻塞的原因选择相应的溶解剂溶栓开通。通常认为,回血受阻的主要危险因素是导管留置时间过长及导管的材质。现在多数专家认为输液港不再需要应用时应及时取出；此外，与硅胶材质相比，聚氨酯导管更易与静脉壁粘连，从而导致回血受阻。

（六）皮肤损伤

输液港相关的皮肤损伤一般是由局部感染、恶性肿瘤皮肤转移灶、手术操作不当、药物外渗、排异反应导致的局部皮肤遭侵蚀、组织缺血和营养不良等因素引起，严重者可导致输液港港座暴露于皮肤外。

1. **临床表现** 局部皮肤红肿、疼痛、烧灼感、瘙痒及变色是皮肤损伤后的一系列常见症状。皮肤损伤严重程度不一，轻者仅为炎症反应，重者局部组织坏死，形成经久不愈的溃疡，甚至侵犯肌肉及骨骼（图 10-6-4）。临床上应重视携带输液港患者的主诉，因为一些液体外渗的症状如发热、红肿、皮下小结节在输液后数天才出现。

2. **预防** 输液港置入前仔细评估，选择合适的位置进行穿刺并建立囊袋；根据患者皮下组织厚度选择合适的输液港型号；使用和维护必须由经过专业培训的护士执行，输液港使用前必须确保导管通畅。

3. **处理原则** 重视患者主诉，当患者诉港座周围有不适症状时，应立即停止使用，行胸部 X 线片检查。如果结果为阴性，还需排除导管断裂、纤维蛋白鞘包裹等问题。是否

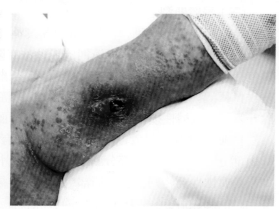

图 10-6-4 皮肤损伤

移除输液港视病变程度决定。局部感染可通过加强伤口护理和应用抗生素缓解。如果是恶性肿瘤皮肤转移灶或排异反应等非感染因素，可以通过调整囊袋位置、扩深囊袋等方式保留输液港。

（武丽桂）

第十一章

结直肠癌常用抗肿瘤药物的不良反应及处理策略

近年来,包括手术、化疗、靶向治疗、免疫治疗、放疗在内的综合抗肿瘤治疗模式显著提高了结直肠癌患者的总生存期。然而,化疗、靶向治疗及免疫治疗常用的抗肿瘤药物在提高肿瘤治疗疗效的同时也不可避免地带来一些不良反应。

按照 WHO 国际药物监测合作中心的规定,药物不良反应是指使用正常剂量的药物时出现的有害的与用药目的无关的反应。目前,在抗肿瘤药物治疗中会出现多种不良反应,轻者不影响患者的日常生活及治疗疗程,重者会严重影响患者的日常生活及治疗疗程,最严重的情况甚至会导致患者死亡。因此,肿瘤专科医师必须清楚了解各种抗肿瘤药物的常见不良反应及对应的临床处理策略。1983 年美国国家癌症研究所(National Cancer Institute,NCI)制订了通用毒性标准 1.0(Common Toxicity Criteria Version 1.0,CTCV1.0),该标准对 13 种器官 18 种毒性反应进行评价。经过不断地更新,通用不良反应术语标准 5.0(Common Terminology Criteria For Adverse Events,CTCAE V5.0)于 2017 年发布。NCI-CTCAE 基于以下基础对每个不良反应事件进行分级,具体分为 1~5 级(表 11-0-1)。

表 11-0-1　NCI-CTCAE 分级

分级	临床表现
1 级	轻度:无症状或轻度症状;仅临床或诊断中发现;无须治疗
2 级	中度:最小的、局部的或非侵入性治疗指征;年龄相关性工具性日常生活,如做饭、洗衣、打电话等受限
3 级	重度或重要医学意义:不会立即危及生命,但需要住院治疗或延长住院时间;致残:生活不能自理
4 级	危及生命,需要紧急治疗
5 级	死亡

第一节 结直肠癌常用化疗药物的不良反应及处理策略

大部分的化疗药物在发挥抗肿瘤作用的同时会不可避免地带来或轻或重的不良反应。因此,正确地认识化疗药物常见的不良反应从而及时进行临床干预有重要的临床意义。本节将对结直肠癌常用化疗药物相关的不良反应及其临床处理策略进行总结和详细阐述。结直肠癌常用化疗药物相关的常见不良反应汇总见表 11-1-1。

表 11-1-1 结直肠癌常用化疗药物的常见不良反应汇总

常见不良反应	发生情况
恶心、呕吐	通常由胃肠道中的一些神经递质和血清素、多巴胺等参与介导。化疗引起呕吐的严重程度和模式取决于患者体质及化疗药物的类型、剂量和方案
腹泻	腹泻是与化疗相关的常见的剂量限制毒性作用。化疗药物如伊立替康、氟尿嘧啶、卡培他滨、奥沙利铂及雷替曲塞较容易引起腹泻
口腔黏膜炎	口腔黏膜炎是化疗常见的剂量限制毒性作用。化疗药物氟尿嘧啶、蒽环类和叶酸类药物如甲氨蝶呤,容易引起口腔黏膜炎
骨髓抑制	骨髓抑制是化疗药物最常见的不良反应之一,常表现为不同程度的白细胞和/或血小板和/或血红蛋白的减少
肝毒性	大部分化疗药物需经过肝脏代谢或排泄,因此常会引起肝毒性,常表现为谷丙转氨酶和/或谷草转氨酶升高等
神经毒性	周围神经毒性常见于草酸铂等,以手指、脚趾端麻木多见,常与用药剂量的累积有关。中枢神经毒性常见于氟尿嘧啶,可出现小脑共济失调
过敏反应	肥大细胞释放的组胺和组胺样物质导致的急性炎症反应,引起机体超敏反应。临床表现为皮疹、胸闷,严重者出现呼吸困难、血压下降、意识丧失,甚至死亡

一、骨髓抑制

由于白细胞、血小板、血红蛋白的半衰期不同,因此,化疗药物最常引起的骨髓抑制为白细胞和/或血小板的减少,而长期化疗加上肿瘤患者体质不佳也会引起血红蛋白减少。

1. 化疗药物引起的血小板减少 化疗药物引起的血小板减少是由于化疗药物对骨髓巨核系细胞产生抑制作用,从而引起外周血血小板计数低于正常值下限。化疗药物引起的血小板减少现象比较常见,所以定期监测患者的外周血血小板计数情况至关重要。临床上通过简便的血常规检查即可监测血小板计数变化,因此,建议接受化疗的患者至少每周进行一次血常规检测。

化疗药物引起的血小板减少一般出现在开始化疗后的第 3~4 天,主要与化疗药物的种类、剂量,有无联合化疗及患者自身的体质情况相关。随着化疗药物剂量和化疗疗程的增加,血小板减少的严重程度也会随之增加。因此,在化疗前需了解患者的基线血小板水平;在化疗过程中一旦出现血小板计数低于正常值下限的情况首先需要明确是否与化疗药物相关,即排除其他原因引起的血小板减少。当患者血小板减少确诊为化疗药物引起后需进一步详细分级(表 11-1-2),并观察全身有无出血情况,然后拟定下一步治疗计划(图 11-1-1)。

表 11-1-2　血小板减少的分级

分级	血小板计数
1 级	$75 \times 10^9/L \leqslant$ 血小板计数 $< 100 \times 10^9/L$
2 级	$50 \times 10^9/L \leqslant$ 血小板计数 $< 75 \times 10^9/L$
3 级	$25 \times 10^9/L \leqslant$ 血小板计数 $< 50 \times 10^9/L$
4 级	血小板计数 $< 25 \times 10^9/L$

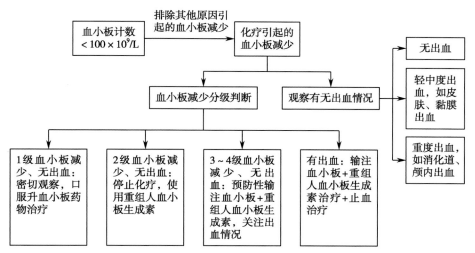

图 11-1-1　化疗药物引起的血小板减少的处理策略

治疗化疗药物引起的血小板减少的主要方法有输注血小板及促血小板生长因子。对于 1 级血小板减少可予以口服药物,如血康口服液,密切观察有无出血,无出血时暂不需停止化疗;对于 2 级和 2 级以上的血小板减少需要停止化疗。2~3 级血小板减少同时皮下注射重组人血小板生成素(recombinant human thrombopoietin,rhTPO)300U/(kg·d),使用期间需要定期复查血常规,当血小板计数 $> 100 \times 10^9/L$ 或血小板较用药前升高 $50 \times 10^9/L$ 时停用。当出现伴随白细胞减少时,可以联用重组人粒细胞集落刺激因子并密切关注有无出血情况。4 级血小板减少需输注血小板,同时配合皮下注射 rhTPO,密切关注出血情况(全身皮肤黏膜有无出血点,有无消化道出血、颅内出血等)。对于 3~4 级严重的血小板减少且使用促人血小板生成素药物治疗不理想的患者,可以联合使用促血小板生成素受体激动剂,如海曲泊帕乙醇胺片、艾曲泊帕乙醇胺片。化疗引起的任何级别的血小板减少一旦出现出血情况需立即予以输注血小板和 / 或联合皮下注射 rhTPO,同时需予以对症止血治疗,如酚磺乙胺。

对于化疗药物引起的血小板减少的预防,目前认为二级预防可以降低下一周期化疗出现血小板减低的概率、促进下一周期化疗按疗程按剂量顺利进行。《肿瘤化疗所致血小板减少症诊疗中国专家共识(2018 版)》推荐以下情况可以进行二级预防:上一周期化疗期间出现 3 级血小板减少;上一周期化疗期间出现 2 级血小板减少且同时有至少一个出血高风险因素。二级预防可以在化疗结束后 1~2 天开始使用促血小板生成素;已知血小板最低值的出现时间,可以在血小板最低值出现前 10~14 天皮下注射促血小板生成素 300U/(kg·d)或隔日一次,7~10 天。

2. 化疗药物引起的白细胞 / 中性粒细胞减少　化疗药物引起的白细胞 / 中性粒细胞减少是化疗药物引起骨髓抑制最主要的表现之一。绝大部分化疗药物会引起白细胞 / 中性粒细胞减少。总体而言,经过对症处理后,这种副作用大部分能得到控制,但也有少数病例出现严重的白细胞 / 中性粒细胞减少,甚至诱发致命的感染。因此,肿瘤患者接受化疗前进行血常规检查是必须的,同时在化疗结束后仍要规律监测血常规(每周 2 次),并依据白细胞 / 中性粒细胞计数的情况调整下一周期化疗药物的剂量。化疗药物引起的白细胞/中性粒细胞减少的分级见表11-1-3。其中,发热性中性粒细胞减少是指中性粒细胞绝对值$<0.5\times10^9$/L伴随体温超过38.3℃或体温持续超过38℃>1小时。

表 11-1-3 药物引起的白细胞/中性粒细胞减少分级

分级	白细胞计数	中性粒细胞计数
1级	3.0×10^9/L≤白细胞计数$<4.0\times10^9$/L	1.5×10^9/L≤中性粒细胞计数$<1.9\times10^9$/L
2级	2.0×10^9/L≤白细胞计数$<3.0\times10^9$/L	1.0×10^9/L≤中性粒细胞计数$<1.5\times10^9$/L
3级	1.0×10^9/L≤白细胞计数$<2.0\times10^9$/L	0.5×10^9/L≤中性粒细胞计数$<1.0\times10^9$/L
4级	白细胞计数$<1.0\times10^9$/L	中性粒细胞计数$<0.5\times10^9$/L

当出现1级白细胞/中性粒细胞减少时,给予口服升白细胞药物(如地榆升白片、利可君)治疗,暂不需调整化疗药物的剂量,同时继续密切监测白细胞/中性粒细胞的变化。当出现2级及2级以上的白细胞/中性粒细胞减少时,需要进行皮下注射重组人粒细胞集落刺激因子[2级:重组人粒细胞集落刺激因子1~2μg/(kg·d);3~4级:重组人粒细胞集落刺激因子2~5μg/(kg·d)],在使用重组人粒细胞集落刺激因子时需要密切监测血常规,当白细胞计数回升到$>10\times10^9$/L时,予以停药。需要注意的是,化疗前24小时内及化疗过程中不要使用重组人粒细胞集落刺激因子,化疗后24~48小时可以预防性应用重组人粒细胞集落刺激因子。如出现中性粒细胞缺乏需要预防性使用抗生素。白细胞/中性粒细胞减少会增加肿瘤患者并发感染的风险(表11-1-4)。一旦患者出现发热和粒细胞减少的情况,临床医师需要对其进行感染风险评估并制订相应的临床治疗策略(图11-1-2)。此外,临床医师需要在治疗开始前对患者加强宣教,告知患者做好防护工作(尽量避免人多的地方,出门戴口罩、保持卫生清洁等)、避免感染等。

表 11-1-4 中性粒细胞减少与感染

中性粒细胞绝对值/(细胞数/μl)	发生感染概率
1 500~2 000	没有增加
1 000~1 499	轻度增加
500~999	中度增加
<500	重度增加

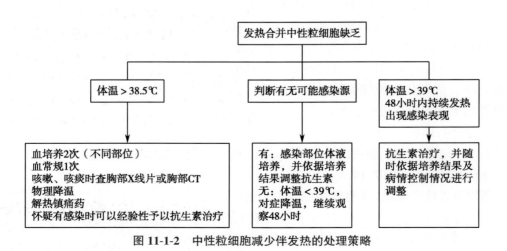

图 11-1-2 中性粒细胞减少伴发热的处理策略

3. 化疗药物引起的贫血 化疗药物,尤其是细胞毒性药物,是导致肿瘤相关性贫血的关键因素,联合使用化疗药物也会增加贫血的发生率。化疗药物可以促进红细胞凋亡,同时还可造成肾损害、损伤肾小管细胞,导致内源性红细胞生成素(erythropoietin,EPO)减少而引起贫血。按照血红蛋白的浓度将贫血严重程度分为 4 级(表 11-1-5)。肿瘤患者贫血的评估流程见图 11-1-3。

表 11-1-5 贫血严重程度分级标准

分级标准	血红蛋白浓度 /(g·L⁻¹)			
	1 级	2 级	3 级	4 级
NCI 标准	100.0~ 正常值	80.0~99.0	65.0~79.0	<65.0
WHO 标准	95.0~109.0	80.0~94.0	65.0~79.0	<65.0
中国标准	91.0~ 正常值	61.0~90.0	30.0~60.0	<30.0

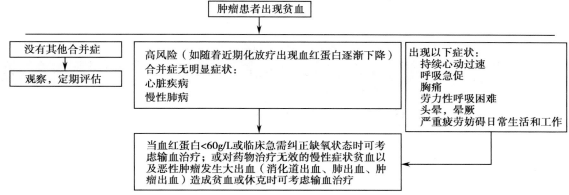

图 11-1-3　肿瘤患者贫血的评估流程

　　治疗的主要原则为纠正贫血、确保化疗疗程顺利进行。治疗的主要手段包括药物促进血红蛋白生成、输血增加血红蛋白的浓度。当出现贫血时,首先需要判断贫血的类型。对于缺铁性贫血,轻症患者可以口服琥珀酸亚铁,同时配合维生素 C 片,促进铁剂吸收来改善贫血,一般在血红蛋白恢复正常后继续口服3~6 个月即可;在化疗期间或口服琥珀酸亚铁胃肠道反应较重的情况下,可以通过静脉输注蔗糖铁注射液来补充铁剂(用法:蔗糖铁 5ml+ 生理盐水 100ml,静脉滴注,滴注时间 >15 分钟,每周 2~3 次)。对于贫血较重的患者,输血治疗是纠正贫血最简便的方法,其成本相对较低、起效快。然而输血有严格的临床指征,在欧美国家达到 4 级贫血(血红蛋白浓度低于 65g/L)才可以输血。笔者推荐患者在血红蛋白 <80g/L 或者贫血引起明显临床症状时可以考虑输注去白细胞的红细胞悬液。对于癌性贫血,补充铁剂一般无效,可予以促红细胞生成素治疗。当血红蛋白 <100g/L 时,治疗期给药方案是:每次 150U/kg 或 10 000U/ 次,每周给药 3 次;如无效,则增加剂量至每次 300U/kg 或 20 000U/ 次,每周给药 3 次;如治疗 8 周仍无效则停药。当血红蛋白升至 100~110g/L 后,剂量调整至原来的 2/3;当血红蛋白升至 120g/L,予以停药。因此,及时评估患者对重组红细胞生成素治疗的反应非常重要。对于巨幼细胞性贫血,可予以叶酸及维生素 B₁₂ 对症治疗。

二、消化道反应

　　1. **化疗药物引起的恶心、呕吐**　恶心、呕吐是化疗药物常见的胃肠道不良反应之一,其主要由胃肠道和中枢神经系统中的几种神经递质(血清素、多巴胺、原激肽 1 和 γ- 氨基丁酸)直接或间接作用于位于髓质内的控制呕吐的中枢神经和第四脑室后壁所致。与化疗相关的恶心和呕吐分为急性、延迟性或预期性三种类型。急性呕吐分为早期(治疗 12 小时内)和晚期(12~24 小时),延迟性恶心和呕吐发生在治疗后

24 小时以上,可持续 1 周。多种化疗药物联合使用会增加引发恶心、呕吐的风险。按照 NCI-CTCAE V5.0 分级,化疗药物所致的恶心、呕吐分为 5 级(表 11-1-6)。抗肿瘤药物所致呕吐主要取决于药物的致吐潜能,临床上一般将抗肿瘤药物分为高度、中度、低度、轻微四个致吐风险等级,结直肠癌常用化疗药物的致吐风险等级见表 11-1-7,可见结直肠癌常用的化疗药物主要引起中低度恶心、呕吐。

表 11-1-6　药物引发的恶心、呕吐分级

分级	临床表现
1 级	24 小时内 1~2 次发作(间隔 5 分钟)
2 级	24 小时内 3~5 次发作(间隔 5 分钟)
3 级	24 小时内发作 ≥ 6 次(间隔 5 分钟)
4 级	危及生命,需要紧急治疗
5 级	死亡

表 11-1-7　结直肠癌常用化疗药物的致吐风险等级

化疗药物	致吐风险等级
奥沙利铂	中
氟尿嘧啶	低
雷替曲塞	低
替吉奥	低
伊立替康	中
卡培他滨	低

注:致吐风险等级:高,发生率>90%;中,发生率 30%~90%;低,发生率<30%。

对于化疗药物引起的恶心、呕吐应该重视预防。在化疗开始之前需要评估患者发生恶心、呕吐的风险,在给予化疗药物治疗的同时辅以预防性的止吐药物;如果患者接受的化疗药物的致吐风险较高,则需加强止吐,可以在化疗药物应用结束后继续予以止吐 2~3 天。常用的护胃及止吐药物有多巴胺受体拮抗药,如多潘立酮(10mg/ 次,口服,3 次 /d),甲氧氯普胺(10mg/ 次,肌内注射,每日最大剂量不超过 0.5mg/kg);5- 羟色胺 3(5-HT$_3$)受体拮抗药,如格拉司琼(3mg+ 生理盐水 100ml,静脉滴注,1 次 /d),盐酸帕洛诺司琼(0.25mg,静脉注射,1 次 /d);地塞米松(5~10mg,静脉注射,1 次 /d),地塞米松与上述药物联用有增效作用;吩噻嗪类,如奥氮平(1.25mg/ 次,口服,每晚 1 次)。对于预防连续多日化疗的患者所发生的恶心呕吐,5-HT$_3$ 受体拮抗药联合地塞米松是标准治疗方案,通常主张在化疗期间每日使用 5-HT$_3$ 受体拮抗药,地塞米松应连续使用至化疗结束后 2~3 天。此外,在化疗期间预防性使用高度选择性的 NK$_1$ 受体拮抗剂阿瑞匹坦可以明显改善肿瘤患者恶心、呕吐反应(第 1 天化疗前 1 小时口服 125mg,第 2 天和第 3 天早晨每天口服 80mg)。

2. 化疗药物引起的腹泻　肿瘤患者化疗引起的腹泻较常见,且严重的腹泻有致命风险。在化疗药物引起的 3~4 级腹泻反应发生率方面,回顾性研究发现结直肠癌常用的 FOLFIRI 方案腹泻发生率为 11%~14%,FOLFOXIRI 方案为 20%,伊立替康单药为 6%,伊立替康联合氟尿嘧啶 / 亚叶酸为 15%。伊立替康与剂量限制性腹泻有关,急性腹泻是由于乙酰胆碱酯酶受到抑制而发生的,使用阿托品可控。在动物体内,伊立替康可引起小肠绒毛萎缩和隐窝损伤、严重的结肠黏膜损伤伴隐窝发育不全和黏液分泌增加。伊立替康引起的迟发性腹泻可能由于其活性代谢物 7- 乙基 -10- 羟基喜树碱所致,其细胞毒性是其母体化合物的 100~1 000 倍。NCI-CTCAE V5.0 版本的不良事件腹泻分级见表 11-1-8。

表 11-1-8 药物相关的腹泻分级

分级	临床表现
1 级	与基线相比,排便次数增加 <4 次 /d;造瘘口排出物轻度增加
2 级	与基线相比,排便次数增加 4~6 次 /d;造瘘口排出物中度增加
3 级	与基线相比,排便次数增加 ≥7 次 d;大便失禁;需入院治疗;造瘘口排出物重度增加;影响个人日常生活活动
4 级	危及生命;需要紧急治疗
5 级	死亡

腹泻对患者的工作状态和生活质量有显著影响,患者可能会因为脱水、腹痛及突然需要排便的恐惧而闭门不出,且严重的腹泻如不能及时处理会导致严重脱水、电解质代谢紊乱,甚至死亡。因此,化疗引起的腹泻需要及时进行干预和治疗。止泻药物包括阿片类及其衍生物,如洛哌丁胺;收敛保护剂,如蒙脱石散;微生态调节剂,如双歧杆菌嗜酸乳杆菌肠球菌三联活菌;吸附剂,如药用炭等。化疗药物相关腹泻处理流程见图 11-1-4。总体来说,第一步是对患者及其护理人员进行有关化疗引起腹泻的风险和管理的教育;第二步是反复评估患者的腹泻情况、适当地给予洛哌丁胺及补液治疗。对于治疗无效的患者,尽早使用奥曲肽并请专科医师会诊共同制订合适的方案来控制腹泻。

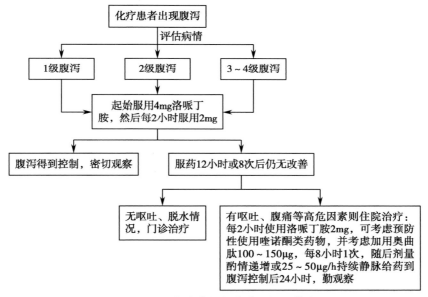

图 11-1-4 化疗药物相关腹泻处理策略

3. 化疗药物相关的肝毒性 肝毒性也是化疗药物常见的不良反应之一,其原因是大多数药物需要从肝脏代谢或排泄。临床上化疗药物引起的肝毒性表现可以没有特殊症状,有的也会出现肝大、肝区疼痛、黄疸等,实验室检查常见的异常有谷丙转氨酶和 / 或谷草转氨酶升高、胆红素升高等(表 11-1-9)。化疗药物引起的肝毒性一般是一过性的,因而临床医师在化疗前、化疗中及化疗后都要及时评估患者肝功能,如果发生异常,依据具体异常程度进行及时处理,必要时暂停化疗。笔者建议患者在化疗后每周检查一次肝功能,密切监测化疗后肝功能的变化。化疗药物引起的肝毒性治疗原则主要是对症保肝治疗,具体常用药物有:①促进肝功能解毒药物(还原型谷胱甘肽、葡醛内酯);②肝细胞膜稳定剂(甘草酸二铵、异甘草酸镁);③促进肝细胞再生药物(多烯磷脂酰胆碱);④维生素类(维生素 C、复合维生素 B、维生素 E、维生素 K)。

表 11-1-9　实验室检查胆红素及谷丙转氨酶异常分级

实验室检查分级	胆红素	谷丙转氨酶
1 级	>正常值上限 ~1.5 倍正常值上限	>正常值上限 ~3.0 倍正常值限
2 级	>1.5~3.0 倍正常值上限	>3.0~5.0 倍正常值上限
3 级	>3.0~10.0 倍正常值上限	>5.0~20.0 倍正常值上限
4 级	>10.0 倍正常值上限	>20.0 倍正常值上限

4. 化疗药物相关的便秘　化疗药物治疗过程中常常需要辅助止吐类药物的使用,因此会一定程度上抑制胃肠道蠕动,从而引起不同程度的便秘(表 11-1-10)。临床医师需指导患者进食高纤维饮食,多饮水,鼓励患者适当活动;酌情给予促进胃肠动力的药物,如莫沙必利,润肠通便药物软化大便,如乳果糖、番泻叶、麻仁丸,必要时给予开塞露灌肠,同时在化疗期间控制止吐药物的使用。结直肠癌患者,尤其是未经手术治疗的结直肠癌患者化疗期间出现便秘,需要高度重视,为防止肠梗阻的发生,需要在早期通过灌肠等方式进行干预。

表 11-1-10　便秘严重程度分级

分级	临床表现
1 级	偶然或间断性出现;偶然使用粪便软化剂、缓泻剂,饮食习惯调整或灌肠
2 级	持续使用缓泻剂或灌肠;影响工具性日常生活活动
3 级	需手工疏通的顽固性便秘;影响个人日常生活活动
4 级	危及生命;需要紧急治疗
5 级	死亡

5. 呃逆　化疗药物使用期间,部分患者会出现呃逆反应。如症状较轻,可以尝试苦味柠檬口含、牵拉舌头等简便方法;药物治疗可以采用多潘立酮、甲氧氯普胺等。

三、口腔黏膜炎及溃疡

化疗药物引起口腔炎的概率约为 40%,多在化疗后 5~14 天出现,持续一周左右愈合。临床医师在患者化疗期间应做好宣教,告知其保持口腔卫生清洁、进食易于消化的富含维生素的食物,禁止使用刺激性且坚硬的食物,必要时予以镇痛、保护黏膜、抗感染等对症治疗。

四、过敏反应

对于引起过敏反应风险相对较高的化疗药物需要给予预防过敏反应处理。且需要在化疗期间密切监测生命体征,如有全身过敏表现,立即停用化疗药物,联合 H_1、H_2 受体拮抗剂。当出现过敏性休克时可予以立即皮下注射或肌内注射 0.1% 肾上腺素 0.2~0.5ml(相当于 0.2~0.5mg),可于 10~15 分钟后重复注射;静脉注射地塞米松 5~10mg,必要时隔 1~3 小时重复;肌内注射异丙嗪 25~50mg;静脉注射 10% 葡萄糖酸钙溶液 10~20ml;多巴胺持续静脉泵入升血压,给予扩容(晶体:胶体 =2:1)、监测生命体征等对症治疗。药物过敏反应分级见表 11-1-11。

表 11-1-11　药物过敏反应分级

分级	临床表现
1级	一过性皮疹,药物性发热<38℃
2级	荨麻疹,药物性发热≥38℃,轻度支气管痉挛
3级	有症状的支气管痉挛伴或不伴荨麻疹;血管性水肿/水肿,过敏性低血压
4级	危及生命;需要紧急治疗
5级	死亡

五、结直肠癌常用化疗药物

(一)奥沙利铂

奥沙利铂是第三代铂类衍生物,与氟尿嘧啶(fluorouracil,FU)及叶酸联合使用在结直肠癌治疗中有一定的优势。奥沙利铂有其独特的副作用模式。在既往的临床试验及后续的临床应用中,最常提到的不良反应是神经毒性、骨髓抑制、胃肠道毒性(主要为恶心、呕吐、腹泻)。一项回顾性研究一共纳入 525 例患者,研究结果发现,以奥沙利铂为基础的化疗 3~4 级不良反应发生率分别为:中性粒细胞减少 17.2%、血小板减少 9.2%、贫血 6.0%、神经毒性 4.8%、腹泻 3.1%、恶心呕吐 1.8%。总体而言,奥沙利铂为基础的化疗安全性可控,严重不良反应发生率不高。

1. 神经毒性　神经毒性是奥沙利铂引起的最主要的剂量限制性副作用,也是其较为独特的不良反应。奥沙利铂引起的神经毒性一共有两种类型:一种是急性综合征,出现在首次接触奥沙利铂期间或之后不久;另一种是剂量限制的慢性感觉神经毒性。急性神经毒性通常是温和短暂的,且在几小时或几天内完全可逆,诱因主要是暴露在寒冷环境中。慢性累积性神经毒性是随着药物剂量的不断累积而发生的。累积性感觉神经毒性是奥沙利铂剂量限制性的不良反应,与所给的奥沙利铂的累积剂量密切相关:累积剂量 ≥540mg/m^2 时,累积性神经毒性常见;累积剂量为 650~700mg/m^2 时,10% 的患者出现持续性症状;剂量为 780~850mg/m^2 时,有近 15% 的患者出现Ⅲ级以上的神经毒性;当剂量累积到 1 000mg/m^2 时,则有约 50% 的患者发展为感觉症状,并导致功能障碍。神经毒性的分级见表 11-1-12。神经毒性的防治非常重要,如保暖、避免接触冷的物品、在生活中用温水洗浴等;如果出现了神经毒性反应需要及时向医师汇报,适当给予保护神经类药物,如维生素 B$_6$、甲钴胺等对症治疗;如果病情严重,则需要停用奥沙利铂。

表 11-1-12　神经病变严重程度分级

分级	神志	神志 - 感觉	神志 - 运动
1级	短时间嗜睡	轻度异常,深腱反射消失	主观感觉异常但常规检查正常
2级	嗜睡时间不及清醒的 50%	轻、中度客观感觉消失或中度感觉消失	轻、中度客观感觉消失或中度感觉异常
3级	嗜睡时间超过清醒的 50%	严重的客观感觉消失	严重的客观感觉消失或异常,影响功能
4级	昏迷	—	麻痹

注:—表示此等级不存在。

2. 胃肠道反应　奥沙利铂常见引起的胃肠道反应有恶心呕吐、腹泻。化疗前 30 分钟常规予以 5- 羟色胺受体拮抗剂、地塞米松增强止吐,化疗期间密切关注患者恶心呕吐、腹泻等情况,如出现及时予以对症止吐、止泻处理。具体可参照前文所述的化疗药物引起的恶心呕吐、腹泻的处理策略。如呕吐频繁,影响进食及电解质平衡、腹泻每日超过 5 次或出现血性腹泻则予以停用化疗药物。

3. 骨髓抑制 具体治疗方式见前文所述化疗药物引起的骨髓抑制的处理。当白细胞计数低于 3×10^9/L 和 / 或中性粒细胞低于 1.5×10^9/L 和 / 或血小板计数低于 80×10^9/L,则需要停用化疗药物。

（二）伊立替康

盐酸伊立替康是喜树碱的类似物（喜树碱是从中国树的喜树碱中提取的一种提取物），具有比喜树碱更高的水溶性。1996 年,伊立替康首次在美国被批准用于 FU 难治性转移性结直肠癌（metastatic colorectal cancer,mCRC）的治疗,随后与 FU/ 亚叶酸联合用于 mCRC 的一线治疗,成为 mCRC 治疗的关键药物之一。

尿苷二磷酸葡萄糖醛酸转移酶 1A1（*UGT1A1*）基因是尿苷二磷酸葡萄糖醛酸转移酶家族中的一员,其缺陷导致伊立替康代谢失活下降、药物累积、毒性增加。因此,伊立替康剂量要依据患者 *UGT1A1* 的表型确定。如条件允许,患者需行 *UGT1A1* 基因型检测并根据结果慎重考虑伊立替康给药剂量从而减轻药物相关不良反应。伊立替康诱发的主要不良反应为延迟性腹泻、中性粒细胞减少症、乙酰胆碱综合征和恶心呕吐。

1. 延迟性腹泻 伊立替康需要羧酸酯酶的激活才能成为一种细胞毒性强的拓扑异构酶抑制剂,这种反应导致药物在腔内的高浓度,从而损害胃肠道黏膜并导致腹泻。此外,腹泻合并严重的中性粒细胞减少症通常会导致革兰氏阴性脓毒症,这种并发症导致患者有死亡风险。因此,在伊立替康治疗之前需要对患者进行宣教,告知患者避免食用促进肠蠕动的食物,且告知腹泻在伊立替康治疗中的严重性,要求患者在治疗期间一旦出现腹泻需及时向医师汇报。治疗腹泻的主要目标是减轻腹泻情况。治疗同时需要积极纠正脱水,并在症状持续或伴有中性粒细胞减少症时使用抗生素。延迟性腹泻的具体治疗方法：予以洛哌丁胺,初始剂量为 4mg,然后每 2 小时服用 2mg,直到 12 小时内无腹泻,最长使用时间不超过 48 小时；如腹泻没有控制则考虑酌情使用抗生素；如 48 小时腹泻仍未控制,予以奥曲肽每 8 小时 100~150μg,使用喹诺酮类抗生素直至腹泻停止后 24 小时。当患者发生严重腹泻时,建议尽早请专科医师会诊,协助治疗。发生延迟性腹泻的患者在下一疗程的伊立替康的治疗前需适当调整化疗药物的剂量。

2. 其他常见不良反应

（1）骨髓抑制：与许多化疗药物相似,伊立替康也会引起骨髓抑制,主要表现为中性粒细胞减少。治疗上可以依据骨髓抑制的程度选择口服或皮下注射升白细胞药物。当患者出现轻度的骨髓抑制时可以继续化疗同时配合升白细胞药物治疗；当患者出现严重骨髓抑制时需暂停化疗,同时做好防护工作、预防感染。具体见前文所述化疗药物引起的白细胞 / 中性粒细胞减少的处理策略。

（2）胆碱能综合征：伊立替康已被证明具有类似乙酰胆碱的作用,因而,接受伊立替康治疗的患者有发生急性胆碱能综合征的风险（24 小时内早发性腹泻、出汗、流涎、视物模糊、腹痛、流泪等症状）。一旦出现胆碱能综合征需使用阿托品 0.25mg 皮下注射,对于既往出现过胆碱能综合征的患者在下一次疗程治疗时应该预防性使用阿托品。

（3）恶心呕吐：化疗前后常规予以止吐、护胃药物,一般可以有效减轻化疗期间的恶心呕吐反应,具体见前文所述化疗药物引起的恶心呕吐的处理策略。

（三）氟尿嘧啶

FU 被应用于治疗包括结直肠癌在内的多种恶性肿瘤。FU 的主要不良反应为胃肠道反应、骨髓抑制、黏膜炎、手足综合征。治疗方面参照其他化疗药物不良反应的处理、对症治疗,依据患者情况评估是否需将 FU 减量或停用。

1. 手足综合征 手足综合征（hand-foot syndrome,HFS）也被称为掌跖红斑感觉障碍。掌跖红斑,即手掌和脚掌的毒性红斑,是一种相对常见的皮肤反应。HFS 对患者的生活质量有很大影响,发生 HFS 的患者常常需要减少化疗药物剂量,甚至中断化疗。HFS 严重程度分级见表 11-1-13。

表 11-1-13 HFS 严重程度分级

分级	WHO 标准	NCI 标准
1 级	感觉异常,手脚刺痛	轻微的皮肤变化或皮炎(如红斑、水肿或角化过度)而无疼痛
2 级	拿东西和走路时不适,无痛的肿胀和红斑	皮肤变化(脱皮、水疱、出血、水肿或角化过度)伴有疼痛;限制日常生活中的器械活动
3 级	手掌、脚掌红斑疼痛,肿胀,甲周红斑,肿胀	严重的皮肤变化(脱皮、水疱、出血、水肿或角化过度)并伴有疼痛;生活不能自理
4 级	脱屑、溃疡、起疱、剧痛	—

注:—表示此等级不存在。

在接受 FU 治疗之前需要对患者进行教育、支持和鼓励。发生 HFS 后可以通过使用镇痛药或局部麻醉药(如利多卡因贴剂)及改变生活方式等措施来改善症状,避免穿不合脚的鞋子或紧身衣、避免过度锻炼或暴露在极端温度下。治疗药物分为系统全身治疗(口服糖皮质激素、维生素 B_6、塞来昔布、镇痛药)及局部治疗(局部使用类固醇药膏、润肤剂等),具体治疗建议见表 11-1-14。

表 11-1-14 HFS 的治疗建议

NCI 分级	FU 剂量调整	处理策略
1 级	无须调整	继续做好预防工作,使用冷敷或冷水浴,局部使用类固醇制剂,密切监测副作用
2 级	延迟到不良反应降至 0~1 级同时考虑减少后续疗程的剂量	化疗剂量不改变的前提下预防性使用塞来昔布,预防性口服地塞米松
3 级	延迟到不良反应降至 0~1 级同时考虑减少后续疗程的 25% 化疗药物剂量	参照 2 级反应使用全身和局部治疗

2. 其他不良反应 如骨髓抑制、恶心、呕吐、腹泻,处理见前文。

(四) 替吉奥

替吉奥(S-1)是一种氟尿嘧啶衍生物,是近年来开发的一种治疗胃肠道肿瘤的新型口服抗肿瘤药物。晚期结直肠癌 S-1 单药治疗的有效率为 19%~39%。S-1 最常见的剂量限制性不良反应为骨髓抑制,包括中性粒细胞减少、血小板减少、血红蛋白减少。除此以外,口服 S-1 治疗的患者还有可能出现恶心呕吐、黏膜炎、厌食和腹痛。一项纳入 9 个随机对照试验的研究分析对比了口服 S-1 与静脉应用氟尿嘧啶在不良反应方面的差别(3 级以上不良反应方面):两者在腹泻、恶心呕吐、高胆红素血症反应发生率方面差异无统计学意义;接受口服氟尿嘧啶治疗的患者中性粒细胞减少 / 粒细胞减少、黏膜炎、口腔炎、发热等反应发生率小于静脉 FU 输注患者。治疗方面与其他化疗药物相似,结合具体的反应严重程度来考虑是否需要调整用药剂量,同时需要对症支持治疗。

(五) 雷替曲塞

雷替曲塞作为一种容易在细胞中富集的胸苷合成酶抑制剂,可阻止脱氧尿苷单磷酸生成胸苷单磷酸导致 DNA 断裂和细胞死亡,从而发挥抗肿瘤作用。对于 mCRC 的治疗,雷替曲塞在许多国家获得批准并被作为 FU 的一种方便的替代用药。与重复的和延长的 FU 输液方案相比,简单的 3 周剂量的雷替曲塞方案并发症(如导管相关性血栓形成、感染)相对更少。在不良反应方面,雷替曲塞最常见的不良反应是转氨酶升高、骨髓抑制和恶心呕吐。治疗方面参照其他化疗药物不良反应的处理、对症治疗,依据患者实际情况评估是否需要将雷替曲塞减量或停用。

(六) 卡培他滨

卡培他滨可以单独使用,也可与奥沙利铂、伊立替康等联合用于治疗 mCRC。在结直肠癌方面,随机试验的汇总分析显示 FU 联合治疗和卡培他滨联合治疗方案的疗效相当。虽然卡培他滨的疗效被认为等同于 FU,但它们的毒性情况各不相同。两种药物均可诱发胃肠道不良事件,其中恶心的发生率无差异。卡培他滨的口腔炎发生率显著降低,而腹泻发生率显著升高,尤其是与伊立替康联合应用时腹泻率更高。卡培他滨诱发的不良反应发生率和严重程度取决于治疗相关因素,如给药计划、持续时间、以前的治疗方案及与细胞毒性药物联合使用时的重叠毒性。治疗方面可参照前文所述的化疗药物常见不良反应的处理。

(七) TAS-102

TAS-102 曲氟尿苷替匹嘧啶片是朗斯弗的研发代号,TAS-102 是三氟胸苷(FTD)和盐酸替匹嘧啶(TPI)以 1:0.5 的摩尔比组成的片剂。抗肿瘤成分是 FTD,通过取代胸腺嘧啶直接掺入 DNA,破坏 DNA 功能,发挥抗肿瘤作用。TAS-102 的作用机制不同于 FU,并能抵抗 FU 耐药。国际 RECOURSE 研究和亚太 TERRA 研究结果都表明,TAS-102 降低了结直肠癌患者 50% 以上的疾病进展风险,也显著降低了患者的死亡风险。目前,TAS-102 已经被国际指南推荐与瑞戈非尼共同作为结直肠癌患者的三线标准治疗方案。与瑞戈非尼相比,TAS-102 与其疗效相似,不良反应谱不同,耐受性更好。此外,研究显示,≥65 岁患者从 TAS-102 获益更显著,为 ≥65 岁的老年患者或前线使用靶向药物进展后的患者带来新的选择。

在不良反应方面,RECOURSE 研究和 TERRA 研究均显示 TAS-102 的不良反应以血液学毒性为主,且是可预见、易管理、能恢复的。从 RECOURSE 研究中可以看到,多数患者的白细胞计数、中性粒细胞计数、血红蛋白和血小板计数在用药 3~4 周,会降低至最低值,给予对症支持治疗后 8~9 天即可恢复至 2 级以下。TAS-102 带来的血液学毒性的处理方式参照前文所述化疗药物常见不良反应的处理,一般不影响下一疗程的治疗。此外,TAS-102 引起的恶心、呕吐、手足综合征、高血压等有自觉症状的不良反应发生率是非常低的。

(钱晓萍 章 群)

第二节 结直肠癌常用分子靶向药物的不良反应及处理策略

一、贝伐珠单抗

贝伐珠单抗是一种重组人源化的单克隆免疫球蛋白 G1 抗体,在标准化疗方案中加入贝伐珠单抗已被证明可显著提高 mCRC 患者的总生存期(overall survival,OS)、无进展生存期(progression-free-survival,PFS)和/或总应答率。

贝伐珠单抗最严重的不良反应是胃肠道穿孔、手术和伤口愈合并发症,以及出血,其他常见的主要药物不良反应包括血栓栓塞、蛋白尿和高血压。以下详细介绍贝伐珠单抗常见的药物不良反应及相应的临床处理策略。

(一) 高血压

高血压是贝伐珠单抗所导致的常见的不良反应之一。通常来说,贝伐珠单抗导致的高血压的发病通常是在用药几周内逐渐发生的,但是也有首次注射贝伐珠单抗引起血压急性升高的不良事件发生。

参照 NCI-CTCAE V5.0 的分级标准,贝伐珠单抗引起的高血压可以分为 5 级,达到 3~4 级即认定为高级别的高血压。据报道,接受贝伐珠单抗治疗的患者出现各级别高血压的比例约为 36%,出现高级别高血压的比例为 1.8%~22%,其中不到 1% 的患者出现 4 级高血压。因此,贝伐珠单抗引起的高血压总体可控,极少案例会出现高血压危象伴脑病或蛛网膜下腔出血等凶险事件。

在贝伐珠单抗诱发的高血压临床处理方面,目前认为,贝伐珠单抗引起的1级高血压无须特殊处理(无须调整贝伐珠单抗用量及药物干预调整血压);贝伐珠单抗引起的2级高血压可以选择使用一种抗高血压药控制血压,同时暂停贝伐珠单抗治疗,待血压控制到<150/100mmHg后,患者可继续接受贝伐珠单抗治疗;贝伐珠单抗引起的3级高血压往往是需要一种以上的抗高血压药联合降压或需要更换较前更强的抗高血压药来控制血压。贝伐珠单抗治疗的患者出现3级高血压需要接受标准的抗高血压药治疗,如ACEI、β受体阻滞剂、利尿药和钙通道阻滞剂。考虑ACEI类药物对肾脏的保护及减轻蛋白尿的作用,一般临床首选ACEI来调节患者血压(如福辛普利、贝那普利等)。其他还包括钙通道阻滞药(如氨氯地平等)、ARB(如氯沙坦、缬沙坦等)、利尿药(如氢氯噻嗪等)和β受体阻滞剂(如美托洛尔等)等。而更严重的4级高血压如高血压危象往往会危及患者生命,应永久停用贝伐珠单抗。贝伐珠单抗引起的高血压分级及其对应的贝伐珠单抗剂量调整情况见表11-2-1。

表11-2-1　贝伐珠单抗药物相关高血压的分级及临床表现

NCI-CTC分级	临床表现及降压治疗	贝伐珠单抗剂量调整
1级	无症状一过性(<24小时),血压增高>20mmHg(舒张压),或以前血压处于正常范围,但本次测量血压>150/100mmHg。无须干预	无须调整
2级	反复或持续性(>24小时)或出现症状,血压增高>20mmHg(舒张压),或以前血压处于正常范围,但本次测量血压>150/100mmHg。使用一种抗高血压药进行治疗	暂停贝伐珠单抗,一旦血压控制到<150/100mmHg后,患者可继续接受贝伐珠单抗治疗
3级	收缩压≥160mmHg或舒张压≥100mmHg;医疗干预;需要一种以上抗高血压药或比以前更高强度的治疗	对于持续性或伴有症状的症状性高血压,应暂停贝伐珠单抗治疗;若高血压无法控制,则应永久终止贝伐珠单抗治疗
4级	危及生命(恶性高血压、暂时或永久性神经功能缺损、高血压危象);紧急干预	若发生4级高血压,则应永久终止贝伐珠单抗治疗
5级	死亡	

贝伐珠单抗引起的高血压需要住院治疗或停用贝伐珠单抗的患者达1.7%。部分患者在停用贝伐珠单抗后高血压仍持续存在,但大多数患者高血压会消失。

高血压病史是贝伐珠单抗相关高血压的直接危险因素;其他危险因素可能包括糖尿病或高空腹血糖水平、已有或家族心血管疾病史、血脂异常、肾病、吸烟等。此外,贝伐珠单抗引起的高血压也与肿瘤类型相关,其中肾细胞癌和乳腺癌患者接受贝伐珠单抗治疗诱发高血压的风险最高。因此,在贝伐珠单抗治疗前合理预防及治疗过程中密切监测有非常重要的意义。具体来说有以下几点:第一,排除未控制的高血压,即在开始贝伐珠单抗治疗之前对有高血压病史的患者给予充分的血压控制(<150/100mmHg);第二,整个治疗期间监测患者血压并积极控制血压以便对高血压的出现与恶化情况进行监控;如患者在终止治疗时仍然存在高血压,应定期监测直到其血压恢复正常。

(二) 动脉血栓/血栓栓塞事件

动脉血栓/血栓栓塞事件(arterial thrombotic events,ATEs)的发生率很高,很可能是由于恶性肿瘤、手术的促凝性和细胞毒性化疗及其他因素(如长期卧床休息)造成的。动脉血栓/血栓栓塞事件包括脑梗死、短暂性脑缺血发作、心肌梗死、心绞痛等多种其他事件,其在贝伐珠单抗相关不良反应中是最为致命的。一项包含三个肿瘤类型的临床试验的综合研究分析发现(3项mCRC临床试验,1项复发转移性乳腺癌Ⅲ期临床试验,1项晚期或复发性非小细胞肺癌Ⅲ期临床试验),在化疗中加入贝伐珠单抗,ATEs的发生率是单纯化疗的两倍多(贝伐珠单抗为3.8%,单纯化疗为1.7%)。

年龄≥65岁或既往曾有ATEs病史是ATEs发生的独立危险因素,虽然目前并无定论认为以上危险因素为使用贝伐珠单抗的绝对禁忌,但是在具备以上发生ATEs危险因素的患者使用贝伐珠单抗治疗前需要进行慎重评估。对于已经发生ATEs的患者均应该永久性停用贝伐珠单抗。有研究表明,采用低剂量的阿司匹林可以有效预防贝伐珠单抗相关的ATEs发生,但仍需更多研究来进一步证实低剂量阿司匹林对贝伐珠单抗相关ATEs发生的预防作用。

静脉血栓(venous thromboembolism,VTE)也是贝伐珠单抗引起的血栓栓塞事件之一,其更好发于已患有心血管疾病和接受手术切除原发肿瘤的患者。当发生4级静脉血栓时,需停用贝伐珠单抗,3级及以下静脉血栓应紧密监测;一旦发生静脉血栓,应给予低分子量肝素5~10天。如需长期抗凝治疗,低分子量肝素可使用6个月,保持国际标准化比值(international normalized ratio,INR)为2~3,在抗凝治疗过程中需严密监测患者的凝血功能,并依据INR调整抗凝血药使用剂量,以避免出血。

贝伐珠单抗诱发的各级别的血栓栓塞事件发生率相对较低,但血栓栓塞事件危及生命,需在治疗期间密切监测、及时干预。

(三)胃肠道穿孔

在晚期结直肠癌中,胃肠道穿孔的发生率为1.5%~2%。胃肠道穿孔在贝伐珠单抗药物的不良反应中并不常见,但却是致命的不良反应(表11-2-2)。伴有急性憩室炎、梗阻、穿孔部位肿瘤、腹部放射史的患者更容易发生胃肠道穿孔,需谨慎治疗。一旦在治疗过程中出现胃肠道穿孔则需永久停用贝伐珠单抗。患者被确诊为胃肠道穿孔,如需要手术治疗则应及时进行手术治疗;多数患者不需要手术治疗也无生命危险,但应注意及时给予胃肠减压、静脉营养支持和静脉输注抗生素等治疗。此外,早期发现胃肠道穿孔是必要的,接受贝伐珠单抗治疗的患者需要仔细监测胃肠道穿孔的迹象,包括与便秘或呕吐相关的腹痛。

表11-2-2　贝伐珠单抗诱发胃肠道穿孔分级

分级	描述
1级	无症状,仅有影像学表现
2级	需要干预治疗,静脉输液<24小时
3级	静脉输液、胃肠内营养或静脉营养≥24小时,有手术指征
4级	出现危及生命的后果

贝伐珠单抗诱发胃肠道穿孔的发生率低,但一旦怀疑需立即鉴别诊断,诊断明确后需及时干预处理以免造成患者生命危险。

(四)蛋白尿

在对晚期结直肠癌患者的随机Ⅱ期研究中,约25%的使用贝伐珠单抗的患者有蛋白尿(表11-2-3)。在常规治疗中,使用贝伐珠单抗的患者应每个月进行尿常规及24小时蛋白尿定量检测分析。在大多数临床研究中,当患者蛋白尿>2g/24h时应中断贝伐珠单抗治疗,当蛋白尿<2g/24h时恢复贝伐珠单抗治疗。对于肾病综合征患者,应停用贝伐珠单抗。

表11-2-3　贝伐珠单抗诱发蛋白尿分级及贝伐珠单抗治疗调整

分级	贝伐珠单抗剂量调整
尿蛋白+~+++或24小时尿蛋白≤2g	按照计划继续贝伐珠单抗给药
尿蛋白++++或24小时尿蛋白>2g	暂停并推迟贝伐珠单抗给药直到24小时尿蛋白≤2g
如出现4级蛋白尿(肾病综合征)	永久性停止贝伐珠单抗给药

对贝伐珠单抗引起的蛋白尿进行预防及监测显得尤为重要。预防是指在开始贝伐珠单抗治疗之前检

测 24 小时尿蛋白,当尿蛋白水平≥2g/24h,需要推迟贝伐珠单抗治疗,直到尿蛋白水平恢复到<2g/24h,再开始治疗。在贝伐珠单抗治疗过程中,需要在整个治疗期间对所有患者定期密切监测蛋白尿。有高血压病史的患者发生蛋白尿的风险加大,应加强监测,即在每次贝伐珠单抗给药前 48 小时内所有患者都应进行尿蛋白检测,对于尿蛋白≥++的患者行 24 小时尿蛋白测定;患者在终止贝伐珠单抗治疗后,仍应每 3 个月检测 24 小时尿蛋白一次,直到 24 小时尿蛋白<1g。目前对于贝伐珠单抗引起的蛋白尿尚无标准治疗方法。可选用的一线治疗为 ACEI 或 ARB,二线治疗为非二氢吡啶类钙通道阻滞药或醛固酮受体拮抗剂。必要时应及时请专科医师协助诊治。

(五) 伤口愈合综合征

在动物模型中发现贝伐珠单抗影响伤口愈合,因此,在所有贝伐珠单抗的临床研究中,患者在大手术后的前 28 天内不允许接受贝伐珠单抗治疗。为避免出现影响伤口愈合的风险,预计进行择期手术前 28 天内应暂停贝伐珠单抗治疗。出现伤口愈合综合征的患者应暂停贝伐珠单抗治疗直至伤口愈合,同时密切监测伤口愈合情况。

(六) 出血

在结直肠癌中,贝伐珠单抗诱发的出血发生率约为 5.8%。研究表明,贝伐珠单抗的使用显著增加了各级别出血的风险,其中高剂量的贝伐珠单抗组较低剂量贝伐珠单抗组出现高级别出血的风险增加,提示与贝伐珠单抗相关的出血风险是剂量依赖性的。贝伐珠单抗引起的出血有两种模式:第一种是轻度出血,最常见的是 1 级鼻出血,约占所有患者的 1/3;第二种是出血类型罕见但严重的出血性事件(中枢神经系统出血)。尽管贝伐珠单抗诱发的中枢神经系统出血的发生率不超过 1%,但是出血导致的死亡有 1/3 来自中枢神经系统出血。鉴于贝伐珠单抗有可能导致的出血风险,其不可应用于近期出现出血的患者。

二、西妥昔单抗

西妥昔单抗是重组嵌合单克隆 IgG1 抗体和表皮生长因子受体(epidermal growth factor receptor,EGFR)抑制剂,被批准用于 RAS 及 BRAF 野生型晚期左半结肠癌患者。西妥昔单抗的不良反应主要为皮肤反应及输液相关反应。

(一) 皮肤反应

常见的西妥昔单抗相关的皮肤反应如干燥(皮肤干燥)、裂缝、瘙痒、湿疹、皮肤感染和荨麻疹;指甲状况如甲癣(指甲周围的化脓性炎症)。最早和最常报道的皮肤反应是痤疮状皮疹(也称丘疹性脓疱疹),在 60%~80% 的患者中发生,通常在治疗的最初 12 周内发生。皮肤毒性往往会随时间的推移而发生变化。西妥昔单抗诱发的皮疹较常见于颜面部和/或躯干上部,多表现为红斑性毛囊丘疹,可发展为脓疱;约 85% 的患者会发生,但一般表现为轻、中度,少见重度(表 11-2-4)。西妥昔单抗诱发的皮疹是可逆的,通常在停止治疗后 4 周内或在继续治疗中完全消退,发生率和严重程度通常与剂量相关。持续接受西妥昔单抗治疗的患者皮肤毒性的处理策略见图 11-2-1。

表 11-2-4　皮疹分级及临床表现

皮疹分级	临床表现
1 级	丘疹和/或脓疱<10% 体表面积,伴或不伴瘙痒
2 级	丘疹和/或脓疱占 10%~30% 体表面积,伴或不伴瘙痒或敏感;伴心理影响;影响日常生活活动
3 级	丘疹和/或脓疱>30% 体表面积,伴或不伴瘙痒;影响日常生活活动;伴有需要口服抗生素治疗的局部感染
4 级	任何体表面积的丘疹和/或脓疱,伴或不伴瘙痒;需要静脉给予抗生素治疗广泛的多重感染;危及生命
5 级	死亡

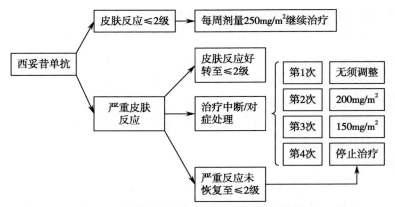

图 11-2-1　持续接受西妥昔单抗治疗的患者皮肤毒性的处理

由于缺乏相关的对照试验,西妥昔单抗相关皮肤毒性的处理主要基于个人经验和小规模的统计。有证据表明,与反应性治疗相比,预防措施可以显著降低皮肤不良反应的发生率;一旦出现皮肤症状应开始口服四环素和局部使用类固醇药物。此外,涂防晒霜和避免阳光直射也有助于预防和减轻皮肤反应(表 11-2-5)。

表 11-2-5　预防西妥昔单抗相关皮肤不良反应的建议

预防性使用	根据需要每天使用轻润肤剂(乳液)
出现发红、干燥、早期粉刺症状时使用	温和的外用类固醇药膏(如 1% 氢化可的松)使用 14 天 口服四环素 14 天,如果有四环素禁忌证,则使用红霉素或克拉霉素 14 天
一般性建议	在户外使用防晒霜,避免强烈的阳光 避免热水浴和桑拿浴 避免使用含酒精和香料的护肤品 将凡士林涂抹在甲周皮肤上,形成防水层 避免修指甲 / 足疗,避免穿过紧的鞋子 对于已存在湿疹的患者:加强日常皮肤护理 对于活跃的酒渣鼻、痤疮或湿疹患者:立即到皮肤科就诊

(二)输液相关反应

接受西妥昔单抗的患者约 10% 出现输液反应,其中约 1% 的患者出现严重输液反应,约 90% 发生在第一次使用时或滴注后 1 小时内。输液反应临床表现有皮疹、发热、支气管痉挛、呼吸困难、恶心、呕吐等,严重时甚至会发生血压变化、心绞痛和心肌梗死。为预防输液反应,在注射西妥昔单抗之前,患者必须服用抗组胺药和皮质类固醇;输液后至少监测 1 小时。1~2 级输液反应可减慢输液速度并给予对症处理;3~4 级输液反应需要中断输液和给予对症治疗。

三、瑞戈非尼

瑞戈非尼是一种口服的小分子多个激酶抑制剂,其最常见的不良反应是手足皮肤反应(hand foot skin reaction,HFSR)、高血压和感染;最常见的严重不良反应为严重肝损伤、出血、胃肠道穿孔和感染。

(一)手足皮肤反应

在患者感觉异常前驱期之后(几天内由针刺感发展为灼烧感),可出现双侧、疼痛、界线分明的不对称红斑和大而紧绷的水疱,然后表现为愈伤组织样角化过度。疼痛程度可能与病变的临床表现不相符。症状通常出现在手掌、足底、肘部和截肢部位等承压部位,而在手背或脚背不太可能出现;也可能出现在其他摩擦区域,如指尖、脚的侧面及手指和脚趾之间的空间。与手足综合征不同,HFSR 特指与靶向治疗有关的症状,手足综合征特指与传统化疗有关的症状(表 11-2-6)。

表 11-2-6 HFSR 与手足综合征的鉴别

HFSR	手足综合征
与多激酶抑制剂(如索拉非尼、舒尼替尼和瑞戈非尼)和 *BRAF* 抑制剂(如维莫非尼和达拉非尼)相关	与传统的细胞毒性化疗有关,包括阿糖胞苷、蒽环类、氟尿嘧啶和紫杉烷
时间:开始治疗后几天到几周	时间:开始治疗后数周至数月
特点:感觉迟钝,红斑,疼痛,压力点有水疱和角化过度(周围有红斑)	特点:感觉异常、红斑、结垢
分布:定位于压力点	分布:对称,弥散分布

虽然 HFSR 不被认为是危及生命的不良反应,但病变的位置会影响患者的日常工作,甚至影响行走。瑞戈非尼治疗相关的 HFSR 症状分级见表 11-2-7。

表 11-2-7 瑞戈非尼治疗相关的 HFSR 症状分级

1 级(不影响日常活动)	2 级(影响日常活动)	3 级(无法工作且影响日常活动)
轻度皮肤改变或皮炎(如红斑、水肿或角化过度),但不伴疼痛	皮肤改变(如脱皮、水疱、出血、水肿或角化过度),伴疼痛;功能性日常生活受限	严重皮肤改变(如脱皮、水疱、出血、水肿或角化过度),伴疼痛;自理性日常生活活动受限

HFSR 的防治目标是降低发生率、减轻已形成的 HFSR 的症状及维持患者的生活质量,使患者可以继续接受有效的抗肿瘤治疗。在瑞戈非尼治疗开始前,需要对患者进行基线水平的症状评估,临床检查应特别注意手和脚,是否有角化过度、湿疹或真菌病。任何确定的危险因素都需要进行治疗,在瑞戈非尼开始治疗前通过修指甲或修脚来去除过度角化的皮肤,或转诊至皮肤科(特别是对有并存疾病的患者,如糖尿病患者)。建议患者使用不含酒精的润肤霜,避免使用热水(如洗碗或热水浴)、穿紧的鞋袜、剧烈运动或对手脚造成压力的活动。一旦开始治疗,应经常监测患者出现 HFSR 的迹象:在治疗的第一周进行监测,在前两个周期内每 1~2 周监测一次,此后每 4~6 周监测一次。HFSR 反应大多数在前两个周期中发生,所以有的临床医师会减少患者初始使用剂量,如果患者能够耐受治疗,再逐步增加到完整的 160mg 剂量。一旦患者出现可疑的 HFSR 症状,则需确定原因及排除其他原因(如多形红斑,真菌感染,其他类型的药物反应,或细胞毒性化疗后持续的感觉神经病)。不同分级的 HFSR 对应的临床处理策略见表 11-2-8,出现 HFRS 后瑞戈非尼的剂量调整见表 11-2-9。

表 11-2-8 不同分级的 HFSR 对应的临床处理策略

分级	临床处理
1 级	角化剂(如 10%~40% 尿素或 5%~10% 水杨酸)、局部镇痛药(如利多卡因凝胶)、2 周内完成临床检查、加强对患者的预防措施教育、避免使用热水、经常使用润肤剂和面霜、使用棉质手套和袜子、维持瑞戈非尼剂量
2 级	局部使用利多卡因治疗疼痛,另外使用氯倍他索 0.05% 软膏治疗红斑、加强对患者的预防措施教育、考虑减少瑞戈非尼剂量;如果症状没有改善或复发,中断治疗 ≥7 天,直到毒性消退
3 级	考虑在氯倍他索 0.05% 软膏中加入局部抗生素或防腐剂、加强对患者的预防措施教育、中断治疗 ≥7 天,直到毒性消退,减少剂量后重新用瑞戈非尼

表 11-2-9　出现 HFSR 后瑞戈非尼剂量的调整

分级	出现	剂量调整
1 级	任何时候	维持剂量水平并立即采取支持性措施以减轻症状
2 级	第 1 次出现	考虑减少一个剂量水平 40mg 的剂量，并立即采取支持措施 如果没有改善，中断治疗至少 7 天，直到毒性消退到 0~1 级
	7 天内症状没有改变 / 第 2 次出现 / 第 3 次出现	中断治疗直到毒性消退到 0~1 级，恢复治疗时，应减少剂量
	第 4 次出现	终止治疗
3 级	第 1 次出现	立即采取支持性措施。中断治疗至少 7 天，直到毒性消退至 0~1 级；恢复治疗时，将剂量降低一个剂量水平
	第 2 次出现	立即采取支持性措施。中断治疗至少 7 天，直到毒性消退至 0~1 级；恢复治疗时，将剂量再减少一个剂量水平
	第 3 次出现	永久性终止治疗

　　临床试验和实际临床应用的经验证据表明，接受瑞戈非尼治疗的患者出现 HFSR 风险很高。只要理解风险、采取适当的预防措施、识别早期症状和及时调整剂量对症处理，HFSR 的出现并不会影响患者总体的治疗疗程。

（二）肝功能异常

　　瑞戈非尼诱发的肝功能异常较常出现，包括谷丙转氨酶、谷草转氨酶和胆红素水平升高在内的肝功能检测异常发生率约为 10%。接受瑞戈非尼治疗的患者出现肝功能异常通常发生在治疗的前 2 个月。因此，在治疗最初的 2 个月，至少每 2 周进行肝功能检查（谷丙转氨酶、谷草转氨酶和胆红素），随后应至少每个月一次或基于临床情况定期监测；如血液学检查显示肝功能改变，则需增加检测密度；改善肝功能异常的措施包括改变瑞戈非尼剂量或中断给药计划。瑞戈非尼诱发肝功能异常后的剂量调整方案见表 11-2-10。

表 11-2-10　瑞戈非尼诱发肝功能异常后的剂量调整方案

谷丙转氨酶和 / 或谷草转氨酶升高水平	出现次数	推荐剂量调整方案
≤5 倍正常值上限	任何次数	继续治疗；每周监测肝功能，直到转氨酶恢复到 <3 倍正常值上限或基线水平
>5 倍且 ≤20 倍正常值上限	第一次发生	中断治疗，每周监测转氨酶，直到转氨酶恢复到 <3 倍正常值上限或基线水平，重新开始给药，如潜在获益超过肝毒性风险，则重新开始治疗，降低 40mg 的剂量（1 片），并至少连续 4 周监测肝功能
	重复发生	永久性停止治疗
>20 倍正常值上限	任何次数	永久性停止治疗
>3 倍正常值上限（2 级或更高），伴发胆红素 >2 倍正常值上限	任何次数	永久性停止治疗 每周监测肝功能，直至消退或恢复至基线水平，例外情况：转氨酶升高的吉尔伯特综合征患者，应按上述相应的谷丙转氨酶和 / 或谷草转氨酶升高水平建议管理

（三）高血压

　　在临床实践中，高血压在接受瑞戈非尼治疗的患者中很常见，如果治疗得当，对生活质量的影响可以忽略不计。在 CORRECT 和 CONCUR 试验中，瑞戈非尼相关的高血压发生率分别为 28% 和 22%；在上述两项试验中，3 级以上的高血压发生率达 7.0%~12.0%。瑞戈非尼诱发的高血压一般是暂时性的，一旦停用瑞戈非尼治疗后,患者血压即可逐渐恢复正常。在瑞戈非尼治疗前,如果发现血压升高应检查和控制血压。在治疗的最初两个周期,应每周监测血压,如果发现高血压应进行治疗。如果可能,患者应该在家里每天测量血压,从而有助于鉴别因去医院时紧张而血压增高的患者。瑞戈非尼诱发的高血压分级及对应的处理策略见表 11-2-11。

表 11-2-11　瑞戈非尼诱发的高血压分级及对应的处理策略

分级	临床处理
1 级 高血压前期(收缩压 120~139mmHg 或舒张压 80~89mmHg)	考虑增加血压监测频率,继续瑞戈非尼给药
2 级 收缩期血压 140~159mmHg 或舒张压 90~99mmHg);反复或持续性(≥24 小时);治疗前在正常范围内,治疗后舒张压增加>20mmHg 或升高到>140/90mmHg	无症状:开始抗高血压治疗(逐步增加到起效)并持续给予瑞戈非尼,如增强抗高血压治疗后舒张压仍不可控(≤100mmHg),则将瑞戈非尼降低 1 个剂量水平 有症状:中断瑞戈非尼给药,直到症状缓解,且舒张压≤100mmHg;同时使用抗高血压药(逐步增加到起效),如增加抗高血压治疗后舒张压仍不可控(≤100mmHg),则将瑞戈非尼降低 1 个剂量水平
3 级 2 期高血压(收缩期)血压>160mmHg 或舒张压≥100mmHg);医疗干预;超过一种药物或比以前使用更强的治疗手段	中断瑞戈非尼给药,直到症状缓解,且舒张压≤100mmHg;增加当前抗高血压药(可为多种)/增加其他抗高血压药,重新开始瑞戈非尼治疗时应降低 1 个剂量水平。如增加抗高血压治疗后舒张压仍不可控(≤100mmHg),则将瑞戈非尼降低 1 个剂量水平
4 级 危及生命	中断治疗

对于瑞戈非尼引起的高血压的治疗并无首选药物推荐。对于 2 级高血压患者可选用一种抗高血压药,如 ACEI 类;对于 3 级高血压,可以增加 β 受体阻滞剂等其他药物。如果两种药物治疗方案不充分,钙通道阻滞剂可以作为第三种药物。此外,选择抗高血压药时应尽量避免使用利尿药,特别是当患者同时出现瑞戈非尼相关腹泻时,这类药物会导致脱水。

(四) 腹泻

瑞戈非尼治疗引起的腹泻很常见,在 CORRECT 试验中 34% 的患者出现了腹泻,其中 7% 的患者出现了 3~4 级的腹泻。腹泻分级:1 级腹泻,超过基线次数<4 次 /d;2 级腹泻,超过基线次数 4~6 次 /d;3 级腹泻,超过基线次数>7 次 /d;4 级腹泻,大便失禁。瑞戈非尼引起的 3~4 级腹泻可能导致严重的电解质紊乱。如果患者每日排便次数超过 3 次则应该向医师汇报。慢性 2 级腹泻比短期 3 级腹泻更影响患者的生活质量。因此,对患者进行教育十分重要。

在开始治疗时,建议患者注意饮食(如低纤维摄入量)。为了有效地控制腹泻、防止症状加重,如果患者每天排便超过 3 次,应向医师汇报。一般 1 级和 2 级腹泻患者建议使用洛哌丁胺(首剂量 4mg,然后每 2 小时口服 2mg),直到最后一次腹泻后 12 小时,最多只能服用至 48 小时。如果洛哌丁胺不能控制腹泻,如在 48 小时后仍然为 3 级或更高级别腹泻,应考虑住院治疗。

四、呋喹替尼

呋喹替尼是一种血管内皮生长因子受体(vascular endothelial growth factor receptor, VEGFR)抑制剂,可以阻断与肿瘤增殖相关的新血管的生长。2018 年 9 月,呋喹替尼首次在中国获得批准用于治疗至少经历两次系统性抗肿瘤治疗失败后的 mCRC 患者。FRESCO 临床试验中的中国 mCRC 患者口服呋喹替尼的安全性可接受,其耐受性与血管内皮上皮因子(vascular endothelial growth factor, VEGF)/VEGFR 通路的其他抑制剂的耐受性大致一致。最常见的不良反应为高血压(呋喹替尼组为 55.4%,安慰剂组 15.3%)、手足皮肤反应(49.3% vs. 2.9%)、蛋白尿(42.1% vs. 2.9%),发声困难(36.0% vs. 1.5%)及促甲状腺激素水平升高(24.8% vs. 2%)。呋喹替尼导致的不良反应大多为1~2级,通常可通过剂量调整(治疗中断或剂量减少)和/或对症支持治疗得到控制。与治疗相关的3级不良反应在接受呋喹替尼治疗的患者中占46%,而在安慰剂接受者中占7.3%,其中最常见的是高血压、手足皮肤反应和蛋白尿。

（一）高血压

在临床研究中,呋喹替尼引起的高血压多在服药后10天左右出现,经过常规降压治疗通常可得到良好的控制。3级高血压经过积极降压处理或剂量调整后基本能恢复至1级或用药前水平。在用药前需将患者血压控制至理想水平(<140/90mmHg);治疗期间需常规监测血压,前三个周期每周一次,以后每周期一次,有临床指征时可增加血压测量频率。

（二）蛋白尿

在临床研究中,蛋白尿多在服药后20天左右出现,3级蛋白尿经过剂量调整及积极对症处理基本能恢复至1级或用药前水平。在用药期间,患者需定期检查尿常规,如发生蛋白尿应及时就医。肾功能不全患者需谨慎使用呋喹替尼,同时应密切监测患者尿蛋白情况。

（三）手足皮肤反应

在临床研究中,HFSR多在服药后第一个周期内出现,3级HFSR经过对症治疗及剂量调整后基本可以得到缓解或减轻。避免手足的摩擦、受压及接触高温物品;保持手足皮肤湿润或适当使用尿素霜或含绵羊油的乳霜,有助于减轻症状及促进病灶痊愈;症状严重者(尤其伴疼痛者)可使用烧伤镇痛软膏等帮助症状的缓解。对于1级患者,维持原有剂量水平并开始支持性措施以缓解症状;对于2级患者,暂停呋喹替尼用药,如2周内恢复至≤1级,维持原有剂量,或临床医师根据患者情况降低一个剂量水平。对于3级患者需分情况讨论:第一次出现,暂停用药、2周内恢复至≤1级的,需降低一个剂量水平到4mg;第2次出现,暂停用药、2周内恢复至≤1级的,需降低一个剂量水平到3mg;第3次出现,暂停用药,仍然无法耐受的,需永久停药。

（四）出血

呋喹替尼使用时应密切关注出血风险,需常规监测患者的血常规和凝血功能指标,尤其对在治疗期间服用抗凝血药(如华法林)的患者,需增加凝血指标INR的监测频率。一旦患者出现需要紧急医学干预的出血迹象,应考虑永久停用。对于用药前有潜在出血风险的患者,如活化部分凝血酶时间或凝血酶原时间超出正常值上限1.5倍、大手术后1个月内等,应慎用本品。对于存在严重活动性出血、活动性消化道溃疡的患者不建议使用。

（五）其他

1. **感染**　对于呋喹替尼用药前有严重感染的患者,需在感染得到有效控制后才能开始服用。在治疗期间发生3级及以上感染时,暂停用药直至有效感染控制。

2. **胃肠道穿孔**　在治疗期间,需密切关注伴消化道浸润或既往有胃肠穿孔病史的患者,胃肠穿孔往往伴有特征性症状,如突发的上腹部剧烈疼痛,呈持续性刀割样或烧灼样痛,很快扩散到全腹等。如出现胃肠穿孔需永久停用并及时救治。

3. **肝功能异常**　在用药前需检测肝功能(转氨酶和胆红素),治疗期间需常规监测肝功能。当患者在用药期间出现≥3级转氨酶升高或有临床指征时,应根据情况及时暂停、减量或永久停用,积极实施保肝处理并严密监测肝功能,监测频率可增加至每周或每两周一次,直至转氨酶恢复到1级或用药前水平。

4. **血栓栓塞事件**　在呋喹替尼治疗期间,需密切关注有动脉血栓高风险因素(老龄、高血压、糖尿病、心肌缺血及梗死、脑缺血及梗死等)的患者,一旦出现动脉血栓或卒中需立即停用,对既往存在动脉血栓或卒中的患者,需慎用。

5. **可逆性后部白质脑病综合征**　对于疑似可逆性后部白质脑病综合征的患者,建议永久停用并控制高血压。

6. 伤口愈合延迟 抗血管生成类药品可能抑制或妨碍伤口愈合,建议治疗期间需接受大手术的患者暂停使用。在大手术后,需经临床医师判断伤口完全愈合后才可以恢复呋喹替尼治疗。

呋喹替尼的不良反应可以通过对其剂量进行调节来改善,包括暂停用药、减低药物剂量或永久停用(表 11-2-12),剂量调整应遵循先暂停用药再下调剂量的原则。暂停用药后依据具体恢复情况调整呋喹替尼的用药剂量(表 11-2-13)。

表 11-2-12 呋喹替尼治疗晚期结直肠癌的剂量调整原则

调整方案	适用情况
降低剂量	暂停用药 2 周内不良反应恢复至 ≤1 级
暂停用药	2 级任何部位的出血 2 级手足皮肤反应和反复出现的口腔黏膜炎 2 级血小板减少[$(50\sim75)\times10^9/L$] 24 小时尿蛋白定量 ≥2.0g 所有 3 级或 4 级不良反应(需永久停药的不良反应除外)
永久停药	3 级或以上的出血 胃肠穿孔、需要临床处理的伤口裂开、瘘、肾病综合征或高血压危象 4 级肝功能异常或损伤(转氨酶>20 倍正常值上限) 每日 3mg 剂量仍不可耐受 暂停用药超过 2 周,不良反应仍未恢复至 ≤1 级

表 11-2-13 依据不良反应恢复情况调整呋喹替尼用药剂量的方案

恢复情况	剂量调整
不良反应在 1 周内恢复至 ≤1 级	继续按原剂量服用
不良反应在 2 周内恢复至 ≤1 级	第一次调整剂量至每日 4mg 第二次调整剂量至每日 3mg 若每日 3mg 仍不耐受,则永久停药

(钱晓萍 章 群)

第三节 免疫检查点抑制剂的不良反应及处理策略

一、概述

近年来,免疫检查点抑制剂(immune checkpoint inhibitor,ICI)通过靶向免疫检查点分子,如程序性死亡 -1(programmed death-1,PD-1)、程序性死亡配体 -1(programmed death ligand-1,PD-L1)及细胞毒性 T 淋巴细胞相关抗原 -4(cytotoxic T lymphocyte-associated antigen-4,CTLA-4),在恶性肿瘤的治疗中取得了显著的疗效。目前全球共有 10 余款 PD-1/PD-L1 单抗获批,包括帕博利珠单抗(pembrolizumab)、纳武利尤单抗(nivolumab)、阿替利珠单抗(atezolizumab)、度伐利尤单抗(durvalumab)、阿维鲁单抗(avelumab)、西米普利单抗(cemiplimab)、特瑞普利单抗、信迪利单抗、卡瑞丽珠单抗和替雷利珠单抗等。早在 2015 年就有帕博利珠单抗应用于错配修复缺陷(deficient mismatch repair,dMMR)/微卫星高度不稳定(microsatellite instability-high，MSI-H）分型的晚期结直肠癌治疗的报道。2017 年 5 月 23 日，美国 FDA 批准 PD-1 单抗应用于所有 MSI-H/dMMR 类型的实体肿瘤的治疗。Keynote177 研究是一项Ⅲ期随机开放标签临床研究，旨在评估一线帕博利珠单抗或化疗联合或不联合贝伐珠单抗或西妥昔单抗治疗 MSI-H/dMMR 型 mCRC 的疗效，结果显示，中位随访 32.4 个月，PD-1 组（帕博利珠单抗）PFS 较化疗组显著延长（16.5 个月 vs. 8.2 个月，HR=0.60，P=0.000 2）。12 个月 PFS 率在两组中分别为 55.3% 和 37.3%，24 个月的 PFS 率分别为 48.3% 和 18.6%。基于 RECIST 1.1 标准评估的客观反应率（objective response rate，ORR）在 PD-1 组和化疗组分别为 43.8% 和 33.1%。

PD-1 组和化疗组 3 级及以上不良事件发生率分别为 22% 和 66%。发生率大于 20% 的不良事件包括腹泻、疲劳、恶心、食欲减退、胃炎、脱发、呕吐、中性粒细胞下降等。研究者表示，与化疗相比，PD-1 抑制剂用于 MSI-H/dMMR 分型 mCRC 的一线治疗可显著延长患者 PFS，且治疗相关不良事件较少。

帕博利珠单抗被批准用于 MSI-H/dMMR 类型的晚期结直肠癌一线治疗，中国临床肿瘤学会（Chinese Society of Clinical Oncology，CSCO）指南也推荐在 MSI-H/dMMR 分型的晚期结直肠癌二线及二线之后应用帕博利珠单抗治疗。此外，基于 checkmate142 研究结果，CSCO 指南推荐在 MSI-H/dMMR 晚期结直肠癌二线及二线治疗之后应用纳武利尤单抗。目前，CSCO 指南已推荐 MSI-H/dMMR 型 mCRC 姑息治疗组一线使用帕博利珠单抗。

相较传统化疗而言，免疫治疗相关不良事件（immune-related adverse event，irAE）较轻，类似自身免疫样的炎症反应，不良反应表现为多样性、可逆性，多样性表现为多个器官可以受累，主要表现为胃肠道、内分泌、肝、肺、肾相关副作用及过敏反应。可逆性表现的大部分免疫相关不良反应经暂停免疫治疗、皮质类固醇激素和免疫抑制剂等治疗后可以缓解。irAE 还具有随机性、严重性及滞后性，随机性表现为毒性不太容易预测，严重性表现为少数患者可能出现重度的免疫治疗不良反应，甚至可以危及生命，滞后性表现为少数患者停药后半年到 1 年依然可以出现免疫不良反应，这些特点使得一小部分 irAE 对临床工作造成了挑战。

治疗前需要对患者免疫治疗相关不良反应易感性进行评估，如患者病史、一般身体情况、自身免疫性疾病、基线水平实验室检查和影像学检查。自身免疫性疾病患者或正在接受自身免疫疾病治疗的患者，接受免疫抑制剂治疗后有加重自身免疫疾病的风险。一般来说，存在高危因素，最好避免使用 ICI，如果使用，应密切监测。高危因素包括：结缔组织疾病，如炎症性肌病、系统性红斑狼疮、干燥综合征（sicca syndrome，SS）、系统性硬化症、类风湿关节炎、严重银屑病等；血管炎，如韦格纳肉芽肿病、显微镜下多血管炎、变应性肉芽肿性血管炎（allergic granulomatous angiitis，AGA）、多发性大动脉炎（Takayasu 动脉炎）、巨细胞动脉炎等；其他自身免疫性疾病，如原发性胆汁性肝硬化、重症自身免疫性肝炎、重症肌无力、吉兰-巴雷综合征。如存在中危因素，需在密切监测下使用 ICI。中危因素包括：局限和 / 或以前治疗过的自身免疫性疾病，如 1 型糖尿病、自身免疫性甲状腺炎、非重症 IgA 肾病、白塞综合征、自身炎症性疾病、自身免疫性肝炎和抗磷脂综合征等；局限的结缔组织疾病，如银屑病关节炎和 / 或银屑病。

不良反应管理的基本原则包括预防、评估、检查、监测、治疗五个关键环节（图 11-3-1）。

1. 临床实践关键步骤一：提前告知。医师在使用免疫检查点抑制剂时需要告知患者最常见的 irAE，早期检测和处理必要性，尤其知情同意环节需要预留充分的时间，对患者进行详细的讲解及宣传教育，签署相关知情同意书，并建议患者携带免疫治疗日记卡。

一般来说，免疫治疗日记卡需要包括以下内容：患者姓名，接受免疫治疗的具体时间及具体剂量，同时说明接受免疫治疗可能增加自身免疫疾病和特发疾病的风险，如肺炎、结肠炎、肝炎、肾炎、垂体炎、甲状腺功能减退、糖尿病、肾上腺功能不全（激素造成的器官炎症）、皮疹，以及其他免疫相关不良事件，如神经系统、血液系统、眼科炎症。这些免疫不良事件的管理是特异且紧急的，绝对需要与医师协调处理，同时最好有主管医师的联系电话，这样可以使早期诊断、早期治疗 irAE 成为可能（表 11-3-1）。

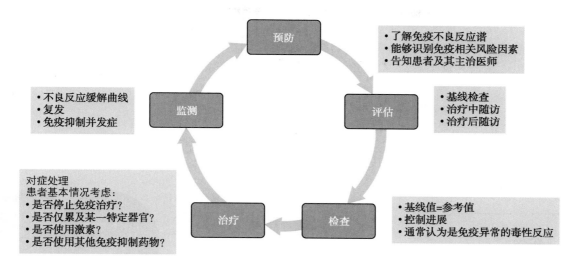

图 11-3-1　免疫治疗安全性管理五大支柱示意图

表 11-3-1　免疫治疗中常见相关症状的诊断及 irAE 的鉴别诊断

	症状	常见相关症状的诊断	可疑的 irAE
皮肤	皮疹	过敏性或类过敏性荨麻疹	免疫相关性荨麻疹、湿疹等
	瘙痒	继发于肝、胰腺转移瘤的胆汁淤积症	甲减／甲亢、免疫相关性荨麻疹等
内分泌	肾上腺功能不全	外周性：双侧肾上腺转移瘤 中枢性：类固醇撤退、脑部放疗	外周性：肾上腺免疫性肉芽肿等 中枢性：免疫性垂体炎
	TSH、T_3、T_4 异常	医源性（放疗等）	免疫性甲状腺炎
肝	转氨酶升高	肝癌进展、脓毒症、药物等	免疫性肝炎、心肌炎、肌炎等
	黄疸，胆红素、GGT 和 ALP 异常	肝癌进展、肿瘤压迫、药物、肠外营养等	免疫性肝炎、胆汁性肝硬化等
胃肠道	腹痛	肿瘤压迫胆道、尿路，腹膜肿瘤浸润等	免疫性小肠结肠炎、胰腺炎等
	腹泻	抗生素使用、继发癌症引起、艰难梭菌感染等	免疫性小肠结肠炎、乳糜泻等
	恶心、呕吐	肿瘤性肠梗阻、癌性腹膜炎、癌性脑膜炎等	免疫性脑膜炎、小肠结肠炎等
肺	呼吸困难／低氧血症	肺炎／胸膜炎感染性、吸入性肺炎、肿瘤侵犯等	免疫性间质性肺疾病、胸膜炎等

2. 临床实践关键步骤二：早诊早治。出现不良反应后需进行与免疫药物相关性的归因判断。irAE 是一种排他性诊断，及时的鉴别诊断有助于理清诊断并决定后续的治疗。在执行鉴别诊断时应注意肿瘤的真、假、超进展，合并用药、合并治疗，合并症，感染（图 11-3-2）。

因患者临床情况较为复杂，所以病理活检很重要，但有时病理表现并不特异，诊断性治疗并细致观察治疗反应有助于鉴别诊断。如 irAE 致脑炎及心肌炎，考虑脑活检及心脏活检的风险高，往往较难于病理确诊，可应用免疫抑制治疗＋对症支持治疗，感染可控的情况下使用较大剂量激素、丙种球蛋白治疗并观察治疗反应有助于鉴别诊断。在临床实践过程中，建议在排除诊断的同时先按 irAE 处理，同时兼顾感染性疾病的治疗，直至发现明确病因。

3. 临床实践关键步骤三：irAE 处理的药物使用，包括激素、免疫抑制剂。激素依然是最重要的药物，各 irAE 治疗指南均做了详细的介绍，主要是按照分级不同，建议使用不同激素（图 11-3-3），对于激素不敏感型 irAE 及时启用有效的免疫抑制剂。国外有学者建议更加积极地使用激素联合或不联合吗替麦考酚酯作为一线治疗,同时积极进行精准分析并给予对应治疗。对于合并门静脉高压、容易消化道出血的肝癌患者,或者晚期胃癌合并消化性溃疡的患者,接受ICI治疗后出现irAE,处理时要时刻注意消化道出血的防控,一般来说应该适当减少激素剂量,增加其他免疫抑制剂的使用。irAE一线、二线、三线治疗推荐见图11-3-4。

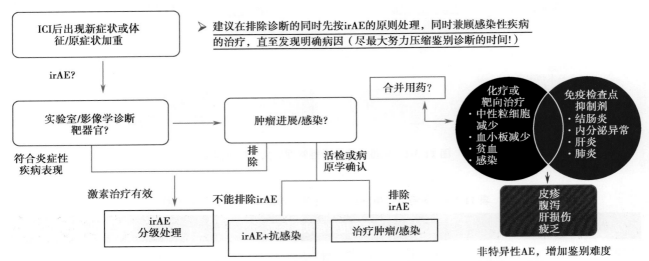

图 11-3-2　免疫检查点抑制剂治疗后出现新症状或体征 / 症状加重的鉴别诊断示意图

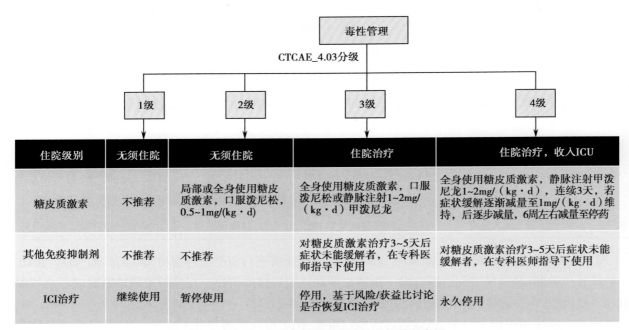

图 11-3-3　irAE 分级管理及激素使用推荐示意图

笔者所在团队提出重度 irAE 通用解救方案:甲泼尼龙＋丙种球蛋白 ± 吗替麦考酚酯 ± 长春新碱 2mg 静脉滴注 4~8 小时＋最佳支持治疗,对重度 irAE,如脑炎、葡萄膜炎、口腔黏膜炎并溃疡、肺炎、肝炎、史 - 约综合征(SJS)和中毒性表皮坏死松解症(toxic epidermal necrolysis,TEN)、重症肌无力、神经损伤效果不错;73 例重度 irAE 患者有 65 例明显好转,成功率为 89%,相关工作已经发表于 2021 年美国临床肿瘤学会年会。长春新碱持续静脉滴注 4~8 小时可以显著降低 T 细胞,是一个较强的免疫抑制剂,文献报道也有用于治疗难治性系统性红斑狼疮等自身免疫性疾病,毒性主要是脱发、手脚麻木、腹胀、便秘及轻度骨髓抑制。

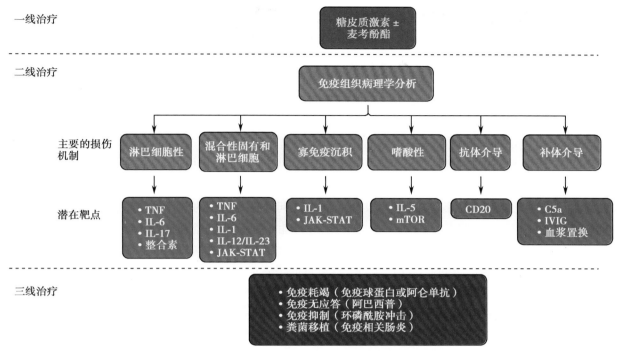

图 11-3-4 irAE 一线、二线、三线治疗推荐示意图

4. 临床实践关键步骤四：专科会诊。建议及时开展会诊讨论并调整治疗方案。

5. 临床实践关键步骤五：生命支持原则。对于致死性毒性，重症监护很重要！特别对于严重的心、肺、肝、肾功能不全及神经系统毒性等，ICU 医师的参与可以做好生命支持、做好器官功能的支持治疗、做好院内感染的防控，对提高重症患者的抢救成功率十分关键。

笔者总结了重度 irAE，可能有如下情况：①皮疹，如 SJS、TEN、伴嗜酸性粒细胞增多和系统症状的药物反应（drug reaction with eosinophilia and systemic symptoms，DRESS）；②主要器官功能衰竭，如呼吸衰竭、肝衰竭、心力衰竭、肾衰竭、呼吸肌麻痹；③内分泌危象，如甲状腺危象、垂体危象、肾上腺皮质功能减退危象，甲状腺风暴，酮症酸中毒，严重电解质紊乱及酸碱失衡；④血液系统，如Ⅳ度骨髓抑制并感染、顽固性血小板减少并内脏出血、嗜血细胞综合征；血栓性血小板减少性紫癜（thrombotic thrombocytopenic purpura，TTP）；药物诱导免疫性血小板减少（drug-induced thrombocytopenia，D-ITP）；继发性白血病；继发性骨髓增生异常综合征（myelodysplastic syndrome，MDS）；⑤感染，如复杂感染引起弥散性血管内凝血、器官功能衰竭并发复杂感染；⑥腹部，如肠穿孔、炎性肠病（inflammatory bowel disease，IBD）继发梗阻、感染或穿孔、免疫性肠炎并出血、重症急性胰腺炎（severe acute pancreatitis，SAP）；⑦脑，如脑炎、癫痫、痴呆等；⑧多系统重度毒性叠加，细胞因子释放综合征等。对于重度 irAE，往往需要多学科团队尤其联合 ICU 医师进行积极救治。

在救治重度 irAE 的过程中，决定性因素在于是否早发现、早治疗及肿瘤是否进展。是否在起病 72 小时及时识别、及时应用免疫抑制方案至关重要，这取决于主管团队对于 irAE 的及时诊断及鉴别诊断。如果是肿瘤进展伴随 irAE，往往预后很差，医师在处理 irAE 的过程中，可观察到肿瘤快速进展。

重症 irAEs 患者需经受的三关考验：①主管团队是否使用了有效的免疫抑制治疗，终止了免疫破坏效应，如用大剂量激素 + 吗替麦考酚酯 / 他克莫司 + 长春新碱 + 阿巴西普；②感染的防控及重要脏器的修复，细菌、真菌、病毒等感染的监控，人工肝、呼吸机、床边透析、血制品及营养支持治疗；③肿瘤复发或进展，需严密监测，及时处理。主管团队必须均衡这三方面的矛盾。

二、常见不良反应及其处理方法

(一)免疫相关性肺炎

影像学分析显示免疫治疗相关的肺毒性主要有5个类型,其中肺间质疾病为最常见的类型之一。PD-1单抗的首次临床试验就已报道了免疫治疗导致肺间质疾病的病例。根据一项荟萃分析,整体免疫相关的各级别的肺间质疾病的发生率为2.7%,≥3级的严重的肺间质疾病的发生率为0.8%。一项回顾性研究共纳入915例PD-1/PD-L1抑制剂治疗的肿瘤患者,其结果表明,免疫相关性肺炎总体发生率为5%,联合用药较单药发生率高,约10%,大多数病例的严重程度较轻。因此,在患者接受免疫检查点抑制剂治疗之前,确定有可能增加肺间质疾病发生率的潜在危险因素是很重要的。肺肿瘤负担可能限制肺对外部压力因素的耐受性,并促进肺毒性。其他因素如慢性阻塞性肺疾病或放疗史、接受表皮生长因子受体酪氨酸激酶抑制剂治疗,往往也与较高的肺炎风险相关。免疫失调疾病通常是免疫治疗禁忌证,因此,在免疫检查点抑制剂治疗之前需要对家庭或个人病史进行仔细询问以筛查潜在的自身免疫性疾病。

免疫相关的肺间质疾病临床症状通常是干咳、进行性呼吸困难和轻微的吸气爆裂声。大部分病例发生在治疗的前2个月,在治疗开始阶段临床医师应特别注意。免疫相关的肺间质疾病主要与肿瘤进展、肺部感染和呼吸困难、肺栓塞进行鉴别。因此,有可疑的患者应行高分辨率CT平扫+增强扫描以鉴别诊断。典型的CT影像表现为:隐源性机化性肺炎、肺部磨玻璃影、间质性肺病、超敏反应和其他非特异性肺炎。间质性肺病伴纤维化的患者可以加用尼达尼布或吡非尼酮等药物。

但对于免疫相关的肺间质疾病,重点依然是排查感染,若患者没有特别禁忌,可以积极完善支气管灌洗并行病原微生物二代测序以明确诊断,同时积极完善病原体培养等检查。

高流量吸氧、呼吸机支持等技术对于重症免疫相关的肺间质疾病并呼吸衰竭患者的救治十分关键,为患者提供了康复的可能。

免疫治疗期间出现呼吸道症状后的处理流程需系统有序(图11-3-5)。肺间质疾病按严重程度分为:1级,无症状,仅临床或诊断性观察;2级,有症状,有医疗干预,限制日常生活中的器械活动;3级,症状严重,限制日常生活的自我照顾活动;4级,危及生命的呼吸系统损害,需要紧急干预,如气管切开。

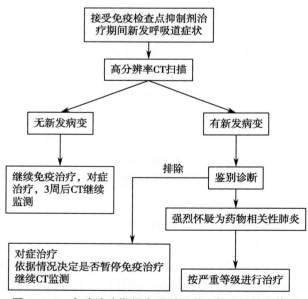

图 11-3-5　免疫治疗期间出现呼吸道症状后的处理策略

确定为免疫相关的肺间质疾病后再依据严重分级进行对症治疗,主要的治疗策略是以全身应用类固醇为基础进行治疗。

根据美国临床肿瘤学会指南推荐,对于 1 级,建议密切随访或应用低剂量类固醇(0.5~1mg/kg),同时继续免疫治疗;对于 2 级,类固醇推荐为 1~2mg/kg,并暂停免疫治疗,如果毒性反应好转而无并发症,则可考虑恢复免疫治疗;≥3 级,推荐高剂量类固醇(2~4mg/kg),最严重的病例可以考虑静脉注射类固醇,同时停止免疫治疗。也可以使用吗替麦考酚酯、丙种球蛋白、CTX、托珠单抗及英夫利西单抗(表 11-3-2)。对于以上任何级别的免疫相关肺毒性反应,都应进行 CT 监测。

表 11-3-2 免疫检查点抑制剂相关肺毒性反应的分级及治疗推荐

分级	描述	处理
1 级	无症状:局限于单个肺叶或<25% 肺实质	暂时观察,但如果临床出现进展,则应开始激素治疗
2 级	出现新的症状或症状恶化,包括呼吸短促、咳嗽、胸痛、发热和缺氧;涉及多个肺叶且达 25%~50% 肺实质,影响日常生活,需要使用药物干预治疗	甲泼尼龙 1~2mg/(kg·d) 或等效药物;激素治疗至症状及影像学改善后逐渐减量,治疗疗程>6 周
3 级	严重的新发症状:累及所有肺叶或>50% 肺实质,个人自理能力受限,需吸氧,需住院治疗	永久性停用 ICI 药物,住院,必要时入 ICU;氧疗,生命支持治疗;甲泼尼龙 2~4mg/(kg·d) 或等效药物;激素治疗至症状及影像学改善后逐渐减量,疗程>8 周。如 48 小时后未改善或恶化:加用英夫利西单抗 5mg/(kg·d);并发肝损伤,加用环磷酰胺联合皮质类固醇激素,根据临床指征停药
4 级	危及生命的呼吸、活动困难,急性呼吸窘迫综合征,需要插管等紧急干预措施	

(二)免疫治疗相关心脏毒性

免疫治疗引起的心脏毒性较为少见,但是病死率高。临床上,免疫治疗相关心脏毒性主要表现为心肌炎和心包炎,非特异性症状包括乏力、虚弱、肌痛等,典型症状有呼吸困难、胸痛、心律失常等。由于免疫治疗相关心脏毒性的病死率较高,在接受免疫检查点抑制剂治疗前需要对患者进行全面心血管相关检查,如肌钙蛋白 I、肌钙蛋白 T、肌酸激酶及心电图检查等。免疫治疗相关心脏毒性反应的鉴别诊断及处理流程见图 11-3-6。

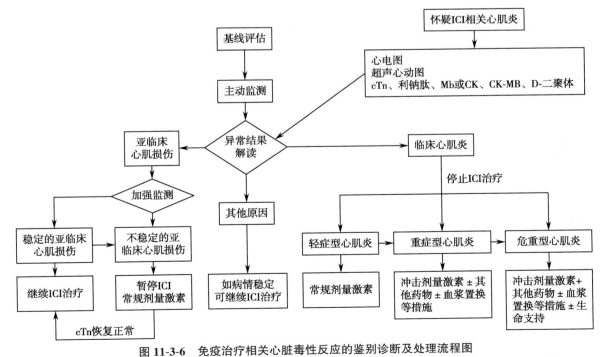

图 11-3-6 免疫治疗相关心脏毒性反应的鉴别诊断及处理流程图

ICI. 免疫检查点抑制剂;cTn. 心肌肌钙蛋白;Mb. 肌红蛋白;CK. 肌酸激酶;CK-MB. 肌酸激酶同工酶。

出现免疫治疗相关心脏毒性反应时,首先应进行分级判断(表11-3-3)。对于1级不良反应患者,不必中断输液治疗,可动态关注;对于2级不良反应患者,需要中断输液,予以对症处理,如抗组胺药、非甾体抗炎药;对于3级不良反应患者,应及时予以暂停免疫治疗,如果在一段时间内情况稳定没有再出现明确的心脏毒性,可以在密切监测下使用免疫检查点抑制剂;对于4级不良反应患者,需要永久停用免疫检查点抑制剂,如为心肌炎,可予以大剂量糖皮质激素治疗直至降至1级,逐渐减量。当出现免疫治疗相关严重心脏毒性反应时,需要考虑多学科讨论来制订最佳治疗方案。对于严重心脏毒性反应,如果使用激素冲击治疗效果欠佳,往往需要联合丙种球蛋白冲击治疗、吗替麦考酚酯、阿巴西普、抗胸腺细胞球蛋白及托珠单抗等药物进行积极救治。对于心功能明显下降的免疫治疗相关心脏毒性反应患者,应用英夫利西单抗会提高病死率,不建议使用。肌钙蛋白显著升高、心房颤动合并心力衰竭的irAE患者,病死率高,需要高度重视。

表 11-3-3　免疫治疗相关心脏毒性的分级及治疗推荐

分级	表现	处理措施
1级	亚临床心肌损伤。仅有心脏损伤生物标志物升高,无心血管症状,无心电图、超声心动图改变	请心血管内科医师会诊,完善检查;若心脏损伤标志物轻度异常且保持稳定,可继续ICI治疗;若心脏损伤标志物进行性升高,应暂缓ICI治疗,必要时给予糖皮质激素治疗;若诊断为无症状心肌炎,暂停ICI治疗,立即给予甲泼尼龙治疗,初始剂量1~4mg/(kg·d),持续3~5天后逐渐减量。心脏损伤生物标志物恢复至治疗前水平后继续激素治疗2~4周,可重启ICI治疗,但需加强监测
2级	轻微心血管症状,伴心脏损伤生物标志物和/或心电图异常	立即停止ICI治疗并卧床休息,请心血管内科医师会诊,给予心电监护,完善检查并立即给予激素治疗;若激素治疗不敏感,酌情联用其他免疫抑制剂;心脏损伤生物标志物恢复至治疗前水平后,谨慎重启ICI治疗
3~4级	明显的心血管症状或危及生命	永久停用ICI。患者需住院紧急处理,多学科团队(心血管内科、危重症医学科等)会诊,ICU级别监护,完善检查;立即给予甲泼尼龙冲击治疗,50~1 000mg/d,持续3~5天后逐渐减量;心脏损伤生物标志物及心脏功能恢复至治疗前水平后继续激素治疗4周;心律失常患者必要时安装起搏器,危重症患者及时给予循环、呼吸支持;对于激素治疗24小时无改善的患者,联用其他免疫抑制剂+血浆置换+生命支持

(三)免疫治疗相关肝毒性

免疫检查点抑制剂激活自身反应性T细胞,而肝脏也是自身免疫毒性的关键靶器官之一。免疫治疗相关肝毒性(immune-mediated hepatotoxicity,IMH)是非常隐蔽的,通常在常规肝功能检查中发现谷丙转氨酶和谷草转氨酶升高而无临床症状,但这种自身免疫介导的疾病可能进展,甚至危及生命。据报道,伊匹木单抗(ipilimumab)、纳武利尤单抗和帕博利珠单抗单药肝炎发生率为5%~10%,其中3级不良反应的发生率为1%~2%。免疫相关肝炎通常发生于治疗后8~12周,且为剂量依赖性。在伊匹木单抗治疗晚期黑色素瘤的剂量范围研究中,0.3mg/kg的剂量没有出现3~4级肝毒性,而10mg/kg剂量的伊匹木单抗毒性增加到30%。发热在CTLA-4抑制剂(71%)中较PD-1/PD-L1抑制剂(11%)更为普遍。近半数IMH患者可发生肝外irAE,如肺炎、垂体炎、甲状腺功能亢进、支气管炎和胰腺炎等。

IMH的发生机制尚不明确,可能是由于ICI诱导的T细胞活化导致对肝细胞的自身免疫反应增加。在小鼠中,ICI可增强肝脏内的T细胞活化和T细胞浸润,从而导致肝细胞死亡。PD-1抑制剂和CTLA-4抑制剂导致肝损伤所募集的淋巴细胞群可能不同,CTLA-4抑制剂肝损伤患者的肝脏淋巴细胞浸润主要由CD8$^+$T细胞组成,PD-1抑制剂患者的肝脏淋巴细胞CD8与CD4细胞比例均匀。

单药ICI治疗的IMH表现为程度不等、均匀分布于肝小叶及汇管区的炎症,并可出现小胆管炎、静脉内皮炎、库普弗细胞活化及紫癜样变,也有无纤维蛋白沉积的微小结节性病变的报道,组化分析显示,CD8$^+$和CD4$^+$T淋巴细胞浸润;在使用ICI及抗血管TKI联合治疗的患者中,肝损伤有时较为严重,可有肝细胞桥接坏死、大片坏死,汇管区中、重度炎症,部分小胆管上皮变性,伴显著界面性肝炎。在较严重 IMH 的病例中,较多 CD8$^+$T 淋巴细胞聚集在汇管区及肝窦内,且有部分肝窦内皮细胞表达 PD-L1。

预防免疫治疗相关肝毒性最重要的是在治疗前详细询问患者有可能导致肝损伤的病史:①饮酒状态;②乙型和丙型肝炎的危险因素(流行地区、性生活史、静脉吸毒、文身、输血史);③非酒精性脂肪性肝病的危险因素(肥胖、糖尿病、高脂血症);④既往化疗;⑤使用其他肝毒性药物,包括中药、对乙酰氨基酚和其他非处方药物。开始使用免疫检查点抑制剂的患者应至少每个月对其肝脏相关酶进行连续监测,以监测肝毒性。免疫治疗相关肝毒性反应的鉴别诊断见图 11-3-7。

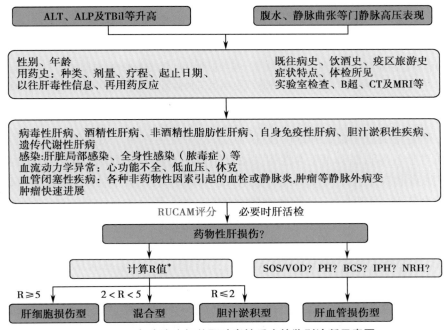

图 11-3-7　免疫治疗相关肝脏毒性反应的鉴别诊断示意图

ALT. 谷丙转氨酶;ALP. 碱性磷酸酶;TBil. 总胆红素;ULN. 正常值上限;SOS. 肝窦阻塞综合征;VOD. 肝小静脉闭塞病;PH. 紫癜性肝病;IPH. 特发性门静脉高压症;BCS. 巴德 - 吉亚里综合征。
*R 值 =(ALT 实测值 /ULN)/(ALR 实测值 /ULN)

鉴别诊断可以参考以下要点进行分析:①肝损伤发生在 ICI 治疗后 4~12 周(或 1~3 个疗程);② ICI 治疗后,发病至肝功能正常时间为 8~104 天;③需鉴别诊断,排除其他病因;④再次使用 ICI 可能复发;⑤恶性肿瘤的肝转移及肝癌需要重视;⑥鼓励肝活检,但是肝活检并非必要。

一旦确诊发生免疫治疗相关肝毒性,则需要根据严重级别进行对症治疗,同时对免疫治疗的策略进行调整(表 11-3-4)。针对不同的肝毒性分级的临床处理策略也不相同:1 级,不需要停止免疫治疗;2 级,需暂停免疫治疗,同时予以对症支持治疗,如果症状改善至 1 级可以继续免疫治疗;3 级,需停止免疫治疗,予以对症支持治疗,如果症状缓解可谨慎考虑重新进行免疫治疗;4 级,需要永久停用免疫治疗。《免疫检查点抑制剂治疗相关毒性的管理指南》建议 2 级 IMH 患者口服泼尼松每日 0.5~1mg/kg,3 级和 4 级 IMH 患者静脉注射甲泼尼龙每日 1~2mg/kg。布地奈德的不良反应发生率低于传统皮质类固醇,可考虑使用。吗替麦考酚酯、硫唑嘌呤、环孢素、他克莫司、熊去氧胆酸、抗胸腺细胞球蛋白、血浆置换等非皮质类固醇免疫抑制剂和其他疗法主要应用于激素难治性 IMH 病例。护肝、降酶、退黄、白蛋白、球蛋白、人工肝、引流、支架及抗感染等支持治疗也十分重要。视具体情况对重症患者、激素不敏感患者进行动态调整治疗方案。

表 11-3-4 免疫治疗相关肝毒性的分级及治疗推荐

分级	处理措施
1 级	可不中断 ICI 治疗,每周监测 1 次肝功能
2 级	需暂缓 ICI 治疗,口服泼尼松 0.5~1mg/(kg·d),每 3 天监测 1 次肝功能,待肝功能好转后逐步减量
3 级	需停止 ICI 治疗,静脉滴注甲泼尼龙 1~2mg/(kg·d),每 1~2 天监测 1 次肝功能;降至 2 级后,可改为等效泼尼松口服,并逐步减量
4 级	需永久停用 ICI 治疗,患者立即静脉滴注甲泼尼龙 1~2mg/(kg·d),并住院治疗,每天监测 1 次肝功能;降至 2 级后,可改为等效泼尼松口服,并逐步减量。应用激素药物治疗 IMH 过程需密切监测肝功能,激素药物治疗总疗程建议>4 周

3 级以上 IMH 经静脉滴注激素药物治疗>3 天仍无好转,需及时加用吗替麦考酚酯,口服 500~1 000mg,2 次 /d;加用吗替麦考酚酯仍无好转,可考虑他克莫司联合治疗;抗胸腺细胞球蛋白及血浆置换也经常用于救治重度 IMH 的患者。有条件的医疗中心建议请肝病专科医师会诊

有研究表明,重度免疫治疗相关肝毒性往往与患者的中位生存期缩短相关。对严重 irAE 的早期识别至关重要,应加强对于各专科医师 ICI 毒性相关救治指南的培训。详细病史询问、持续多学科及时沟通,对救治重症 irAE 患者起决定性作用。大剂量激素 + 丙种球蛋白疗效不佳时,及时使用其他免疫抑制剂(如吗替麦考酚酯、长春新碱、阿巴西普、抗胸腺细胞球蛋白)或许是行之有效的办法。除强化免疫抑制治疗外,各专科支持治疗同等重要(尤其营养支持),需耐心及细心地积极做好患者的心理建设工作。

(四) 免疫相关胃肠道毒性

CTLA-4 和 PD-1 抑制剂治疗的 1~2 级 irAE 中,胃肠道 irAE 发生率居第二;CTLA-4 抑制剂治疗的 3~5 级 irAE 中,胃肠道不良反应发生率更是高居第一。

消化道 irAE 临床表现多样,包括腹泻、结肠炎、恶心、呕吐、食管炎、口腔黏膜炎及胰腺炎等,其中腹泻和结肠炎最为常见。在 CTLA-4 单抗治疗中,腹泻和结肠炎更为常见。在接受伊匹木单抗治疗的患者中,腹泻发生率为 30%~40%,其中高达 10% 的患者出现 3~4 级腹泻,而仅使用 PD-1 或 PD-L1 单抗治疗的患者中,出现 3~4 级腹泻占 1%~2%。无结肠累及导致小肠梗阻的肠炎也可见,结肠炎主要影响降结肠。在伊匹木单抗治疗期间,出现明显腹泻 / 结肠炎的患者后续接受 PD-1/PD-L1 单抗治疗未出现腹泻 / 结肠炎。应考虑临床表现与 ICI 用药的时间关系,并结合实验室检查、影像学检查、内镜、组织病理学特征进行鉴别诊断。免疫相关胃肠道毒性的诊断流程见图 11-3-8。

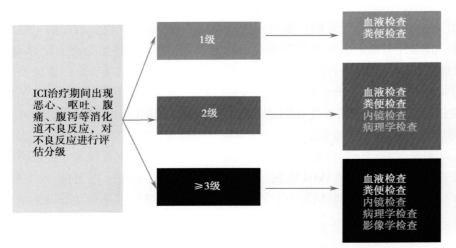

图 11-3-8 免疫相关胃肠道毒性的评估分级

肠炎患者 CT 检查具有 2 个常见影像学表现：一是肠系膜血管充血伴轻微弥漫性肠壁增厚和充满液体的接触扩张；二是克罗恩病伴憩室病，可有节段肠壁增厚。腹部 CT 诊断肠炎的灵敏度和特异度低，未被常规用于轻度肠炎的诊断，但其可以排除肠穿孔、脓肿和中毒性巨结肠等并发症。临床表现为腹膜炎症状，如发热、严重腹痛、腹胀、腹壁僵硬等的患者，应行腹部增强 CT 进行评估。当患者出现上消化道症状（以胃炎和十二指肠炎常见）时，应及时行食管胃十二指肠镜检查和活检。内镜检查可排除其他病因（如巨细胞病毒感染、脱水造成的缺血性结肠炎等），但并不能完全排除炎症的发生，即使内镜无炎症迹象，仍推荐进一步进行组织学活检。

CTLA-4 抑制剂诱导的消化道 irAE，大多数患者的病理学检查表现为急性炎症特征，如中性粒细胞、嗜酸性粒细胞浸润，或者弥漫性或局灶性片状隐窝脓肿、上皮内细胞凋亡；部分患者表现为慢性炎症特征，如隐窝结构紊乱（分支、萎缩、出芽、扭曲等）、基底部浆细胞增多，极少数出现肉芽肿。肠黏膜固有层主要表现为 CD4$^+$T 细胞浸润，且 TNF-α 浓度更高。PD-1 抑制剂诱导的消化道 irAE，大多数患者的病理学检查表现为急性炎症和淋巴细胞性炎症特征，后者在内镜下无异常，在病理活检中可观察到大量淋巴细胞浸润。肠黏膜固有层主要表现为 CD8$^+$T 细胞浸润。

免疫相关胃肠道毒性的分级对于临床处理策略的制订非常重要（表 11-3-5）。1 级胃肠道反应为排便次数增加（每日少于 4 次）或造瘘口排出量较基线轻度增加，建议洛哌丁胺、口服水合液和电解质替代治疗（图 11-3-9）。2 级胃肠道反应为每天排便次数超过基线 4~6 次或造瘘口排出量中度增加，除对症治疗外，可用口服二苯氧基酸、阿托品或布地奈德处理；对持续性 2 级或 1 级腹泻合并便血患者，行结肠镜检查以排除结肠炎是很重要的。2 级腹泻伴出血/溃疡，应口服糖皮质激素并中断免疫治疗（图 11-3-10）。3 级反应包括每天排便次数超过基线 7 次或更多，大小便失禁或严重的造瘘口增加，不能自理。4 级是任何危及生命的并发症，如肠穿孔，需要急性干预。3 级和 4 级事件除对症治疗外，还应静脉注射糖皮质激素（图 11-3-11）。有一些病例报道表明，通过粪便微生物群移植可以成功治疗 ICI 相关结肠炎。

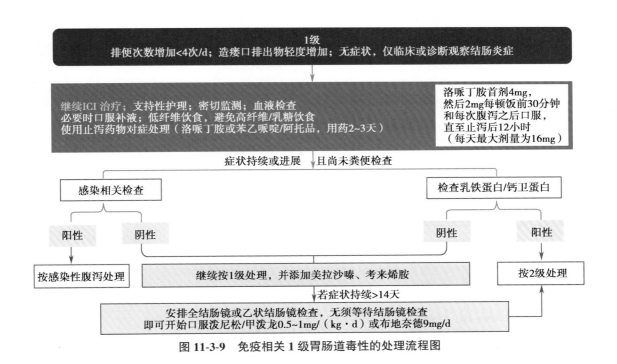

图 11-3-9　免疫相关 1 级胃肠道毒性的处理流程图

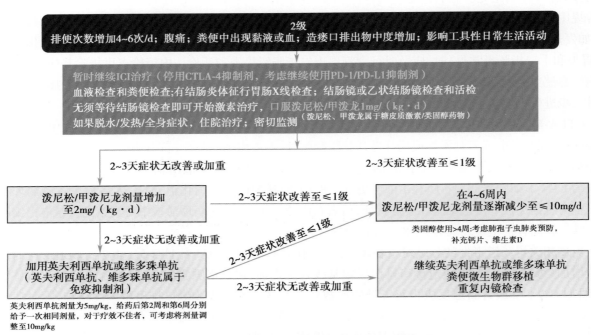

图 11-3-10　免疫相关 2 级胃肠道毒性的处理流程图

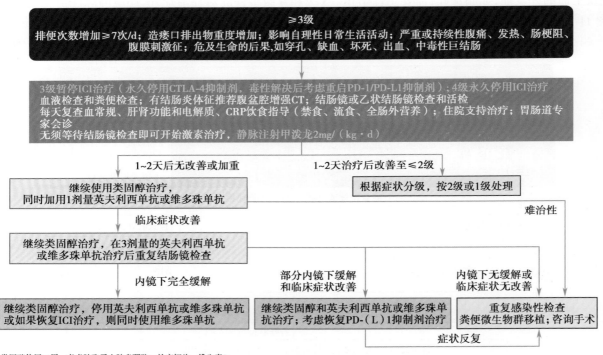

图 11-3-11　免疫相关 3 级胃肠道毒性的处理流程图

表 11-3-5　免疫相关胃肠道毒性分级

分级	腹泻	肠炎
1 级	排便次数增加<4 次 /d；造瘘口排出物轻度增加	无症状，仅临床或诊断观察
2 级	排便次数增加 4~6 次 /d；造瘘口排出物中度增加；影响工作性日常生活活动	腹痛、粪便中出现黏液或血
3 级	排便次数增加 ≥7 次 /d；造瘘口排出物重度增加；影响自理性日常生活活动	严重或持续性腹痛、发热、肠梗阻、腹膜刺激征
4 级	危及生命的后果，需要紧急治疗	危及生命的后果，如穿孔、缺血、坏死、出血、中毒性巨结肠，需要紧急治疗
5 级	死亡	死亡

免疫性胰腺炎表现为脂肪酶、淀粉酶升高，伴或不伴腹痛。患者很多时候表现为无症状的胰腺酶学升高。因此，临床中需要注意完善 CT 检查以评估胰腺情况。如考虑为免疫性胰腺炎需按照临床症状及检查结果进行分级、治疗（表 11-3-6）。

表 11-3-6　免疫治疗相关胰腺炎的分级及治疗推荐

分级	处理措施
轻度无症状伴淀粉酶和 / 或脂肪酶升高	排除其他因素，包括炎性肠病、肠易激综合征、肠梗阻、胃轻瘫、恶心及呕吐、酒精性损伤、糖尿病等，评估并排除 ICI 治疗引起的胰腺炎后，可继续 ICI 治疗
中度或重度淀粉酶和 / 或脂肪酶升高	排除其他因素，包括炎性肠病、肠易激综合征、肠梗阻、胃轻瘫、恶心及呕吐、酒精性损伤、糖尿病等，同时行腹部增强 CT 检查或 MRCP 检查，评估并排除 ICI 治疗引起的胰腺炎，待症状缓解后可继续行 ICI 治疗
2 级	暂停 ICI 治疗，请消化内科医师会诊，立即给予水化、抑制胰酶分泌等对症处理
3 级	停用 ICI 治疗，立即给予水化、抑制胰酶分泌等对症处理，口服或静脉滴注泼尼松或甲泼尼龙 0.5~1mg/（kg·d）
4 级	永久停用 ICI 治疗，立即给予水化、抑制胰酶分泌等对症处理，口服或静脉滴注泼尼松或甲泼尼龙 1~2mg/（kg·d）

（五）免疫治疗相关皮肤毒性

免疫检查点抑制剂相关的皮肤毒性最常见的有皮疹、瘙痒和黏膜炎。在使用抗 CTLA-4 治疗的患者中，约 47% 的患者出现皮肤毒性，接受抗 PD-1/PD-L1 治疗的患者中约 30% 出现皮肤毒性。皮疹的类型包括发疹性药疹（麻疹型或斑丘疹型药疹）、银屑病样药疹、苔藓样药疹、瘙痒症、痤疮样药疹（丘疹脓疱性疹）、结缔组织病样药物反应、大疱性药疹（大疱性类天疱疮）、严重皮肤不良反应［史 - 约综合征、史 - 约综合征与中毒性表皮坏死松解症重叠、TEN 及伴嗜酸性粒细胞增多和系统症状的药物反应（药物超敏反应综合征）、反应性皮肤毛细血管增生症（reactive cutaneous capillary endothelial proliferation，RCCEP）］。皮疹面积广、发展迅速、黏膜损伤、水疱迅速增加、尼科利斯基征阳性时需特别小心。

需要高度重视的皮肤 irAE 包括：瘙痒强烈或广泛、持续性、影响日常生活或睡眠，口服抗组胺药 + 外用（止痒剂 / 润肤剂）治疗 3 天以上无效者；大面积尼科利斯基征阳性水疱或表皮松解（>30% 体表面积），应用糖皮质激素系统治疗 3 天以上无改善者；同时伴有器官功能衰竭者；合并严重的水、电解质代谢紊乱者；中毒性表皮坏死松解症严重程度评分（severity-of-illness score for toxic epidermal necrolysis，SCORTEN）≥3 分者；优势人群第一次接受 PD-1 单抗联合治疗，短时间出现的广泛皮疹伴有水疱。以上皮肤 irAE 必须积极会诊，积极进行处理。

一般来说,局部采用糖皮质激素(0.1%倍他米松乳膏)或含尿素乳膏和口服止痒药(苯海拉明、羟嗪、γ-氨基丁酸激动剂或NK-1受体拮抗剂)治疗瘙痒即可。大多数皮疹不影响免疫治疗的疗程。当出现3级严重皮肤反应需口服糖皮质激素治疗3~4周并暂停免疫治疗。如果出现更严重的病例应考虑永久停药,但总体而言,严重的病例很少。与抗CTLA-4治疗相比,抗PD-1/PD-L1治疗更容易引起口腔黏膜炎和口腔干燥,建议局部应用糖皮质激素和利多卡因治疗。对于TEN等严重皮疹,可使用大剂量激素、丙种球蛋白冲击、环孢素A、英夫利西单抗等综合治疗。当按照《免疫检查点抑制剂治疗相关毒性的管理指南》处理效果不理想时,积极请皮肤科会诊并调整治疗方案十分重要。

(六)免疫治疗相关内分泌疾病

免疫治疗介导内分泌器官/组织的自身免疫性破坏,中位发生时间为首次治疗后1.4~4.9个月。在免疫治疗停药后也会发生,风险可持续多年,临床表现隐匿且非特异性,因此早期识别和鉴别诊断很重要,存在不可逆性,大多数患者需要终身激素替代治疗。

垂体炎和甲状腺功能减退是最常见的内分泌疾病,约10%的患者在使用抗CTLA-4和抗PD-1/PD-L1治疗时会出现。甲状腺功能亢进/减退多见于PD-1单抗或联合用药,多为1~2级。垂体炎多见于伊匹木单抗单抗或联合用药。肾上腺功能减退多见于联合用药。免疫治疗相关的甲状腺毒性较常见,总体发生率为6%~20%,其鉴别诊断尤为重要(表11-3-7)。甲状腺功能减退比甲状腺功能亢进常见,且甲状腺功能亢进有可能转为甲状腺功能减退。甲状腺功能减退的中位发生时间为3~9个月至3年,临床表现为疲劳、体重增加、便秘、怕冷、黏液性水肿。免疫治疗相关甲状腺功能减退的分级管理见表11-3-8。

表11-3-7　甲状腺功能亢进、减退的鉴别诊断

	甲状腺功能亢进	原发性甲状腺功能减退	继发性甲状腺功能减退
TSH水平(实验室检测值的正常范围为0.46~4.7mU/L)	低	高	低
T_4水平(实验室检测值的正常范围为0.7~2.0ng/dl)	高	低	低

表11-3-8　免疫治疗相关甲状腺功能减退的分级管理

分级	监测	治疗	ICI
1级:无症状		无	继续用药
2级:有症状,生活轻度受限	每4~6周检查1次甲状腺功能,稳定后可每3个月1次	TSH>10mU/L开始补充甲状腺素,每4~6周复查甲状腺功能,滴定至TSH达到正常范围	继续用药
3级:严重症状,自理能力受限	注意排查继发性甲状腺功能减退		权衡利弊,可暂停或继续用药
4级:危及生命			暂停用药

实验室检查可鉴别中枢性(继发性)甲状腺功能减退。

甲状腺功能减退需要终身服用甲状腺素。如诊断为继发性甲状腺功能减退,处理按垂体炎执行,并请内分泌科会诊,务必先补充皮质醇,再补充甲状腺素,否则可导致肾上腺危象。

甲状腺功能亢进的中位发生时间为3~21周,临床表现为心悸、体重减轻、腹泻、精力旺盛。免疫治疗相关甲状腺功能亢进的分级管理见表11-3-9。

表 11-3-9 免疫治疗相关甲状腺功能亢进的分级管理

分级	监测	治疗	ICI
1级：无症状	每 4~6 周检查 1 次甲状腺功能	无	继续用药
2级：有症状，生活轻度受限	如甲状腺相关抗体(+)，则每 2~3 周检查 1 次甲状腺功能，监测是否向甲状腺功能减退转变	普萘洛尔、美替洛尔或阿替洛尔缓解症状	继续用药
3级：严重症状，自理能力受限	如甲状腺功能亢进超过 6 周，则需进一步排查原发性甲状腺功能亢进	合并甲状腺功能亢进危象者，β 受体阻滞剂联合皮质类固醇（泼尼松每日 1~2mg/kg）+ 碘化钾（或硫代酰胺）	暂停用药
4级：危及生命			暂停用药

垂体炎相对罕见，多见于抗 CTLA-4 治疗，低剂量发生率为 1%~6%，高剂量发生率为 18%，中位发生时间为 7~10 周，临床表现为头痛、乏力、厌食、视力下降 / 缺损、低血压和低钠血症。实验室检查：早 8 时血清游离皮质醇和 ACTH 下降，低钠血症、低钾血症，继发甲状腺功能减退和性激素下降。影像学检查：垂体弥漫性增大（多见于抗 CTLA-4 治疗，少见于抗 PD-1/L1 治疗）。垂体 MRI 表现：多在治疗后 30~40 天缓解，MRI 正常并不能完全排除垂体炎。免疫治疗相关垂体炎的分级管理见表 11-3-10。

表 11-3-10 免疫治疗相关垂体炎的分级管理

分级	监测	治疗	ICI
1级：无症状		氢化可的松 20mg 上午口服，10mg 下午口服 按需补充甲状腺素、睾酮或雌激素	
2级：有症状，生活轻度受限	血清 ACTH 和游离皮质醇 电解质和肾功能 甲状腺和性腺功能		暂停用药，待症状消失病情稳定后可恢复用药
3级：严重症状，自理能力受限		泼尼松脉冲给药疗法（每日 1~2mg/kg）至症状消失，并在 1~2 周内递减剂量至生理替代量 按需补充甲状腺素、睾酮或雌激素	
4级：危及生命			

必须首先应用皮质类固醇数天之后，再开始甲状腺激素替代疗法，以防止肾上腺危象的发生。终身激素替代治疗可用氢化可的松、左甲状腺素及可能需要睾酮或雌激素。

（七）罕见并发症

1. **眼部症状** 常见的眼部症状包括眼外膜炎、结膜炎和葡萄膜炎，发生率低于 1%。患者至眼科就诊、局部使用糖皮质激素，病情严重时口服糖皮质激素治疗。

2. **肾损伤** 免疫检查点抑制剂可引起急性肾损伤，表现与其他药物诱导的肾小管间质性肾炎相似。肾损伤出现的平均持续时间为 13 周。研究表明，糖皮质激素治疗后肾功能可部分改善，有 1/3 的患者需要透析。

3. **血液系统疾病** 免疫治疗引起的自身免疫性贫血、获得性血友病 A 等都有报道，治疗方面可在难治性病例中使用糖皮质激素和选择性免疫抑制。

（陈展洪 钱晓萍 章 群）

第十二章

直肠肿瘤放疗相关并发症

第一节　放射性肛门损伤

　　放射性肛门损伤多见于低位直肠癌患者。由于肛门生理位置的特殊性,放疗患者常出现腹泻、肛门坠胀、疼痛、行动不便等不适症状,常会不自主地抓挠皮肤,导致皮肤破溃、感染。不但会影响患者的心理,更影响治疗的进程,从而增加患者的心理、经济负担。急性放射性肛门损伤相对慢性放射性肛门损伤更为常见,放化疗同步或放疗分割剂量增大会增加其发生率。精确放疗技术可降低皮肤损伤的发生率,并且一般认为总剂量45~60Gy、分割剂量每次1.8~2.0Gy是安全的,其严重皮肤损伤的发生率为0~22%。而总剂量>65Gy或分割剂量每次>2Gy会导致皮肤损伤的发生率升高,而放化疗联合似乎并不增加慢性肛门损伤的发生。HIV感染者接受放化疗联合时发生急性及晚期肛门损伤的风险均增加。

一、发生原因

　　肛门周围放射性损伤是直肠癌放疗中常见的不良反应。发生放射性损伤的常见危险因素有:①身体状况。患者有高血压、糖尿病等病史,以及肥胖、皮肤褶皱多。②生活习惯。患者不注重个人卫生,有吸烟、饮酒嗜好等。③环境因素。夏季出汗较多,易加重病情。④合并其他病变,如有过敏性皮炎,以及对放射线高度敏感的患者。肛门放疗后受到损伤可引起黏膜水肿和质脆,可进一步发展为黏膜脱落、溃疡,而腹泻会加重这些损伤。放射性肛门损伤发生的主要原因是放射线损伤上皮细胞,使成熟的上皮细胞脱落、丢失。约30%的盆腔放疗患者会出现不同程度的肛门、腹部、会阴疼痛,相关机制研究较少,目前认为可能与肛周溃疡、排便时盆底肌肉痉挛等因素有关,但需排除肿瘤复发或新生肿瘤的情况。

二、临床表现

　　急性放射性肛门损伤常表现为肛周皮肤反应,直肠癌患者发生放射性肛周皮炎大多在放疗开始后2~3周出现。对于急性放射性肛门损伤的分级标准,可参考美国肿瘤放射治疗协作组(Radiation Therapy Oncology Group,RTOG)皮肤损伤分级标准,分为5级(表12-1-1)。肛周脱皮加重一般伴有疼痛,肛管及远端直肠炎症可以引起疼痛、出血和里急后重感。放疗情况下患者发生的肛周红斑及脱皮应疑诊急性肛门毒性。患者出现肛门狭窄或溃疡时,应取活检来明确诊断以排除其他病因。

表 12-1-1　RTOG 急性放射性皮肤损伤分级标准

0 级	皮肤基本无变化
1 级	滤泡样暗红色斑、毛发脱落、干性脱皮、出汗减少
2 级	皮肤触痛、明显红斑、片状湿性脱皮、中度水肿
3 级	皮肤皱褶以外部位的融合湿性脱皮、凹陷性水肿
4 级	溃疡、出血、坏死

晚期放射性肛门损害可在放疗完成后数月至数年出现。最常见的晚期并发症是肛门直肠溃疡，还可能发生肛门狭窄或肛门直肠瘘。患者往往表现为肛门疼痛和排便失禁。

三、治疗

应用精确放疗技术：调强适形放射治疗（intensity-modulated radiation therapy，IMRT）是从肿瘤三维方向确定放射野的大小和剂量，较传统二维放疗精确，在提高疗效的同时，可减少对周围正常器官的损伤。Faivre 研究结果显示，IMRT 通过适形的靶区剂量分布保护正常组织，从而降低了放化疗联合治疗的不良反应。

急性放射性不良反应的治疗主要为对症支持治疗，包括正确的皮肤护理，对于大便失禁患者给予调整饮食，使用镇痛药和皮质类固醇栓剂。急性放射损伤通常为自限性，一般在治疗结束后数周内消退。严重时可能需要中断治疗。重组人表皮生长因子的分子结构和生物学活性与人体内源性表皮生长因子高度一致，作用于细胞生长调节基因，通过促进 DNA 的复制和蛋白质的合成，促进胞外基质的合成，提供组织再生与修复的基础；能促进上皮细胞、中性粒细胞、成纤维细胞等多种细胞向创面迁移，预防感染，提高上皮细胞的再生和连续性，预防和减少瘢痕形成，提高创面修复质量，加速创面愈合的速度。康复新液为美洲大蠊干燥虫体制成的溶液，有促进肉芽生长、修复溃疡面及增强人体免疫功能的作用。杨洁等使用康复新液治疗放射性皮炎，创面愈合时间较对照组明显缩短，对放射性湿性皮炎有显著的促进愈合的作用。

对盆腔放疗后出现大便失禁的患者，行肠镜、直肠 B 超、肛管直肠测压等检查可有助于明确病因，对患者进行排便训练、生物反馈及止泻药物治疗后有一定作用，但目前相关研究较少。肛门功能锻炼可以促进直肠肛门局部血液循环，减少痔静脉的淤血和扩张。做肛门功能锻炼时，既要持之以恒，又不能急于求成，避免造成过度疲劳，以感到舒适为宜。锻炼方法：两腿靠拢两臀部，向肛门方向紧收，深呼吸，做提肛及肛门闭锁练习。反复练习 20~30 次，每 3~4 小时锻炼 1 次，站立位、坐位、平卧位均可练习。体质虚弱患者，可根据情况适当减少锻炼次数。另有回顾性分析显示，去氧肾上腺素局部应用对于肛门失禁约有 75% 的有效率，为目前有证据支持的治疗手段之一。

对于放疗引起的严重或难治性肛门溃疡，可以用于指导治疗的数据较少。病例报告表明，高压氧和口服维生素 A 可能有助于治疗肛门直肠溃疡。肛门狭窄的标准治疗为扩张肛门括约肌。极少数患者可能因为症状严重需要行结肠造口术。

心理护理和健康教育：向患者说明并且强调保护照射野，特别是肛周皮肤的重要性和必要性。嘱患者穿柔软舒适的全棉内裤，并保持肛周皮肤清洁、干燥；便后用温水和软毛巾轻轻蘸洗后充分暴露、通风。注意观察肛周皮肤的情况，一旦发生放射性皮炎需局部用药时，应先清洗干燥后再正确用药。

（李　佳　于甬华）

第二节　放射性肠炎

放射性肠炎是由于放疗时电离辐射引起的肠道黏膜溃疡、出血等改变,可发生于任意肠道,严重影响患者生活质量。根据国际癌症学会常规毒性标准,从时间上将辐射效应分为急性反应(3个月内)和晚期反应(3个月以上),晚期反应可在几年后出现。超过75%的盆腔放疗患者会发生急性放射性肠炎,而5%~20%的患者发生慢性放射性肠炎。对于放射性肠炎,目前缺乏较为全面的指南。中国医师协会外科医师分会联合中华医学会外科学分会结直肠外科学组发布了《中国放射性直肠炎诊治专家共识(2018版)》;中华中医药学会肿瘤分会发布了《放射性直肠炎(肠澼)中医诊疗专家共识(2017版)》;2018年,美国结肠和直肠外科医师学会(American Society of Colon and Rectal Surgeons,ASCRS)发布了《ASCRS慢性放射性直肠炎诊治指南》。这些共识和指南一定程度上起到指导作用,但是对复杂多变的疾病变化,有时临床医师仍感无力。

一、临床表现

急性放射性肠炎的常见临床表现为腹痛、腹泻、腹胀、便血、里急后重、肛门疼痛、恶心、食欲缺乏等,通常于放疗3个月内结束。慢性放射性肠炎可以是治疗开始后即刻存在的症状持续存在,也可以在放疗结束后独立出现,表现为腹痛、腹泻与便秘交替、粪便性状改变、反复发作的出血、梗阻或瘘管形成,也可出现肠粘连及包块。

放射性肠炎的诊断缺乏金标准,主要依靠病史、症状、内镜检查和影像学检查,在排除感染及非感染性直肠炎的基础上做出诊断。结肠镜检查是放射性肠炎重要的辅助手段,内镜下可见放射性直肠炎所在部位黏膜苍白,活检病理可见毛细血管扩张。值得关注的是,活检是诊断放射性肠炎非必需项目,有研究证实,活检与瘘的发生相关,但是与肠道恶性肿瘤鉴别诊断时需要活检。MRI和CT可为放射性肠炎的诊断提供一定依据。影像学检查多见发生炎症的肠黏膜呈水肿表现,MRI图像呈"同心圆"环形强化。同时,影像学检查可以判断直肠周围器官、软组织间隙及肌肉的损伤情况,判断是否合并溃疡及梗阻、瘘管形成。

二、病理机制

放射性肠炎发生的风险因素分为患者因素和治疗因素。患者因素包括合并炎性肠病、糖尿病、高血压、营养不良等;治疗因素包括照射的肠道体积和分次剂量、照射总剂量。肠道黏膜急性放射性损伤的机制与黏膜前体细胞的消耗和细胞更新缺乏有关。黏膜上皮细胞缺失导致黏膜屏障破坏,发生炎症反应,镜下可见血管扩张、水肿和炎性细胞浸润。晚期损伤的机制认为是增殖性细胞缓慢丢失所致,病理表现为结直肠炎、浅表性溃疡及肠系膜增厚变硬、组织纤维化等,与闭塞性动脉内膜炎密切相关,往往较难恢复。

三、损伤分级标准

正确的评估有助于明确评估症状的严重程度,有利于治疗方案的制订以及了解治疗过程中的动态变化。目前公认的RTOG放射性损伤分级标准(表12-2-1、表12-2-2)于1987年首次提出。

表 12-2-1　RTOG 肠道急性放射性损伤分级标准

评分	症状描述
0	无变化
1	排便次数增多或排便习惯改变,无须用药
2	腹泻,需使用抗副交感神经药;黏液分泌增多,无须使用卫生垫;直肠或腹部疼痛,需镇痛药
3	腹泻,需外科支持;重度黏液或血性分泌物增多,需使用卫生垫;腹部膨胀
4	肠梗阻,瘘或穿孔;胃肠道出血,需输血;腹痛或里急后重,需置管减压,或肠扭转

表 12-2-2　RTOG 肠道晚期放射性损伤分级标准

评分	症状描述
0	无变化
1	轻度腹泻,轻度痉挛,轻度直肠分泌物增多或出血
2	中度腹泻和肠绞痛,排便>5 次 /d,多量黏液或间断出血
3	梗阻或出血,需手术
4	坏死,穿孔,瘘

内镜可以在直视下明确病变的严重程度及范围,是肠炎评估的重要参考指标。维也纳直肠镜评分有助于判断病情及明确疗效(表 12-2-3)。

表 12-2-3　维也纳直肠镜评分

症状	内镜所见
毛细血管扩张	0 级:无 1 级:单个毛细血管扩张 2 级:多个不融合毛细血管扩张 3 级:多个融合毛细血管扩张
黏膜充血	0 级:无 1 级:局限性的黏膜变红且水肿 2 级:弥漫非融合的黏膜变红且水肿 3 级:弥漫且融合的黏膜变红且水肿
溃疡	0 级:无 1 级:有或无表面<1cm^2 的微小溃疡 2 级:面积>1cm^2 溃疡 3 级:深溃疡 4 级:深溃疡形成瘘或穿孔
狭窄	0 级:无 1 级:>2/3 原肠腔直径 2 级:1/3 至 2/3 原肠腔直径 3 级:<1/3 原肠腔直径 4 级:完全闭塞
坏死	0 级:无 1 级:有

续表

评分	黏膜充血	毛细血管扩张	溃疡	狭窄	坏死
0	1级	无	无	无	无
1	2级	1级	无	无	无
2	3级	2级	无	无	无
3	任何	3级	1级	无	无
4	任何	任何	2级	1级	无
5	任何	任何	≥3级	≥2级	有

肛门直肠测压是将测量压力装置置入直肠内,令患者收缩与放松肛门,检查内外括约肌、盆底功能,从而评估直肠肛门功能。对拟行造口还纳的患者,放疗期间需注意直肠肛门功能评估。但是因为需要专用机器设备,临床上广泛应用存在困难,临床医师进行体格检查时可粗略评估肛门功能。

四、治疗

目前,放射性肠炎尚缺乏有效的治疗手段及规范的流程,临床上很多方法显示了一定的有效性,但缺乏高质量证据支持的有效方法。另外,在临床工作中需要关注患者的营养状态,提高自身损伤修复能力,并注重预防措施。

(一)药物治疗

1. **自由基清除剂** 放疗时,肠道上皮细胞内的水分子在电离辐射后产生自由基,可以损伤肠黏膜细胞 DNA,从而使细胞出现凋亡和坏死,破坏肠黏膜屏障,使上皮细胞通透性增强,消化液分泌增多,造成腹泻。临床上常用的自由基清除剂,如还原型谷胱甘肽,可以清除自由基,从而减轻自由基损伤,减轻肠炎症状。动物实验表明,己酮可可碱可以升高谷胱甘肽水平,降低髓过氧化物酶(myeloperoxidase,MPO)活性,降低前列腺素 E2、血栓素 B2 水平,在一定程度上减少炎症反应和氧化应激,减轻肠炎症状。临床研究证明,71% 接受己酮可可碱和维生素 E 治疗的患者肠炎症状有所改善,明显高于仅接受对症治疗组。

2. **硫糖铝** 硫糖铝是含有氢氧化铝的硫酸蔗糖复合物,可在溃疡面或炎症的部位形成一层薄膜,对炎症溃疡具有促进愈合作用。一项前列腺癌局部放疗的研究表明,使用硫糖铝灌肠急性肠炎发生率为 61.9%,明显低于美沙拉秦组 87.5%,与氢化可的松组的 52.4% 相比差异无统计学意义。

3. **益生菌** 健康人体内存在正常菌群,与人体之间保持着动态平衡。肠道菌群的改变与饮食、药物、放射线等因素密切相关。研究表明,放疗前后患者肠道拟杆菌门和梭杆菌门丰度明显改变,而且发生腹泻患者差异更为明显。

对机体有益的微生物称为益生菌,研究表明,以乳酸菌为代表的益生菌可以防治放疗引起的急性肠炎。其作用机制可能是降低肠道组织中 TNF-α、IL-1β 和 IL-6 的表达,从而改善和修复辐射引起的损伤,降低腹泻发生率及严重程度。一项荟萃分析研究表明,与对照组相比,益生菌干预组的辐射引起的腹泻发生率显著降低(RR=0.55;95% 置信区间 0.34~0.88;P=0.01)。最近一项益生菌预防盆腔放疗引起急性放射性腹泻的随机双盲对照研究表明,从放疗第 1 天至放疗结束每日给予益生菌治疗,急性腹泻发生率为 53.8%,明显低于安慰剂组的 82.1%,延迟腹泻发作,并且具有安全、经济的特点,临床易于应用。

4. **奥曲肽** 奥曲肽是人工合成的天然生长抑素的八肽衍生物,其药理作用与生长抑素相似,但作用持续时间更长。本品具有多种生理活性,如抑制生长激素、促甲状腺素;对胃酸、胰酶、胰高血糖素和胰岛素的分泌有抑制作用。奥曲肽可以减少消化液的分泌,减轻消化液对创面的刺激,从而减轻肠道负担。

5. **抗炎药物** 包括非甾体抗炎药及类固醇类药物,可以在一定程度上减轻炎症反应程度,口服或静脉给药均可一定程度上缓解临床症状。值得注意的是,这种方法尚不能完全明确作用机制,同时有研究表明,盆腔放疗期间使用美沙拉秦或奥沙拉秦,并未缓解症状,甚至加重腹泻程度,临床上已较少应用。

6. 止泻药物　洛哌丁胺是外周阿片受体激动剂,可以降低肠蠕动的发生频率,缓解肠道运输速度,临床使用可以改善症状,但不能解除病因。对于合并狭窄和梗阻患者应当避免,同时应警惕该药物引起的腹胀、恶心等并发症。

(二) 手术治疗

内镜下氩等离子体凝固术在治疗放射性直肠炎方面具有重要作用,也可用于放射性结肠毛细血管扩张症、出血性十二指肠炎和回肠炎。一项研究表明,对 40 例经保守治疗无效的出血性放射性肠炎患者使用氩等离子体凝固术,仅 1 例止血失败改用其他治疗,其余均取得较好的止血效果。

如患者发生肠瘘、梗阻或穿孔,则需要手术治疗。但是慢性放射性肠炎的外科手术常常因为广泛的组织纤维化而变得困难,随着内镜治疗技术的成熟,开腹手术变得越来越少。

(三) 高压氧治疗

通过高压氧来提高机体组织修复能力,达到损伤修复目的。高压氧可以诱导受损血管内皮细胞再生,并提高抗氧化酶活性,减少自由基损伤。1993 年,Nakada 等最早报道了使用高压氧成功治疗放射性肠炎病例,开创了高压氧治疗的先河。之后,Gouello 等报道 36 例慢性放射性肠炎患者接受高压氧治疗后,53% 的患者症状迅速缓解。但因为设备原因,高压氧治疗尚不具备广泛开展条件,缺乏前瞻性随机对照研究。

(四) 中医中药

放射性直肠炎根据症状属于中医学"肠澼""痢疾""肠风""脏毒"等范畴,有许多使用中医药缓解症状的报道。在国内各单位也有各种相关制剂用于口服或灌肠,取得了较为确切的临床疗效,易于基层医院使用。

在中医药药理基础研究方面也可见相关报道,如大黄酸是中药大黄的主要活性成分,具有减轻肠炎症状的作用。动物实验研究表明,大黄酸可显著降低肿瘤坏死因子、白细胞介素 -1、白细胞介素 -6、一氧化氮等炎症因子含量,通过 PPAR-γ/NF-κB 和 p38mapk/JNK 途径减轻射线引起的肠道黏膜损伤。

(李晓东　于甬华)

第三节　放射性骨髓抑制

放射性骨髓抑制是指肿瘤患者因放疗使骨髓中的造血干细胞活性下降,导致以白细胞下降为主的外周血中血细胞减少,严重者可引起感染、贫血和出血。

研究表明,骨髓受照剂量与患者的血液毒性密切相关。Mell L K 等验证了肛管癌患者骨髓接受剂量为 10Gy 和 20Gy 时,剂量与血液毒性正相关;Bazan J G 等报道利用正常组织并发症概率模型证明直肠癌患者骨髓的低剂量照射与临床的血液毒性显著相关,当骨髓受照剂量从 22.5Gy 升高到 25Gy 时,血液毒性的发生率从 5% 升高到 10%。因此,评价骨髓的照射剂量在直肠癌盆腔放疗中具有重要意义。

一、发生原因

骨髓是人体的造血组织,成年人接近 1/3 的骨髓分布于骨盆区域。直肠癌放疗过程中,盆腔淋巴结引流区域的放疗不可避免地照射骨盆骨髓,从而引起骨髓抑制。

二、临床症状

骨髓抑制多无特殊临床表现,中度和重度骨髓抑制者易出现疲乏、发热、无力、头晕、食欲缺乏等非特异性临床表现。粒细胞低下严重者可引起感染,血小板低下显著者可能会出现皮下瘀斑及出血。

1. 中性粒细胞低下易致感染,与其下降程度、持续时间有关 ①中性粒细胞绝对计数<1.0×10^9/L时,感染发生率与持续时间成比例升高;②中性粒细胞绝对计数<0.5×10^9/L时,败血症发生率高达78%,播散性真菌感染发生率高达90%;③中性粒细胞绝对计数<0.1×10^9/L,并持续3周时,几乎所有患者都会发生感染,持续6周则导致严重感染,病死率可达80%。

2. 粒细胞缺乏性发热 粒细胞缺乏性发热(febrile neutropenia,FN)为发热≥38.3℃1次,或≥38.0℃1小时;中性粒细胞减少,≤0.5×10^9/L。其中有20%~25%临床判定为感染,20%~25%病原学判定为感染。有病原学证据研究表明,粒细胞减少发热的患者中,肺炎占38%;败血症占35%;尿路感染占11%;皮肤及软组织感染占6%;其他占10%。

三、诊断

WHO将骨髓抑制分为0~Ⅳ度(表12-3-1)。

表 12-3-1 骨髓抑制分级标准

	0	I	II	III	IV
血红蛋白/($g \cdot L^{-1}$)	≥110	109~95	94~80	79~65	<65
白细胞/($\times 10^9 \cdot L^{-1}$)	≥4.0	3.9~3.0	2.9~2.0	1.9~1.0	<1.0
粒细胞/($\times 10^9 \cdot L^{-1}$)	≥2.0	1.9~1.5	1.4~1.0	0.9~0.5	<0.5
血小板/($\times 10^9 \cdot L^{-1}$)	≥100	99~75	74~50	49~25	<25

四、治疗

(一) 白细胞减少的处理

1. 暂停放疗 当发生≥Ⅱ度骨髓抑制时暂停放疗。

2. 刺激造血 集落刺激因子选择性地作用于粒系造血祖细胞,促进其增殖分化,可增加粒系终末分化细胞的数目与功能。

3. 药物

(1)G-CSF:重组人粒细胞集落刺激因子。

(2)rhGM-CSF:重组人粒细胞-巨噬细胞集落刺激因子。

(3)rhG-CSF:聚乙二醇化重组人粒细胞集落刺激因子。

4. 抗感染应用 对于粒细胞缺乏伴发热的患者,均应使用抗生素;对于Ⅳ度骨髓抑制的患者,无论有无发热,均必须预防性使用抗生素。

最易感染的部位:消化系统、呼吸系统、泌尿系统、皮肤等。过去主要是革兰氏阴性菌,以铜绿假单胞菌、克雷伯菌和大肠埃希菌常见。现在革兰氏阳性菌更易成为最先感染的病菌,以表面葡萄球菌、金黄色葡萄球菌、甲型溶血性链球菌、肺炎链球菌常见。粒细胞持续低下者还易出现病毒、真菌感染。通常用广谱抗生素,特别是需要涵盖革兰氏阴性菌和厌氧菌,如三代或四代头孢菌素。

抗感染经验性抗生素应用:①单药,头孢他啶、头孢吡肟、亚胺培南、美罗培南;②双药,氨基糖苷类+抗假单孢菌β-内酰胺类;③联合万古霉素,用于革兰氏阳性菌(如气管插管患者)、静脉内导管相关蜂窝织炎或窦道感染、严重黏膜炎。

抗生素停药原则：如果患者有发热，应在发热消退至少 48 小时后停用；如果患者为Ⅳ度粒细胞减少但无发热，待粒细胞上升至正常后可停用。

5. 预防感染

（1）保护性隔离：层流室和紫外线消毒。

（2）黏膜及皮肤护理：插管处换药；高锰酸钾坐浴；口腔护理。

（二）血小板减少的处理

1. 治疗

（1）对因处理：≥Ⅱ度骨髓抑制时，暂停放疗。

（2）刺激造血：IL-11、血小板生成素（thrombopoietin，TPO）。

IL-11 可直接刺激造血干细胞和巨核祖细胞增殖，诱导巨核细胞的成熟分化。

TPO 是刺激巨核细胞生长及分化的内源性细胞因子，对巨核细胞生成的各阶段均有刺激作用。

（3）预防出血：输注机采血小板。

2. 预防出血

（1）输注血小板的适应证：PLT$<20\times10^9$/L 或有出血时可考虑输注血小板；PLT$<10\times10^9$/L，伴发热或出血症状。

（2）输注新鲜冷冻血浆：补充凝血因子。

（3）防止出血发生，避免用力擤鼻、刷牙、剃须。

（4）尽量减少创伤性操作，必要时可用药物推迟经期。

（5）避免使用具有抗凝作用的药物。

（6）预防性应用止血药。

（三）贫血的处理

促红细胞生成素（erythropoietin，EPO）是由肾脏分泌的一种活性糖蛋白，作用于骨髓中红系造血祖细胞，能促进其增殖分化，可用于放疗导致贫血患者。起始剂量 150U/kg，一周三次，皮下注射，8 周后若疗效欠佳，可增至 200U/kg。血细胞比容（hematocrit，HCT）>40% 时应停用，或治疗后 HCT 2 周内增加>4%，应减量，减量以 25% 计算。输血治疗：输注红细胞悬液达 Hb>7g/L（HCT>21%）可提高携氧能力，改善乏氧状态，提高放疗疗效。

（张　永　于甫华）

第四节　放射性皮肤损伤

一、发生机制

放疗是结直肠肿瘤重要的治疗手段之一，放射性皮肤损伤是放疗最常见的不良反应之一，约 87% 的放疗患者会出现皮肤色素沉着、红斑或更严重的放射性皮肤反应，其中重度放射性皮肤损伤的发生率为 10%~15%，严重的放射性皮肤损伤可引起局部或全身感染，导致放疗中断，影响治疗效果。

在接受放疗后，放射线使细胞产生氧化根自由基 R，它作用于 DNA 酶及细胞质膜，造成细胞损伤，使断裂的 DNA 分子得不到修复，细胞增殖受抑制，细胞坏死，从而引起血管受损后微循环障碍，进而发生上皮细胞、成纤维细胞增生不良，最终导致皮肤损伤。随着放疗剂量的增加，患者在放疗过程中不可避免地出现不同级别的放射性皮肤损伤，可表现为局部疼痛、出血，甚至感染。

二、分类及分级标准

（一）急性放射性皮肤损伤

急性放射性皮肤损伤为放疗后 90 天内发生的变化,其发生发展遵循可预测的过程,虽然有多种系统可用于放射性皮肤损伤分级,但目前仍以 RTOG 分级系统应用最广泛。根据 RTOG 急性放射性皮肤损伤的分级标准,分为 5 级(见表 12-1-1)。

放疗后数小时内即可出现短暂的轻微红斑,这可能是由于患者受射线照射后不久毛细血管扩张引起的。然而,更常见的是治疗后 2~4 周发生的持续性色素沉着或红斑。放疗期间毛囊和皮脂腺可能会受到影响,导致皮肤干燥和脱发。随着红斑的发展,会出现类似晒伤的反应,伴水肿、瘙痒、压痛和烧灼感。在放疗剂量超过 20Gy(常规剂量放疗)时会出现皮肤瘙痒和剥落。当放疗剂量增加至 30Gy 以上,患者可出现湿性脱皮,是一种以浆液性渗出为特征的皮肤疼痛,伴明显红斑、中度水肿。由于皮肤屏障的破坏,这个阶段通常是痛苦的;其特点是接触性疼痛的敏感性增加,特别是在易发生摩擦的皮肤皱褶处。最后一个过程是感染和溃疡形成。在极端脱皮的情况下,可能需要停止一段时间的放疗。

（二）慢性放射性皮肤损伤

慢性放射性皮肤损伤为放疗后超过 90 天的皮肤变化。慢性皮肤损伤可能是由促炎和促纤维化细胞因子异常所致。某些皮肤结构,如皮脂腺、毛囊和皮肤可能会持续改变。表皮和真皮变薄或萎缩可能被观察到,也有一些患者可能发展为真皮增厚和硬结。毛细血管扩张症可能由于血管扩张引发,而血管损伤也可能导致组织缺氧,使患者容易发展为皮肤溃疡和 / 或慢性创伤。放疗引起的纤维化是一种潜在的严重后遗症,可导致淋巴水肿、皮肤回缩、持续色素沉着和关节活动不良。总之,放疗后慢性皮肤改变、疼痛或运动障碍等都可能会降低患者的生活质量。

三、预防和治疗

（一）药物预防及治疗

1. 药膏类

(1)三乙醇胺乳膏:三乙醇胺的独特水包油性乳膏,可通过渗透和毛细作用原理,起到清洁和引流的双重作用,具有深部水合作用,可增加皮肤血流速度,促进皮肤新陈代谢,通过改变白细胞介素 -1 和白细胞介素 -6 的比例,刺激成纤维细胞增生,增加胶原的合成,有学者研究表明,三乙醇胺能有效降低或延缓放射性皮炎的发生、发展。

(2)湿润烧伤膏:黄芩、黄柏和黄连是该药的主要构成成分,现代药理研究发现,湿润烧伤膏中的酚性苷类物质有抗辐射损伤及镇痛作用。已有很多学者采用湿润烧伤膏治疗放射性皮肤损伤并取得良好疗效。

2. 生物制剂

(1)重组人粒细胞集落刺激因子:该药可以有效刺激上皮基底细胞增生和分化,参与再生修复,分泌和释放血管内皮生长因子,有利于新生血管生成及创伤愈合。有研究表明,重组人粒细胞集落刺激因子可以延缓放射性皮肤黏膜损伤及降低放射性皮肤黏膜损伤的级别,促进上皮生长及创面愈合。

(2)重组人表皮生长因子:表皮生长因子有助于促进 DNA、RNA 及羟脯氨酸的合成,并能加速创面上皮细胞的增殖及肉芽组织的生成。有研究表明,用重组人表皮生长因子治疗放射性皮炎,治疗组患者创面愈合时间明显短于对照组($P<0.05$)。

3. 射线防护剂

射线防护剂的主要成分是超氧化物歧化酶(自由基清除剂),其能透过皮肤黏膜有效清除局部皮肤黏膜组织在电离辐射作用下产生的自由基,推迟皮肤黏膜的放射损伤,提高患者皮肤黏膜对放射线的耐受性,减轻放射性皮肤损伤程度。临床研究表明,射线防护剂能有效降低放射性皮肤损伤的发生率。

4. 新型创面护理敷料

(1)液体敷料(赛肤润):主要成分是人体不能合成的必需脂肪酸、植物固醇和维生素 E 等,可直接诱导血管扩张,改善局部微循环,形成脂质保护膜,限制表皮内水分的流失,防止皮肤干燥,促进黏膜上皮细胞的修复,缓解放射线引起的损伤,具有保护放射野皮肤的作用。有研究表明,使用赛肤润能预防放射性皮炎的发生。

(2)藻酸盐敷料:藻酸盐敷料覆盖创面后与创面渗液接触,吸收液体后膨胀成藻酸钠凝胶,形成一个密闭环境将伤口隔离,促进新生微血管增生及表皮细胞的再生,缩短创面愈合时间,有研究指出使用藻酸盐治疗Ⅲ度放射性皮炎取得较好的疗效。

(二)物理治疗

氧气是胶原合成和表皮细胞再生的重要元素,能促进胶原生成,局部给氧可使血管收缩、毛细血管通透性降低,减少体液渗出,减轻水肿,并能改善创面局部的微环境,抑制厌氧菌的生长。

(三)心理护理

癌症患者普遍存在紧张、焦虑、抑郁等心理问题,在放疗过程中发生放射性皮炎可加重患者的心理负担,有研究表明心理干预可以有效缓解或减轻患者的紧张、焦虑、抑郁情绪;重视患者的社会支持系统,加强对患者家属的宣教。家人的陪伴和鼓励可以强化心理干预的效果,提高患者的依从性。

(四)放射野皮肤护理

告知患者注意保持放疗区域的皮肤清洁干燥,注意保护皱褶、薄弱处的皮肤。穿柔软棉质的衣物,尽量避免摩擦放疗区域的皮肤,避免冷热刺激,避免暴晒。动态观察放疗区域内皮肤颜色、皮温的变化,给予及时有效的处理,预防及延缓患者放射性皮炎的发生、发展。

(五)放射性皮肤损伤的护理

放射性皮肤损伤的程度不仅与射线种类、照射剂量、时间、患者的一般状态有关,还与放疗期间患者的护理密切相关。根据患者的个体差异性,个性化地对放射性皮肤损伤的患者进行治疗及护理。患者应取舒适体位,穿着宽松柔软棉质的衣物(如发生放射性皮肤损伤,夜间睡眠时可不穿内裤),尽量暴露创面,减少摩擦,保护创面,避免二次伤害,采取各种有效方法治疗放射性皮肤损伤,促进创面愈合,并动态观察皮肤创面情况及治疗效果。

(六)健康教育

放疗前向患者讲解直肠癌与放疗的相关知识,重点向患者介绍可能出现放射性皮肤损伤的时间、症状及注意事项。告知患者治疗放射性皮肤损伤的方法有很多种,经过治疗,放射性皮肤损伤通常在放疗结束后2~6个月逐渐恢复正常。

(苏艳霞　于甬华　田爱平)

第五节　放射性膀胱炎及放射性骨损伤

一、放射性膀胱炎

直肠肿瘤在放疗过程中,膀胱是不可避免的受照射器官之一,放射性膀胱炎发生率为2.48%~5.6%。放射性膀胱炎的发生与放射总剂量、放疗技术及个体放射敏感性差异有关。放疗技术的进步能显著降低膀胱毒性,膀胱定位技术等也有助于更好地保护膀胱。

Liu等比较了3种不同放疗技术,三维适形放射治疗(three-dimen-sional conformal radiotherapy,3D-CRT)、IMRT和旋转容积调强(RapidArc)治疗Ⅱ~Ⅲ期直肠癌的剂量学情况,其中IMRT和旋转容积调强可显著降低所有被检查的危及器官(小肠、结肠、膀胱及股骨)受量。IMRT和旋转容积调强计划的膀胱、小肠和结肠的 V40 均明显低于 3D-CRT（$P<0.01$）。与 3D-CRT 相比，IMRT 和旋转容积调强计划还可以降低左侧股骨近端、双侧股骨近端 V30 和 V40 的最大剂量（maximum dose，Dmax）（$P<0.01$）。与 IMRT 相比，旋转容积调强可显著降低机器跳数（monitor unit MU）（$P<0.01$）。在急性副作用方面，IMRT 和旋转容积调强能显著降低 3 级放射性膀胱炎和 2 级肠炎的发生率，在计划靶区（planning target volume，PTV）覆盖和危及器官（organ at risk，OAR）保护方面，IMRT 和旋转容积调强均优于 3D-CRT。一项研究总结了同步集成增强的容积调节弧形放射治疗（simultaneous integrated boost of volumetric-modulated arc therapy，SIB-VMAT）技术治疗局部晚期直肠癌的临床和剂量学特点，其表现为较高的临床和病理完全应答率和安全性，而膀胱炎等急性不良反应的发生率相同。中等剂量递增配合容积调节弧形治疗可改善直肠癌的预后、减轻腹泻及膀胱炎等副作用。Ng 等发现诱导化疗可降低直肠癌 IMRT 新辅助化疗期间腹泻、膀胱炎等相关毒性。

直肠癌放疗过程中，保护正常组织的措施总结如下：应用高能 X 线，能量 ≥6MV，常规分割放疗，每日照射所有的治疗野，体位选择俯卧位，运用多野照射技术，如 IMRT 及更先进的断层放射治疗（tomography radiotherapy，TOMO）技术。放疗靶区仅包括真骨盆，上界位于 L_5/S_1 交界，模拟定位时直肠内可注入对比剂，使用有孔腹部定位装置，充盈膀胱，定位及每次放疗前进行精准的膀胱容量测定，制订放疗计划要求靶区剂量均匀，避免高剂量区位于膀胱，要求 50% 膀胱照射剂量小于 50Gy，二次照射时要结合器官受照最大剂量及间隔时间，扣除一程剂量比例计算二程照射耐受量。有关再程放疗耐受性的动物实验结果表明，受照小鼠均未能从晚期功能性损伤（尿频、尿急或膀胱弹性下降）中恢复过来，与两次照射间隔时间无关。前列腺癌放射剂量高，对膀胱影响更大，2019 年美国一项研究评估了 2000 年 1 月至 2015 年 9 月在底特律医学中心的两家医院接受放疗的 709 例前列腺癌患者发生出血性膀胱炎的比例、放射方式及治疗和并发症情况，其中放射剂量在 69.8~78.1Gy，认为前列腺癌放疗后出血性膀胱炎的发生率为 11.1%，外照射和调强放疗两种治疗方式发生出血性膀胱炎的比例无显著差异（$P=0.18$）。患者放疗后平均发展为出血性膀胱炎的时间是 79.1 个月（4~230 个月），最常见的治疗方法是在患者中进行膀胱镜检查并引流。Osti 等研究了 XRCC1、XRCC3 和 RAD51 单核苷酸多态性在预测直肠癌患者术前放化疗急性毒副作用中的潜在作用，认为其可能是放射性急性毒副作用的预测因子。

RTOG 定义了膀胱急性及晚期放射损伤分级标准（表 12-5-1）。膀胱表皮由小二倍体细胞形成基底层，在基底层上是 3~4 层较大的移行细胞，表皮是极大的具有很厚细胞膜的能抵抗尿液刺激的多倍体细胞，这些表皮细胞有几个月或更长的寿命。在受照射后基底细胞可在 4 个月以后才开始加速增殖修复，而膀胱表面缺乏了表皮保护细胞，可导致深层细胞受尿液刺激产生长达几个月的刺激性细胞增殖。放射性膀胱炎主要是放射线引起的血管损伤、小血管闭塞、黏膜充血水肿以致形成溃疡，周围有明显水肿，常合并感染、出血。溃疡愈合后残留有白色瘢痕，其周围可见有网状血管扩张，血管破裂造成反复出血，甚至放疗后 10 多年还可出现血尿。一般可将膀胱损伤分为 3 个阶段，急性期发生在开始分次照射的 4~6 周，特征是黏膜充血、水肿。此后从 6 周到 2 年可演变为上皮剥脱和溃疡形成的慢性过程，主要特征为血管缺血及渐进性黏膜崩解（从表层脱皮到溃疡，直至瘘管形成）。晚期反应可出现在照射后的 10 年时间里，主要特征是纤维化和膀胱容量下降。

表 12-5-1　RTOG 膀胱急性及晚期放射损伤分级标准

	0	1 级	2 级	3 级	4 级
急性损伤	无变化	排尿频率或夜尿频率为放疗前的 2 倍；排尿困难、尿急，无须用药	排尿困难或夜尿频率少于每小时 1 次，排尿困难、尿急、膀胱痉挛，需局部用麻醉药（如非那吡啶）	尿频伴尿急和夜尿，每小时 1 次或更频；排尿困难，盆腔痛或膀胱痉挛，需定时、频繁予麻醉药；肉眼血尿伴或不伴血块	血尿需输血；急性膀胱梗阻，非继发于血块、溃疡或坏死
晚期损伤	无变化	轻度上皮萎缩；轻度毛细血管扩张（镜下血尿）	中度尿频；广泛毛细血管扩张，间断性肉眼血尿	重度尿频和排尿困难，重度毛细血管扩张（常伴瘀斑），频繁血尿，膀胱容量减少<（150ml）	坏死/膀胱挛缩（容量<100ml），重度出血性膀胱炎

膀胱炎按临床症状及膀胱镜检查情况可分为轻、中、重度,分别描述如下。①轻度:仅有轻度尿路刺激症状及体征,如尿急、尿频、尿痛等。膀胱镜检查可见黏膜混浊、充血、水肿。②中度:除上述症状外,尚有膀胱黏膜毛细血管扩张性血尿,可反复发作。膀胱镜检查可见黏膜水肿,相当范围的纤维膜、毛细血管扩张,可伴有溃疡出现,病变常在膀胱三角区后壁及输尿管间的皱褶处。③重度:已有膀胱阴道瘘形成。

对轻、中度急性放射性膀胱炎的保守治疗类似一般的膀胱炎,如抗感染治疗、止血及对症治疗,以缓解膀胱刺激症状。常用的局部治疗方法如下。

1. **药物膀胱冲洗**　庆大霉素、地塞米松及 1% 明矾液等。

2. **经尿道行电凝止血**　由于放射损伤的组织供血不良,易形成纤维化、再生功能低下,凝固部位易发生坏死,故应注意防止瘘的形成。

3. **骶前封闭疗法**　在直肠与尾骨之间以 0.25% 普鲁卡因 80~100ml 做浸润性封闭,每 5~7 天 1 次,部分可缓解症状。

4. **其他**　如高压氧、α- 糜蛋白酶肌内注射疗法。高压氧可使组织内氧张力增高、新生血管和肉芽组织形成、组织损伤修复,从而促进炎症愈合,可作为放射性膀胱炎的治疗手段之一。

亚急性期溃疡治疗方法同上。失血多者需输血改善全身情况,慢性期如膀胱容量减少、膀胱壁硬化、尿路狭窄可导致肾盂积水,严重者可诱发尿毒症,此时需要考虑支架置入、手术治疗。

二、放射性骨损伤

直肠肿瘤在放疗过程中,股骨尤其是股骨头、股骨颈会受到照射,65Gy 以上照射可见到股骨颈的自发性骨折,但直肠癌患者很少做到 60Gy 以上的放射治疗量并受此影响。生长的软骨是放射敏感的,甚至 10Gy 的照射即可由于增殖带软骨母细胞的死亡和结构紊乱,导致软骨生长减慢或暂时停止生长。10~20Gy 的照射可使骨生长减慢,大于 20Gy 的照射可造成不可逆的生长亏空。如果脊柱受照,可导致身高降低和脊柱侧凸。30Gy 照射除了造成血管形成紊乱还可造成永久性的生长抑制和骨化。RTOG 定义了骨组织的晚期放射损伤分级标准:1 级,无症状、无生长停滞,骨密度减低;2 级,中度疼痛或触痛、生长停滞、不规则骨硬化;3 级,重度疼痛或触痛、骨生长完全停滞、致密骨硬化;4 级,坏死自发性骨折。

直肠癌放疗过程中,保护骨组织的措施总结如下:应用高能 X 线,能量 ≥6MV,常规分割放疗,运用多野照射技术,如 IMRT 及更先进的断层放射治疗(TOMO)技术。Liu 等的研究表明,相对于 3D-CRT 计划,应用 IMRT 和旋转容积调强计划可以减少左侧近端股骨 Dmax,以及双侧近端股骨 V30 和 V40($P<0.01$)。制订放疗计划要求靶区剂量均匀,评估双侧股骨头受量,避免高剂量区位于股骨头,要求照射 50Gy 的股骨头体积<5%。

(曲　伟　于甫华)

第十三章

专家经验集锦

第一节　血管相关并发症

一、腹腔镜下直肠癌根治术，结直肠端端吻合，术后主操作孔处腹壁血管出血

【病历简介】

患者，男性，48 岁，因"便血半年余"入院就诊治疗。术前诊断：直肠恶性肿瘤 $cT_{4a}N_+M_0$ 期，排除手术禁忌后于 2020 年 1 月 17 日在全身麻醉下行"腹腔镜下直肠癌根治术（Dixon）"。术中操作过程：肿瘤位于直肠乙状结肠交界处，呈隆起内生型肿块，占肠壁全周，大小约 6cm×5cm×2cm，侵出表面浆膜。充分游离部分结肠及直肠后，在距离肿瘤下方 5cm 处离断肠管，移除标本，近端置入 28mm 吻合器钉座，重新建立气腹，经肛行结直肠端端吻合。主操作孔放置 12mm 戳卡，拔除后放置引流管 1 根，同时缝闭部分腹膜及前鞘。术后病理：(直)肠盘状型(瘤体 3.5cm×3cm×0.5cm)中分化腺癌，浸润至外膜纤维、脂肪组织，可见神经侵犯，浸润或转移至(肠系膜根部)0/6 枚、(肠系膜)0/1 枚、(肠周近中组)7/17 枚、(肠周远组)0/1 枚淋巴结。

【诊疗过程】

术后 1 天(2020-01-18)患者右侧引流管引出暗血性液 300ml，右侧腰部有一 15cm×11cm 大小的瘀斑，无压痛。查血常规：白细胞计数 $16.4×10^9/L$，血红蛋白 72g/L。患者主诉感头晕，贫血貌明显。急诊查腹部 CT(图 13-1-1)，考虑腹壁出血，予局部麻醉下腹壁引流管口重新缝合止血，效果欠佳，予注射用白眉蛇毒血凝酶 1KU 肌内注射 + 静脉注射，酚磺乙胺 0.5g 静脉滴注，输注红细胞 2U，同时予注射用亚胺培南西司他丁钠 0.5g 每 8 小时 1 次抗感染治疗。密切监测患者血红蛋白、白细胞等指标变化，床边心电监护，同时记录患者皮肤瘀斑变化。1 月 18 日夜间查房：右侧腰部有一 15cm×13cm 大小的瘀斑，较前有所扩大，触之紧张，有轻压痛，皮温较周围正常皮肤略高。术后 2 天(2020-01-19)肛门恢复排气，排水样便，次数较多，腹腔引出血性液少量，瘀斑面积较前增大，再次予输血治疗，加强营养补充，同时使用醋酸奥曲肽注射液 0.1mg 控制排便次数，并且加强心理安慰与沟通工作。术后监测患者血红蛋白及白细胞变化(图 13-1-2、图 13-1-3)。术后 5 天(2020-01-22)：患者右侧腰部及大腿外侧可见一 58cm×25cm 瘀斑，腹管引出 400ml 血性液(图 13-1-4)。术后 6 天(2020-01-23)：右侧腰部及大腿外侧一 62cm×27cm 瘀斑，

引流管引出 300ml 暗血性液,复查腹部 CT(图 13-1-5)。术后 1 周(2020-01-24):右侧腰部及大腿外侧一 65cm×30cm 瘀斑,会阴肛周有 5cm×5cm 瘀斑,引流管引出 500ml 暗血性液,同时考虑感染控制,予改用哌拉西林钠 4.5g 每 8 小时 1 次静脉滴注继续抗感染治疗。术后 10~17 天(2020-01-27 至 2020-02-04):右侧腰部及大腿外侧及肛周皮肤瘀斑较前持续散退好转,血红蛋白稳定,引流管引流液减少,同时颜色转为淡黄色腹水样,遂拔除引流管。术后 17 天患者顺利出院。

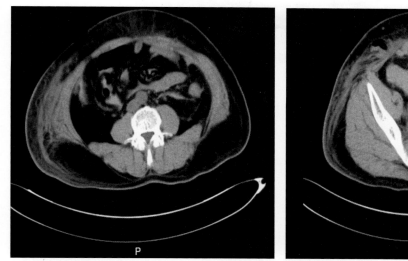

图 13-1-1 急诊腹部 CT

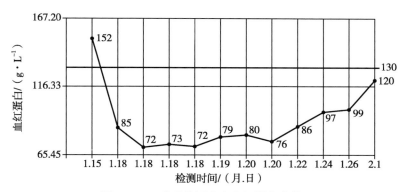

图 13-1-2 术后监测患者血红蛋白变化

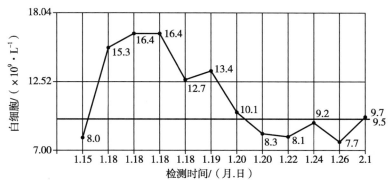

图 13-1-3 术后监测患者白细胞变化

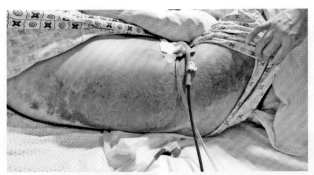

图 13-1-4　患者右侧腰部及大腿外侧瘀斑，引流管引出血性液

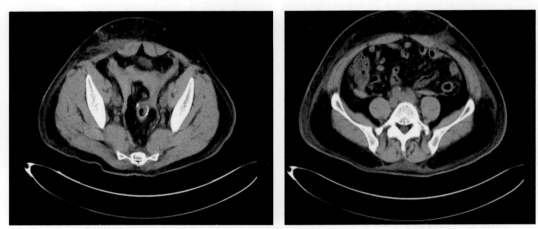

图 13-1-5　复查腹部 CT

患者右侧腰部及大腿外侧瘀斑，引流管引出暗血性液，复查腹部 CT。

【经验与体会】

主操作孔的选择十分重要，应该避开腹壁血管，腹腔镜操作结束后应查看戳卡孔有无出血情况。对于腹部血管出血的患者，应注意密切关注患者血红蛋白变化，必要时输血治疗，同时加强补液、营养补充、抗感染等治疗，对于腹腔积血要注意引流，如果腹腔内积血过多、预计引流不畅者需要及时进行二次手术。

（朱玉萍）

二、结直肠手术后缺血性结肠炎

病例 1

【病历简介】

患者，女性，76 岁，无高血压、糖尿病等基础疾病，因直肠癌行腹腔镜下直肠癌根治术（结直肠吻合采用双吻合器法）。术后病理检查提示中分化腺癌，分期为 $pT_3N_0M_0$。术后 4 天顺利出院，术后第 11 天出现下腹部隐痛不适，排水样便，10~15 次 /d，无发热等不适，术后第 16 天自肛门排出约 30cm 黑色管状坏死组织，闻及恶臭，后腹痛稍有减轻。

【诊疗过程】

再次入院后，查体：肛门上方约 5cm 可触及吻合口，吻合口上方未及肠管壁。复查腹部 CT（图 13-1-6A）提示：吻合口近侧骶前间隙混杂密度影，未排除肠瘘。乙状结肠及直肠轮廓欠清晰。入院当天行剖腹探查，横结肠至原吻合口处肠管缺如，考虑肠管坏死自肛门排出，遂行横结肠单腔造口术。

病例 2

【病历简介】

患者,女性,65 岁,糖尿病病史,2 年前因降结肠癌行腹腔镜下左半结肠切除术,术后恢复顺利。术后病理检查提示中分化腺癌,分期为 $pT_3N_{1c}M_0$,术后行 8 疗程 Xelox 方案化疗。术后约 1 年半出现排便次数增多,由 6~7 次 /d 逐渐增多至 20~30 次 /d,水样黏液便,伴腹部隐痛,无发热等不适。

【诊疗过程】

再次入院后复查 PET/CT 未提示肿瘤复发,腹部 CT(图 13-1-6B)提示:术后吻合口近端及远端肠管增厚水肿,吻合口近端肠管扩张。肠镜提示:肠管黏膜充血水肿,多发糜烂灶。初诊为缺血性肠病可能性大,予以抗感染、活血、扩容等处理,半月后症状未见明显改善,并突然出现腹膜炎症状,随行剖腹探查,术中可见吻合口及远端肠管呈缺血性改变(图 13-1-7),呈"钳管"样改变,予以切除缺血肠管,行横结肠单腔造口术。

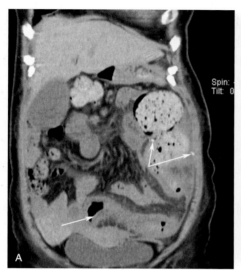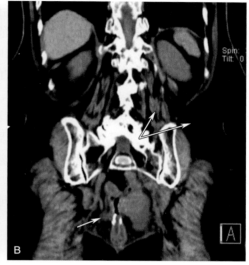

图 13-1-6 腹部 CT

A. 吻合口(白箭头)近侧骶前间隙混杂密度影,未除肠瘘,乙状结肠及直肠轮廓欠清晰;

B. 术后吻合口(白箭头)近端及远端肠管增厚水肿,吻合口近端肠管扩张。

【经验与体会】

缺血性结肠炎的定义由 Boley 等于 1963 年首次提出,在老年人多发,发生率随着年龄的增长而增加。一项 1976—2009 年的回顾性研究曾报道,在 445 例缺血性结肠炎患者中,74% 的患者诊断时年龄超过 60 岁。患者出现的临床症状包括腹痛(73%)、腹泻(61%)、肠出血(71%)和腹部压痛(60%)等,诊断方法包括内镜(73%)、外科手术(16%)、尸检(7%)和影像学检查(4%)等。缺血改变可分布于结肠各处,最常见的部位分别为横结肠(39%)、降结肠(56%)和乙状结肠(45%),其中直肠占 15%。Sato 等报道,缺血性结肠炎发生于 0.7% 接受结直肠癌手术的患者,在主要供血动脉根部离断的病例中,发病率可增加到 1.4%。Park 等总结出结直肠癌术后早期肠缺血与外科应激有关,30% 以上缺血性结肠炎发生在术后 1 年内,近 70% 发生于术后 5 年内。缺血性结肠炎是结直肠术后罕见的并发症之一。边缘动脉弓的完整性、通畅性和灌注性是决定术后肠管存活的关键。结直肠术后最常见的 3 处吻合不全

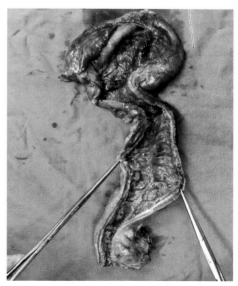

图 13-1-7 术后大体标本

术后大体标本可见吻合口及远端肠管呈缺血性改变。

区域为:①回结肠动脉与右结肠动脉之间;②中结肠动脉与左结肠动脉之间结肠左曲的 Grifiths 关键点;③乙状结肠动脉最下支与直肠上动脉之间的 Sudeck 危险区。Sudeck 危险区于 1997 年被首次报道,其重要性至今研究甚少,其是指边缘动脉弓在乙状结肠动脉最下支与直肠上动脉之间的吻合缺如。研究表明,大体标本中出现 Sudeck 危险区的概率为 4.7%,而在吻合存在的标本中,其平均直径也仅为 1.9mm,不足以维持断端肠管的血供。肠系膜下动脉根部结扎(高位结扎)的直肠癌根治术后,结肠缺血是一种少见却严重的并发症,文献报道发生率为 0.45%~24.0%。结肠缺血的表现差异较大,大多会伴有发热、白细胞计数升高或降低、腹胀及便血等,只有出现了肠管坏死的患者,才可能表现出急性弥漫性腹膜炎。肠管缺血坏死是更为严重的并发症,大部分低位直肠癌患者接受补救手术时只能采取永久性造口。文献报道,肠管缺血坏死约占 2%,肠管缺血坏死的范围为 5~35cm。经肛排出全层梗死的结肠肠管(即所谓的"铸型")而不伴有急性腹膜炎的表现是非常罕见的,这可能是急性结肠缺血坏死的典型临床表现,与病例 1 类似。

临床上,缺血性结肠炎可分为坏疽性或非坏疽性,非坏疽性影响黏膜和黏膜下层,占 80% 以上。另外,其也可以被分为短暂可逆型、慢性不可逆型(包括慢性结肠炎和结肠狭窄)及重症型。可能原因有动脉供血不足和静脉淤血缺血。直肠上动脉在 Sudeck 危险区以下被离断,若直肠上动脉与最远端乙状结肠之间动脉缺如或不完全,直肠乙状结肠区血液供应则可能不足。故在乙状结肠上段或降结肠中下段的肿瘤手术中,处理血管时应分离结扎左结肠动脉,保留直肠上动脉主干,以保证断端肠管血供。缺血性结肠炎也可通过静脉淤血引起,通常表现为亚急性期,临床表现为下腹痛、腹泻、血便等。根据结肠镜检查的结果,这些患者常被诊断为特发性炎性肠病或巨细胞病毒(cytomegalovirus,CMV)相关的结肠炎,但这些患者在对症治疗后通常是无效的,最后可选择切除所涉及的部分肠管,与病例 2 类似。该患者接受了腹腔镜下左半结肠切除术,术中予以保留直肠上动脉,推断该患者在术后一年多后出现了慢性结肠缺血,后来缺血进一步恶化,直至出现结肠缺血坏死。

结直肠手术后出现的缺血性结肠炎病因不尽相同,临床表现多样,病程长短不一,治疗模式需根据病情变化调整,需要引起外科医师的足够重视。

(李洪明　易小江　刁德昌)

第二节　吻合口相关并发症

一、腹腔镜下横结肠癌 CME+D$_3$ 根治术,结肠结肠端侧吻合,吻合口闭塞

【病历简介】

患者,男性,41 岁,活检病理学诊断为"横结肠癌",术前评估分期为 $cT_3N_1M_0$,于 2019 年 12 月 30 日在全身麻醉下行"腹腔镜横结肠癌 CME+D$_3$ 根治术",切除横结肠癌近远端 10cm 肠管,用 29mm 管形吻合器在体外行横结肠端侧吻合,手术时间 122 分钟,术程顺利。术后病理检查示:高分化腺癌,浸润全层,淋巴结 0/28 枚,切缘阴性,$pT_3N_0M_0$。术后 2 天肛门少量排气,术后 6 天恢复半流质饮食,顺利出院。术后 2 周患者无明显诱因出现腹胀,伴腹痛,肛门停止排气排便,再次入院。入院查体:腹部膨隆,未见胃肠型及其蠕动波,肝脾肋下未触及,未扪及明显包块,全腹轻压痛,无反跳痛及肌紧张;移动性浊音阴性;肠鸣音活跃,7 次 /min。入院诊断:①低位肠梗阻;②横结肠癌术后。

【诊疗过程】

入院后完善相关检查:2020 年 1 月 18 日腹部立位 X 线片示小肠低位不完全性肠梗阻(图 13-2-1),予

禁食、营养支持、胃肠减压、生长抑素及抗感染等对症支持治疗后,患者自觉症状较前加重。1月22日腹部增强CT提示:吻合口附近及远端肠管塌陷,其以上肠管(包括结肠、小肠)内较多高密度对比剂影,肠管明显扩张,积气积液,气液平面(图13-2-2)。电子结肠镜检查:远端结肠直肠通畅,吻合口附近肠腔闭塞(图13-2-3),考虑诊断为横结肠吻合口狭窄、闭塞,遂于2020年1月23日行"剖腹探查+结肠吻合口切除重建术",术中见吻合口与腹壁粘连、狭窄,近端结肠闭塞,回结肠管扩张,积液、积气,肠壁水肿,松解吻合口附近粘连并切除原吻合口,以29mm管形吻合器行结肠端侧吻合,检查确认吻合口通畅,结束手术。术后继续予胃肠减压、抗感染及营养支持治疗,术后2天患者恢复肛门排气排便,术后4天复查腹部立位X线片未见明显气液平面,术后7天出院。术后患者一般情况良好,恢复正常排气排便。

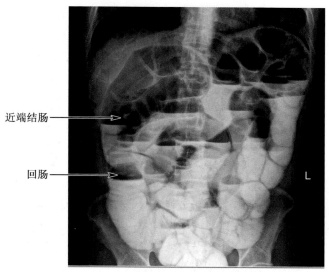

图13-2-1 术后18天腹部立位X线片
低位小肠和近端结肠梗阻。

【经验与体会】

横结肠癌根治术,吻合器进行结肠结肠端侧吻合时,近端一侧肠壁折叠顶压、吻合,则会造成吻合口闭塞,进而出现术后肠梗阻的症状(图13-2-4)。因此,术中行结肠结肠端侧吻合时,应根据肠管直径选择合适的吻合器,谨慎操作,避免吻合部位肠壁折叠,仔细检查确认吻合口通畅后方可结束手术。

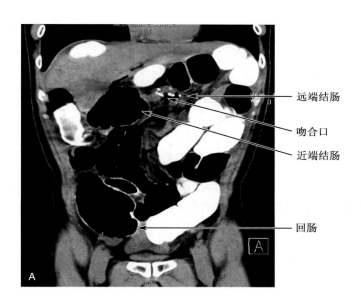

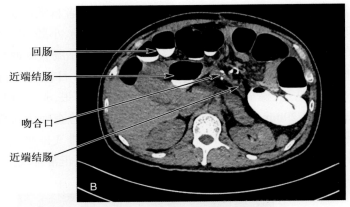

图 13-2-2　术后 22 天腹部增强 CT
A. 冠状位：吻合近端结肠、小肠充气扩张，积液，吻合口附近狭窄；
B. 水平位：吻合近端结肠、小肠充气扩张，积液，吻合口附近狭窄。

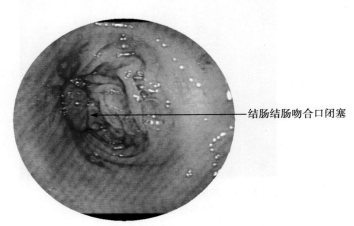

图 13-2-3　术后 23 天电子结肠镜
吻合口狭窄、闭塞。

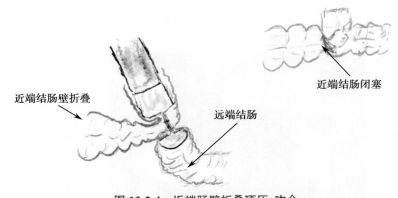

图 13-2-4　近端肠壁折叠顶压、吻合
横结肠癌根治术结肠结肠端侧吻合时，近端一侧肠壁折叠顶压、吻合，
造成近端肠壁吻合口狭窄、闭塞。

（韩方海　周声宁　杨　斌　马　帅）

二、右半结肠切除吻合口瘘再手术再发漏

【病历简介】

患者,女性,67岁,2012年5月因十二指肠间质瘤在全身麻醉下行"十二指肠局部切除术,右半结肠切除术",术后留置两根引流管。术后病理检查示:(十二指肠,横结肠区)间质瘤(高度危险度),免疫组化提示:CD117(+++),CD34(+),DOG-1(+++),PDFGFR(-),SMA(++),Desmin(-),NSE(++)。术后给予马来酸伊马替尼治疗至2017年6月,术后引流管口间断肠液引出,考虑为十二指肠瘘,未给予特殊处置,于2017年11月因瘘口不闭合,为求进一步治疗再次入院。入院查体:腹部平坦,无压痛,无反跳痛及肌紧张,腹正中切口瘢痕,右侧腹壁见窦道孔,有无色黏液引出,量不大。入院诊断:①十二指肠瘘? ②腹腔间质瘤术后。

【诊疗过程】

2017年11月13日上消化道造影示右侧偏中下腹部窦道和部分小肠(图13-2-5、图13-2-6)。于2017年11月20日行"回肠结肠吻合口切除+回肠横结肠吻合术+窦道切开引流术+小肠部分切除吻合术",术中见肝、胆、脾、胰无转移结节,腹腔广泛粘连,分离粘连,见窦道位于右侧后腹膜,向回肠横结肠吻合口方向延伸,分离回肠横结肠系膜,切除原吻合口段肠管,行回肠横结肠端侧吻合。剖开窦道,取病理,距离屈氏韧带20cm处肠管炎性浸润,分离时破损,行该段肠管切除,端端吻合,检查无活动出血,彻底清洗腹腔、盆腔、肝下、原窦道各留置引流管一根,术毕,术中麻醉满意,出血少,无副损伤。术后诊断:小肠结肠吻合口漏,腹腔感染。2017年11月30日见肝下引流少量脓液,2017年12月5日见肝下引流少量粪样液,考虑小肠结肠吻合口漏,患者无腹膜炎及全身感染表现,继续给予抗感染、营养支持及对症等支持治疗,术后24天行床旁彩超提示原瘘口下方皮下少量积液,给予对症处理,后继续给予营养支持、抗感染及对症等支持治疗,于术后72天出院。2018年10月因引流管口有少量脓性液体间断引出,再次行CT造影,见小肠结肠吻合口漏,窦道形成(图13-2-7)。随访至2020年4月30日,患者无瘤生存,窦道口间断有少量脓性液体引出,未行进一步治疗。

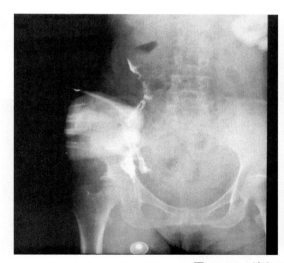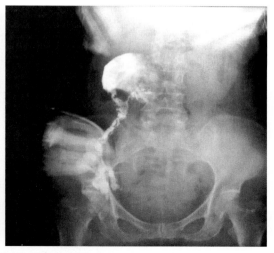

图13-2-5 注入对比剂后即时造影

经窦道注入50%复方泛影葡胺行即时造影,可见窦道延伸至腹腔,至小肠结肠吻合口,

结肠显影,为小肠结肠吻合口漏。

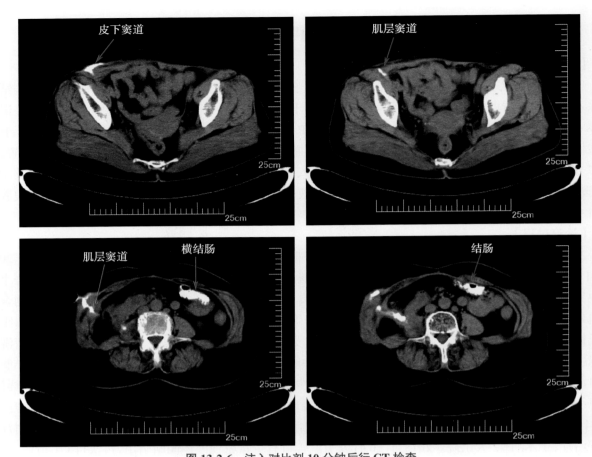

图 13-2-6　注入对比剂 10 分钟后行 CT 检查
自造瘘口注入 50% 复方泛影葡胺 10 分钟后行 CT 检查显示，皮下及肌层可见窦道通向腹腔，
横结肠肠腔内可见对比剂显影。

【经验与体会】

　　患者可能为 5 年前肠瘘后复杂细菌感染造成吻合口感染、肠瘘、窦道形成。马来酸伊马替尼可能带来吻合口愈合不良影响，长期口服影响吻合口漏的愈合。再次手术切除原吻合口，给予再次吻合后再次发生吻合口漏，可能原因为腹腔感染及马来酸伊马替尼影响。

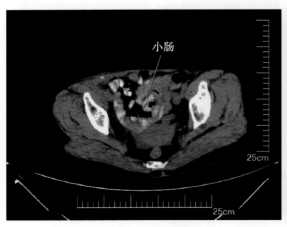
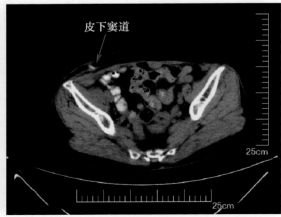

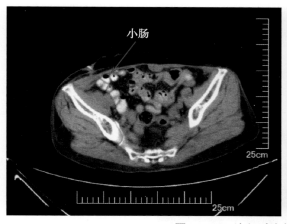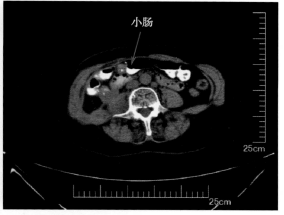

图 13-2-7　注入对比剂 1 小时后行 CT 检查

自造瘘口注入 50% 复方泛影葡胺 1 小时后行 CT 检查显示，小肠可见对比剂显影，小肠结肠吻合口漏，窦道形成。

（张　睿　石　刚）

三、直肠癌术后吻合口狭窄

【病历简介】

患者因"反复排黏液血便 1 年余"于 2019 年 10 月 11 日第一次入院。否认家族遗传疾病史。直肠指检：距肛门约 5cm 直肠处可触及一肿物绕肠壁生长，质硬，边界欠清，表面凹凸不平，活动一般，无触痛，指血征（+）。门诊肠镜检查提示（图 13-2-8）：①距肛门 5~7cm 处见直肠肿物，提示直肠癌；②大肠黑变病，病理示直肠腺癌。血常规、生化全套、肿瘤标志物、D- 二聚体、凝血功能在正常范围。心脏超声示：左心室扩大，左心室壁增厚，结合临床考虑高血压心脏病改变，左心室收缩功能正常。心电图示：窦性心动过缓（56 次 /min）；ST 段改变。CT 示：颅脑，老年脑改变。胸部，①双肺少量炎症；②支气管炎，肺气肿；③右侧胸膜稍增厚；④主动脉及双侧冠状动脉钙化斑块。全腹部，①直肠壁局部增厚，考虑肿瘤（图 13-2-9），建议结合内镜检查；②双肾及左侧输尿管上段多发性结石，并双肾轻度积水；③双肾多发性囊肿，部分内壁钙化；④前列腺钙化。

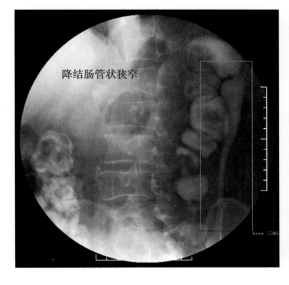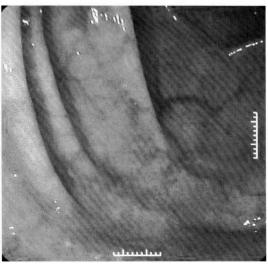

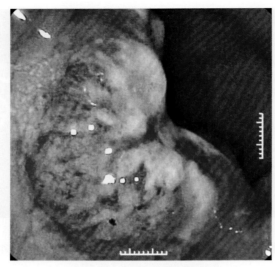

图 13-2-8　肠镜示直肠肿物

距肛门 5~7cm 处见直肠肿物,提示直肠癌;大肠黑变病。

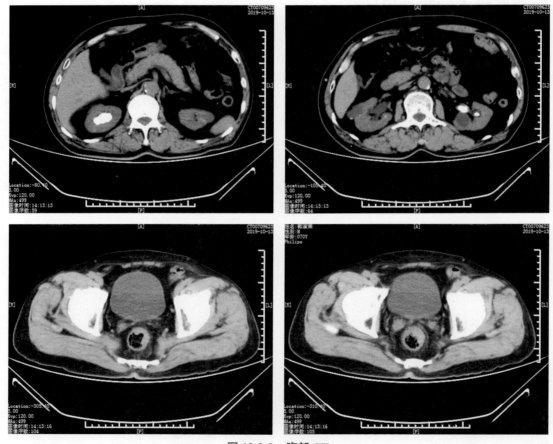

图 13-2-9　腹部 CT

直肠壁局部增厚,考虑肿瘤。

【诊疗过程】

患者于 2019 年 10 月 15 日行直肠癌根治术,经腹腔镜(Dixon)+痔烧灼术+回肠预防性造口术,术程顺利,无手术并发症。术后病理示:(直肠)中分化腺癌浸润至深肌层,肠管壁间血管、神经组织未见癌浸润,两侧手术切缘未见癌侵及,送检淋巴结(0/10)未见癌。病理学分期:pT$_2$N$_0$M$_x$。免疫组化:肿瘤细胞MLH1(90%+)MSH2(0%+)MSH6(100%+)PMS2(100%+)。

2019年10月31日因不完全性肠梗阻入院,保守治疗出院。X线检查报告:①右膈下似见少许线状透亮影,建议复查;②考虑高位肠梗阻,请结合临床;③考虑双肾结石;④考虑右下肺少量炎症。CT检查报告:直肠癌术后复查,右下腹壁见造瘘口,直肠区见环状致密影,吻合口充盈不佳,显示不清,评估受限,其以上至乙状结肠肠壁水肿增厚,显示欠清,评估受限,周围脂肪间隙稍模糊并少量条索状稍高密度影。肝脏形态、大小及各叶比例未见明显异常,边缘光滑,肝实质密度均匀,平扫肝内未见明确占位性病变影。肝内外胆管无明显扩张;胆囊不大,壁不厚,内未见异常密度影。胰腺、脾脏形态大小及密度未见明显异常。双肾盂、肾盏稍扩张积液,双侧肾盂、肾盏及左侧输尿管上段内见多发结节状结石影,边界清,右肾病灶较大约27mm×14mm,左肾病灶较大约24mm×12mm,左肾输尿管上段病灶大小约5mm×4mm。双肾实质见多个小类圆形囊性低密度影,局部囊壁见钙化影。腹腔胃肠道局部充盈不佳,显示欠清。腹主动脉旁未见肿大淋巴结。膀胱充盈,壁未见增厚,边缘光滑,内未见异常密度影。前列腺未见增大,边缘光整,内见斑点状钙化影。精囊形态大小密度未见异常,精囊角清晰。盆腔内脂肪间隙清晰,未见肿大淋巴结。腹盆腔未见积液征。

患者术后1个月发现吻合口上段狭窄。直肠指检:距肛门4cm触及吻合口,吻合口无狭窄,距肛门5cm肠管闭塞,无法继续进指。血清肿瘤标志物未见升高。CT检查报告:全腹部,直肠癌术后复查,与2019年11月2日旧片对比,吻合口以上至乙状结肠肠壁水肿增厚较前已好转,周围筋膜增粗、模糊较前好转;考虑右下腹壁切口疝;左侧腹股沟疝;右肾部分结石较前增大;余与2019年11月2日CT大致相仿。建议结合内镜检查及随诊复查。胸部,与2019年10月13日旧片对比,双肺炎症部分较前吸收减少;右侧胸膜稍增厚较前好转;余与前片相仿。颅脑,老年脑改变,请结合临床。X线检查报告:降结肠上段呈条索状改变,结肠袋消失,下段逐渐变细,乙状结肠及直肠未见显影。于2020年2月29日行腹腔镜降结肠切除术+肠粘连松解术+左侧腹股沟疝修补术+膀胱镜检、输尿管镜检、双侧输尿管内支架置入术(图13-2-10)。2020年3月2日术后常规病理检查示:降结肠大部分区域肠黏膜呈慢性炎症改变,局部区域肠管壁肌纤维组织增生伴玻璃样变性,黏膜层呈慢性肉芽肿性炎,肠管两侧手术切缘未见异常。

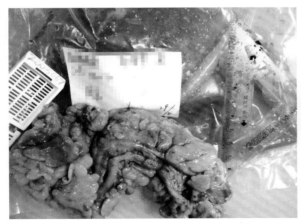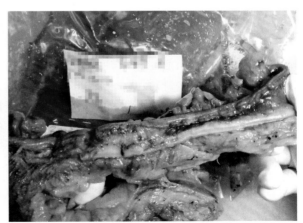

图13-2-10 术后切除标本

【经验与体会】

1. 随着腹腔镜技术的不断进步,其在结直肠癌手术中的应用日益广泛,技术日趋成熟。但是该术式仍然会带来一些严重并发症,如吻合口狭窄。吻合口缺血是引起吻合口狭窄的主要原因之一,所以在腹腔镜直肠癌根治术的手术质量控制中需要重视血管的处理。术中对乙状结肠系膜做出分型,对手术的后续操作有很大的帮助。Ⅲ型乙状结肠系膜与末端回肠系膜融合,增加手术的难度,使游离结肠左曲的可能性明显增加,在处理肠系膜下静脉时要细致操作,避免损伤边缘动脉弓,一旦损伤边缘动脉弓,可能就影响肠管血供障碍,导致吻合口缺血,进而引起术后并发症。

2. 直肠癌术后吻合口狭窄的处理方面,有气化电切、球囊扩张、支架置入、经肛门内镜切开、转流术;但在管状吻合口狭窄的处理方式上,选择手术切除狭窄肠管、重建消化道可以从根本上改善狭窄,但需注意手术并发症的风险。

（韦万程　李　维　练　磊）

第三节　感染相关并发症

一、腹腔镜下大肠次全切除术,回肠直肠端端吻合,吻合后肛周皮肤破溃、肛周皮肤软组织感染

【病历简介】

患者,女性,55 岁,因"腹痛 1 周余"入院就诊治疗,术前诊断:家族性腺瘤性息肉病,结肠恶性肿瘤(癌变)($cT_{4a}N_+M_0$)。排除手术禁忌后于 2018 年 12 月 13 日在全身麻醉下行"腹腔镜下大肠次全切除术",术中操作过程:充分游离全结肠及部分直肠后,在距离回盲部 15cm 处离断小肠,同时在腹膜反折上方约5cm 处将直肠肠管予以离断,移除标本,末端小肠置入 28mm 吻合器钉座,重新建立气腹,经肛行回肠直肠端端吻合。术后病理检查示:次全大肠切除标本,①回盲部隆起型(瘤体 3cm×2.5cm×1cm)中分化腺癌,浸润至黏膜下层,侵及阑尾黏膜层,余结肠多发管状绒毛状腺瘤伴低级别上皮内瘤变,转移至 2/16 枚淋巴结($pT_{4a}N_{1b}M_0$)。②乙状结肠多发管状腺瘤伴低级别上皮内瘤变(最大者直径 1cm)。3/6 枚淋巴结慢性炎。术后 2 天肛门少量排气,无排便,同时发现肛周(截石位 7 点钟方向)处有 1cm×2cm 皮肤破溃,予造口护肤粉保护(图 13-3-1)。术后 3 天排水样便,次数较多,肛周皮肤破溃较前增大,周围红肿,予生长抑素等药物对症处理,控制排便,效果欠佳。术后 1 周,患者出现体温升高,最高至 38.2℃,肛周皮肤破溃面积进一步增大(3cm×2cm),周围红肿明显(红肿面积 8cm×5cm)(图 13-3-2),予哌拉西林他唑巴坦 4.5g 每 8 小时 1 次抗感染治疗,同时加强创面清洗、护肤粉及水胶体敷料护理创面。后创面愈合情况欠佳,脓性分泌物较多。拟行进一步手术治疗入院。入院查体:神清,精神可,心肺查体无特殊,腹平软,可见手术切口,愈合尚可。腹部略膨隆,无压痛及反跳痛,未及腹部包块,移动性浊音阴性。肛周可见大小约 3cm×4cm 皮肤破溃缺损,周围红肿较前缓解,创面脓性分泌物存在,伴异味,因肛周疼痛拒行肛门指检。

【入院诊断】

肛周皮肤破溃,肛周感染,家族性腺瘤性息肉病(术后),结肠恶性肿瘤术后($pT_{4a}N_{1b}M_0$)。

【诊疗过程】

入院后完善术前检查,同时予禁食、营养支持、抗感染等治疗。患者肛周感染情况较前改善后,遂于 2018 年 12 月 30 日行清创术 + 皮肤病损切除术(图 13-3-3)。术后予加强营养补充、高锰酸钾坐浴、控制排便等治疗,术区愈合可,术后复查切口愈合情况(图 13-3-4、图 13-3-5)。

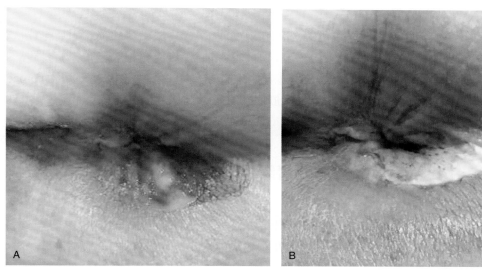

图 13-3-1　肛周皮肤破溃

A. 术后 2 天发现肛周（截石位 7 点钟方向）有 1cm×2cm 皮肤破溃；B. 予造口护肤粉保护。

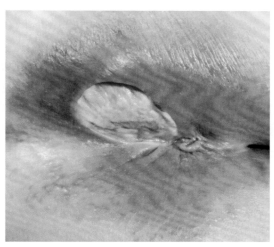

图 13-3-2　肛周皮肤破溃加重

术后 1 周肛周皮肤破溃面积进一步增大（3cm×2cm），周围红肿明显（红肿面积 8cm×5cm）。

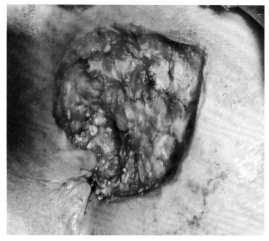

图 13-3-3　清创术 + 皮肤病损切除术

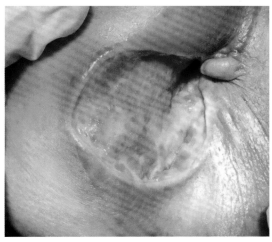

图 13-3-4　术后半个月复查

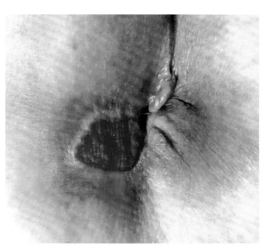

图 13-3-5　术后 3 个月复查

【经验与体会】

吻合器经肛行端端吻合时,考虑吻合器器身外压肛周皮肤,引起皮肤破溃缺损。术后排便次数较多,大多为水样便,加重肛周皮肤软组织感染。在行经肛吻合时,扩肛操作需要相对轻柔,吻合器器身置入时更不能暴力操作,同时在术前需要认真行肛门指检,有些患者存在因为行痔上黏膜环切术(procedure for prolapse and hemorrhoids,PPH)或硬化剂注射术导致肛门狭窄等情况。

（朱玉萍）

二、Hartmann 术后并发急性蜂窝织炎

【病历简介】

患者,女性,59 岁,主因"直肠癌新辅助治疗后伴完全性肠梗阻"于 2020 年 4 月 17 日急诊行剖腹探查 + 直肠癌扩大根治术(Hartmann)+ 部分子宫切除及右侧附件切除。术前查体:全腹略膨隆,全腹压痛阳性,以左下腹为著,反跳痛可疑,无肌紧张,肠鸣音亢进。术前合并:①完全性肠梗阻;②低蛋白血症(血清白蛋白 19.9g/L);③中度贫血(血红蛋白 84g/L);④糖尿病。术中探查可见:直肠肿物位于直肠中段,呈缩窄型,局部外侵子宫后壁及右侧附件,全结肠及末端回肠扩张,从乙状结肠至盲肠均匀扩张,肠腔内充满干粪块。遂决定选择上述术式,不予肠道重建。术后治疗措施:①加强肠外营养;②加强抗感染治疗;③间断扩肛,辅助排便,尽快恢复胃肠功能;④积极预防并发症,特别是局部切口感染、肠道细菌移位、肺部感染等并发症。

【诊疗过程】

尽管实施了上述综合措施,恢复的过程中还是不可避免地出现了切口感染,术后第 6 天查房发现:切口中上段皮肤红肿、局部压痛阳性。换药可见:左下腹皮肤轻度红肿,压痛弱阳性,皮温略高,切口局部有少量淡红色脓性渗液。引流液培养提示:生长三种以上细菌,革兰氏阴性杆菌(+++),革兰氏阳性球菌(++),革兰氏阳性链球菌。换药处理:予以切口间断拆线,放置高渗盐水纱条引流。继续加强抗感染治疗并提高抗生素级别,继续加强营养治疗。术后第 7 天查房发现:左下腹皮肤红肿范围较前明显扩大,压痛阳性,皮温高。实验室检查:血钾 2.69mmol/L,白细胞计数 12.1 × 10^9/L,中性粒细胞比率 94.7%,血红蛋白 99g/L,降钙素原 1.86ng/ml,考虑目前合并皮下蜂窝织炎,感染严重,遂请烧伤科会诊,在床旁行局部清创 + 负压封闭引流(vacuum sealing drainage,VSD)。同时继续加强营养治疗、抗感染治疗。术后第 10 天,即使用 VSD 第 3 天,症状及实验室检查指标好转:白细胞计数 8.72 × 10^9/L,中性粒细胞比率 91.2%,血红蛋白 107g/L,降钙素原 0.67ng/ml,血清白蛋白 28.1g/L。使用 VSD 第 12 天,切口换药可见正中切口处皮肤红肿较前明显改善,切口渗出明显减少。时机成熟,转外院进一步行清创并予二期缝合切口,成功治愈切口旁急性蜂窝织炎。

使用 VSD 治疗急性蜂窝织炎及清创二期缝合感染切口的过程见图 13-3-6 ~ 图 13-3-13。

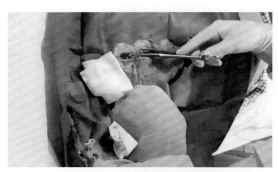

图 13-3-6　拆开引流感染切口
全程拆开感染切口,并侧向皮下组织感染区域边探边扩开,充分引流。

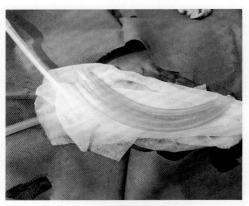

图 13-3-7　放置油纱和引流管
创面垫 3~4 层油纱,然后在油纱上摆放两根冲洗的进水管。

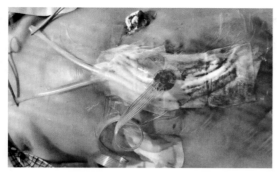

图 13-3-8 VSD 负压吸引

贴封闭半透膜后,在中央剪一个直径约 1cm 的小口,贴 VSD 负压吸引管,连接负压吸引器,每日经进水管间断注入生理盐水 500ml。

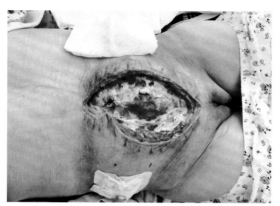

图 13-3-9 VSD 治疗后创面

使用 VSD 第 12 天的感染切口创面。

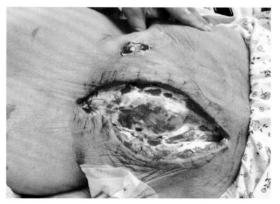

图 13-3-10 左下腹局灶感染

左下腹标记处仍存在局灶感染,等待下一步清创。

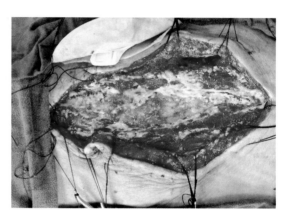

图 13-3-11 二期清创术

二期缝合创面前行彻底且不留死角的清创术,注意避免损伤肠管。

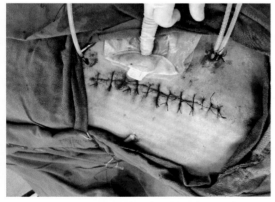

图 13-3-12 二期缝合切口,并留置双腔负压冲洗吸引管

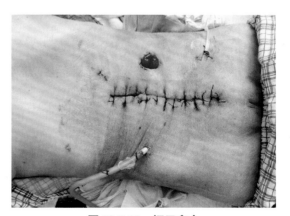

图 13-3-13 切口愈合

二期清创缝合后第 10 天,切口愈合情况。

【经验与体会】

该例患者在直肠癌新辅助治疗过程中出现低位完全性肠梗阻,肿瘤特点为缩窄型,全程结肠扩张,肠壁水肿肥厚,粪便的性状为"丸药状"。在行直肠癌根治术移除标本时,使用直线切割闭合器离断闭合肠腔,远近残端要做消毒处理,乙状结肠残端经造口隧道拖出前,使用腔镜切口保护器或用无菌手套套上,用2-0慕丝双线打结扎紧,这两个步骤可做到严格的无菌处理。关闭切口时,如皮下脂肪层较厚,通常留置引流管,用输液器或输血器的导管制作半管,制作简单,引流充分,能够有效预防切口感染。另外,乙状结肠残端在闭合的情况下行造口成形,缝合时消灭拖出肠管和造口隧道之间死腔,以及高出皮肤平面3~4cm的处理,避免了造口局部因粪便污染导致的感染。关闭腹壁切口后再开放造口减压也是值得推荐的无菌操作手段。该例切口旁急性蜂窝织炎经使用VSD后,及时阻止了腹壁局部炎症的进一步扩散,为下一步清创缝合创造了条件。

(江　波　冯　毅　任俊丽)

第四节　出血相关并发症

直肠癌侧方淋巴结清扫术后迟发性出血致休克

【病历简介】

患者,女性,63岁,于2018年7月24日就诊,明确诊断:直肠下段腺癌,分期$T_3N_+M_1$。经MDT讨论后给予如下新辅助治疗方案:先行FOLFOX6化疗两个周期,然后同步放化疗,6MV X线IMRT外照射,大体肿瘤靶区(gross tumor volume,GTV)直肠病灶,50Gy/25次/37天;GTVn淋巴结转移灶,50Gy/25次/37天;计划靶区(planning target volume,PTV)淋巴结引流区,45Gy/25次/37天。放疗结束后又行FOLFOX6化疗两个周期,每周期用药:奥沙利铂150mg,氟尿嘧啶3g。2018年12月再度出现大便带血。肛门指检(膝胸位):进指5cm,直肠左侧壁可触及溃疡性肿物下界,质硬,上界未触及,活动度可,指套染血。盆腔MRI(2018-07-27)示:直肠中下段管壁不均匀增厚,符合直肠癌征象,肠周系膜多发小淋巴结,左侧髂血管区可见一枚肿大淋巴结,直径约1.2cm,右侧髂血管区及双侧腹股沟区未见明显肿大淋巴结。复查MRI(2018-11-17)示:与2018年7月27日MRI对比,直肠下端壁变薄,左侧髂血管区可见一枚肿大淋巴结,直径约0.7cm。复查结肠镜示:全结肠黏膜充血糜烂,距肛门25cm以下结肠可见散在白斑样改变。距肛缘5~10cm直肠可见不规则肿物,表面粗糙僵硬,病变较前有所好转,质脆易出血。术前诊断:①直肠癌$cT_3N_+M_1$期;②放射性直肠炎。

【诊疗过程】

2019年1月19日在全身麻醉下行腹腔镜直肠癌根治术(Dixon)+左侧侧方淋巴结清扫+回肠末端保护性造口。术后病理检查示:直肠腺癌2级,浸润型,浸润肠壁全层达肠周纤维脂肪组织,肿物侵及神经,未见明确脉管癌栓,上下切缘及环周切缘未见癌,淋巴结反应性增生未见癌,肠系膜0/8枚,左侧侧方淋巴结0/7枚,另外在左侧方见癌结节1个,分期为$pT_3N_0M_1$。术后第6天上午无诱因出现腹痛,持续不缓解,监测血压发现下降至70/40mmHg,急查血常规,血红蛋白下降至51g/L,查体:贫血貌,全腹有压痛,腹肌紧张,反跳痛不明显。腹腔穿刺引流出较多暗红色液。结合病史、体征及辅助检查,考虑:直肠癌术后腹腔出血;低血容量休克。启动抗休克治疗:快速扩容补液+成分输血等治疗。急诊行剖腹探查+腹腔冲洗置管术。探查见:腹腔可见大量暗红色血性液,未见鲜红色活动性出血,探查全程小肠及结肠未见破溃,吻合口严密未见漏口。处理:①吸引器充分吸取腹腔渗液;②大量温生理盐水冲洗腹腔,探查未见明显活动性出血,在左侧未关闭的盆腹膜处放置纤维速即纱;③于左下腹壁戳卡孔重新留置腹腔引流管,负压吸引确认通畅。

二次术后第4天,晨7:30患者腹腔引流管再次引流出约1 000ml暗红色液,感腹胀伴腹痛,心电监护显示:心率100次/min,血压下降至60/40mmHg,考虑腹腔再次出血。于当日上午9:00局部麻醉下行经皮穿刺血管造影术+双侧髂内动脉栓塞术,操作过程详见图13-4-1~图13-4-7,找到了确切的出血原因,并给予有效的栓塞止血。

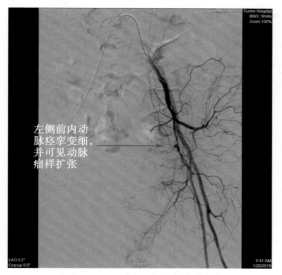

图 13-4-1　左侧髂内动脉造影

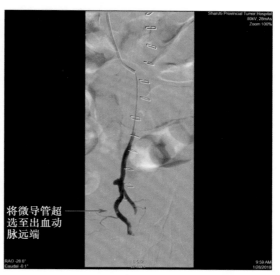

图 13-4-2　微弹簧圈栓塞出血动脉远端

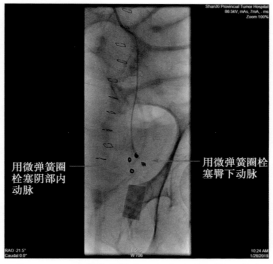

图 13-4-3　微弹簧圈栓塞阴部内动脉和臀下动脉

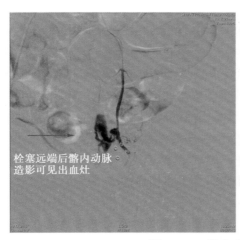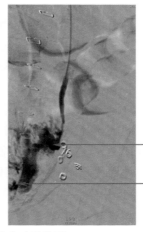

图 13-4-4　栓塞后髂内动脉造影

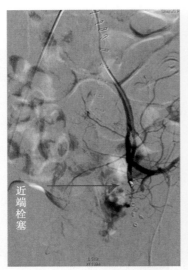

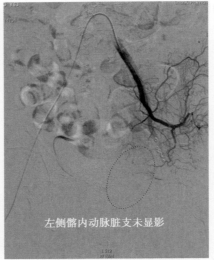

图 13-4-5　近端栓塞

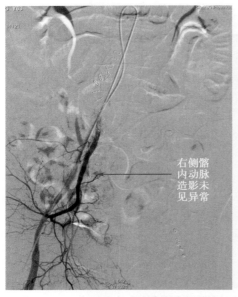

图 13-4-6　右侧髂内动脉造影未见异常

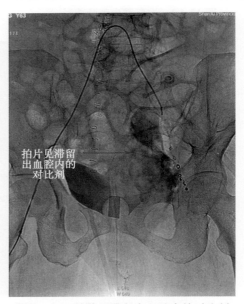

图 13-4-7　拍片见滞留出血腔内的对比剂

【经验与体会】

直肠癌新辅助治疗后行腹腔镜下直肠癌根治术（Dixon）同期左侧侧方淋巴结清扫，术后并发迟发性失血性休克，属少见病例。第一次急诊剖腹探查，主因"急腹症伴失血性休克"，果断决定剖腹探查，肉眼所见排除了腹腔创面的出血，清理暗红色液后，未再观察到活动性出血。临床表现为迟发性、突发的失血性休克，短时间出血停止。第二次急诊介入手术中找到了确切的出血部位。本病例行左侧髂内动脉造影，可见动脉痉挛变细，并可见局部动脉瘤样扩张，这是动脉出血的间接征象。将微导管超选至可疑出血动脉远端，用微弹簧圈栓塞臀下动脉和阴部内动脉，栓塞远端后再次髂内动脉造影可见出血灶，为大量对比剂外溢，这是动脉出血的直接征象。然后使用微弹簧栓塞髂内动脉近端，再次造影未见髂内动脉显影，出血灶消失。最后行右侧髂内动脉造影，右侧髂内动脉未见异常。将出血动脉的远近端同时栓塞，可避免之后远端动脉侧支循环形成后再次出血。

（江　波　冯　毅　任俊丽）

第五节　化疗相关并发症

一、皮肤毒性反应

病例 1　瑞戈非尼相关皮肤毒性反应

【病历简介】

患者,男性,42 岁,结肠癌肝转移多程化疗后肿瘤进展,改用瑞戈非尼口服 160mg,1 次/d。瑞戈非尼治疗 10 天后出现皮肤毒性反应,初始表现为 1 级手足皮肤反应、肛周及足踝部皮疹,伴有瘙痒及轻度疼痛。经尿素软膏治疗 5 天,皮损进行性加重,手足皮肤反应由 1 级加重为 3 级,伴有剧烈疼痛,手拿筷子、梳子,穿脱衣服等日常动作不能独立完成;肛周及足踝部皮疹亦加重,出现明显溃疡,疼痛明显(图 13-5-1)。

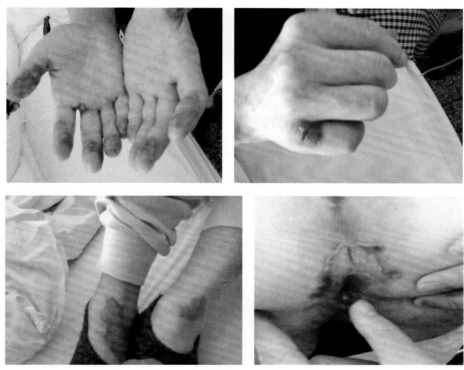

图 13-5-1　中药治疗前患者皮损表现

【诊疗过程】

经中医科会诊,开始以清热燥湿、凉血活血中药复方(TDX105)水溶液湿敷治疗,每日 2 次,每次 30 分钟。中药外洗治疗过程中患者自行停用尿素软膏,仍继续索拉非尼正常剂量治疗。中药治疗 2 天后皮损疼痛明显缓解,皮损逐渐修复,中药治疗 10 天后原皮损处完全恢复至正常(图 13-5-2)。

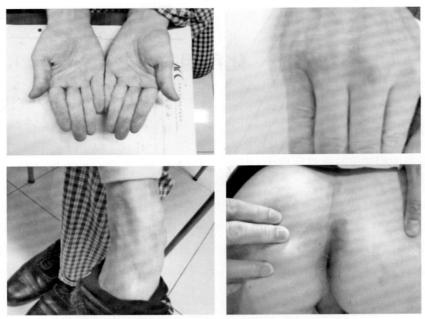

图 13-5-2　中药治疗 10 天后患者原皮损处表现

病例 2　西妥昔单抗相关痤疮样皮疹

【病历简介】

患者,男性,45 岁,结肠癌肝转移一线治疗,FOLFOX4+ 西妥昔单抗联合方案治疗 6 周期,出现Ⅲ级痤疮样皮疹,部分皮损处有脓头及出血,伴瘙痒、疼痛。

【诊疗过程】

经口服氯雷他定(10mg,1 次 /d)及外用红霉素软膏治疗 1 个月余,无明显好转(图 13-5-3)。此后患者继续化疗方案治疗,同期在中医门诊就诊,予以清热燥湿、凉血活血中药复方(TDX105)水溶液湿敷治疗,每日 2 次,每次 30 分钟,治疗 2 天后,瘙痒、疼痛明显减轻,治疗 10 天后皮损缓解(图 13-5-4)。

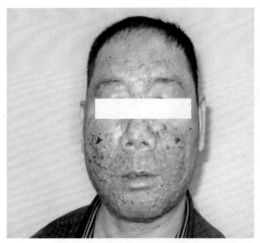

图 13-5-3　中药治疗前痤疮样皮疹表现

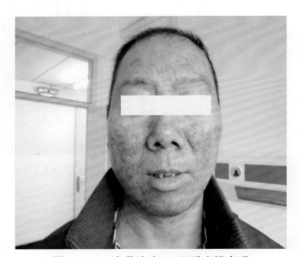

图 13-5-4　中药治疗 10 天后皮损表现

【经验与体会】

抗肿瘤靶向药物最常见的不良反应是皮肤毒性反应,以表皮生长因子受体抑制剂,包括单克隆抗体和小分子酪氨酸激酶抑制剂(tyrosine kinase inhibitor,TKI),以及血管内皮细胞生长因子受体(vascular endothelial growth factor receptor,VEGFR)等较为突出。明显影响患者生活质量的皮损类型包括丘疹脓疱型病变(即粉刺或痤疮样皮疹),发生率为 60%~90%,表现为炎性丘疹、粉刺、脱屑性红斑样皮疹;手足皮肤反应(HFSR)的发生率为 40%~80%,临床表现为手足灼热、疼痛、红斑、肿胀、皮肤发疱、发干、皲裂等,严重影响患者的持物、行走等日常功能。这些皮肤损伤症状与靶向药物成剂量依赖性关系,不仅严重影响患者生活质量,而且制约该类靶向药物的临床应用及最佳剂量实施。

靶向药物相关性皮损表现在真皮上层(尤其在滤泡附近)、卵泡破裂层和上皮棘层松解层,呈现一种混合性炎性反应,其病因及发生机制目前尚未完全明确,但通常认为对滤泡及滤泡间细胞表皮生长信号转导通路的干扰是关键原因。目前,靶向药物相关皮肤毒性反应的预防及治疗措施缺乏特异性,通用的处理方案包括避免日晒,穿宽松合体的衣服以减少摩擦病灶,局部应用激素类药品、口服抗组胺药;若合并感染,则选择抗生素进行治疗;手足皮肤反应可外用尿素软膏。治疗有效率仅约 20%,10%~30% 的患者因严重皮肤毒性反应减量,1%~3% 患者被迫停药。

近年文献报道使用中药(TDX105)外用治疗靶向药物相关皮肤毒性反应,取得了不错的疗效,目前该中药方案已获得专利授权并已成功转化,有望进一步进行新药研发。

(田爱平)

二、结直肠癌常用抗肿瘤药物的不良反应及其处理策略

病例 1

【病历简介】

患者,男性,45 岁,反复下腹痛 1 周余。腹部 CT 示:乙状结肠远段占位,肝脏多发实质占位。肠镜示:结肠癌。2019 年 4 月 4 日行“腹腔镜下肝转移病灶(5 段、8 段)切除 + 腹腔镜下胆囊切除术 + 乙状结肠癌根治术”。

术后病理检查报告:乙状结肠切除标本,肉眼分型为隆起型,肿瘤数量 1 个,大小 3cm×2.5cm×0.8cm,腺癌,组织学分化 2~3 级(中 - 低分化),G_1 低级别。肿瘤穿透固有肌层到达浆膜下层,手术标本两端切缘及环周切缘未见癌组织累及。送检吻合圈 2 枚未见癌组织。脉管内未见癌栓。未见癌组织侵犯神经。肠周淋巴结见癌转移 3/5 枚。网膜组织未见特殊。周围肠黏膜示慢性炎。肝组织内(肝脏 5 段、8 段)见癌组织转移,肝断端切缘未见癌组织残留。慢性胆囊炎伴胆固醇性息肉形成。错配修复缺陷蛋白(dMMR)免疫组化表达未见丢失。免疫组化示:16 号蜡块癌细胞示 EGFR(−),VEGF(−),VEGFR2(−),MLH1(+++),MSH2(+++),MSH6(+++),PMS2(++),PD-L1(SP142,−),HER2(++),Ki67(约 60%+);4 号蜡块示 CK7(散在 +),CK19(+++),CDX-2(+++)。病理分期:(AJCC 第 8 版病理分期)IV_A 期($T_3N_{1c}M_{1a}$)。HE 染色图片见图 13-5-5。基因检测:*NRAS*、*KRAS*、*BRAF* 野生型。基线检查:2019 年 5 月 14 日行 CT 及 MRI 明确为结肠癌肝转移。患者诊断明确为乙状结肠隆起型中 - 低分化腺癌 IV_A 期($T_3N_{1c}M_{1a}$,肝转移)。

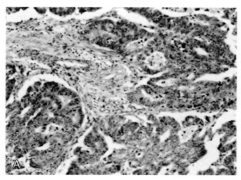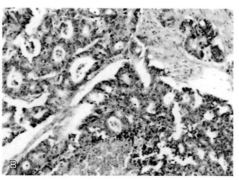

图 13-5-5 乙状结肠切除标本及肝转移瘤切除标本 HE 染色(×200)

A. 乙状结肠肿瘤切除标本;B. 肝转移肿瘤切除标本。

【诊疗过程】

一线治疗：2019 年 5 月 21 日至 2019 年 11 月 8 日行西妥昔单抗 +XELOX 双周方案化疗 12 次。因患者奥沙利铂达到累积剂量上限，于 2019 年 11 月 29 日至 2020 年 4 月 24 日行西妥昔单抗 + 卡培他滨双周方案化疗 8 次。治疗效果：肝脏病灶疗效评价为部分缓解，影像学变化见图 13-5-6。

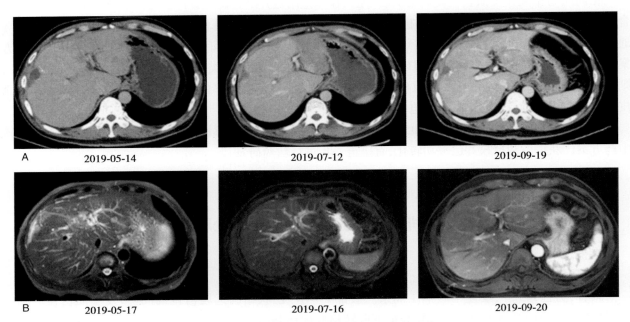

图 13-5-6　患者肝脏病灶影像学动态评估图片
A. CT 动态评估；B. MR 动态评估。

不良反应：①Ⅲ度皮疹，开始使用西妥昔单抗 2 周后患者出现颜面部及躯干散在炎性丘疹、脓疱，占 40%~50% 体表面积，伴瘙痒，无破溃出血（图 13-5-7）。处理：卢立康唑乳膏、萘替芬酮康唑乳膏、苯扎氯铵溶液外用，盐酸奥洛他定片口服。中药治疗：中药内服，日服 2 次，每次 1 付，7 天一疗程；中药外敷：早、晚各一次，7 天一疗程。经上述治疗后患者皮疹干瘪、消退。②肝功能异常：患者从 2019 年 5 月 14 日至 2020 年 5 月 4 日定期复查肝功能，出现轻度肝功能异常，予以甘草酸二铵肠溶胶囊口服后逐渐恢复正常。③尿蛋白：患者在治疗期间偶尔出现弱阳性蛋白尿，予以动态关注、定期监测。

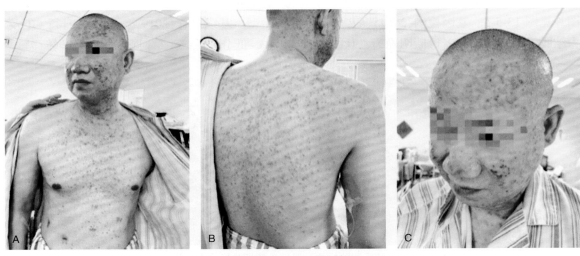

图 13-5-7　患者皮疹表现
A. 胸腹壁皮疹；B. 背部皮疹；C. 头部皮疹。

病例2

【病历简介】

患者,男性,63 岁,大便带血 7 月余。肠镜示:距肛门约 20cm 见一肿物,镜下诊断乙状结肠癌、结肠多发息肉,行息肉摘除术。病理检查示:乙状结肠腺癌,中分化;横结肠近结肠右曲管状腺瘤低度上皮内瘤变;阑尾窝旁增生性息肉。手术:2018 年 3 月 12 日行腹腔镜下乙状结肠癌根治术。术后病理检查示:乙状结肠隆起型中 - 低分化腺癌,手术标本两端切缘、环周切缘及送检吻合圈 2 枚均未见癌组织,脉管内见癌栓,见癌组织侵犯神经,肠周淋巴结见癌转移 1/20 枚。AJCC 第 8 版病理分期:III_B 期($T_3N_{1c}M_0$)。免疫组化:癌细胞表达 C-MET(部分弱 +),EGFR(-),VEGF(-),VEGFR2(+),MLH1(+),MSH2(+),MSH6(+),PMS2(+),PD-L1(SP142,肿瘤细胞 -;间质淋巴细胞 5%+),HER2(-),Ki67(70%+)。dMMR 表达未见丢失。HE 染色见图 13-5-8。基线检查:两肺多发小结节,较术前大致相仿。

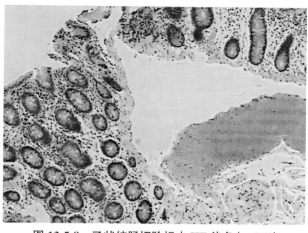

图 13-5-8　乙状结肠切除标本 HE 染色(×200)

【诊疗过程】

2018 年 5 月 15 日至 2018 年 11 月 13 日行 XELOX 三周方案化疗 8 周期。疗效评价:3、6、8 周期后复查 CT 示两肺多发小结节较前相仿,2019 年 7 月 2 日复查 CT 提示两肺多发结节,部分新发,考虑病情进展(图 13-5-9)。基因检测示:*RAS*、*BRAF* 未见突变,MSS。2019 年 7 月 19 日行西妥昔单抗 +FOLFIRI 双周方案治疗 1 次。不良反应:2019 年 8 月初出现面部、颈部及胸部毛囊性丘疹脓疱(图 13-5-10),皮肤科考虑为马拉色菌毛囊炎,予地奈德乳膏外用后好转;患者出现白细胞计数降低,予重组人粒细胞集落刺激因子 300μg 皮下注射后好转。

2019 年 8 月 7 日起调整方案为西妥昔单抗 + 注射用盐酸伊立替康双周方案治疗 19 次。疗效评价:2、4、6、8、10、12、14、16、18 周期治疗后复查双肺病灶稳定,疗效评价病情稳定(图 13-5-11)。不良反应:I～II度骨髓抑制,予重组人粒细胞集落刺激因子 150μg,皮下注射;地榆升白片 0.2g,口服,3 次 /d;重组人白介素 -11,3mg,皮下注射;血康口服液 10ml,口服,3 次 /d,后好转。

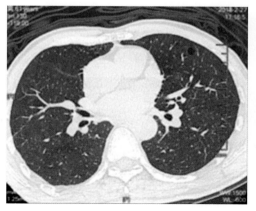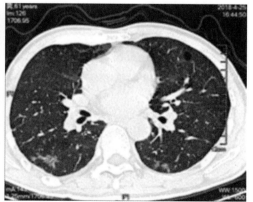

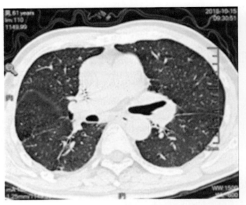
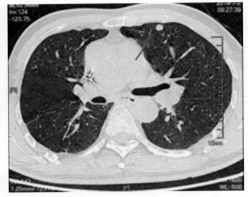

图 13-5-9 患者影像学动态评估图片

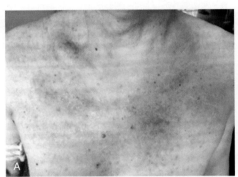
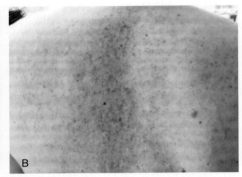

图 13-5-10 患者皮疹表现

A. 颈部及胸部皮疹；B. 背部皮疹。

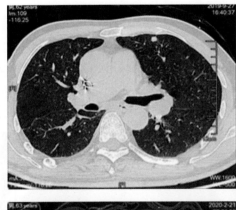
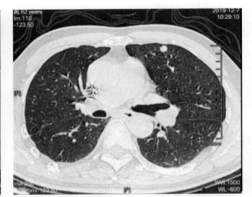
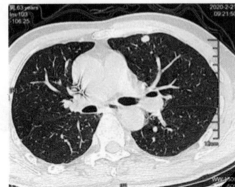
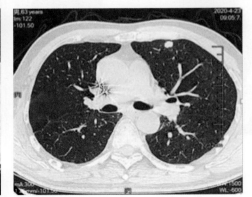

图 13-5-11 患者影像学动态评估图片

病例 3

【病历简介】

患者,男性,60 岁,无明显诱因出现下腹隐痛伴排便习惯改变。肠镜示:结肠腺癌。2014 年 11 月 14 日行根治性左半结肠切除术。

术后病理检查示:左半结肠切除标本 HE 染色见图 13-5-12;左半结肠溃疡型中分化腺癌,肿块大小 4cm×3cm×0.6cm,癌组织穿透肠壁肌层达外膜。脉管内未见癌栓,神经未见癌组织侵犯。标本两端切缘、环周切缘及送检吻合圈 2 枚均未见癌组织累及。查见肠周淋巴结 16 枚未见癌组织转移。免疫组化:癌细胞表达 Her2(0),EGFR(±),VEGF(+),VEGFR2(−),MGMT(++),MSH2(++),MSH6(+++),MLH1(++),PMS2(+),Lgr5(++),Ki67 约 80%(+)。病理分期:(AJCC 第 8 版病理分期)II_A 期($T_3N_0M_0$)。基线检查:未见明确转移。

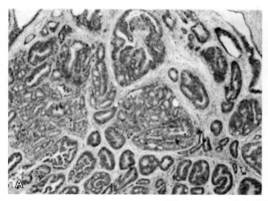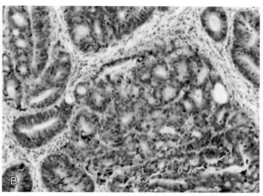

图 13-5-12　患者组织标本 HE 染色图片

A. HE 染色(×100);B. HE 染色(×200)。

【诊疗过程】

术后辅助治疗方案:2014 年 12 月 8 日至 2015 年 3 月 2 日行卡培他滨化疗 6 周期。

不良反应:血小板降低,予血康口服液、鹿血晶对症处理后好转,后门诊随访。

患者于 2016 年 12 月 13 日查 PET/CT 示两肺多发结节,代谢增高,右肺门淋巴结肿大,代谢稍增高,考虑为两肺及右肺门淋巴结转移。诊断:左半结肠溃疡型中分化腺癌IV A 期($T_3N_0M_{1a}$,肺转移)。基因检测:*NRAS*、*KRAS*、*BRAF* 野生型。治疗方案:2016 年 12 月 19 日至 2018 年 3 月 7 日行西妥昔单抗＋注射用盐酸伊立替康＋替吉奥双周方案化疗 31 次,患者 2018 年 4 月因出现头面部带状疱疹暂停化疗,于 2018 年 4 月 12 日、2018 年 4 月 26 日予西妥昔单抗双周方案治疗 2 次带状疱疹痊愈后,于 2018 年 5 月 10 日至 2020 年 4 月 8 日行西妥昔单抗＋替吉奥双周方案化疗 45 次。疗效评价:定期复查 CT 示肺部病灶明显缓解,接近完全缓解(图 13-5-13)。

不良反应:①II 度皮疹。使用西妥昔单抗 2 周期后出现颜面部及躯干散在炎性丘疹、脓疱,占 10%~20% 体表面积(图 13-5-14),无瘙痒,无破溃出血。处理:中药外敷,早、晚各一次,7 天一疗程,方用荷叶 30g、茯苓 30、菊花 10g、紫花地丁 30g、蒲公英 30g、野菊花 10g、金银花 10g。治疗效果:患者皮疹干瘪、消退。②肝功能异常。甘草酸二铵肠溶胶囊口服治疗后逐渐恢复正常。③尿蛋白。2019 年 3 月 14 日查尿蛋白阳性(+),进一步查 24 小时尿蛋白定量 220mg,予动态监测。

【经验与体会】

目前,纳入 CSCO 结直肠癌诊疗指南的结直肠癌可选抗肿瘤药物种类较多,治疗方案标准。通常,化疗药物及靶向药物的用药剂量对于不良反应的发生及发生情况的轻重有较大的影响。临床上,常根据患者的体表面积或体重计算用药理论值,但是需要充分评估患者的耐受性,尤其在初次用药时,如果预计患者的耐受情况一般,可以在理论值的基础上酌情减量,以期在不影响疗效的基础上确保治疗的安全性,减轻不良反应。另外,需要向患者详细宣教,告知院外需要定期复查血常规、生化等指标(每周 2 次血常规、每周 1 次生化检查),如有异常及时就诊。笔者的经验是,部分患者并不会完全遵照医嘱按期复查血常规及生化等指标,因此,在患者出院后需定期对其复查结果进行电话随访,如有异常会督促患者及时至门诊就诊处理。

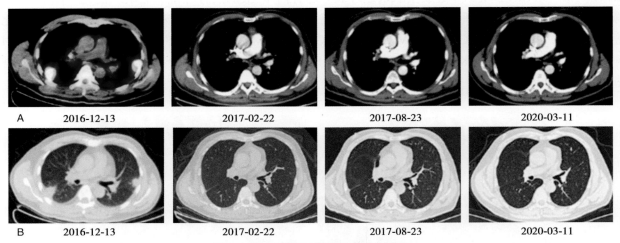

图 13-5-13　患者影像学动态评估图片
A.纵隔窗影像学评估;B.肺窗影像学动态评估。

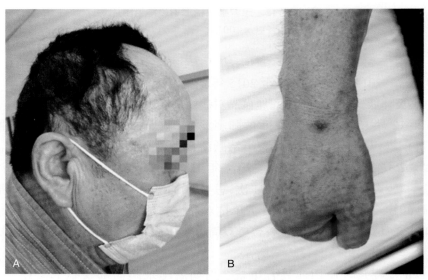

图 13-5-14　患者皮疹表现
A.头部皮疹;B.手部皮疹。

对于其他常见的不良反应,如消化道反应,处理如下:①腹泻。使用伊立替康时常见腹泻,需在患者在院期间进行反复宣教,以免患者忽视病情,导致致命性不良反应的发生。对使用伊立替康的患者备药洛哌丁胺,并详细告知服用注意事项。在患者出院后对其电话随访中,如发现患者出现较严重的腹泻会督促其及时至医院复查电解质,并依据电解质结果进行对症补液,以防大量失液后电解质紊乱导致致命性并发症。②便秘。在治疗前向患者宣教,告知患者有可能在化疗后出现便秘的情况,告知患者需要每日关注自己的排便情况。如大便干结难解,可以口服润肠通便类药物,如乳果糖。③恶心、呕吐。为减轻患者的恶心、呕吐症状,在化疗前使用护胃及止吐类药物,如预计患者恶心、呕吐症状较重,应给予联合止吐的方法,如激素、5-羟色胺拮抗剂、P 物质抑制剂及 1.6~2.5mg 奥氮平加强止吐效果。

对于抗血管生成类靶向药物的使用,在治疗前应详细采集患者基础信息,包括有无高血压、有无脑梗死、出血等情况,如有以上问题需谨慎使用靶向药物。

对于靶向药物常常会引起的皮疹,除常用的外用软膏涂抹外,有时还可以结合中药外敷,能起到很好的效果。对于靶向药物常会引起的蛋白尿,在随访中建议患者定期复查尿常规以明确尿蛋白情况,如有尿蛋白阳性需加做 24 小时尿蛋白定量,以及时明确是否需要调整靶向药物用药剂量。对于靶向药物引起的高血压,建议患者在院外每日至少监测血压 3 次并予以记录,如发现血压异常需及时就诊,以便尽早进行干预。

总之,对于任何抗肿瘤药物不良反应的处理,最重要的是早发现早治疗,需要患者和医师的共同努力!

(钱晓萍 章 群)

第六节 放疗相关并发症

一、放射性皮炎

病例 1

【病历简介】

患者,女性,57 岁,直肠癌,临床分期 $T_3N_2M_0$,行术前新辅助放化疗(卡培他滨加长程放疗方案),放疗 50Gy 时出现肛周皮肤Ⅲ级放射性损伤。

【诊疗过程】

经重组人表皮生长因子外用溶液治疗 10 天,皮损有所好转,仍有明显疼痛,愈合欠佳(图 13-6-1)。患者就诊中医门诊,接受清热燥湿、凉血活血中药复方(TDX105)水溶液湿敷治疗,5 天后疼痛完全缓解,原皮损处愈合(图 13-6-2)。

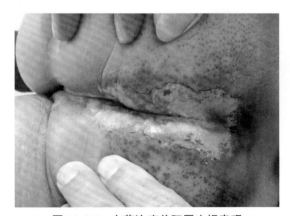

图 13-6-1 中药治疗前肛周皮损表现

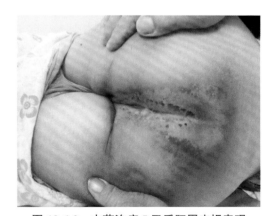

图 13-6-2 中药治疗 5 天后肛周皮损表现

病例 2

【病历简介】

患者,男性,47 岁,因"直肠癌肠梗阻造口术后化疗 6 周期后 2 个月"就诊放疗科。

患者于 2019 年 9 月开始出现便血、排便困难、排便次数增多,当地医院行结肠镜检查示直肠癌,病理示直肠腺癌。后患者排便困难加重,就诊结直肠外科考虑肠梗阻。

【诊疗过程】

于 2019 年 11 月 5 日行腹腔镜探查 + 乙状结肠双腔造口术,肿瘤位于直肠下段,肿瘤体积大且位置低,侵犯肛提肌及前列腺,合并直肠周围的淋巴结转移,初始判断无法行根治性切除,诊断及分期为直肠下段腺癌侵犯肛管、肛提肌、前列腺,伴肠周淋巴结转移,分期 $ycT_{4b}N_1M_0$,III_C 期。

患者于就近医院行 XELOX 方案化疗 6 周期,疗效评估提示肿瘤并未缩小,而患者肛门区疼痛加重,考虑化疗疗效不佳,再予同步放化疗,治疗范围主要针对肿瘤相关的盆腔区域及高危淋巴引流区。放疗于 2020 年 5 月 13 日至 2020 年 6 月 28 日完成,盆腔照射剂量为 50Gy/2Gy/25F,肿瘤推量 16Gy/2Gy/8F,同步口服卡培他滨 1 650mg/($m^2\cdot d$)。放疗 24 次患者肛周放射野出现 III 度放射性皮炎,表现为肛门口水肿,肛门周围约 5cm 的皮肤出现湿性反应,皮肤红肿,中央区皮肤被假膜覆盖,未观察到明确的深溃疡、皮肤出血、皮肤化脓情况(图 13-6-3)。

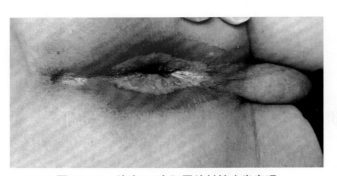

图 13-6-3 放疗 24 次肛周放射性皮炎表现

给予患者规律口服吗啡类镇痛药物,将疼痛程度降至轻度以下;局部处理包括清洁温水坐浴,重组人表皮生长因子外敷、康复新液外敷。经过处理后患者疼痛症状减轻,未中断放疗。在放疗结束后 4 天,皮肤明显修复,湿性反应消失,表皮覆盖大部分反应区(图 13-6-4)。患者完成放疗后,回家休息,肛门区皮肤进一步恢复(图 13-6-5)。

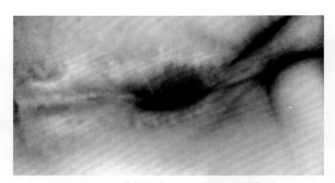

图 13-6-4 放疗结束后 4 天肛周皮肤表现

【经验与体会】

放射性皮炎是放疗最常见的并发症之一,高达 90% 的患者会出现不同程度的放射性皮炎或辐射造成的皮肤损伤,其中湿性脱皮的发生率为 10%~15%,不仅给患者造成极大的痛苦,降低患者生活质量,而且增加了感染风险,严重者将影响放疗的进程及治疗效果。放射性皮炎产生的主要机制为放射线导致过度的细胞凋亡,还可产生氧自由基损伤基底层细胞,损伤部位多种生长因子含量不足,从而引起急性皮肤损伤。

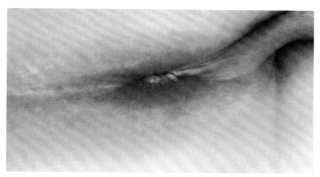

图 13-6-5　放疗结束后 2 周肛周皮肤表现

放射性皮炎普遍存在,预防措施包括整个放疗期间使用皮肤润肤剂或保湿剂、减少治疗领域内的皮肤摩擦和不必要的创伤、避免阳光直射、避免暴露于极热和极冷的环境、避免刺激性产品作用于皮肤区域。目前临床常规措施为轻度放射性皮炎可局部使用三乙醇胺乳膏或湿润烧伤膏;当放射性皮炎继续发展更加严重,特别是出现了 Ⅱ 级以上皮损,发生湿性脱皮时,需要采用重组人表皮生长因子外用溶液治疗,同时进行定期清理换药,以保护辐射区域免受污染和感染,并进行疼痛管理。如果有继发性皮肤感染迹象,可以给予抗菌药物治疗。

(田爱平　唐　源)

二、直肠癌放射性损伤

【病历简介】

患者,女性,76 岁,ECOG 评分 1 分。既往史:脑梗死病史 4 年,无家族恶性肿瘤史。主因"间断便血、排便困难 3 周"于 2018 年 5 月就诊,行结肠镜检查示"距肛缘 3cm 直肠腔内可见占管径 1/2 周径、色泽灰白的新生物下界,局部组织质地脆,易出血,表面附有脓苔,上界距肛缘 8cm"。病理检查示:直肠腺癌 Ⅱ 级,中分化。MRI 示:直肠下段癌,侵及全层,肠周多发小淋巴结,转移可能。临床诊断:直肠中分化腺癌($cT_3N_xM_0$)。

【诊疗过程】

患者诊断明确,高龄,有脑梗死病史,手术风险大,患者保肛意愿强烈,与患者家属充分沟通后,转至放疗科行根治性放疗。行盆腔 IMRT 50.4Gy/28F 后,局部肿瘤加量 9Gy,放疗期间给予同步口服卡培他滨片 0.15g,2 次 /d,每 2 周后停服 1 周。放疗至第 16 次,患者出现水样便,偶有绞痛,听诊肠鸣音稍亢进,无明显腹部压痛,无反跳痛,无肌紧张。行直肠镜检查示:直肠肿物较前变化不大,直肠黏膜充血、水肿,未见明显溃疡,考虑急性放射性直肠炎,给予蒙脱石散 3g,3 次 /d,口服,嘱患者进易消化、高营养食物,忌食刺激性及粗纤维食物。对症处理后患者腹泻症状缓解,继续放疗。放疗至 25 次时,患者出现里急后重感明显,同时肛周灼痛,给予康复新液 50ml,保留灌肠,每日 1 次,症状较前缓解。灌肠医嘱至放疗结束后一周。

患者于 2019 年 7 月复查,主诉间断腹泻,黏液样,偶有便血,肠镜示距肛门口 5cm 可见瘢痕样改变,范围约 1.5cm,周围直肠黏膜可见斑片状充血水肿,无明显溃疡,无出血。继续随诊观察。

【经验与体会】

放疗开始 1 周后,放射线使肠表面上皮再生受损,毛细血管渗出,影响黏膜的屏障功能。如继续放疗,肠上皮细胞受损坏死而进行性大量丢失,吸收功能亦随之逐渐降低,临床症状可表现为肠蠕动增强和肠痉挛,称为急性放射性肠炎(图 13-6-6)。放射线还可使血管内皮细胞肿胀并形成泡沫样改变,此过程可阻塞血管腔,使血流受阻,最终引起出血、坏死,同时出现胶原性沉积,导致纤维化、瘢痕和肠壁变形,少数严重者可致深部溃疡或瘘,称为迟发性或晚发性直肠炎,常在放疗后 1~2 年发生。20 世纪 80 年代前,由于精确放疗技术还没有普及,盆腔放疗致严重放射性直肠炎较常见,尤其宫颈癌术后内照射＋盆腔外照射后所致的放射性直肠炎,严重时可致肠腔狭窄、梗阻或穿孔。近年来,随着放疗精准度的提高,保证肿瘤靶区高剂量的同时,正常组织如直肠被最大限度地保护,尽量减少了射线对正常组织的照射,严重放射性直肠炎的发生率明显下降。

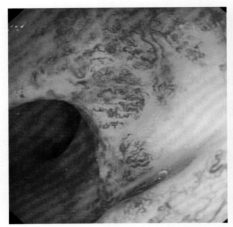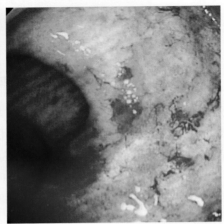

图 13-6-6 急性放射性肠炎

（江 波 冯 毅 任俊丽）

第七节 肠管相关并发症

一、营养支持在降结肠癌术后肠外瘘治疗中的应用

【病历简介】

患者,男性,47岁,2018年主因"排便不畅"1个月,就诊当地医院,行腹部 CT 提示降结肠富血供肿瘤性病变,结肠癌可能性大。结肠镜提示距肛缘 30cm 降结肠乙状结肠交界部可见环周隆起型肿物,阻塞肠腔,肠镜勉强通过,考虑降结肠乙状结肠交界部环周隆起型肿物（图 13-7-1）。病理检查示:中分化腺癌。胸部 CT 未见同时性肺转移;术前 CEA 8.57ng/ml,考虑术前分期为 $cT_3N_0M_0$。术前患者身高 178cm,体重 65kg,BMI 20.5kg/m²。

【诊疗过程】

患者完善检查,于 2018 年 8 月 31 日全身麻醉下行根治性左半结肠切除术,术中见肿瘤位于乙状结肠起始部,长径 5cm,侵及浆膜,与周围组织界线清楚（图 13-7-2）,术后恢复顺利。术后病理检查示:左半结肠溃疡型中分化腺癌,最大径 5cm;癌侵及浆膜下层;未见脉管癌栓及神经侵犯;肠管两侧断端及环周切缘均未见癌;肠周淋巴结可见癌转移（2/13 枚）,可见被膜外侵犯;肿瘤病理分期 pT_3N_{1b}。

患者术后第 3 周,腹腔引流管未拔除,腹部切口处感

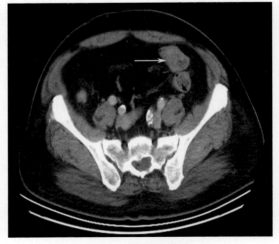

图 13-7-1 腹盆腔增强 CT
降结肠乙状结肠交界部占位（黄色箭头）。

染,伴粪样物流出,无腹痛、腹胀、发热等,肛门有排气排便,术后体重持续下降,术后 3 周体重减轻 5kg（BMI 18.9kg/m²）。结合临床表现及造影检查,考虑结肠吻合口漏,肠外瘘,重度营养不良（图 13-7-3）。NRS 2002 评分 4 分;PG-SGA 评分 C 级（严重营养不良）。

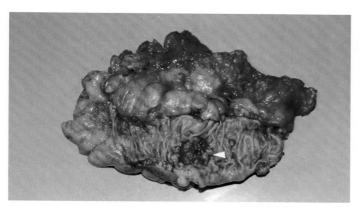

图 13-7-2　术后标本照片

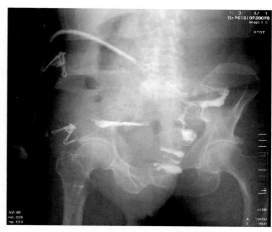

图 13-7-3　经腹前引流管造影提示肠外瘘

经腹部引流管造影提示乙状结肠显影,腹腔内瘘窦道显影（图 13-7-4）。根据患者体重给予足量肠外营养［1 500kcal/d,按 25kcal/（kg·d）］,联合肠内营养（3 000kcal/d）。

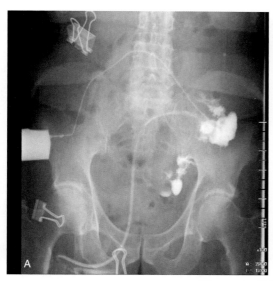
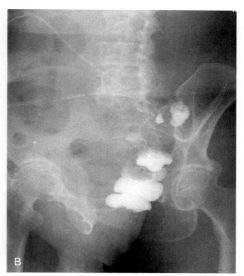

图 13-7-4　引流管造影

A. 经腹窦道引流管,应用对比剂显影提示肠腔和肠腔外均显影;B. 治疗后经腹窦道引流管造影,
结肠肠腔内显影,未见对比剂外溢;结合图 13-7-3,提示肠外瘘渐愈合。

夹闭腹腔引流管,经皮肤破溃处置入硅胶引流管 2 根;肠内营养 3 周后,患者体重增加 3kg。经腹部硅胶管造影,对比剂顺利通过乙状结肠,未见外溢,腹腔内窦道愈合。逐渐退硅胶引流管,皮肤破溃愈合。腹部伤口乙级愈合,进半流食,顺利出院。

【经验与体会】

在结直肠肿瘤围手术期并发症中,乙状结肠癌根治术后肠瘘并不多见。乙状结肠癌术后的肠瘘,因瘘口在游离腹腔,肠内容物对腹膜刺激症状较重,发生肠瘘后多数患者需接受二次手术（肠造口联合冲洗引流）。本例患者术后出现迟发性肠瘘,因患者术后营养状态较差,肠瘘明确后应积极保守治疗,包括肠外和肠内营养相结合,改善整体的营养状态;联合局部瘘口的冲洗引流。其中,确定瘘口的部位尤为重要,消化道逆行造影在诊断复杂肠瘘中意义显著,特别对于瘘口相关肠管关系的判断和疗效评价非常重要。在保守治疗的过程中,根据引流量和患者全身状态,及时调整引流管的深度,为瘘口的愈合创造物理生长空间。此外,患者及家属的康复心理指导也是康复的强心剂。

(武爱文　陈　楠)

二、局部冲洗负压引流在直肠癌术后盆腔局限性肠瘘治疗中的应用

【病历简介】

患者,女性,67 岁,既往糖尿病病史。2018 年 7 月确诊直肠癌,肿瘤自肛门口至直肠 8cm 处,患者保肛意愿强烈,遂行放化疗;2018 年 12 月全面复查,考虑临床完全缓解,反复肠镜检查未见残留病灶,决定观察等待。2019 年 5 月开始出现反复便血,多次复查肠镜病理提示局部慢性炎症,患者拒不接受经腹会阴直肠切除术,自行中药治疗。2021 年 4 月患者出现直肠阴道瘘,MRI 示直肠巨大占位向前累及阴道后壁、宫颈及尿道后壁,予乙状结肠造瘘控制症状。2021 年 10 月出现阴道漏尿(图 13-7-5),考虑肿瘤侵及膀胱尿道可能,复查肠镜活检提示直肠腺癌,遂行经腹会阴直肠切除术 + 子宫全切术 + 阴道后壁修补术 + 膀胱切除术 + 输尿管乙状结肠吻合术。2022 年 1 月患者会阴切口破溃,流粪便样脓液,考虑肠瘘(图 13-7-6),患者无明显发热、寒战等全身感染症状,无腹痛、腹胀,营养状况差。

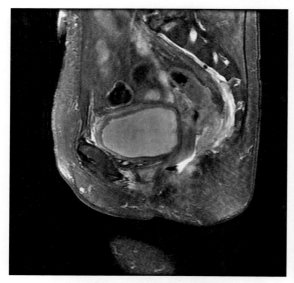

图 13-7-5　盆腔 MRI

2021 年 10 月行盆腔 MRI 提示直肠癌放化疗后复发,
可疑阴道瘘,膀胱壁厚,盆底骶前软组织水肿。

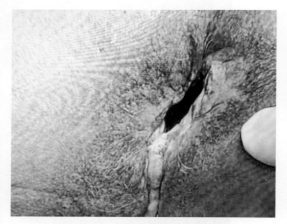

图 13-7-6　会阴切口流粪便样脓液

【诊疗过程】

患者完善检查,于 2022 年 2 月 10 日全身麻醉下行会阴残腔腔镜探查 + 冲洗引流,术中见原会阴切口下方长约 4cm 开口,探查向上与盆腔相通,盆腔内大量粪便样脓液,吸除并反复冲洗残腔,见残腔大小约 10cm × 10cm,腔壁残留少量黄白色脓苔,考虑为前次手术留置生物补片(图 13-7-7),腔顶可见新鲜肉芽组织,考虑为小肠壁(图 13-7-8)。经仔细探查,未见明确小肠瘘口,决定行盆腔冲洗负压吸引,请烧伤整形科会诊,自会阴开口处置入负压吸引材料及冲洗管路(图 13-7-9),表面封闭,持续冲洗并负压吸引(图 13-7-10)。术后 5 天行二次手术,拆除负压装置,腔内留置引流管,待窦道形成。

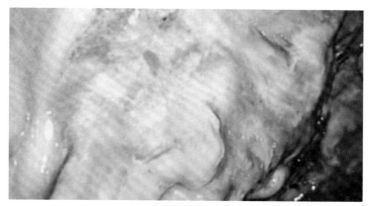

图 13-7-7 会阴残腔内脓苔样组织，考虑为生物补片

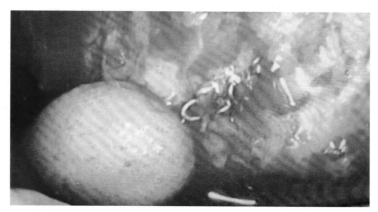

图 13-7-8 残腔顶部可见新鲜肉芽组织，考虑为小肠壁

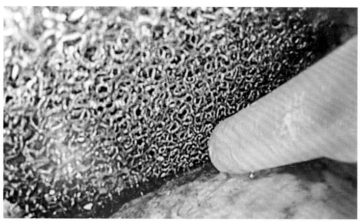

图 13-7-9 残腔内留置冲洗负压吸引装置

【经验与体会】

全盆腔脏器切除术是治疗局部进展期直肠癌的选择之一，尤其对于反复放化疗后肿瘤控制不佳的患者，这一手术方式可能为患者带来症状改善与生存期获益。但此类手术往往伴随较高的术区感染及愈合不良风险。本例患者行全盆腔脏器切除后出现会阴区小肠瘘，考虑为术区感染波及邻近小肠肠管并使肠壁破溃，所幸因局部组织粘连，感染未扩散至全腹盆腔。针对该患者，既往腹盆腔开腹大手术，二次腹腔手术风险较大，且肠瘘及感染局限于盆腔内，无明显全身症状，因此选择局部冲洗引流，尽量缩小手术范围，

以避免感染扩散至上腹腔,造成严重腹膜炎乃至感染性休克。术中联合烧伤整形科,利用腔隙内负压冲洗技术,使残腔维持相对清洁,以促进创面自行愈合,直至形成窦道。

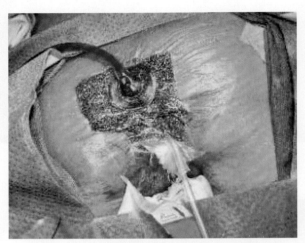

图 13-7-10 残腔表面封闭,持续冲洗并负压吸引

针对腹盆腔复杂性局限性肠瘘,局部冲洗引流控制炎症反应,可以为进一步积极的外科干预创造更好的条件。经腹会阴直肠切除术、盆腔联合脏器切除等手术,有术后出现会阴残腔感染,并继发小肠会阴瘘、小肠阴道瘘的风险,一旦出现此类并发症,患者往往迁延不愈,严重影响营养状态及生活质量,如处理不当可致感染扩散,并有感染性休克乃至死亡风险。对这类患者,如评估经腹手术探查小肠瘘口安全可行,则建议积极行开腹或腔镜手术,寻找受累肠管并予切除。但如经腹手术存在明显风险,如严重的腹腔粘连、恶病质、瘘口位置不明确等,则可先行相对安全的局部冲洗引流以控制感染症状,并纠正营养状态,为后续进一步外科干预创造条件。

（夏平钿 刘培 戴勇）

参考文献

［1］ CLAVIEN P A, SANABRIA J R, STRASBERG S M. Proposed classification of complication of surgery with examples of utility in cholecystectomy [J]. Surgery, 1992, 111 (5): 518-526.

［2］ CLAVIEN P A, BARKUN J, OLIVEIRA M L D, et al. The Clavien-Dindo classification of surgical complications: five-year experience [J]. Ann Surg, 2009, 250 (2): 187-196.

［3］ 李子禹, 吴舟桥, 季加孚. 中国胃肠肿瘤外科术后并发症诊断登记规范专家共识 (2018 版)[J]. 中国实用外科杂志, 2018, 38 (6): 589-595.

［4］ REECE L, DRAGICEVICH H, LEWIS C, et al. Preoperative nutrition status and postoperative outcomes in patients undergoing cytoreductive surgery and hyperthermic intraperitoneal chemotherapy [J]. Ann Surg Oncol, 2019, 26 (8): 2622-2630.

［5］ WU B, YIN T, CAO W, et al. Clinical application of subjective global assessment in Chinese patients with gastrointestinal cancer [J]. World J Gastroenterol, 2009, 15 (28): 3542-3549.

［6］ 董明, 周建平, 姚宏伟. 结直肠癌围手术期营养治疗中国专家共识 (2019 版)[J]. 中国实用外科杂志, 2019, 39 (6): 533-537.

［7］ ARENDS J, BACHMANN P, BARACOS V, et al. ESPEN guidelines on nutrition in cancer patients [J]. Clin Nutr, 2017, 36 (1): 11-48.

［8］ JIE B, JIANG Z M, NOLAN M T, et al. Impact of preoperative nutritional support on clinical outcome in abdominal surgical patients at nutritional risk [J]. Nutrition, 2012, 28 (10): 1022-1027.

［9］ CULINE S. CHAMBRIER C, TADMOURI A, et al. Home parenteral nutrition improves quality of life and nutritional status in patients with cancer: a French observational multicentre study [J]. Support Care Cancer, 2014, 22 (7): 1867-1874.

［10］ 王锡山. 结直肠肿瘤类 -NOTES 术之现状及展望 [J]. 中华结直肠疾病电子杂志, 2015, 4 (4): 11-16.

［11］ 刘晓波, 童卫东. 直肠前切除综合征的研究进展 [J]. 中华结直肠疾病电子杂志, 2015, 4 (2): 46-49.

［12］ 刘维波, 邹德龄, 王怀帅, 等. 直肠癌前切除术吻合口瘘术中预防策略 [J]. 中华结直肠疾病电子杂志, 2014, 3 (3): 198-199.

［13］ 赵志勋, 陈瑛罡, 王锡山. 经肛切除标本的直肠癌腔镜手术临床应用价值探讨 [J]. 中华肿瘤防治杂志, 2015, 22 (21): 1700-1702.

［14］ LEROY J, CAHILL R A, PERRENTTA S, et al. Natural orifice translumenal endoscopic surgery (NOTES) applied totally to sigmoidectomy: an original technique with survival in a porcine model [J]. Surg Endosc, 2009, 23 (1): 24-30.

［15］ LEUNG A L, CHEUNG H Y, FOK B K, et al. Prospective randomized trial of hybrid NOTES colectomy versus conventional laparoscopic colectomy for left-sided colonic tumors [J]. World J Surg, 2013, 37 (11): 2678-2682.

［16］ REMZI F H, KIRAT H T, KAOUK J H, et al. Single-port laparoscopy in colorectal surgery [J]. Colorectal Dis, 2008, 10 (8): 823-826.

［17］ SONG Z, LI Y, LIU K, et al. Clinical and oncologic outcomes of single-incision laparoscopic surgery for right colon cancer: a propensity score matching analysis [J]. Surg Endosc, 2019, 33 (4): 1117-1123.

［18］ JIANG Y, SONG Z, CHENG X, et al. Clinical and oncological outcomes of single-incision vs. conventional laparoscopic surgery for rectal cancer [J]. Surg Endosc, 2020, 34 (12): 5294-5303.

［19］ 中华医学会外科学分会疝与腹壁外科学组, 中国医师协会, 外科医师分会疝和腹壁外科医师委员会. 腹壁切口疝诊

断和治疗指南 (2018 年版)[J]. 中国普通外科杂志 , 2018, 27 (7): 808-812.

[20] ADDISON P, AGNEW J L, MARTZ J. Robotic colorectal surgery [J]. Surg Clin North Am, 2020, 100 (2): 337-360.

[21] ALEMZADEH H, RAMAN J, LEVESON N, et al. Adverse events in robotic surgery: a retrospective study of 14 years of FDA Data [J]. PLoS One, 2016, 11 (4): 0151470.

[22] 钱峻 , 汤黎明 , 朱杰 , 等 . 腹腔镜胃肠道手术腹壁戳孔并发症的防治 [J]. 中国普外基础与临床杂志 , 2009, 16 (10): 806-807.

[23] RATCLIFFE F, HOGAN A M, HOMPES R. CO_2 embolus: an important complication of TaTME surgery [J]. Tech Colo-proctol, 2017, 21 (1): 61-62.

[24] 叶景旺 , 田跃 , 王李 , 等 . 经肛全直肠系膜切除术后吻合口漏相关因素分析 [J]. 国际外科学杂志 , 2019, 46 (4): 232-237.

[25] WESTERDUIN E, KLAVER C, GELOVEN A A, et al. Outcome after redo surgery for complicated colorectal and coloanal anastomosis: a systematic review [J]. Dis Colon Rectum, 2018, 61 (8): 988-998.

[26] REMBACKEN B J. Endoscopic therapy of lower gastrointestinal cancer [J]. Best Pract Res Clin Gastroenterol, 2005, 19 (6): 979-992.

[27] TANAKA, SAITOH Y, MATSUDA T, et al. Evidence-based clinical practice guidelines for management of colorectal polyps [J]. J Gastroenterol, 2015, 50 (3): 252-260.

[28] HASSAN C, QUINTERO E, DUMONCEAU J M, et al. Post-polypectomy colonoscopy surveillance: European Society of Gastrointestinal Endoscopy (ESGE) Guideline [J]. Endoscopy, 2013, 45 (10): 842-851.

[29] HOTTA K, SHINOHARA T, OYAMA T, et al. Criteria for nonsurgical treatment of perforation during colorectal endoscopic submucosal dissection [J]. Digestion, 2012, 85 (2): 116-120.

[30] 吴孟超 , 吴在德 . 黄家驷外科学 [M]. 7 版 . 北京 : 人民卫生出版社 , 2008.

[31] 姚礼庆 , 周平红 , 钟芸诗 . 消化内镜手术及常见并发症防治策略 [M]. 北京 : 人民卫生出版社 , 2015.

[32] FUJIMOTO K, FUJISHIRO M, KATO M, et al. Guidelines for gastroenterological endoscopy in patients undergoing anti-thrombotic treatment [J]. Dig Endosc, 2014, 26 (1): 1-14.

[33] 柏愚 , 杨帆 , 马丹 , 等 . 中国早期结直肠癌筛查及内镜诊治指南 (2014 年 , 北京)[J]. 胃肠病学 , 2015, 20 (6): 345-365.

[34] ANDERSON M A, BEN-MENACHEM T, GAN S I, et al. Management of antithrombotic agents for endoscopic procedures [J]. Gastrointest Endosc, 2009, 70 (6): 1060-1070.

[35] 顾晋 , 王林 . 美国结直肠外科医师协会结肠癌治疗规范 (2012 版) 精要及解读 [J]. 中华胃肠外科杂志 , 2012, 15 (10): 997-999.

[36] HAUER-JENSEN M, DENHAM J W, ANDREYEV H J. Radiation enteropathy--pathogenesis, treatment and prevention [J]. Nat Rev Gastroenterol Hepatol, 2014, 11 (8): 470-479.

[37] PACKEY C D, CIORBA M A. Microbial influences on the small intestinal response to radiation injury [J]. Curr Opin Gastroenterol, 2010, 26 (2): 88-94.

[38] ZHAO W, ROBBINS M E. Inflammation and chronic oxidative stress in radiation-induced late normal tissue injury: thera-peutic implications [J]. Curr Med Chem, 2009, 16 (2): 130-143.

[39] BAZAN J G, LUXTON G, MOK E C, et al. Normal tissue complication probability modeling of acute hematologic toxicity in patients treated with intensity-modulated radiation therapy for squamous cell carcinoma of the anal canal [J]. Int J Radiat Oncol Biol Phys, 2012, 84 (3): 700-706.

[40] 夏同礼 . 现代泌尿病理学 [M]. 北京 : 人民卫生出版社 , 2002.

[41] POTH E J. Historical development of intestinal antisepsis [J]. World J Surg, 1982, 6 (2): 153-159.

[42] AGNES A, PUCCIONI C, D'UGO D, et al. The gut microbiota and colorectal surgery outcomes: facts or hype？ A narra-tive review [J]. BMC Surg, 2021, 21 (1): 83.

[43] LEWIS J, KINROSS J. Mechanical bowel preparation for elective colorectal surgery [J]. Tech Coloproctol, 2019, 23 (8): 783-785.

[44] GUYTON K, ALVERDY J C. The gut microbiota and gastrointestinal surgery [J]. Nat Rev Gastroenterol Hepatol, 2017, 14 (1): 43-54.

[45] SLIM K, KARTHEUSER A. Mechanical bowel preparation before colorectal surgery in enhanced recovery programs: discrepancy between the American and European Guidelines [J]. Dis Colon Rectum, 2018, 61 (2): 13-14.